NOUVEAUX CAHIERS DE L'INFIRMIÈRE

21

Soins infirmiers aux urgences et en réanimation, transfusion sanguine

CHEZ LE MÊME ÉDITEUR

NOUVEAUX CAHIERS DE L'INFIRMIÈRE

sous la direction de

L. PERLEMUTER
Professeur des universités

J. QUEVAUVILLIERS
Professeur émérite

G. PERLEMUTER
Chef de clinique-assistant

B. AMAR
Cadre infirmier-formateur

L. AUBERT
Consultant international-formateur

avec à l' intérieur un « cahier d'entraînement »

21

Soins infirmiers aux urgences et en réanimation, transfusion sanguine

Michel AUBERT **Jean-Pierre CARPENTIER**

Professeurs agrégés du service de santé des armées,
département d'anesthésie-réanimation-urgences,
HIA A. Laveran, Marseille

Avec la collaboration de Thérèse PETEL
Infirmière spécialisée en anesthésie-réanimation,
surveillante-chef des services médicaux, HIA A. Laveran, Marseille

Liste complète des collaborateurs en page V

4e édition

MASSON

ISBN : 2-294-00863-4

MASSON S.A. 120, bd Saint-Germain, 75280 Paris Cedex 06

Avant-propos de la collection

Le programme de formation en soins infirmiers articule les activités de soins avec la pathologie médicale et chirurgicale. L'ensemble de l'enseignement des Instituts de formation en soins infirmiers (IFSI) est donc harmonisé avec celui des autres pays de la Communauté européenne.

L'objectif de la collection des *Nouveaux Cahiers de l'Infirmière* est de répondre aux critères de formation et d'exercice de la profession d'infirmier. Nous avons donc respecté le découpage et le contenu des enseignements en modules, respectant ainsi la grande liberté pédagogique des IFSI.

Comment cette collection des Nouveaux Cahiers de l'Infirmière a-t-elle été réalisée ?

Elle a été confiée à des équipes d'enseignants, médecins, cadres infirmiers, connus pour leur compétence pédagogique et pour la qualité de leur travail en commun. Le but est de répondre aux besoins réels des IFSI. Les directeurs de cette collection se sont montrés particulièrement vigilants à cet égard.

Que contiennent ces Nouveaux Cahiers de l'Infirmière ?

On trouvera dans chaque fascicule l'exposé concernant *les connaissances* — le savoir — mais aussi, dans les modules de soins, des fiches concernant le savoir-faire (*protocoles de soins, protocoles d'examen*) et le savoir-être (*démarches infirmières*). Les cas concrets permettent au lecteur de se situer par rapport à des situations réelles.

L'utilisation quotidienne des médicaments par les infirmières et leur responsabilité de plus en plus grande dans la surveillance des traitements nous ont incités à inclure, pour chaque pathologie, des rubriques de *pharmacologie pratique* où sont indiqués non seulement les noms commerciaux des médicaments mais aussi leurs principales propriétés, contre-indications, effets indésirables et la surveillance.

La démarche infirmière fait l'objet d'un développement entièrement nouveau au début des cahiers de pathologies. Sont ainsi développés : l'accueil du patient, les soins infirmiers spécifiques, le plan de soins infirmiers, les diagnostics prévalents, les transmissions, la sécurité sanitaire, les modalités de sortie du patient. La démarche de soins est illustrée par des cas cliniques.

La forme des Nouveaux Cahiers de l'Infirmière est entièrement nouvelle

Nous avons voulu que la lecture en soit agréable, et surtout que la mémorisation soit largement facilitée. L'impression en deux couleurs et en deux colonnes, la clarté de la mise en page et la disposition des schémas et des illustrations ont fait l'objet de tous les efforts du comité de rédaction et des éditeurs.

Nous désirons que cette collection soit *votre* collection. Nous serons donc attentifs aux remarques et aux suggestions que vous voudrez bien nous faire. Auteurs, directeurs et éditeurs de la collection des *Nouveaux Cahiers de l'Infirmière* ont travaillé avec enthousiasme pour que les lecteurs et lectrices disposent d'ouvrages qui leur permettent de réussir dans les meilleures conditions leur diplôme d'État. Il en vaut la peine !

Léon PERLEMUTER, Jacques QUEVAUVILLIERS,
Gabriel PERLEMUTER, Béatrice AMAR, Lucien AUBERT

Liste des collaborateurs

AGLIONI C.	IADE, HIA Laveran, Marseille.
AUBERT M.	Professeur agrégé du service de santé des armées, HIA Laveran, Marseille.
AUSSET P.	Spécialiste des hôpitaux des armées, HIA Laveran, Marseille.
BERNAUDON E.	IDE, HIA Laveran, Marseille.
BERTRAND S.	IDE, HIA Laveran, Marseille.
BORSARELLI J.	Praticien hospitalier, Établissement français des greffes, Marseille.
BOUE V.	IDE, HIA Laveran, Marseille.
BOURNAS F.	Surveillant chef des services médicaux, HIA Laveran, Marseille.
BROUSSE D.	Assistant des hôpitaux des armées, Marseille.
BY-CHAMATI S.	IDE, HIA Laveran, Marseille.
CABOT C.	IDE, HIA Laveran, Marseille.
CADOR L.	Professeur agrégé du service de santé des armées, HIA Laveran, Marseille.
CAMBOULIVES J.	Professeur des universités, praticien hospitalier, CHU La Timone, Marseille.
CARLOTTI M.-P.	IDE, HIA Laveran, Marseille.
CARPENTIER J.-P.	Professeur agrégé du service de santé des armées, HIA Laveran, Marseille.
CHARRETON S.	IDE, HIA Laveran, Marseille.
COLET M.	Laborantin, HIA Laveran, Marseille.
DELMOULY N.	IADE, HIA Val-de-Grâce, Paris.
DOSSEH G.	Assistant des hôpitaux des armées, HIA Laveran, Marseille.
DREMIERE C.	Aide soignant, HIA Laveran, Marseille.
DUBOULOZ F.	Praticien hospitalier, MCU, directeur SAMU Marseille.
FERRATO M.	IDE, HIA Laveran, Marseille.
FEVRE G.	Assistant des hôpitaux des armées, HIA Val-de-Grâce, Paris.
FLAUJAC N.	IDE, HIA Laveran, Marseille.
FLEURY J.	Surveillant des services médicaux, HIA Laveran, Marseille.
FRANZIN-GARREC M.	Surveillant des services médicaux, HIA Val-de-Grâce, Paris.
GARNOTEL G.	Assistant des hôpitaux des armées, HIA Laveran, Marseille.
GORBATCH J.-M.	IDE, HIA Laveran, Marseille.
GRIZEL Y.	IDE, HIA Laveran, Marseille.
GUIBAUD G.	IDE, HIA Laveran, Marseille.
HANSE P.	Spécialiste des hôpitaux des armées, HIA Laveran, Marseille.
HERPIN E.	IDE, HIA Laveran, Marseille.
LE SERREC R.	IDE, HIA Laveran, Marseille.
MARCHAND S.	IDE, HIA Laveran, Marseille.
MARTINEZ N.	IDE, HIA Laveran, Marseille.
MARTINEZ V.	IDE, HIA Laveran, Marseille.
MERO F.	IDE, HIA Laveran, Marseille.
MORER J.P.	IDE, HIA Laveran, Marseille.
N'GUYEN L.	IDE, HIA Laveran, Marseille.
PASTRE (de) de BOUSQUET C.	IDE, HIA Laveran, Marseille.
PANIS A.	IDE, HIA Laveran, Marseille.
PAGANUCCI F.	Surveillant des services médicaux, HIA Val-de-Grâce, Paris.
PETEL T.	Surveillant chef des services médicaux, HIA Laveran, Marseille.

PETROGNANI R.	Spécialiste des hôpitaux des armées, HIA Laveran, Marseille.
PEYTEL E.	Spécialiste des hôpitaux des armées, HIA Laveran, Marseille.
PILARD M.	Spécialiste des hôpitaux des armées, HIA Laveran, Marseille.
POLLET L.	Spécialiste des hôpitaux des armées, HIA Laveran, Marseille.
POLYCARPE A.	Assistant des hôpitaux des armées, HIA Laveran, Marseille.
PONCHEL C.	Assistant des hôpitaux des armées, HIA Laveran, Marseille.
POULIQUEN G.	Spécialiste des hôpitaux des armées, HIA Laveran, Marseille.
QUINOT J.-F.	Professeur agrégé du service de santé des armées, HIA Sainte-Anne, Toulon.
RAMIARA P.	Assistant des hôpitaux des armées, HIA Laveran, Marseille.
RAYNAL M.	Spécialiste des hôpitaux des armées, HIA Laveran, Marseille.
RIOU O.	Spécialiste des hôpitaux des armées, HIA Laveran, Marseille.
ROVERA P.	IDE, HIA Laveran, Marseille.
RÜTTIMAN M.	Professeur agrégé du service de santé des armées, BSPP, Paris.
SABY R.	Assistant des hôpitaux des armées, HIA Laveran, Marseille.
SAINT MAURICE (de) G.	Assistant des hôpitaux des armées, HIA Val-de-Grâce, Paris.
SEGONNE S.	IDE, HIA Laveran, Marseille.
SENAULT D.	IADE, HIA Laveran, Marseille.
THIERRY J.-F.	Professeur agrégé du service de santé des armées, HIA Laveran, Marseille.
THOMAS A.	IDE, HIA Laveran Marseille.
TISON J.	IDE, HIA Laveran Marseille.
VANDEKERKOVE L.	IDE, HIA Laveran Marseille.
VIGNON M.	IADE, HIA Laveran Marseille.
VINCENTI-ROUQUETTE I.	Spécialiste des hôpitaux des armées, HIA Val-de-Grâce, Paris.

Table des matières

Deuxième partie

L'INFIRMIER(E) EN RÉANIMATION

Troisième partie

L'INFIRMIER(E) EN SALLE DE SURVEILLANCE POST-INTERVENTIONELLE

Quatrième partie

L'INFIRMIER(E) ET LA DOULEUR

Cinquième partie

TRANSFUSION SANGUINE

Sommaire des fiches

PROTOCOLE JURIDIQUE

DÉMARCHE INFIRMIÈRE

PROTOCOLE DE SOINS

PHARMACOLOGIE

FICHE TECHNIQUE

Première partie

L'INFIRMIER(E) ET LA PRISE EN CHARGE DES URGENCES

Organisation des secours et prise en charge des urgences

1

Organisation des secours et accueil des urgences

L'urgence prend dans les sociétés occidentales une importance considérable qui résulte, en matière de santé, de quatre facteurs principaux :

- **L'absence de définition médicale ou administrative** du terme urgence qui, de fait, recouvre des situations hétérogènes.
- **L'accroissement régulier** et apparemment inéluctable du nombre d'urgences ou de situations évaluées comme telles, cependant que le nombre de détresses, au sens médical, reste sensiblement constant.
- **L'intérêt porté par les diverses instances socio-économiques** à la satisfaction de ce problème largement amplifié par les médias.
- **L'apparition ou le développement de méthodes de soins** susceptibles d'améliorer sensiblement le pronostic, si elles sont mises en œuvre précocement (arrêt cardiaque, infarctus du myocarde…), ou dans des services très spécialisés (amputations accidentelles…).

La France n'a pas échappé à ce phénomène qui concerne autant l'activité médicale libérale que l'organisation de l'accueil hospitalier, ou l'adaptation à certaines situations exceptionnelles engendrant un afflux de victimes. L'importance du problème et ses incidences économiques, ont conduit les pouvoirs publics depuis 10 ans à réorganiser les circuits de l'urgence, préhospitaliers et hospitaliers.

Médecine d'urgence préhospitalière, SAMU, centre 15 et SMUR

La loi du 6 janvier 1986 sur l'aide médicale urgente et ses décrets d'application mettent en place dans chaque département, un centre de réception et de gestion des appels médicaux urgents, le SAMU (Service d'aide médicale urgente), et des moyens d'intervention pour faire face à la demande, tels les SMUR (Service mobile d'urgence et de réanimation) pour les urgences les plus graves.

SAMU

C'est un central téléphonique où, 24 h/24, un médecin répond aux appels urgents. Il est caractérisé par :

▶ **Un numéro téléphonique simplifié,** commun à tous les SAMU, le **15.**

▶ **La présence permanente d'un médecin régulateur** qui analyse l'appel et fournit une solution adaptée à la demande : par exemple, conseil, envoi d'une ambulance, d'un médecin de garde, d'une équipe de secouristes, ou, dans les cas le nécessitant, d'une ambulance médicalisée.
Selon les textes, le SAMU dispose de 2 régulateurs : l'un, médecin hospitalier, pour les détresses justifiant des moyens médicaux complexes (SMUR, pompiers, catastrophe…) ; l'autre, médecin généraliste, qui maîtrise l'urgence de ville, également dénommée « permanence des soins » ; ce terme recouvre toute l'activité de garde d'un médecin généraliste. Cette double régulation justifie l'appellation **SAMU - centre 15.**

▶ **La tenue à jour permanente de l'ensemble des moyens de secours disponibles** dans la zone couverte (le département) — ambulances, médecins de garde, pompiers et lits d'accueil hospitalier —, car la régulation a également pour responsabilité de « préparer l'accueil hospitalier ».

▶ **Des moyens techniques élaborés** qui permettent l'enregistrement des communications téléphoniques, l'identification de l'appelant, des liaisons rapides avec les partenaires privilégiés de l'urgence mobile (ambulances, pompiers, médecins par radiotéléphone) et fixes (hôpitaux, cliniques, centres de pompiers, police...).

▶ **Un personnel d'aide à la régulation,** les PARM, véritables secrétaires-téléphonistes chargés de recevoir l'appel et de recueillir les informations indispensables pour trouver le patient : adresse, numéro de téléphone...

Les SAMU sont des services médico-techniques implantés dans le centre hospitalier le plus important du département, dirigés par un médecin, le plus souvent un anesthésiste-réanimateur. Leur organisation interne varie avec la population couverte (de 200 000 à 2 millions d'habitants).

Les SAMU sont également impliqués dans la gestion des situations de « crise » (plan ORSEC, plan Rouge,... voir page 5) et dans la formation aux gestes d'urgence des médecins, infirmier(e)s, et autres personnels de santé et secouristes; certains SAMU sont dotés d'un Centre d'enseignement individualisé, CESU, qui assure également la formation des ambulanciers.

SMUR (Service mobile d'urgence et de réanimation)

Ce sont des unités hospitalières, rattachées au SAMU ou au service des urgences, implantées dans les principaux hôpitaux du département (il y a 2 à 6 SMUR par département). Ils sont chargés du relevage et du transfert des blessés et malades dans un état grave. Un SMUR dispose :

▶ **D'une ou plusieurs équipes médicales,** dotées du matériel nécessaire à la prise en charge de patients en détresse (intubation, ventilation artificielle, défibrillateur, moniteur cardiaque, solutés de remplissage,...).

▶ **De moyens de transport :**

– soit véhicule léger type break, c'est un VRM, véhicule radio-médicalisé;

– soit ambulance(s) spécialement équipée(s) ou UMH, unité mobile hospitalière.

L'hélicoptère, de plus en plus utilisé, est assimilé à une UMH.

L'UMH implique la présence d'un médecin, assisté d'un(e) infirmier(e) diplômé(e) d'État (IDE) (décret 97-620 du 30 mai 1997 sur le fonctionnement des SMUR), éventuellement spécialisé(e) IADE ou par un médecin résident. Les véhicules peuvent être conduits par des chauffeurs hospitaliers ou, après « convention », par des pompiers.

Autres partenaires de l'urgence : médecins généralistes, pompiers

Trois évidences doivent être mentionnées : les SMUR sont des moyens médicaux puissants mais onéreux, réservés aux patients dans un état grave; leur implantation dans des villes grandes ou moyennes rend leur délai d'intervention dans les petites villes ou en campagne souvent incompatibles avec l'urgence; en outre, ils ne disposent pas de moyens techniques extramédicaux, par exemple pour extraire les passagers d'un véhicule accidenté (on parle alors de « désincarcération »).

Le législateur a donc prévu la collaboration des hôpitaux par l'intermédiaire des SAMU et des SMUR, des médecins généralistes, des sapeurs-pompiers, réunis sous l'égide du préfet dans un Comité départemental d'aide médicale urgente (CDAMU).

▶ **Les médecins généralistes (MG),** sont tenus par leur code de déontologie de s'organiser pour assurer « une garde » permettant de faire face aux urgences médicales de la ville ou de la commune. Les tableaux de garde de toutes les communes du département sont communiqués au SAMU qui peut ainsi faire appel au praticien de garde le plus proche et disponible.

▶ **Les sapeurs-pompiers** sont implantés sur l'ensemble du territoire, même dans de petites villes, ce qui permet des délais d'intervention courts. Les « centres de secours » sont dirigés sur un Centre opérationnel départemental des services d'incendie (CODIS); ils disposent de véhicules adaptés au transport des blessés, les VSAB, armés en général par 4 pompiers secouristes. Les pompiers interviennent sur la majorité des accidents et sur certaines détresses en première intention; ils sont activés par le CODIS (18) ou le SAMU (15) qui se tiennent mutuellement informés des opérations en cours pour adapter au mieux les moyens aux situations.

Plans d'urgence

L'histoire démontre qu'un certain nombre d'événements rares, probables mais imprévisibles, vont survenir : cataclysmes, explosions, accidents, épidémies… L'importance des dégâts, des victimes, débordera les moyens habituels de réponse. Les pouvoirs publics ont ainsi mis en place des plans d'urgence préétablis, polyvalents, pour faire face à ces périls.

Plan ORSEC

Organisation Régionale des SECours, ce plan concerne les catastrophes étendues qui affectent gravement la vie normale des populations. **Déclenché et dirigé par le préfet,** il permet la réquisition des moyens et des personnes nécessaires à la gestion de la crise : par exemple engins de travaux publics, véhicules de transport… mais aussi médecins, infirmier(e)s, armée… qui ne peuvent se dérober. En fonction des situations, tout ou partie des 5 services qui composent la cellule de direction peuvent être activés :

- **Police, renseignement** : police, gendarmes…
- **Secours, sauvetage** : Sécurité civile, pompiers, armée…
- **Soins médicaux, entraide** : Direction départementale de l'action sanitaire et sociale (DDASS), hôpitaux, Croix-Rouge…
- **Transports, travaux** : service de l'équipement (DDE), armée, EDF…
- **Liaisons, transmissions** : service des transmissions, Telecom…

Le plan ORSEC a été déclenché lors des inondations de Vaison-la-Romaine en 1993, de Nîmes en 1989, de l'éruption de la Soufrière en Guadeloupe en 1988, de la rupture du barrage de Malpassé en 1961…

Plan Rouge

Créé par la circulaire du 28 octobre 1986, il assure l'organisation des secours pour des catastrophes limitées provoquant des victimes (> 10 en général), accidents du trafic, explosions, attentats, effondrement, ou lors de risques technologiques (camion ou wagon-citerne, pollution…).

Déclenché par le préfet, le plan Rouge prévoit un directeur des secours (COS) (le directeur des services d'incendie) ; en présence de victimes, un médecin, directeur des secours médicaux (DSM), gère une organisation sanitaire préétablie et définie, qui repose sur :

▶ DES SECOURISTES ET ÉVENTUELLEMENT DES MÉDECINS qui assurent la **relève** des victimes et leur **transfert** sur un centre de tri : c'est la petite « noria ».

▶ UN POSTE MÉDICAL AVANCÉ (PMA) ou centre de tri, implanté à proximité du sinistre, qui regroupe 4 secteurs animés par des médecins : SAMU, pompiers, bénévoles… et infirmier(e)s :

- **examen, tri** qui répertorie les victimes ;
- **gros blessés ou urgences absolues** (EU et U1) ;
- **petits blessés ou urgences relatives** (U2 + U3) ;
- **sas d'attente, évacuation.**

▶ UNE « GRANDE NORIA » qui assure l'évacuation en tenant compte du degré d'urgence, de la proximité et de la saturation des établissements d'accueil, du moyen de transport : cette orientation est gérée par le SAMU.

Outre le plan Rouge, il faut savoir que, pour certaines entreprises industrielles « à risque » (chimie, raffinerie…), dans les aéroports, existent des plans spécifiques (PPI) mis en place par la direction de la Sécurité civile en collaboration avec l'entreprise.

Plan Blanc

Créé par la circulaire du 24 décembre 1987, homologue du plan Rouge au sein des hôpitaux, il relève du **directeur de l'établissement** et doit être approuvé par la DDASS.

Ce plan organise l'accueil des victimes si leur nombre dépasse les moyens habituels des urgences. Il est centré sur 2 problèmes :

- **La création d'une zone d'accueil d'exception** (hall d'entrée, salle de conférence, cafétéria…) permettant l'installation de brancards et matériels de soins.
- **La mobilisation des médecins et personnels de soins** à partir de listings remis régulièrement à jour, à l'initiative d'une cellule de crise préétablie.

En métropole, 15 hôpitaux sont dotés par le ministère de la Santé de stocks mobilisables — les

Postes de secours mobiles (PSM) tous identiques, environ 6 tonnes d'équipement —, permettant soit d'amener sur le site de la catastrophe du matériel de soins polyvalents, soit de renforcer un hôpital soumis à un afflux de victimes. Ces lots sont réactualisés régulièrement.

Organisation de l'accueil des urgences

L'accueil des urgences représente une fonction des hôpitaux obligatoire et très ancienne, datant de François 1er. Actuellement, « le service des urgences » doit s'adapter à des orientations médicales nouvelles et à une société qui tend « à rejeter sur lui tout ce qui l'encombre et le dérange » : bien souvent, en ville, lorsqu'un médecin, un(e) infirmier(e), la police, les voisins, une famille... ne peuvent résoudre un problème médical, psychologique, social... les urgences de l'hôpital constituent un recours dont la gratuité (supposée) n'est pas le moindre des avantages.

Mais les urgences ne sont pas seulement une charge pour les hôpitaux, elles constituent une source de recrutement pour l'établissement dont 30 à 50 % des lits sont occupés par des malades ou blessés « issus des urgences »...

Composantes

Un service d'urgence est caractérisé par une adaptation permanente :

- **À un flux irrégulier** d'une heure à l'autre, d'un jour à l'autre, auquel il faut adapter un personnel d'accueil aux horaires fixes chez lequel alternent ainsi les périodes de calme et de surcharge.
- **À des problèmes médicaux** (urgence vraie ou urgence ressentie ?), et **médico-sociaux** (personnes âgées, drogués, HIV+, sans-abri...).
- **À des exigences techniques de qualité et de précocité des soins** sur certaines détresses (traumatisés, intoxiqués, insuffisances cardiaques, syndrome psychiatrique...) qui ne représentent qu'un faible pourcentage des admissions.
- **À la nécessité d'un plateau médico-technique de plus en plus élaboré,** doté d'équipements de laboratoire et d'imagerie performants avec les personnels indispensables à son fonctionnement 24 h/24.

Organisation des urgences

Longtemps laissée aux initiatives locales, au dynamisme des établissements, l'organisation des urgences fait l'objet depuis 1994 de nouveaux textes. La nécessité d'une activité suffisante pour maintenir les compétences, a conduit les pouvoirs publics à concentrer sur certains sites des moyens importants, répartissant les hôpitaux en 2 catégories :

▶ LES SAU : HÔPITAUX DOTÉS D'UN SERVICE D'ACCUEIL DES URGENCES (> 10 000 urgences par an et/ou desservant plus de 200 000 habitants). Le service, individualisé, dispose 24 h/24 d'un ou plusieurs médecin(s) et de collaborateurs formés à l'urgence. L'hôpital est doté de l'ensemble des disciplines nécessaires (cardiologie, chirurgie générale et orthopédique, gynéco-obstétrique, pédiatrie, réanimation, psychiatrie, SMUR...). Quelques spécialités échappent à cette exigence — neurochirurgie, chirurgie thoracique et cardiaque... — essentiellement présentes dans les CHU.

▶ LES UPATU : UNITÉS DE PROXIMITÉ D'ACCUEIL ET DE TRAITEMENT DES URGENCES. Antennes d'accueil et d'orientation, ces unités, implantées dans tous les hôpitaux non SAU, accueillent les urgences courantes. Celles relevant d'un spécialiste, qui normalement ne lui sont pas adressées, sont évacuées sur le SAU de rattachement après mise en condition.

Cette organisation suppose, à l'évidence, un tri sur le site de l'urgence, rôle de la régulation du SAMU, et des moyens de transfert nombreux et particulièrement mobiles (hélicoptères).

Service des urgences

Considéré avec raison comme une des « vitrines » de l'hôpital, ces services présentent une disposition qui varie en fonction de leur implantation dans l'établissement. Néanmoins, à quelques variantes près, le même découpage fonctionnel est retrouvé.

▶ UNE ZONE D'ADMISSION, assurant le triage initial et le recueil des données administratives. Il faut noter qu'à l'ancienne répartition médecine/chirurgie s'est substituée la division pathologies traumatiques/autres pathologies.

▶ UN CIRCUIT COURT pour les patients ambulatoires, regroupant une ou des pièces de consultations et des locaux permettant les sutures, plâtres et autres petits soins.

▶ UN CIRCUIT DE DÉCHOCAGE pour les malades et blessés en détresse : box ou salle(s) dotés d'équipements adaptés, oxygène, vide, respirateur, matériels de perfusion, de drainage, de monitorage, défibrillateur…

▶ UN CIRCUIT LONG pour des états justifiant des investigations approfondies : l'hébergement de ces patients qui seront ou ne seront pas hospitalisés, mais dont l'attente, qui peut se prolonger, implique des conditions de confort et de commodité acceptables.

L'architecture de ces services devrait permettre des conditions de travail optimales : bureaux-secrétariat, infirmerie, mais aussi salle d'attente, séparation des urgences pédiatriques et psychiatriques dans des locaux spécifiques. Les hôpitaux importants peuvent disposer de lits de très court séjour (24 à 36 heures) et tous les établissements devraient réfléchir à l'aménagement de surfaces de dégagement pour faire face à un afflux temporaire de patients (accidents en chaîne…).

On ne saurait conclure sur les services d'urgence sans insister sur certaines spécificités des membres du personnel qui en assurent le fonctionnement : polyvalence des connaissances techniques médico-chirurgicales, pouvoir d'adaptation à des périodes d'intense activité, compétence administrative, rapports avec les familles, les mineurs, la police, les syndromes psychiatriques…

POINTS CLÉS

1. ▶ Depuis 1986, il existe dans chaque département un centre de réception et de gestion des appels médicaux urgents (centre 15), le Service d'aide médicale urgente (SAMU) et des moyens d'intervention tels les Service mobiles d'urgence et de réanimation (SMUR).

2. ▶ Pour faire face à des situations exceptionnelles, plusieurs plans d'urgences ont été mis en place : le plan d'Organisation régionale de secours (plan ORSEC), le plan Rouge et le plan Blanc, etc.

3. ▶ L'accueil des urgences a été réorganisé depuis 1994, avec la création des Services d'accueil des urgences (SAU) et des Unités de proximité d'accueil et de traitement des urgences (UPATU).

Situations d'exception

La situation d'exception, pour tout(e) infirmier(e) ou médecin, commence dès qu'il ou elle sort de sa structure habituelle de travail. L'environnement (conflit armé, catastrophe naturelle ou non, poste isolé) et les moyens sont différents.

À cette situation se surajoute habituellement une inadéquation entre les besoins sanitaires et les moyens du fait même d'une catastrophe.

En plus des moyens qui peuvent être mis en œuvre, c'est l'organisation sur le terrain et la notion de triage qui fait toute la particularité de cette situation d'exception.

Notion de situation d'exception

Elle est souvent liée à une situation de catastrophe et, sur le plan médical, elle peut se définir comme une médecine de masse concernant des polytraumatisés, avec des moyens limités, dans un environnement défavorable.

▶ AFFLUX MASSIF DE BLESSÉS. Il existe une inadéquation entre les besoins et les moyens au niveau de la médicalisation des premiers secours d'autant que les ressources médicales locales sont faibles. Le facteur temps est primordial, obligeant à faire des choix au niveau du triage, en établissant des priorités thérapeutiques, en tenant compte des moyens dont on dispose. Il faut assurer la survie des extrêmes urgences puis des urgences par la réanimation et la chirurgie, le délai d'évacuation étant toujours supérieur à 6 heures.

▶ LES VICTIMES SONT DES POLYTRAUMATISÉS. Ils souffrent d'une association de lésions dont une au moins met en jeu le pronostic vital : association crâne-thorax ou thorax-abdomen, lésions de souffle, lésions d'écrasement. Un pourcentage important va nécessiter des gestes de réanimation et de mise en condition.

▶ LES MOYENS SONT LIMITÉS en personnel (absence d'équipes structurées, entraînées) et en matériel (obligeant à un choix de techniques simples, sûres, standardisées).

▶ ENVIRONNEMENT DÉFAVORABLE :

- **Désorganisation locale** due à la catastrophe aggravant un potentiel déjà faible en énergie, eau potable, possibilités de communications et transmissions. Cette désorganisation nécessite une certaine autonomie des équipes de secours provenant d'une zone située hors de la catastrophe.
- **Ambiance anormale** due à la catastrophe et à une agression climatique qui vont nécessiter une adaptation des techniques et de la protection du personnel.

Lorsqu'une catastrophe survient, deux phases se succèdent dans le déroulement des événements.

▶ UNE PREMIÈRE PHASE qui s'étend sur plusieurs heures, voire plusieurs jours, se caractérise par :

- **La paralysie** des structures de commandement et des services publics qui sont surpris et dépassés par l'événement et dont les personnels sont souvent eux-mêmes sinistrés.
- **La pénurie** des moyens de secours, dont une partie est décimée, qui sont en tout cas submergés par la diversité, la spécificité et le nombre des missions à assumer.
- **Des comportements collectifs inadaptés** dont le plus fréquent est la commotion-inhibition-stupeur qui laisse la population hébétée et sans initiative (le phénomène de panique est rare).

▶ UNE SECONDE PHASE s'étend, au-delà de la première, sur plusieurs jours, parfois sur plusieurs semaines.

Elle se distingue par :

- **La mobilisation des moyens** qui ne tardent pas à submerger, de façon parfois anarchique, la zone sinistrée et qui, en alourdissant le dispositif mis en place, nuisent à l'efficacité des opérations de secours.
- **L'afflux désordonné** des curieux, des sauveteurs bénévoles et des familles.
- **La difficulté de coordonner l'action** des différents services.
- **Les exigences de la sécurité et celles du soutien logistique** qui peuvent apparaître contradictoires.

Moyens

Les organismes en mesure d'intervenir dans les catastrophes sont de trois types :

Organismes non gouvernementaux (ONG)

Une liste de ces organismes nationaux et internationaux ne peut être proposée ici. Certains interviennent de façon ponctuelle et rapide pour une catastrophe naturelle ou technologique, d'autres agissent de façon permanente pour des événements de longue durée.

Organismes gouvernementaux

La Sécurité civile dépend du ministère de l'Intérieur. Sa mission est l'organisation et la coordination des secours, en particulier lors du déclenchement du plan ORSEC et de ses variantes. Ses moyens d'action sont nombreux : les sapeurs-pompiers, les unités d'intervention de la Sécurité civile (UISC), les unités d'hébergement. Ces moyens peuvent être renforcés par des moyens militaires et civils, publics ou privés, dépendant de la police (CRS) et de divers ministères intéressés (Santé, Équipement, Transport, Industrie, etc.).

Armées et service de santé des armées

Ils peuvent apporter un soutien important dans divers domaines lorsque survient une catastrophe. Dans beaucoup de pays, c'est à eux que l'on fait immédiatement appel dans ce cas. Ils peuvent être amenés à fournir des moyens d'intervention en personnel, en matériels mais aussi des moyens de commandement.

▶ LES MOYENS D'INTERVENTION susceptibles d'être mis en œuvre par les armées en cas de catastrophe sont :

- **Des moyens de transmission** radioélectriques ou filaires (réseau téléphonique).
- **Des moyens de reconnaissance** (hélicoptères légers).
- **Des moyens de déblaiement ou de franchissement.**
- **Des moyens de transport** de personnel et de fret (véhicules de transport routier, hélicoptères Puma, Transall C 160, moyens maritimes).
- **Des moyens hôteliers.**
- **Des moyens médicaux**, surtout.

▶ **CES DERNIERS RELÈVENT DIRECTEMENT DU SERVICE DE SANTÉ DES ARMÉES.**

Il peut s'agir :

- **De simples secouristes.**
- **De lits réservés** (infirmeries, hôpitaux), **lits spécialisés** (brûlés).
- **D'unités militaires spécialisées** (UMS).
- **D'antennes médicales ou chirurgicales.**
- **De la FAHMIR** (Force d'aide humanitaire militaire d'intervention rapide) qui comprend essentiellement :

— *L'EMMIR* (Élément médical militaire d'intervention rapide) créé en 1964. L'objectif est d'intervenir rapidement, indépendamment des distances et du terrain, en disposant d'une autonomie générale et technique suffisante, avec une configuration adaptée au terrain. Grâce à son organisation modulaire, l'EMMIR peut présenter des structures variées : hôpital médical, chirurgical ou médico-chirurgical avec si besoin des moyens de pédiatrie.

– *La Bioforce* : créée en 1983, elle est destinée à porter secours — sous forme d'une aide, d'un savoir-faire ou de la fourniture de produits biologiques —, aux États qui en feraient la demande à la France, pour surmonter une crise biologique survenue sur leur territoire (campagne de vaccination, etc.).

Organisation des secours sur le terrain

La mise en œuvre se fait en plusieurs phases. La phase immédiatement critique des premiers secours qui doit permettre :

– une première estimation, même grossière, du nombre des victimes ;

– de renseigner ;

– d'assurer la sécurité immédiate ;

– de regrouper les victimes en lieu sûr en assurant aussi le premier acte de l'implantation d'un poste de secours.

Reconnaissance

Elle doit permettre :

– de connaître les limites et d'évaluer l'ampleur du sinistre ;

– de déterminer les risques d'évolution ;

– de répertorier les aires de pose et de regroupement possibles ;

– d'affiner l'évaluation du nombre des victimes après le premier bilan.

Zonage et sectorisation

Ils permettent de délimiter trois zones en fonction de l'événement.

▶ **LA ZONE ROUGE,** appelée également zone létale, contient la totalité des destructions. Soumise à un contrôle strict et complet, l'accès en est limité aux moyens de secours selon des voies à sens unique. Cette zone peut ensuite être découpée en secteurs, quartiers, etc.

▶ **LA ZONE ORANGE** qui l'entoure s'étend en profondeur sur plusieurs kilomètres ou dizaines de kilomètres en fonction des circonstances. L'accès en est soumis à autorisation et la circulation se fait à sens unique. Son rôle est de permettre le stockage et l'implantation de certains moyens ou de certaines structures en évitant ainsi leur afflux désordonné dans la zone rouge encombrée.

▶ **LA ZONE VERTE,** enfin, où accès et circulation sont libres. Y sont recherchés en priorité les hôpitaux de l'infrastructure en mesure de recevoir la masse des victimes évacuées.

Chaîne médicale

La chaîne médicale s'étend de la relève de l'avant jusqu'à l'arrivée des victimes dans les hôpitaux (voir figure 1.1, page 10).

Mission de la chaîne médicale

Lorsque le zonage et la sectorisation sont effectués, la mission est :

- **De mettre en place des structures sanitaires** et de prévoir leur logistique.
- **De médicaliser** le relevage des victimes.
- **D'assigner des priorités** de traitement et d'évacuation en fonction des caractéristiques de la catastrophe.
- **D'assurer tout au long du convoyage la continuation du traitement** ainsi qu'une révision du triage.
- **D'organiser la répartition** des blessés dans les hôpitaux.
- **De permettre aux équipes soignantes réceptrices de connaître l'histoire de la blessure** et le détail de la thérapeutique mise en œuvre.

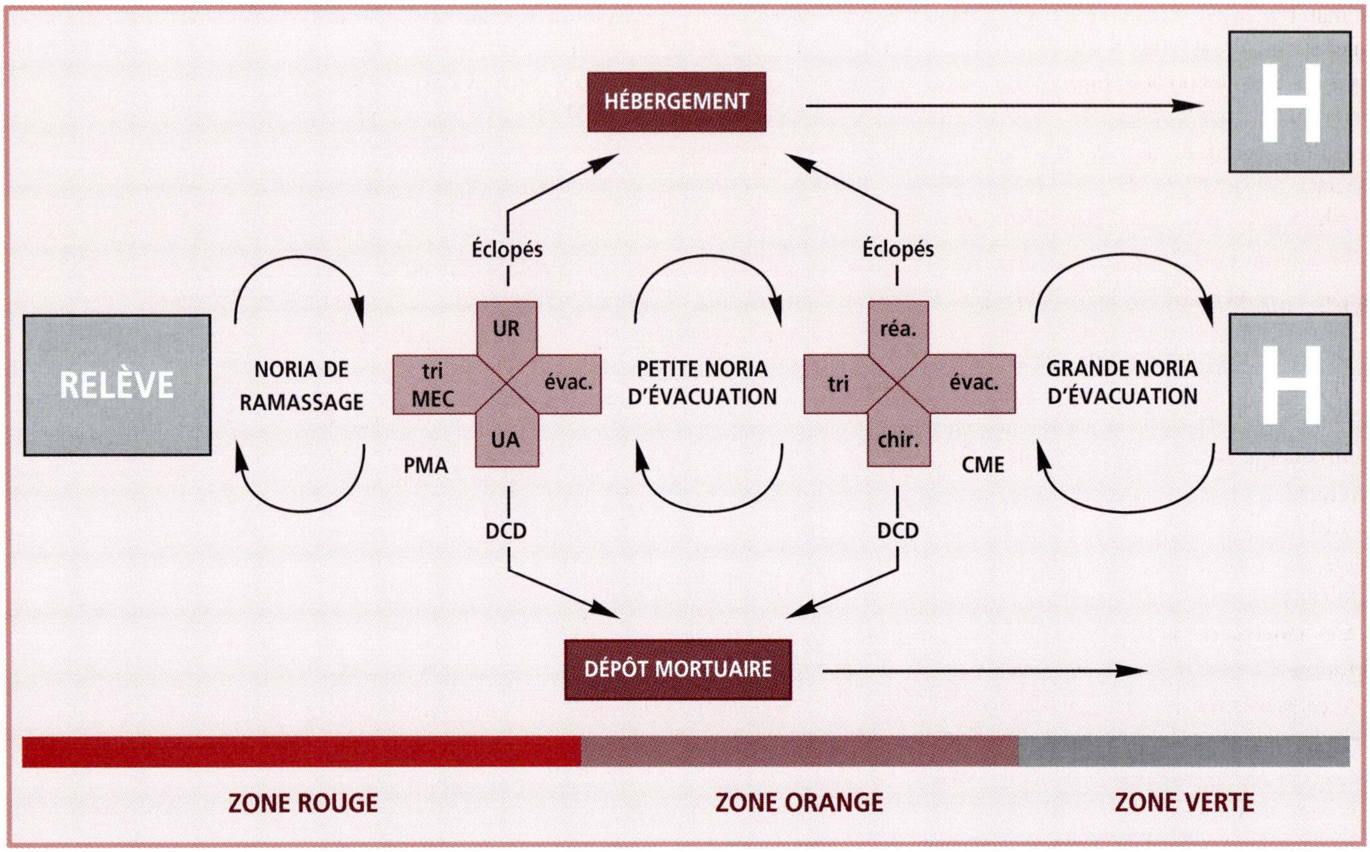

Fig. 1.1. Schéma d'une chaîne de secours type.

- **D'établir un bilan** « **santé** » constamment tenu à jour.

Le tout dans des délais compatibles avec les chances de survie du plus grand nombre possible de victimes.

Plusieurs étapes successives sont obligatoires dans la chaîne médicale qui peut s'étendre sur plusieurs centaines, voire plusieurs milliers de kilomètres. Ce sont : la relève, le Poste médical avancé, le Centre médical d'évacuation et l'hôpital. Ils sont reliés par les norias.

Relève

La relève des victimes est faite par, ou sous le contrôle de, l'équipe médicale, étoffée par des sauveteurs secouristes.

Il y a la plupart du temps une intégration de l'équipe médicale dans l'équipe de secours, ce qui est le cas quand des dégagements sont prévisibles et quand des moyens spécialisés sont à utiliser.

Les sauveteurs permettent au médecin d'accéder à la victime, assurent sa sécurité et utilisent les moyens de dégagement appropriés, sur sa demande et au moment choisi par lui.

Les traitements appliqués, la réanimation entreprise, dépendent essentiellement du temps qui peut être consacré à chaque blessé ainsi que du nombre de médecins et infirmier(e)s, du matériel et des médicaments disponibles.

Poste médical avancé (PMA)

Le Poste médical avancé, permet, après le contrôle et la médicalisation de la relève, d'effectuer :

- **L'accueil des victimes.**
- **Le triage primaire** avec catégorisation en urgences absolues et en urgences relatives.
- **La mise en condition et le traitement** (les thérapeutiques mises en œuvre ici sont simples, et il faut entreprendre celles qui peuvent bénéficier au plus grand nombre en s'abstenant de tout geste illusoire).
- **La prise en compte des cadavres** qui sont rassemblés. Toutes les mesures sont prises pour en faciliter l'identification.

Dix médecins et vingt paramédicaux sont nécessaires au fonctionnement du Poste médical avancé.

Le matériel et les médicaments de la dotation initiale doivent permettre le traitement de soixante urgences absolues ou de cent vingt urgences relatives en première intention.

Les blessés sont ensuite dirigés vers le Centre médical d'évacuation. Dix véhicules de l'avant blindés (VAB) ou véhicules sanitaires sont nécessaires pour cette noria.

Centre médical d'évacuation (CME)

- **Beaucoup plus important,** il est situé en retrait et dispose de :

– 20 médecins, 30 paramédicaux et 50 auxiliaires techniques dont des spécialistes radio;

– véhicules de liaison et véhicules d'évacuation lourds;

– lots de réanimation, lots chirurgicaux et lots médicaux.

- **Ces moyens permettent :**

– d'accueillir les victimes en provenance des PMA;

– de vérifier le triage en reconsidérant éventuellement les priorités;

– de continuer le traitement et les soins nécessités par l'état des blessés.

- **Mais aussi de prendre en compte :**

– la coordination des évacuations;

– la demande, la répartition et l'acheminement de renforts en personnel et en matériel;

– la régulation de norias.

Il peut être remplacé par un PRE (Point de répartition des évacuations) qui est relié à des Points d'embarquement par voie aérienne (PEVA) routière (PEVR) et ferrée (PEVF).

Accueil hospitalisé

Pour éviter dans la mesure du possible la saturation hospitalière, il est nécessaire :

- **D'évaluer la capacité** de chaque structure intéressée.
- **De répartir correctement les blessés** dans les hôpitaux en mesure de les accueillir.
- **De mettre en place des sas préhospitaliers.**

En cas de catastrophe, la capacité ne s'évalue plus en nombre de lits mais en nombre d'heures opératoires qui peuvent être assurées par l'ensemble des équipes disponibles en faisant le point périodiquement (H + 6, H + 10, H + 24). La chirurgie pratiquée en situation critique, permet de franchir un cap et ne saurait être définitive. La répartition des victimes découle de ces possibilités opératoires. Le temps nécessaire pour une intervention sur un crâne, un abdomen ou un thorax est ainsi évalué à 1 heure alors que l'on dispose d'1/4 d'heure pour un membre.

Norias

Ce mot est d'origine espagnole et provient lui-même de l'arabe « *Nâ oûra* » qui désigne la chaîne sans fin munie de godets, entraînée par un tambour, qui permet de tirer l'eau d'une manière continue.

On distingue classiquement une petite noria et une grande noria.

▶ LA PETITE NORIA, encore appelée noria de ramassage, va du PMA au CME. Le trajet à parcourir est nécessairement court (quelques kilomètres en tout) et il est effectué à l'aide de moyens aussi divers que :

– des hélicoptères légers comme l'Alouette III;

– ou lourds : le Puma SA 330;

– des ambulances de différents types : ambulances de réanimation médicalisées, VSAB (véhicule de secours aux asphyxiés et aux blessés) médicalisables, ambulances routières ou tout-terrain non médicalisables.

▶ LA GRANDE NORIA, dont le rayon peut atteindre quelques centaines voire quelques milliers de kilomètres, permet d'assurer l'évacuation à partir du CME jusqu'à l'hôpital d'infrastructure civil ou des armées de la zone ou du territoire national. Cette rotation est effectuée par des véhicules sanitaires de grande capacité comme les cars sanitaires et les moyens aériens lourds.

Fiche médicale d'évacuation

Cette fiche dont l'importance est capitale est destinée à être affectée à chaque victime et cela par le premier médecin qui est amené à la prendre en charge. Il n'existe pas de modèle unique. Elle doit permettre de prendre connaissance de la biographie, du diagnostic et de la catégorie d'urgence, de l'état clinique initial et de son évolution ainsi que du détail des traitements appliqués tout au long de l'évacuation.

De façon générale, cette fiche est cartonnée et un lien permet de la placer au niveau du cou ou d'un membre de la victime. Elle doit être remplie très soigneusement car elle seule pourra permettre à l'équipe hospitalière soignante réceptrice située quelquefois à des centaines de kilomètres d'avoir l'ensemble des données qui lui permettent en toute connaissance d'envisager un traitement adapté à la victime.

Triage

Le triage est un acte médico-chirurgical adapté à une situation particulière : l'afflux des blessés.

Principes du triage

Cet afflux est une caractéristique commune à de nombreuses catastrophes, qu'elles soient « naturelles » ou du fait des hommes. C'est au cours des guerres, catastrophes les plus couramment observées, que le triage s'impose à l'évidence et que ses règles se sont précisées. L'afflux est par définition une disproportion entre le nombre des blessés qui se présentent et celui des équipes disponibles, à un moment donné. Dans un environnement dominé souvent par l'insécurité, la panique et la pénurie, il est nécessaire d'établir un ordre de priorité des urgences et de passer d'une médecine individuelle à une médecine de masse, avec toutes les difficultés que cela impose sur le plan de l'éthique. On ne peut pas tout traiter, tout de suite, avec des moyens limités sur place. On ne peut pas non plus évacuer tout le monde en même temps.

▶ **La finalité du triage** demeure l'intervention de sauvegarde qui conduira elle-même à l'intervention définitive. Pour y parvenir, il faut au préalable évacuer des blessés mis en condition de supporter le trajet et d'arriver au bloc opératoire. Il faut les répartir par catégories, selon les degrés d'urgence qu'impose leur état, ou selon les degrés de priorités qu'imposent les circonstances, afin que les plus gravement atteints, ou les plus sûrement récupérables, soient opérés au plus tôt.

▶ **Le triage peut conduire à un choix.** Il peut conduire en situation de catastrophe à la remise en cause d'une éthique habituelle : s'attacher d'abord à ceux qui sont les plus gravement atteints ou s'attacher avant tout à ceux qui sont les plus sûrement curables.

▶ **Le triage est une fonction continue, dynamique,** dont les décisions peuvent être reconsidérées selon l'état du blessé pendant la durée du trajet avant son arrivée à l'hôpital. Le triage est une notion spécifique de logistique médicale, admise et mise en vigueur partout en cas de nécessité. On peut noter que le terme est souvent conservé en français dans la littérature étrangère.

Catégorisation

En cas de guerre conventionnelle ou de grande catastrophe civile, le triage a pour but de séparer les victimes en trois grandes catégories.

Urgences absolues

Elles regroupent les blessés dont le pronostic vital est en jeu, et qui doivent être opérés le plus vite possible sous couvert d'une réanimation peropératoire accélérée.

Elles comportent classiquement les extrêmes urgences qui présentent une détresse respiratoire ou une hémorragie externe non contrôlable par un garrot. Les conditions d'évacuation ne leur permettent pas toujours d'arriver au centre de triage. Il peut s'agir de blessés cranio-faciaux en asphyxie, de tamponnades, de thorax soufflants, de plaies des gros vaisseaux.

Les urgences absolues comportent surtout des plaies du thorax hémorragiques, des plaies pénétrantes de l'abdomen, les membres garrottés, des plaies de l'axe aéro-digestif cervical, des fracas ouverts des membres choqués avec énormes délabrements locorégionaux, des plaies cranio-cérébrales avec apparition ou aggravation des signes neurologiques.

Urgences potentielles

Ce sont des blessés dont les lésions supposées nécessitent une mise sous surveillance du réanimateur avant une intervention chirurgicale possible non évidente.

Ce sont essentiellement :

- **Des plaies de poitrine** par balle ou éclat n'ayant pas présenté d'emblée de sémiologie asphyxique ou hémorragique aiguë. Elles font l'objet d'un drainage pleural. Ce geste permet habituellement une évolution favorable. Il est exceptionnel d'avoir à réaliser une thoracotomie d'hémostase ou de décaillotage.
- **Des polycriblages** du tronc, des fesses, des lombes, avec une suspicion de pénétration intrapéritonéale nécessitant une surveillance abdominale pendant quelques jours.
- **Des blastés, des ensevelis** qui nécessitent une surveillance hémodynamique, respiratoire et rénale pendant plusieurs jours.
- **Des brûlés** qui nécessitent, en dehors des pansements immédiats, essentiellement des traitements de réhydratation et de prévention de l'infection.

Urgences différées

Elles se caractérisent par des blessés pour lesquels

le geste chirurgical peut être retardé, sans mettre en jeu le pronostic vital.
Elles concernent les plaies cranio-cérébrales sans signes neurologiques, des plaies maxillo-faciales et surtout des plaies des membres peu délabrés avec ou sans fracture.

Urgences dépassées

Elles concernent les blessés dont les lésions sont trop graves ou les délais trop tardifs pour qu'une opération ait quelque chance de succès.
Un plaie par arme à feu de l'abdomen vue au troisième jour est une urgence dépassée.

Conclusion

La situation d'exception ne s'improvise pas. Une organisation mise en place à l'avance est la seule solution pour diminuer le nombre des pertes humaines grâce à des moyens adaptés en personnes et en matériel. Mais cela ne suffit pas toujours, la formation des personnels est primordiale — aussi bien pour les médecins, infirmier(e)s et secouristes — afin de s'adapter plus rapidement. Cette situation nouvelle, exceptionnelle ne doit pas laisser la moindre place à l'improvisation.

POINTS CLÉS

1. ▶ La situation d'exception se caractérise par une inadéquation entre les besoins sanitaires et les moyens disponibles. Le triage médico-chirurgical a pour objectif de réserver les moyens à ceux qui ont le plus de chance de s'en sortir. En situation de catastrophe, les victimes prises en charge suivent une chaîne d'évacuation.

2. ▶ La finalité de ce triage est de réaliser une mise en condition adaptée, voire une intervention chirurgicale de sauvetage de courte durée, pour permettre à la victime de poursuivre la chaîne d'évacuation dans les conditions les meilleures.

L'infirmier(e) face à l'urgence. Le problème médico-légal

La responsabilité de l'infirmier(e) évolue rapidement. L'exercice professionnel ne se borne plus à la seule exécution des prescriptions médicales. Bien souvent, l'infirmier(e) est confronté(e) à l'urgence, en l'absence immédiate du médecin. Que doit-il/elle faire sous peine de voir sa responsabilité individuelle engagée ?
Son rôle est dicté par l'article L. 473 du Code de la santé publique et par les décrets 93-221 du 16 février 1993 relatif aux règles professionnelles des infirmiers et infirmières, et 2002-194 du 11 février 2002 relatif aux actes professionnels et à l'exercice de la profession d'infirmier.
L'engagement de la responsabilité est cependant tout différent selon la nature des faits et les modalités d'exercice. La gravité de la faute ou de la négligence seront toujours moralement les mêmes et le dommage devra toujours être réparé.

Décrets

Face à l'urgence, les textes de lois permettent à l'infirmier(e) d'entreprendre des actions que lui confère sa fonction par **l'article L. 473 du Code de la santé publique** :

« Est considéré comme exerçant la profession d'infirmier ou d'infirmière toute personne qui, en fonction des diplômes qui l'y habilitent, donne habituellement des soins infirmiers sur prescription ou conseil médical, ou bien en application du rôle propre qui lui est dévolu. En outre, l'infirmier ou l'infirmière participe à différentes actions, notamment en matière de prévention, d'éducation de la santé et de formation ou d'encadrement. »

- **Le décret 93-221 du 16 février 1993** définit les règles de déontologie des infirmiers et des infirmières. Ces règles conduisent l'infirmier(e) à intervenir face à l'urgence.

Art. 6. — *« L'infirmier ou l'infirmière est tenu de porter assistance aux malades ou blessés en péril. »*

Art. 26. — *« L'infirmier ou l'infirmière agit en toute circonstance dans l'intérêt du patient. »*

Ce décret oblige aussi l'infirmier(e) à actualiser ses connaissances et à se perfectionner pour faire face à toutes les situations, notamment d'urgences, en fonction de sa formation et de ses compétences.

Art. 10. — *« Pour garantir la qualité des soins qu'il dispense et la sécurité du patient, l'infirmier ou l'infirmière a le devoir d'actualiser et de perfectionner ses connaissances professionnelles. »*

Le décret 2002-194 du 11 février 2002 donne une définition réactualisée de la fonction de l'infirmier ou de l'infirmière. Il délimite son rôle propre et son rôle prescrit pour clarifier les limites de sa responsabilité.

Art. 1. — *« L'exercice de la profession d'infirmier comporte l'analyse, l'organisation, la réalisation de soins infirmiers et leur évaluation, la contribution au recueil de données cliniques et épidémiologiques et la participation à des actions de prévention, de dépistage, de formation et d'éducation à la santé. Dans l'ensemble de ces activités, les infirmiers sont soumis au respect des règles professionnelles et notamment du secret professionnel. Ils exercent leur activité en relation avec les autres professionnels de la santé, du secteur social et médico-social et du secteur éducatif. »*

Art. 2. — *« Les soins infirmiers, préventifs, curatifs ou palliatifs, intègrent qualité technique et qualité des relations avec le malade. Ils sont réalisés en tenant compte de l'évolution des sciences et des techniques (nécessité de se tenir informé). Ils ont pour objet, dans le respect des droits de la personne (nécessité d'information, d'accord préalable, du respect de sa volonté), dans le souci de son éducation à la santé et en tenant compte de la personnalité de celle-ci dans ses composantes physiologique, psychologique, économique, sociale et culturelle :*

– de protéger, maintenir, restaurer et promouvoir la santé physique et mentale des personnes ou l'autonomie de leurs fonctions vitales physiques et psychiques... ;

– de concourir à la mise en place de méthodes et au recueil des informations utiles aux autres professionnels, et notamment aux médecins pour poser leur diagnostic et évaluer l'effet de leurs prescriptions ;

– [...]

– de contribuer à la mise en œuvre des traitements en participant à la surveillance clinique et à l'application des prescriptions médicales contenues, le cas échéant, dans des protocoles établis à l'initiative du ou des médecins prescripteurs ;

– de participer à la prévention, à l'évaluation et au soulagement de la douleur et de la détresse physique et psychique,...

Cet article exprime la nécessité de se tenir informé, donc de formation continue, et les notions d'information et de consentement du patient.

Art. 3. — *« Relèvent du rôle propre de l'infirmier les soins liés aux fonctions d'entretien et de continuité de la vie et visant à compenser partiellement ou totalement un manque ou une diminution d'autonomie d'une personne ou d'un groupe de personne. Dans ce cadre l'infirmier a compétence pour prendre les initiatives et accomplir les soins qu'il juge nécessaires... Il identifie les besoins de la personne, pose un diagnostic infirmier, formule des objectifs de soins, met en œuvre les actions appropriées et les évalue. [...]. »*

Art. 13. — *« En l'absence du médecin, l'infirmier(e) est habilité, après avoir reconnu une situation comme relevant de l'urgence ou de la détresse psychologique, à mettre en œuvre des protocoles de soins d'urgence préalablement écrits, datés et signés par le médecin responsable. Dans ce cas, l'infirmier(e) accomplit les actes conservatoires nécessaires jusqu'à l'intervention d'un médecin. Ces actes doivent obligatoirement faire l'objet, de sa part et dès que possible, d'un compte rendu écrit, daté et signé et remis au médecin et annexé au dossier du patient. En cas d'urgence et en dehors de la mise en œuvre du protocole, l'infirmier(e) décide des gestes à pratiquer en attendant que puisse intervenir un médecin. Il prend toutes mesures en son pouvoir afin de diriger le patient vers la structure de soins la plus appropriée à son état. »*

Dans ce dernier article, deux points sont fondamentaux :

1. la nécessité pour l'infirmier(e) de pouvoir reconnaître une situation d'urgence ;
2. le pouvoir de décider des gestes à accomplir lorsque la situation d'urgence s'impose, même en l'absence de protocoles préalablement écrits et en fonction de ses compétences.

Responsabilités de l'infirmier(e)

Le non-respect de ces lois et règlements entraîne la mise en jeu juridique de la responsabilité individuelle et professionnelle de l'infirmier(e).

Au cours de l'exercice libéral, la responsabilité est individuelle et l'intéressé supporte la totalité des

PROTOCOLE JURIDIQUE

L'INFIRMIER(E) FACE À L'ARRÊT CARDIO-CIRCULATOIRE (ACC)

Art. 3. du décret du 11 février 2002 : « *relèvent du rôle propre de l'infirmier les soins liés aux fonctions d'entretien et de continuité de la vie... Dans ce cadre, l'infirmier a compétence pour prendre les initiatives et accomplir les soins qu'il juge nécessaires...* ». Art. 13. du décret du 11 février 2002 : « *après avoir reconnu une situation comme relevant de l'urgence...* ». Art. 10 du décret du 16 février 1993 : « *a le devoir d'actualiser et de perfectionner ses connaissances professionnelles* ».	**Diagnostic d'un arrêt cardio-circulatoire** – abolition des pouls carotidiens ou fémoraux ; – pâleur, lividité ; – coma profond et aréactif, convulsions ; – arrêt respiratoire ; – mydriase bilatérale aréactive. APPELER UN MÉDECIN (le médecin le plus proche) et en attendant :
Art. 6 du décret du 16 février 1993 : « *porter assistance aux malades ou blessés en péril* ». Art. 2. du décret du 11 février 2002 : « *de protéger, maintenir, restaurer et promouvoir la santé physique... ou l'autonomie de leurs fonctions vitales physiques...* ». Art. 3. du décret du 11 février 2002 : « *visant à compenser partiellement ou totalement un manque... l'infirmier a compétence pour prendre les initiatives et accomplir les soins qu'il juge nécessaires...* ». Art. 5. du décret du 11 février 2002 : « *recueil des observations de toutes natures susceptibles de concourir à la connaissance de l'état de santé de la personne... de l'état de conscience,...* ». Art. 13. du décret du 11 février 2002 : « *en cas d'urgence et en dehors de la mise en œuvre du protocole, l'infirmier décide des gestes à pratiquer en attendant que puisse intervenir un médecin* ».	**Suppléance cardio-respiratoire** ***Ventilation artificielle*** – dégager les voies aériennes supérieures ; – bouche-à-bouche ; – ventilation manuelle au masque en oxygène pur ; – faire préparer le matériel d'intubation. ***Massage cardiaque externe*** – coup de poing sternal ; – installation sur plan dur ; – main droite à plat sur le sternum et main gauche sur la première, appuyer avec les deux bras dans leur axe pour déprimer le sternum et la cage thoracique, relâcher brusquement la pression ; – fréquence du massage : 60 c/min. ***Mettre en place une VVP et préparer le matériel pour un VVC (fémorale).*** ***Préparer les médicaments de l'urgence et le défibrillateur.*** ***Mettre le patient sous monitorage cardiaque (efficacité du MCE et diagnostic du type d'ACC).***
Art. 2. du décret du 11 février 2002 : « *de contribuer à la mise en œuvre des traitements en participant à la surveillance clinique et à l'application des prescriptions médicales contenues, le cas échéant, dans des protocoles établis à l'initiative du ou des médecins prescripteurs* ». Art. 2. du décret du 11 février 2002 : « *de concourir... au recueil des informations utiles... pour... évaluer l'effet de leurs prescriptions* ».	**Contrôle de l'efficacité des manœuvres de suppléance cardio-respiratoire** – pouls carotidien ou fémoral présent ; – disparition de la cyanose ; – disparition ou non-apparition d'une mydriase. **Assister le médecin pour les manœuvres de relance de l'activité cardiaque.**
Art. 13. du décret du 11 février 2002 : « *ces actes doivent obligatoirement faire l'objet... d'un compte rendu écrit, daté, signé, remis au médecin et annexé au dossier du patient* ».	**Faire un compte rendu écrit et signé concernant les actions entreprises avant l'arrivée du médecin.**

conséquences de ses agissements tant sur le plan pénal que sur celui de la réparation du dommage (pour laquelle il doit obligatoirement être assuré).

La responsabilité de l'infirmier(e) salarié(e) est différente. Tout en conservant ses responsabilités professionnelles, son employeur se substitue à lui sous conditions pour la réparation des dommages.

Responsabilité pénale

Cette responsabilité est engagée lorsqu'il y a une infraction au droit commun. Elle oblige à une sanction. Les infractions sont sanctionnées par des amendes, des peines de prison (avec ou sans sursis), une inscription des faits au casier judiciaire, avec ou sans suspension du droit d'exercice.

▶ POUR QU'IL Y AIT INFRACTION, trois éléments doivent être réunis :

- **L'existence d'un texte** sanctionnant l'acte commis.
- **L'existence réelle d'un acte illicite.**
- **L'existence d'une intention coupable,** c'est-à-dire la volonté de réaliser cet acte sans y être autorisé. Ce type de responsabilité peut être alors engagé lorsque l'infirmier(e) commet une faute technique qu'il/elle devait éviter, lorsqu'il/elle agit hors de ses prérogatives, lorsqu'il/elle commet un acte interdit par la loi ou qu'il/elle s'abstient de certaines actions.

▶ EN SITUATION D'URGENCE, selon le Code pénal :
– l'abstention de porter secours à personne en péril : art. 223-6,
– l'homicide par imprudence : art. 221-6,
– les blessures involontaires : art. 622-1,
constituent des fautes sanctionnées. Aucune assurance ne peut couvrir la responsabilité pénale.

Responsabilité civile

Elle met à charge de certaines personnes la réparation des dommages causés par leur faute ou simple fait, en fonction d'obligations légales ou contractuelles.

▶ DANS LE CADRE DE LA RESPONSABILITÉ CIVILE on distingue :

- **La responsabilité contractuelle,** article 1147 du Code civil, est mise en jeu quand il y a violation du contrat, non-respect des règles de la technique (*exemples* : explosion d'un flacon d'éther près d'une source de chaleur) ou manque d'asepsie lors d'une injection de médicament.
- **La responsabilité délictuelle,** art. 63 du Code pénal, résulte d'une action volontaire ou d'un manquement grave à la loi pénale.
- **La responsabilité quasi-délictuelle,** art. 1382, 1383 et 1384 du Code civil, résulte d'actes involontaires. Cette responsabilité peut être mise en cause pendant 30 ans.

Art. 1382. — *« Tout fait quelconque de l'homme qui cause à autrui un dommage, oblige celui par la faute duquel il est arrivé à le réparer. »*

Art. 1383. — *« Chacun est responsable du dommage qu'il a causé non seulement par son fait, mais encore par sa négligence ou par son imprudence. »*

Art. 1384. — *« On est responsable non seulement du dommage que l'on cause par son propre fait, mais encore celui qui est causé par le fait des personnes dont on doit répondre ou des choses que l'on a sous sa garde. »*

Responsabilité administrative

L'infirmier(e) est responsable devant l'établissement hospitalier dans lequel il/elle exerce son activité. Le manquement aux règles entraîne des sanctions disciplinaires. Le pouvoir disciplinaire appartient au directeur après avis du conseil de discipline. Le conseil de discipline est une commission paritaire. Les sanctions sont : l'avertissement, le blâme, la radiation du tableau d'avancement, l'abaissement d'échelon et la révocation avec ou non suspension de droit à pension.

Conclusion

La reconnaissance de la fonction de l'infirmier(e) montre l'évolution de la profession. Cette reconnaissance engage la responsabilité de l'infirmier(e). La méconnaissance des textes de lois expose à des sanctions juridiques pouvant aliéner son statut social.

Une formation continue générale et/ou spécialisée permet seule de maintenir un niveau de soins conforme à celui de l'évolution des sciences et techniques et de prodiguer des soins adaptés aux données de la science. Cette formation continue est une des conditions indispensables à la qualité des soins et constitue un gage de sécurité dans l'exercice de la profession.

POINTS CLÉS

1. ▶ Le décret 2002-194 du 11 février 2002 relatif aux actes professionnels et à l'exercice de la profession d'infirmier dans l'article 13 précise que, après avoir reconnu une situation comme relevant de l'urgence..., l'infirmier est habilité à mettre en œuvre des protocoles de soins d'urgence préalablement écrits. Mais en dehors de la mise en œuvre du protocole, l'infirmier est aussi habilité à décider des gestes à pratiquer en attendant que puisse intervenir un médecin.

Prise en charge des principales pathologies aux urgences

2

Urgences médicales

Les urgences médicales représentent une activité importante des services d'accueil des urgences. Évoquer ici tous les types d'urgence est un travail impossible. Les urgences spécifiques de chaque spécialité seront abordées dans les fascicules correspondants. En revanche, il paraît important de s'intéresser à trois urgences fréquentes au niveau des services d'accueil des urgences et qui posent des problèmes de prise en charge médicale mais aussi psychologique et psychiatrique :

– l'intoxication éthylique aiguë ;
– l'overdose ;
– l'hémorragie digestive.

Intoxication éthylique aiguë (IEA)

Introduction

Les urgences en rapport avec une intoxication alcoolique sont fréquentes. Le terme d'alcool regroupe différents produits : l'alcool éthylique ou éthanol, l'éthylène glycol et ses apparentés. Le terme d'intoxication alcoolique doit être abandonné au profit d'intoxication éthylique. L'ingestion aiguë d'alcool éthylique est une intoxication qui doit être prise en charge au niveau des services d'accueil des urgences comme toute autre intoxication.

Circonstances

Les urgences liées à l'intoxication éthylique aiguë (IEA) sont très fréquentes et se caractérisent le plus souvent par la confrontation d'un patient non demandeur de soins et d'un infirmier(e) ou d'un médecin qui doit prendre des décisions thérapeutiques mais aussi médico-légales parfois lourdes de conséquences.

La plupart des patients vus aux urgences pour « ivresse aiguë » sont amenés par l'entourage mais le plus souvent par les forces de l'ordre ou un organisme de secours (sapeurs-pompiers, SMUR, etc.) pour perturbation de l'ordre public ou accident de la circulation. Mais 20 % de ces ivresses ne sont pas des IEA. Ce diagnostic doit être porté sur un faisceau d'arguments (anamnèse, clinique, toxicologie) et il doit rester un diagnostic d'élimination.

▶ L'IEA EST SOUVENT ASSOCIÉE À D'AUTRES CIRCONSTANCES PATHOLOGIQUES :

– les traumatismes (polytraumatismes, traumatismes crâniens) sont dans 50 % des cas associés à une intoxication éthylique ;
– les intoxications médicamenteuses sont dans 50 % des cas associés à une absorption massive d'alcool éthylique ;
– après une rixe, l'alcoolémie est élevée dans 80 % des cas ;
– un malaise, une chute, une sensation vertigineuse cache dans 1/4 des cas une intoxication éthylique.

Manifestations cliniques

L'alcool éthylique est rapidement absorbé dans la partie proximale du tube digestif. L'absorption augmente lorsque l'alcool est ingéré à jeun. Une partie est directement éliminée par le rein et le poumon (principe de l'alcootest : la quantité expirée est proportionnelle à l'alcoolémie). Le reste est métabolisé au niveau du foie.

Les manifestations dépendent de la dose d'alcool ingérée, de la rapidité de son absorption digestive, et de la susceptibilité individuelle. Il n'est donc pas possible de donner de chiffres seuils d'alcoolémie à partir desquels telle ou telle symptomatologie survient. Un coma éthylique peut être observé avec une alcoolémie à 3 g/L chez un patient, tandis qu'un autre est encore capable de conduire un véhicule —

PROTOCOLE JURIDIQUE

ALCOOLÉMIE

L'alcoolémie peut être demandée par la police à la suite d'un accident de la voie publique ou pour altération du comportement remarqué chez une personne sur la voie publique.

Procédure

L'officier de police judiciaire est en droit de demander un dépistage préventif.

Tous les contrôles en présence des autorités judiciaires sont notés sur des procès-verbaux et des fiches :

- *fiche « A »* : contenant *« les vérifications concernant l'alcoolémie »* (réf : L 1 et L 3 du Code de la route, art. 88 du Code des débits de boissons) ;
- *fiches « B » et « C »* : de *« recherche de l'état alcoolique »*.

Recherche de l'alcoolémie

• ***Première mesure : l'éthylomètre***

Les résultats peuvent être modifiés lors de nausées, vomissements, éructations, etc. Le règlement du Code de la route (articles R 296 et R 297) prévoit donc un deuxième essai environ vingt minutes après le premier.

Après les vérifications d'usage du bon fonctionnement de l'éthylomètre, la positivité étant acquise, la prise de sang peut être demandée.

• ***Deuxième mesure : la prise de sang***

La personne peut être amenée dans un hôpital afin de procéder à une alcoolémie (*« ivresse publique et manifeste »*, articles R 4 et L 76 du Code du débit des boissons), ou celle-ci peut être réalisée sur place s'il y a du personnel qualifié pour prélever.

Une réquisition *« aux fins d'examen médical d'une personne interpelée pour présomption d'ivresse publique et manifeste »* est alors adressée au médecin.

Le prélèvement sanguin s'effectue en présence d'un médecin, infirmier (non obligatoire) et d'un officier de police judiciaire (ou son représentant). Le matériel est fourni par la police (*Journal officiel* du 30 novembre 1972). C'est un coffret contenant : une aiguille stérile, une seringue de 20 mL, 1 compresse, 1 dose d'antiseptique, 2 flacons en verre neutre contenant 3 cg de fluorure de sodium, 1 bille en verre sous étui d'aluminium et étui bois, un pansement adhésif et 2 enveloppes d'expédition. Un prélèvement est destiné à l'hôpital et l'autre au laboratoire agréé par la police et la gendarmerie de la ville concernée.

Le test d'alcoolémie peut être fait sur des personnes décédées sur *« réquisition à médecin ou à directeur de l'hôpital »* (articles 60 ou 74 du Code de procédure pénale pour examen du corps dans le but d'un diagnostic de décès). Un prélèvement peut être fait par un médecin en intracardiaque.

Le résultat

Selon le décret du 29 août 1995, le taux maximal d'alcoolémie est de 0,50 g/L, au-delà, l'infraction est signifiée.

Le médecin établira à la fin de l'examen médical un certificat attestant que l'état de santé de la personne nécessite ou non son hospitalisation.

La personne soumise aux tests d'alcoolémie peut se dérober à l'éthylomètre mais non à la prise de sang ; ce refus est considéré comme un délit sanctionnable.

Les résultats seront notifiés sur la fiche « C ». Le médecin pourra garder une copie de la fiche « B » et « C » qui indiquent l'examen clinique et les résultats des analyses.

et de l'accidenter — avec une alcoolémie à 5 g/L. Tout au plus, il faut retenir le chiffre légal de 0,5 g/L (décret du 29 août 1995). En pratique l'IEA isolée se présente sous trois formes cliniques.

Intoxication non compliquée

Elle représente 75 % des intoxications éthyliques aiguës.

Les signes permettant de la reconnaître sont :

- la logorrhée avec parole hachée, bredouilleuse ;
- l'incoordination motrice avec démarche ébrieuse, imprécision des gestes (pour boutonner sa chemise par exemple) ;
- « l'injection des conjonctives » ;
- l'odeur de l'haleine.

Intoxication avec agitation psychomotrice

Elle représente 18 % des IEA. L'agitation peut être soit intermittente, spontanée ou provoquée par une stimulation, soit permanente, avec violence potentielle. Cette agitation peut prendre une allure psychiatrique et le patient peut devenir dangereux pour lui-même et pour les autres : ivresse excitomotrice volontiers agressive et violente ; ivresse dépressive avec un risque suicidaire non négligeable ; ivresse délirante ou hallucinatoire.

Intoxication avec trouble permanent de la vigilance

Elle peut aller jusqu'au coma et représente 7 % des cas. Le coma est habituellement calme, hypotonique, sans signe de localisation ni fièvre. La gravité est liée aux conséquences de tout coma, avec en premier, le syndrome d'insuffisance respiratoire aiguë d'origine multiple, qui requiert un traitement spécifique (oxygénothérapie avec masque à haute concentration ou intubation endotrachéale avec ventilation mécanique).

Complications

Les plus fréquentes

Elles doivent être recherchées lors de la prise en charge initiale et de la phase de surveillance de toute IEA.

▶ L'INHALATION EST ÉVOQUÉE EN PRÉSENCE D'UNE CYANOSE, D'UNE TACHYPNÉE. Elle impose la mise sous oxygène, la mesure des gaz du sang artériel et une radiographie du thorax. Elle est favorisée par un trouble de la conscience et prévenue par la mise en position latérale de sécurité et, si nécessaire, par le contrôle des voies aériennes supérieures par intubation endotrachéale.

▶ UNE CRISE CONVULSIVE GÉNÉRALISÉE peut être en rapport avec l'IEA mais elle impose le contrôle dans les plus brefs délais de la glycémie et un ionogramme sanguin. L'absence de réveil rapide et la survenue itérative de crises sont des indications d'un examen tomodensitométrique céphalique pour éliminer une lésion hémorragique intracrânienne.

Les autres complications sont plus rares voire exceptionnelles.

▶ LES TROUBLES DU RYTHME SUPRAVENTRICULAIRE régressent spontanément en 24 heures dans 90 % des cas. Généralement, aucun traitement antiarythmique n'est nécessaire.

▶ L'HYPOGLYCÉMIE est rare, tardive et elle n'est observée que chez l'éthylique chronique dénutri ou chez le diabétique. Une surveillance régulière de la glycémie (capillaire) permet de prévenir ce risque sur un terrain favorisant.

▶ L'ACIDOCÉTOSE ALCOOLIQUE est retrouvée chez l'éthylique chronique et se réduit généralement à une simple cétonurie n'impliquant ni examen biologique supplémentaire, ni surveillance particulière.

▶ D'AUTRES COMPLICATIONS PEUVENT ÊTRE RETROUVÉES : une hypothermie après exposition au froid prolongée; des complications digestives (gastrite aiguë, syndrome de Mallory-Weiss, hépatite alcoolique aiguë); une rhabdomyolyse.

Diagnostic

Diagnostic de l'IEA

À partir des signes cliniques, la présomption d'une IEA doit être confirmée par l'anamnèse et les critères toxicologiques.

● **Les circonstances de survenue de l'événement** ayant conduit le patient dans le service d'urgence, celles de la découverte du patient et des produits l'entourant seront relevées dès l'admission auprès des accompagnants et seront consignées sur le dossier au niveau de l'accueil.

● **La mesure de la concentration d'éthanol ou d'alcool éthylique** ne fait généralement que confirmer la présence du toxique dans l'organisme. Elle n'est pas indispensable pour le diagnostic de l'IEA isolée, non compliquée. Ses indications sont : une discordance entre l'anamnèse et l'examen clinique; une évolution clinique inhabituelle (classiquement les symptômes régressent dans les 3 à 6 heures après l'administration d'alcool).

Diagnostic différentiel

Il faut rechercher une affection qui pourrait être responsable d'une symptomatologie similaire.

▶ UNE HYPOGLYCÉMIE. Une glycémie (capillaire) doit être pratiquée systématiquement. La persistance d'une hypoglycémie peut être à l'origine de séquelles

DÉMARCHE INFIRMIÈRE

MESURE DE L'ALCOOLÉMIE

Objectif

On vérifie le taux d'alcoolémie lorsque anamnèse et examen clinique ne coïncident pas et montrent une évolution symptomatique inhabituelle.

Le taux d'alcool dans le sang peut être demandé dans un contexte de diagnostic et de surveillance médicale ou sur réquisition.

Matériel

Bien s'organiser et préparer son matériel, le prélèvement devant s'effectuer rapidement.

- Plateau désinfecté.
- Garrot.
- Compresses imbibées de désinfectant.

Attention : pas d'alcool car son utilisation risquerait de modifier le résultat de l'examen.

Aiguille stérile et matériel de prélèvement (seringue ou vacutainer).

Tubes de prélèvements pour l'alcoolémie.

Conduite à tenir

Allonger le patient si possible (prévenir les risques de chute).

Rassurer le patient, le calmer si nécessaire.

Prélever le sang à l'aide du vacutainer.

Faire un petit pansement compressif au point de ponction.

Envoyer le plus rapidement possible le tube au laboratoire, car l'alcool étant volatil, le résultat risquerait d'être modifié.

Noter par écrit l'heure du prélèvement.

neurologiques graves. Elle nécessite l'administration immédiate de sérum glucosé à 30 %.

▶ UNE LÉSION ORGANIQUE INTRACRÂNIENNE (hémorragie cérébro-méningée, hématome sous-dural chronique…). Un examen tomodensitométrique doit être pratiqué au moindre doute s'il existe des signes neurologiques de localisation et devant une symptomatologie psychiatrique.

▶ D'AUTRES DIAGNOSTICS PEUVENT ÊTRE ÉVOQUÉS : une autre intoxication (psychotropes, oxyde de carbone…) ; une encéphalopathie métabolique ou respiratoire ; une infection.

Traitement

La symptomatologie et l'existence des signes de gravité (coma, complications) guident les choix thérapeutiques.

IEA grave

▶ IEA COMATEUSES. Que ce coma soit dû à l'éthanol ou à un autre toxique associé, il entraîne dans ses formes les plus graves une hypoventilation alvéolaire nécessitant une ventilation contrôlée de courte durée. L'intubation endotrachéale est souvent délicate. Elle doit être effectuée avec une compression manuelle du larynx sur l'œsophage (manœuvre de Sellick). Le risque d'inhalation bronchique est majeur au cours de cette intubation. L'hospitalisation se fera en service de réanimation. La sortie du coma, s'il n'est pas compliqué, est obtenue en moyenne en 8 à 12 heures quel que soit le niveau de l'alcoolémie.

▶ AUTRES IEA GRAVES. La présence de convulsions généralisées impose le recours à un traitement anticonvulsivant souvent associé à une intubation endotrachéale et une ventilation contrôlée.

Une inhalation initiale ou secondaire (intubation périlleuse) va imposer une ventilation contrôlée prolongée et une antibiothérapie après prélèvements bronchiques distaux protégés, au mieux au cours d'un examen fibroscopique.

IEA isolée non compliquée

L'IEA doit bénéficier de la même rigueur de prise en charge et de surveillance que les autres intoxications. Les objectifs sont de dépister tôt tout signe de gravité ou tout autre signe inhabituel révélant une complication ou un état pathologique associé et de prévenir les sorties prématurées (fugue).

▶ SURVEILLANCE. Elle est horaire, consignée par écrit, jusqu'au rétablissement des fonctions relationnelles. Elle fait appel à des signes objectifs et reproductibles comme la réponse adaptée aux ordres verbaux ; la réactivité pupillaire ; la fréquence respiratoire et cardiaque ; la pression artérielle (vasoplégie). La structure la mieux adaptée est donc l'hospitalisation au niveau du service d'accueil des urgences.

▶ QUELLE PRESCRIPTION THÉRAPEUTIQUE ? C'est l'évolution de la situation clinique qui va guider l'attitude thérapeutique. Les soins infirmiers d'hygiène et de confort, l'hydratation (par voie orale ou veineuse) doivent être réalisés dans une ambiance rassurante, en s'efforçant de maintenir un dialogue pour éviter les situations conflictuelles. Pour éviter tout accident traumatique, le patient est installé si nécessaire en position latérale de sécurité, sur un lit ou un brancard aussi bas que possible. Les barrières et les moyens de contention sont souvent facteurs d'agitation et d'agressivité mais leur utilisation est parfois nécessaire.

▶ MODALITÉS DE SORTIE

- **La sortie se fait sur prescription médicale** après examen clinique et récupération des capacités de discernement. Sauf s'il s'agit d'une IAE simple, occasionnelle, il faut proposer au patient un entretien psychiatrique ou d'alcoologie. L'intoxication alcoolique peut signifier une tendance suicidaire, une dépression ou une détresse sociale.
- **Le patient sera accompagné** par son entourage ; la conduite automobile est déconseillée.
- **Si le patient demande à sortir prématurément,** plusieurs situations peuvent se présenter :

– *Une surveillance non médicale* paraît possible, il peut sortir sous surveillance d'un tiers, avec comme critère la permanence des fonctions relationnelles. Cette demande sera consignée dans le dossier médical et infirmier.

– *S'il existe un danger* pour le patient lui-même et son entourage, le maintien à l'hôpital est indispensable, parfois au prix d'une contention.

– *L'échec de toutes ces mesures doit être assimilé à une fugue* car, dans cette situation, l'obtention d'une décharge par le malade n'est pas valable. Cette fugue sera consignée sur le dossier médical et signalée à l'administrateur de garde de l'établissement.

IEA avec agitation psychomotrice

▶ LORSQUE L'AGITATION EST MODÉRÉE OU MAJORÉE par un état d'anxiété, un essai de sédation verbale doit être entrepris. En cas d'échec, la sédation médicamenteuse sera entreprise avec des benzodiazépines par voie orale ou par voie veineuse (clorazépate : *Tranxène*; diazépam : *Valium*) jusqu'à obtention d'un début de sédation.

▶ LORSQUE L'AGITATION EST IMPORTANTE, les neuroleptiques d'action rapide et de cinétique brève s'imposent par voie intramusculaire. La loxapine (*Loxapac*) à la dose de 50 à 300 mg reste le neurosédatif de choix. La contention physique est parfois nécessaire d'emblée pour protéger l'entourage du patient. Elle requiert souvent l'action coordonnée de plusieurs personnes. Elle sera levée dès l'obtention d'une bonne sédation médicamenteuse.

▶ DANS TOUS LES CAS, LA SORTIE NE SERA AUTORISÉE qu'après une période de surveillance, la disparition des signes cliniques d'IEA, le rétablissement permanent des fonctions relationnelles, et après avoir proposé un entretien psychiatrique qui est dans ce cas indispensable.

IEA de l'enfant

Elle est souvent accidentelle. Elle est toujours grave. Cette gravité est liée à la brutalité de survenue du coma, à la fréquence de l'hypoglycémie et de l'acidose métabolique dont l'apparition peut être retardée. Le transfert en milieu spécialisé pédiatrique s'impose rapidement.

En présence de signes cliniques, le premier geste consiste à réaliser une glycémie capillaire et à mettre en place une voie veineuse. Si une hypoglycémie existe, 0,5 g/kg de glucose sont injectés par voie veineuse directe puis un apport glucidique parentéral est maintenu par une perfusion de sérum glucosé à 10 %. Le débit sera adapté en fonction des apports de base nécessaires et de la glycémie. Par ailleurs, un coma avec dépression respiratoire sera traité par intubation endotrachéale et ventilation contrôlée.

Conclusion

L'ingestion excessive d'alcool éthylique est responsable d'une intoxication qui doit être prise en charge comme toute autre intoxication.

La banalisation de l'IEA expose au risque de minimiser les risques en rapport avec cette intoxication. La gravité est liée soit à une complication de l'IEA (coma, pneumopathie d'inhalation) soit à une affection associée présente dans 50 % des cas (traumatismes crâniens, intoxication médicamenteuse).

POINTS CLÉS

1. ▶ L'intoxication éthylique aiguë est une urgence fréquente qui ne doit pas être banalisée. Elle est à l'origine de complications qui peuvent mettre en jeu le pronostic vital. C'est le cas des vomissements avec inhalation et hypoxie, des crises convulsives et de l'hypoglycémie.

2. ▶ La surveillance doit être d'autant plus attentive que le patient est calme.

Overdose

Introduction

Les accidents de surdosage sont la cause majeure de mortalité chez les toxicomanes. Les produits toxicomanogènes peuvent se classer en diverses catégories selon la nature des effets observés : les sédatifs et les stimulants. Barbituriques, benzodiazépines, alcool, trichloroéthylène, sont à l'origine d'un état ébrieux puis d'un coma. Cocaïne, amphétamines, hallucinogènes sont à l'origine d'une agitation et de convulsions.

L'héroïne est un morphinomimétique. Le surdosage en héroïne, ou overdose, expose à une dépression respiratoire d'origine centrale dont le traitement repose sur l'utilisation de la naloxone (antagoniste des morphiniques) et sur l'assistance ventilatoire.

DÉMARCHE INFIRMIÈRE

DEVANT UNE OVERDOSE CHEZ UN TOXICOMANE

Un homme de 32 ans, toxicomane connu, est amené par un camarade 30 minutes après injection d'héroïne. La fréquence respiratoire est à 5 c/min. Après stimulations verbale et douloureuse, la Fr passe à 10c/min et il répond laborieusement aux questions simples.

Mise en condition initiale

- oxygéner au masque : 6 à 10 L/min;
- mettre en place une voie veineuse périphérique :
  - avec les précautions d'usage (hépatite, VIH...);
  - souvent difficile chez le toxicomane (thromboses);
- prendre la pression artérielle, la fréquence cardiaque et mettre le patient sous électro-cardioscope.

Mise en route du traitement spécifique par naloxone tout en préparant le matériel d'intubation et d'assistance ventilatoire :

- diluer une ampoule de 0,4 mg dans 4 mL de sérum glucose ou salé isotonique (0,1 mg dans 1 mL);
- administration suivant prescription médicale;
- dose initiale de 0,2 mg par voie intraveineuse puis 0,1 mg toutes les minutes pour obtenir une Fr > 14 c/min.

***ATTENTION** : en l'absence de voie veineuse, la voie intramusculaire peut être utilisée, mais le délai d'action est plus long. Administrer 1 amp. de 0,4 mg en attendant de trouver un abord veineux.*

- entretenir le traitement en préparant 4 à 6 amp. de naloxone dans 500 mL de sérum glucosé ou salé isotonique dont le débit est calculé pour passer en 6 h (80 mL/min). Au mieux, ces 4 à 6 amp. seront diluées dans 50 mL de sérum glucosé ou salé, administrée au pousse-seringue électrique en 6 h (vit. = 8).

L'urgence vitale contrôlée

- installation du patient pour une hospitalisation qui doit être systématique;
- surveillance : Fr, état de conscience (score de Glasgow), diamètre des pupilles, coloration des téguments, pression artérielle, fréquence cardiaque et température;
- compléter le bilan : toxiques dans le sang et les urines, radiographie du thorax, gazométrie artérielle, ECG;
- insister et convaincre le patient de rester sous surveillance car il est exposé :
  - soit à une dépression respiratoire secondaire : augmenter le débit de la naloxone;
  - soit à un syndrome de sevrage : diminuer le débit de la naloxone;
- rassurer l'entourage, prévenir la famille après accord du patient;
- éviter les jugements, les bons conseils mais être à l'écoute, informer sans forcer (cure de désintoxication);
- vérifier la vaccination antitétanique.

Circonstances

Voie d'administration

- **Intraveineuse** : c'est le « shoot ».
- **Voie respiratoire** : c'est le « sniff ».
- **La voie orale** peut être utilisée pour certains produits proches de l'héroïne.

L'overdose à la méthadone est à l'origine d'une intoxication qui se caractérise par un temps de latence de plusieurs heures entre l'ingestion et l'apparition des premiers symptômes.

La dextropropoxyphène est très largement utilisée au cours des cures de sevrage. Ce dérivé de la méthadone est à l'origine d'un tableau clinique particulier avec convulsions et collapsus cardio-vasculaire.

Circonstances

▶ **L'OVERDOSE PEUT ÊTRE RÉALISÉE DANS UN BUT SUICIDAIRE.** Il faudra se méfier d'associations possibles avec des psychotiques. Ceci justifie une prise en charge psychologique et psychiatrique après toute overdose.

▶ **L'ACCIDENT EST LA CAUSE LA PLUS FRÉQUENTE.** Le mécanisme de survenue de ces accidents paraît lié à la grande variabilité de la concentration des échantillons d'héroïne clandestine. Il est habituel que celle-ci soit coupée par des substances de nature très variable (quinine, talc, etc.) qui, d'ailleurs, peuvent elles-mêmes surajouter leur toxicité propre à celle de l'héroïne. Dans ces conditions, le toxicomane ignore généralement la quantité réelle de produit qu'il va s'injecter.

DÉMARCHE INFIRMIÈRE

DEVANT UNE OVERDOSE AVEC COMA

À 9 h 00 du matin, les pompiers appelés par des voisins découvrent une femme de 24 ans dans sa chambre, inanimée et cyanosée. Une assistance ventilatoire est immédiatement réalisée. On découvre près d'elle le matériel nécessaire à une injection intraveineuse.

Protéger les voies aériennes supérieures et traiter la dépression respiratoire

– poursuivre l'oxygénation, la ventilation assistée et mettre rapidement en place une voie veineuse périphérique;
– préparer le matériel d'intubation et le respirateur (contrôle de fonctionnement, préréglages...);
– après contrôle des voies aériennes supérieures, raccorder la sonde d'intubation au respirateur;
– vérifier la bonne position de la sonde (auscultation) et les pressions d'insufflation. Demander une radiographie du thorax qui en plus de la bonne position de la sonde permettra de rechercher des complications (inhalation, œdème aigu du poumon).

Contrôler l'état hémodynamique

– prise de la pression artérielle et de la Fr;
– mettre le patient sous électro-cardioscope;
– après avoir vérifié la bonne perméabilité de la voie veineuse périphérique, assurer un remplissage vasculaire par des grosses molécules pour obtenir une pression artérielle moyenne > 80 mmHg. Si nécessaire, demander la mise en place d'une voie veineuse centrale.

Compléter la mise en condition

Toxiques dans le sang et les urines, gazométrie artérielle, ECG, température, ionogramme sanguin (potassium), urée, créatinine, glucose, myoglobine.

Surveillance

État de conscience (score de Glasgow), diamètre des pupilles, coloration des téguments, pression artérielle, fréquence cardiaque et constantes du respirateur.

Évolution

• ***Réveil rapide :*** après oxygénation et ventilation, le coma est d'origine anoxique mais heureusement réversible.

• ***Absence de réveil rapide :***

– la naloxone est administrée en bolus jusqu'au réveil du patient, puis administrée en continu en perfusion ou au PSE;
– en l'absence de réveil franc :
  - rechercher une anoxie cérébrale prolongée qui va nécessiter une ventilation de longue durée avec un pronostic souvent défavorable.
  - ATTENTION aux associations médicamenteuses (recherche de toxiques).

Traitement des complications

– œdème aigu du poumon : ventilation;
– hypothermie : réchauffement externe progressif;
– collapsus avec incompétence myocardique : médicaments inotropes positifs;
– rhabdomyolyse : diurèse forcée, dialyse.

Il peut en résulter des surdosages massifs par rapport à l'état de tolérance du sujet.

Signes de l'overdose

Deux signes sont particulièrement évocateurs : la bradypnée et les troubles de la conscience.

Bradypnée

La dépression respiratoire se caractérise par une fréquence respiratoire (Fr) < 14 c/min. Dans les formes graves, le patient meurt des conséquences d'une apnée prolongée. La ventilation peut être accélérée par des stimulations extérieures auditives ou nociceptives. La Fr doit être mesurée sur un patient au calme afin d'éviter le risque de minimiser les conséquences d'une dépression respiratoire. L'hypoventilation alvéolaire entraîne une hypoxie avec hypercapnie et acidose respiratoire puis métabolique de type lactique dans les formes sévères.

Troubles de la conscience

Ils sont constants mais généralement le patient peut répondre à des ordres simples verbaux et une mémorisation est possible.

Il n'y a pas de menace vitale immédiate si le contact verbal est possible. Par contre si le coma est plus profond, la menace vitale est imminente et peut aboutir à des lésions cérébrales anoxiques irréversibles.

Deux éléments permettent de préciser le diagnostic : le myosis serré bilatéral et l'existence de traces d'injections.

Myosis serré bilatéral

Il peut toutefois manquer en cas d'absorption simultanée d'atropiniques. Il existe parfois une asynergie des globes oculaires.

Traces d'injections

Elles sont le plus souvent retrouvées aux plis du coude, aux avant-bras, aux chevilles. Elles peuvent cependant manquer lorsque l'overdose survient après une période d'abstinence prolongée.

Complications

Certaines complications doivent être recherchées de façon systématique du fait de leur gravité ou de leur fréquence.

▶ LES CONSÉQUENCES CARDIO-VASCULAIRES. La pression artérielle est souvent normale. Parfois une hypotension est observée d'emblée, elle résulte de l'effet vasodilatateur veineux des morphiniques. Mis à part le dextropropoxyphène (*Antalvic*), les morphiniques ne dépriment pas directement la contractilité myocardique.

Cependant un arrêt cardiaque anoxique peut succéder à un arrêt respiratoire.

▶ L'HYPOTHERMIE, souvent liée au fait que de nombreuses overdoses se font dans des lieux retirés et non chauffés.

▶ LES RHABDOMYOLYSES (toxicité morphinique, décubitus prolongé) engendrent souvent des insuffisances rénales dont la gravité est majorée par un choc hypovolémique, une acidose lactique, une hyperkaliémie.

▶ L'ŒDÈME AIGU DU POUMON ne se voit pas uniquement après un « sniff » mais aussi après une injection intraveineuse (« shoot »). À l'hypoventilation alvéolaire s'ajoute alors un shunt qui contribue à aggraver l'hypoxie.

▶ LES PNEUMOPATHIES D'INHALATION sont extrêmement fréquentes. 40 % des toxicomanes vomissent à chaque prise pendant les premiers mois.

Ces pneumopathies d'inhalations aggravent l'hypoxie et il faut les suspecter chaque fois qu'il existe une polypnée après une overdose.

▶ LA FIÈVRE AU DÉCOURS D'UNE OVERDOSE par voie veineuse est suspecte. Souvent attribuée à une « poussière », elle peut cacher une complication plus grave. En urgence, les hémocultures et la radiographie du thorax seront systématiques devant toute overdose fébrile.

Traitement

La clinique suffit à poser les indications thérapeutiques initiales. Les dosages toxicologiques peuvent avoir un intérêt secondaire (confirmation du diagnostic, association médicamenteuse, problème médico-légal) mais sont sans intérêt à la phase aiguë.

La recherche toxicologique ne doit pas retarder la prise en charge du patient.

Traitement de la dépression respiratoire

▶ L'ASSISTANCE VENTILATOIRE au masque, puis la ventilation assistée après contrôle des voies aériennes et oxygénothérapie sont des moyens mécaniques de suppléance de la fonction respiratoire.

▶ L'ANTAGONISATION PAR LA NALOXONE (*Narcan*) qui est un antagoniste pur des morphiniques (voir *Pharmacologie*).

La naloxone n'a aucun effet, même à forte dose, chez le sujet normal et sur les dépressions respiratoires d'origine non morphinomimétique.

Après la dose initiale qui peut être de 0,4 à 2 mg (1 à 5 amp.) de naloxone, un traitement d'entretien est nécessaire par perfusion continue. La dose et le rythme sont déterminés empiriquement et il existe un très large éventail de réponse : par exemple 4 à 6 amp. de naloxone dans 50 mL au pousse-seringue électrique (PSE) ou 500 mL de sérum glucosé isotonique (perfusion) en six heures. La vitesse de perfusion est déterminée pour maintenir une Fr > 14 c/min.

▶ UNE SURVEILLANCE ATTENTIVE est nécessaire pour plusieurs raisons :

– la Fr, le diamètre des pupilles, la ventilation minute et la $PaCO_2$ permettent de déterminer la posologie de naloxone à administrer ;

– le patient est dépendant de la fiabilité et de la perméabilité de la voie veineuse, ce qui est souvent un problème chez le toxicomane (thromboses) ;

– une remorphinisation est toujours possible ;

– à l'inverse, des posologies trop importantes exposent au risque de syndrome de sevrage aigu avec agitation et demande plus ou moins véhémente de sortie au risque de morphinisation secondaire. Ce qui doit faire préférer l'utilisation de posologies tempérées de naloxone pour l'entretien du traitement.

PHARMACOLOGIE

NALOXONE *(NARCAN)*

PRÉSENTATION

Ampoule de 1 mL = 0,4 mg

PROPRIÉTÉS

Antagoniste des morphiniques sans effet agoniste. Injecté à des sujets ayant reçu des morphino-mimétiques (morphine, péthidine, dextromoramide, phénopéridine, fentanyl, alfentanil, sufentanil, héroïne, dextropropoxyphène, méthadone etc.), il antagonise leur effet dépresseur respiratoire, le myosis mais aussi l'analgésie.

SORT DU MÉDICAMENT

Après injection, la naxolone subit une dégradation et son élimination est essentiellement urinaire.

Le délai d'action varie de 30 s à 2 min par voie intraveineuse, à 3 min après administration intramusculaire ou sous-cutanée. La durée de vie plasmatique est de 45 à 90 min. La durée d'action par voie intraveineuse est de 20 à 30 min environ et de 150 à 180 min après administration intramusculaire ou sous-cutanée.

La naloxone franchit la barrière placentaire.

PRÉCAUTIONS D'EMPLOI

La naloxone a une durée d'action plus courte que celle des morphino-mimétiques, d'où la nécessité d'une surveillance clinique attentive du traitement au cours d'une intoxication.

Une remorphinisation peut apparaître au décours de l'injection initiale avec risque d'apnée secondaire.

À l'inverse, l'utilisation de trop fortes doses de naloxone peut entraîner l'apparition d'un syndrome de sevrage aigu avec agitation.

Les meilleurs critères de surveillance sont la Fr, la ventilation minute (spirométrie) et le diamètre pupillaire.

MODE D'EMPLOI

Dose initiale variable d'une intoxication à l'autre : 0,4 à 2 mg (1 à 5 amp.) peuvent être administrés par voie intraveineuse. L'administration sera progressive de 0,1 mg (1 amp. diluée dans 4 mL de sérum glucosé ou physiologique = 0,1 mg dans 1 mL) jusqu'à obtention d'une ventilation suffisante (Fr > 14 c/min).

Doses d'entretien :

- par réinjection de la dose initiale toutes les 2 à 3 min ;
- par perfusion 2 mg (5 amp.) dans 500 mL de sérum glucose isotonique (5 %) ou sérum salé isotonique (0,9 %) ;
- au pousse-seringue électrique 2 mg (5 amp.) dans 50 mL de sérum glucosé isotonique (5 %) ou sérum salé isotonique (0,9 %).

Traitement des complications

▶ COLLAPSUS CARDIO-VASCULAIRE. Le traitement comporte d'abord un remplissage vasculaire par grosses molécules en raison de l'effet vasodilatatoire veineux des morphino-mimétiques. La naloxone peut aussi participer à la correction de ce collapsus. Si la pression artérielle ne se normalise pas, une pression veineuse centrale (PVC), voire un cathétérisme droit, peuvent être utiles pour établir un profil hémodynamique de ce collapsus et en adapter le traitement symptomatique.

▶ ŒDÈME AIGU DU POUMON. Dans les formes peu hypoxémiantes, il ne nécessite aucun traitement spécifique en dehors d'un apport d'oxygène par voie nasale ou au masque. Dans les formes sévères hypoxémiantes, le recours à la ventilation assistée avec mélange enrichi en oxygène (FiO_2 > 0,5) est nécessaire. Si l'hypoxémie persiste, une ventilation en pression positive de fin d'expiration (PEEP) permet habituellement de la corriger.

▶ AUTRES COMPLICATIONS. L'hypothermie, les rhabdomyolyses, les pneumopathies d'inhalation ne présentent pas de particularités thérapeutiques mais doivent être prises en compte dès l'arrivée du patient.

Traitement des formes particulières

- **Lavage gastrique** dans les intoxications par voie orale.
- **Les intoxications par le dextropropoxyphène et le *brown sugar*** (héroïne et strychnine) sont à

l'origine de convulsions qui sont traitées par le diazepam. La ventilation assistée est souvent nécessaire. L'insuffisance cardiaque avec collapsus nécessite souvent le recours à la dopamine.

Conclusion

Le maître symptôme de l'overdose est la bradypnée (Fr < 14 c/min). La gravité et l'urgence sont représentées par la forme comateuse. La correction de la dépression respiratoire peut être réalisée par l'utilisation de la naloxone mais il est souvent nécessaire de recourir à la ventilation mécanique. Les complications, fréquentes, doivent être recherchées systématiquement après toute overdose.

POINTS CLÉS

1. ▶ Les accidents de surdosage chez le toxicomane sont à l'origine de nombreux décès. Deux signes sont particulièrement évocateurs : la bradypnée et les troubles de la conscience. Deux éléments permettent de préciser le diagnostic : le myosis serré bilatéral et les traces d'injection (souvent difficiles à trouver).

2. ▶ Le traitement est celui de la dépression respiratoire qui peut nécessiter le recours à une assistance ventilatoire malgré l'administration de naloxone. Une prise en charge psychiatrique et psychologique est sans aucun doute nécessaire mais souvent difficile à faire accepter.

Hémorragies digestives

Introduction

▶ LES HÉMORRAGIES DIGESTIVES (HD) sont définies par l'extériorisation de sang par le tube digestif.

- **hématémèse** : extériorisation de sang rouge ou déjà digéré par la bouche ;
- **méléna** : extériorisation de sang digéré par l'anus ;
- **rectorragie** : extériorisation de sang rouge par l'anus.

▶ ELLES PEUVENT ÊTRE HAUTES OU BASSES en fonction du site du saignement.

- **les HD hautes** proviennent de l'œsophage, de l'estomac ou du duodénum ;
- **les HD basses** du jéjunum, de l'iléon, du côlon ou du rectum.

Causes

Hémorragies digestives hautes

▶ ULCÈRES GASTRO-DUODÉNAUX

Ils représentent la cause la plus fréquente des HD hautes (50 %) et une HD est la complication la plus fréquente des ulcères gastro-duodénaux (20 % des cas). La prise d'anti-inflammatoires non stéroïdiens et les antécédents d'ulcère compliqué augmentent le risque hémorragique d'un ulcère. Le risque de récidive hémorragique est de 15 à 25 % et la mortalité se situe entre 3 et 15 %.

▶ HYPERTENSION PORTALE DE LA CIRRHOSE

Les ruptures de varices œsophagiennes (RVO) représentent 10 à 30 % des HD hautes. Ces hémorragies s'arrêtent spontanément dans 65 % des cas et une récidive survient chez 50 à 70 % des malades. La mortalité immédiate est de 35 % mais à long terme la survie est de 25 à 40 % à un an, et inférieure à 20 % à 5 ans.

▶ AUTRES CAUSES

- **Œsophage**

– Le syndrome de Mallory-Weiss est à l'origine de 4 à 10 % des HD hautes. Le diagnostic est évoqué devant des vomissements alimentaires suivis d'hématémèse provoquée par une déchirure de la muqueuse de l'œsophage. Plus de 85 % de ces HD se tarissent spontanément.

– Les œsophagites et les ulcérations œsophagiennes sont à l'origine de 5 à 10 % des HD hautes. Elles sont dues à un reflux gastro-œsophagien, mais aussi à des affections virales, mycotiques ou encore à une prise médicamenteuse.

– Les cancers de l'œsophage se compliquent dans moins de 30 % des cas d'HD habituellement peu abondantes.

– Les diverticules, les corps étrangers ne saignent qu'exceptionnellement.

- **Estomac.** En dehors des ulcères, les tumeurs et les malformations artério-veineuses sont causes de moins de 20 % des HD d'origine gastrique. Les lésions érosives aiguës œso-gastro-duodénales secondaires à la prise d'alcool, de médicament et surtout d'une agression (stress) sont multiples et superficielles. On les observe chez 7 à 10 % des malades de réanimation et le risque hémorragique dépend de la gravité de l'affection, de la nature et de la durée de la défaillance viscérale.

- **Duodénum.** En dehors des ulcères, les autres causes sont exceptionnelles : tumeurs, diverticules, fistules aorto-duodénales, faux kyste pancréatique, hémobilies traumatiques.

Hémorragies digestives basses

▶ Diverticulose colique

Observée chez la moitié de la population de plus de 60 ans, elle constitue une cause fréquente d'HD (10 à 30 %). Les hémorragies peuvent êtres massives dans 3 à 6 % des cas. Il s'agit le plus souvent d'une effraction artérielle par ulcération de la muqueuse, située au fond ou au collet du diverticule.

▶ Angio-dysplasies intestinales

Encore appelées ectasies vasculaires ou malformations artéro-veineuses, ce sont des lésions dégénératives survenant habituellement après 60 ans, touchant principalement le côlon et l'intestin grêle. Dans 15 % des cas, l'hémorragie peut être massive et très souvent récidivante.

▶ Autres causes

- **Les hémorragies tumorales.** Des rectorragies compliquent environ 10 % des cancers coliques et 35 % des cancers rectaux. Les rectorragies massives sont rares.

- **Les colites hémorragiques.** Elles sont la cause d'environ 10 % des HD basses massives. Deux étiologies sont les plus fréquentes : la rectocolite hémorragique (RCH) accompagnée d'une diarrhée avec présence de glaires et de pus, et la rectocolite radique (radiothérapie) qui touche le rectum et/ou le côlon. Les autres causes sont représentées par la maladie de Crohn, les colites infectieuses et les rectocolites ischémiques.

- **Les causes ano-rectales.** Les ulcérations thermométriques (prise itérative de la température, sonde thermique) représentent 8 % des HD basses. Rarement graves, elles peuvent nécessiter parfois une suture de l'ulcération. Les hémorroïdes sont rarement responsables d'HD.

Moyens thérapeutiques

Les ulcères gastro-duodénaux et les varices œsophagiennes représentent plus de 70 % des causes d'HD.

Mesures générales non spécifiques

▶ Restauration de l'état hémodynamique

Elle nécessite de compenser les pertes et de corriger la volémie par des colloïdes (grosses molécules) et la transfusion de concentrés globulaires. Le remplissage vasculaire doit être prudent. L'hypervolémie et un taux d'hémoglobine élevé augmentent le risque de récidive hémorragique d'un ulcère gastro-duodénal, et l'augmentation de la pression portale directement corrélée à la volémie accroît le risque de récidive hémorragique par rupture de varices œsophagiennes.

Il est donc inutile, voire délétère, de vouloir obtenir un taux d'hémoglobine supérieur à 8 g/100 mL chez les patients n'ayant aucune pathologie associée, cardio-vasculaire ou respiratoire, à condition de corriger la volémie et de préserver une pression artérielle moyenne supérieure à 80 mmHg.

▶ Risque infectieux

Des prélèvements pour examens bactériologiques doivent être effectués systématiquement : hémocultures, examen cyto-bactériologique des urines et de l'ascite. Une infection est retrouvée chez 25 % des malades cirrhotiques qui font une HD.

▶ Prévention de l'encéphalopathie hépatique

Chez le cirrhotique, l'apparition d'une encéphalopathie est favorisée par l'anémie, l'hypoxie, l'insuffisance rénale et les sédatifs, et elle complique 10 à 30 % des HD. La prévention fait appel à l'irrigation gastrique, à la néomycine, au lactulose, aux solutions modifiées d'acides aminés.

Traitement à visée hémostatique

▶ Ulcère gastro-duodénal

- **Les médicaments.** Plusieurs médicaments ont été proposés : les antihistaminiques H2, les prostaglandines E2, les agents antifibrinolytiques, la somatostatine, la vasopressine et la glypressine, mais leur efficacité dans cette indication n'a pas encore été prouvée.

- **La sclérose endoscopique.** Elle s'effectue pendant une fibroscopie en injectant un produit sclérosant autour et dans l'ulcère. Cette sclérose permet d'arrêter un saignement actif dans 20 à 100 % des cas.

- **L'électrocoagulation.** Cette technique serait aussi efficace que la sclérose mais nécessite un équipement relativement coûteux.

- **Le laser YAG.** La photocoagulation par laser est une méthode qui semble efficace mais l'équipement nécessaire est coûteux et impossible à déplacer.
- **La thermocoagulation par boule.** Cette méthode, qui nécessite une matériel particulier, permet d'arrêter un saignement actif dans 98 % des cas. C'est donc une méthode de choix.
- **La chirurgie.** Un traitement chirurgical d'hémostase est finalement effectué dans 8 à 15 % des cas. La technique varie en fonction du site de l'ulcère et bien sûr de l'état du patient. En cas d'ulcère gastrique, on peut effectuer une simple résection de l'ulcère, ou plus souvent une gastrectomie plus ou moins étendue. En cas d'ulcère duodénal, deux techniques sont utilisables : la première consiste à faire une gastrectomie ou une antrectomie avec vagotomie; la seconde comporte une suture de l'ulcère avec vagotomie tronculaire et pyloroplastie, éventuellement accompagnée d'une ligature de l'artère gastro-duodénale.

▶ Ruptures de varices œsophagiennes

- **Le tamponnement œsophagien.** Il est réalisé par une sonde munie d'un ballonnet (sonde de Linton) ou de deux ballonnets (sonde de Blakemore). L'arrêt de l'hémorragie est obtenu dans 80 à 90 % des cas. Le risque de cette technique est la pneumopathie d'inhalation dont la fréquence est d'environ 10 %.
- **Les médicaments.** La somatostatine utilisée en bolus intraveineux a montré son efficacité sur l'arrêt de l'hémorragie. La vasopressine peut être utilisée en attendant la mise en route d'un traitement spécifique.
- **La sclérose endoscopique.** Au cours de la fibroscopie, la sclérose des varices peut être obtenue par l'injection intravariqueuse d'un agent détergent. Une autre technique consiste à injecter une colle qui va obstruer la varice. Ces méthodes permettent d'obtenir une hémostase dans 85 à 95 % des cas, mais ce sont des techniques qui nécessitent un endoscopiste entraîné.
- **L'embolisation trans-hépatique.** Cette technique consiste à obstruer le ou les pédicules veineux alimentant les varices par cathétérisation trans-hépatique. Elle permet d'arrêter une hémorragie dans 65 à 90 % des cas, mais elle n'est pas dénuée de risques.
- **La chirurgie.** Le traitement chirurgical d'urgence des ruptures de varices œsophagiennes comporte les anastomoses porto-caves et les interventions sur les varices œsophagiennes (transections œsophagiennes). Malgré leur efficacité sur le saignement, la mortalité opératoire est voisine de 20 % et reste directement liée au degré d'insuffisance hépato-cellulaire et à l'abondance de l'hémorragie.

Conduite pratique immédiate

Évaluation de la gravité du saignement

Quelle que soit l'origine du saignement, la pâleur du patient, la prise de la fréquence cardiaque et de la pression artérielle permettent d'estimer l'importance de la perte sanguine.

Une HD est considérée comme peu abondante si elle n'entraîne pas de trouble hémodynamique et si le taux d'hémoglobine reste supérieur ou égal à 10 g/100 mL.

- **Une HD est abondante** s'il existe :

– Un collapsus (augmentation de la Fc et diminution de la pression artérielle avec pincement de la différentielle), voire un état de choc (soif, agitation, polypnée, marbrures débutant aux membres inférieurs).

– Un taux d'hémoglobine inférieur à 8 g/100 mL.

– S'il est nécessaire de passer 4 à 5 concentrés globulaires en 2 à 3 heures pour obtenir une pression artérielle et un taux d'hémoglobine acceptables.

ATTENTION

- La quantité de sang extériorisée par la bouche ou par l'anus ne permet pas d'évaluer la perte sanguine (retard d'élimination). Seule la clinique qui apprécie le retentissement de la perte sanguine est un facteur fiable. L'hématocrite n'est pas fiable pour apprécier une déglobulisation brutale.
- Une HD haute peut, lorsqu'elle est abondante, se manifester non pas par un méléna mais par une rectorragie. L'absence de sang dans la sonde gastrique n'élimine cependant pas un saignement d'origine duodénale.

Mise en condition et évolution initiale

Quelle que soit son origine, toute HD nécessite des mesures thérapeutiques rapides et efficaces pour trois raisons :

- **une HD active abondante ou non** peut rapidement entraîner un retentissement circulatoire majeur pouvant aller jusqu'au choc hypovolémique;

DÉMARCHE INFIRMIÈRE

MISE EN PLACE D'UNE SONDE DE BLAKEMORE

Principe

La sonde de Blakemore est une sonde gastrique dont l'extrémité est percée de trous qui permettent d'effectuer un lavage gastrique et autour de laquelle sont fixés deux ballonnets, l'un œsophagien et l'autre gastrique. Elle permet le tamponnement des varices œsophagiennes hémorragiques. Sa mise en place est un acte médical.

Mise en place

- introduire dans une narine la sonde préalablement lubrifiée, puis pousser jusque dans l'estomac;
- gonfler le ballonnet gastrique avec 200 ou 220 mL d'air;
- tirer la sonde jusqu'à obtention d'une résistance, qui correspond au positionnement du ballonnet gastrique dans le cardia;
- gonfler le ballonnet œsophagien avec de l'air jusqu'à obtenir une pression de 40 mmHg, ce qui correspond à un volume de 40 à 60 mL selon les patients.

Précautions d'emploi

Chez les malades ayant des troubles de conscience (encéphalopathie, état de choc) ou une détresse respiratoire, il faut pratiquer une intubation trachéale avant la mise en place de la sonde. Pour maintenir la bonne position de la sonde et éviter son glissement vers le bas, on peut utiliser deux méthodes : la fixation nasale de la sonde et la traction externe. La traction effectuée par un poids de 500 g relié à l'extrémité externe de la sonde, doit s'exercer sur la sonde dans l'axe de la narine : le plus simple est de faire passer un cordonnet reliant la sonde au poids de 500 g par une poulie fixée au pied du lit et de mettre le malade en position demi-assise.

La position de la sonde doit être contrôlée radiologiquement : la distance entre le bord inférieur du poumon gauche et le bord supérieur du ballonnet gastrique doit être inférieure à 1 cm.

La pression dans le ballonnet œsophagien (40 mmHg) doit être vérifiée toutes les heures.

Le ballonnet œsophagien doit être dégonflé à intervalles réguliers de 8 h pendant 30 min.

Ne pas laisser la sonde en place plus de 24 h.

Si l'hémorragie est tarie à la huitième heure, dégonfler les deux ballonnets en retirant la traction et laisser la sonde en place quelques heures avant de la retirer.

Effets indésirables

Des nécroses de l'aile du nez ont été observées. Celles-ci sont liées au mauvais positionnement de la sonde en traction, qui doit être parfaitement dans l'axe sans toucher la paroi de la narine.

La pneumopathie d'inhalation est rapportée dans 10 % des cas environ. Elle survient plus souvent en cas d'encéphalopathie hépatique (trouble de la conscience). Elle est exceptionnelle chez les malades intubés avant la pose de la sonde de Blakemore.

Matériel

- préparer la sonde de Blakemore (lubrifier, vérifier l'étanchéité des ballonnets avec une seringue de 50 mL) et le matériel de fixation (fil à peau décimal 2, aiguille droite ou courbe), ou de traction (cordonnet, poids, poulie à fixer au pied du lit);
- matériel de surveillance cardio-respiratoire : scope, SpO_2, PNI, hématocrite microméthode;
- matériel d'intubation (sondes d'intubation, laryngoscope, etc.);
- oxygène, masque de tailles différentes, ballon de type ambu;
- aspiration de type chirurgical dont on aura vérifié le fonctionnement (sonde de gros calibre).

Surveillance

- saignement (aspect, quantité);
- pression du ballonnet œsophagien (40 mmHg);
- fixation ou traction (protection des ailes du nez);
- radiographie thoracique (position de la sonde, inhalation pulmonaire habituellement basale droite).

PROTOCOLE DE SOINS

FIBROSCOPIE ŒSO-GASTRO-DUODÉNALE EN URGENCE

Principe

L'endoscope est un tube flexible contenant des fibres optiques et plusieurs canaux, dont la longueur est de 1 m et le diamètre de 8 à 11 mm. L'endoscope est relié à une source de lumière froide, à une aspiration et à un flacon de lavage. L'appareil permet une vision axiale avec un angle de 120°, l'injection d'eau, un béquillage de l'extrémité dans quatre directions à 200°, l'insufflation d'air et l'aspiration. L'endoscope est muni d'un canal opérateur, qui permet le passage de divers instruments.

Indication

La fibroscopie œso-gastro-duodénale permet de visualiser le tube digestif de la bouche de Killian au 2e ou 3e duodénum.

Au cours des hémorragies digestives, elle permet habituellement de mettre en évidence la cause du saignement, mais aussi, dans certains cas, de réaliser un geste d'hémostase (sclérose, électrocoagulation, embolisation, etc.).

Cet examen est souvent difficile à réaliser en urgence et doit être pratiqué en USI sous surveillance cardio-vasculaire (Scope, TA, Fc) et respiratoire (Spo_2).

Contre-indications

Il existe deux contre-indications à la fibroscopie digestive haute : l'état de choc avec instabilité hémodynamique et détresse respiratoire aiguë, et la perforation du tube digestif haut (insufflation d'air, lavage). Malheureusement, la perforation est parfois méconnue et se révèle pendant ou après l'endoscopie (douleur abdominale et scapulaire, croissant aérique inter-hépato-diaphragmatique sur un ASP demi-assis ou debout).

Complications

La fibroscopie œso-gastro-duodénale en urgence peut être responsable :

– *de perforations :* les perforations sont souvent haut situées, favorisées par des manœuvres d'introduction trop brutales. Les perforations de l'œsophage inférieur ou de l'estomac sont plus souvent associées à des manœuvres instrumentales (biopsies, électrocoagulations, scléroses, etc.) ;

– *d'hémorragies :* elles peuvent être spontanées en cours d'examen (ulcère, varices œsophagiennes), favorisées par le passage de l'endoscope ou par des manœuvres thérapeutiques (sclérose) ;

– *de complications pulmonaires :* la pneumopathie d'inhalation est fréquente, surtout en urgence chez un patient donc l'estomac est plein de sang ou de liquide de lavage et dont la conscience peut être altérée, ce qui justifie dans certains cas une intubation préalable.

En pratique

– Préparer psychologiquement le patient en insistant sur la bénignité et la faible durée de l'examen.

– Récupérer le bilan sanguin d'hémostase (TP, TCA, plaquettes).

– Vérifier les voies veineuses, mettre en place le monitorage cardio-respiratoire.

– Mettre en place une sonde gastrique.

– Pratiquer un lavage gastrique selon les prescriptions médicales.

– Une sédation générale modérée peut être nécessaire afin de faciliter ce geste. Cette sédation doit laisser au patient un état de conscience suffisant pour conserver une ventilation efficace et ses réflexes de toux et de déglutition.

- **une HD peut récidiver à tout moment** avec une abondance imprévisible ;

- **la tolérance à l'hypovolémie** est liée au terrain sur lequel elle survient et aux pathologies associées (insuffisance coronaire, insuffisance cardiaque, etc.).

La surveillance ne se conçoit qu'en USI spécialisées après mise en condition initiale. En fonction de l'évolution trois situations sont possibles.

▶ L'HÉMORRAGIE RESTE ACTIVE ET ABONDANTE

Son débit peut être estimé par le volume de colloïdes et le nombre des concentrés globulaires qu'il est nécessaire de perfuser pour maintenir un état circulatoire correct. L'état circulatoire est apprécié sur l'évolution de la pression artérielle, de la fréquence cardiaque et la diurèse. Si l'hémorragie persiste et si elle est responsable d'une instabilité hémodynamique malgré la mise en condition initiale, le patient est confié au chirurgien.

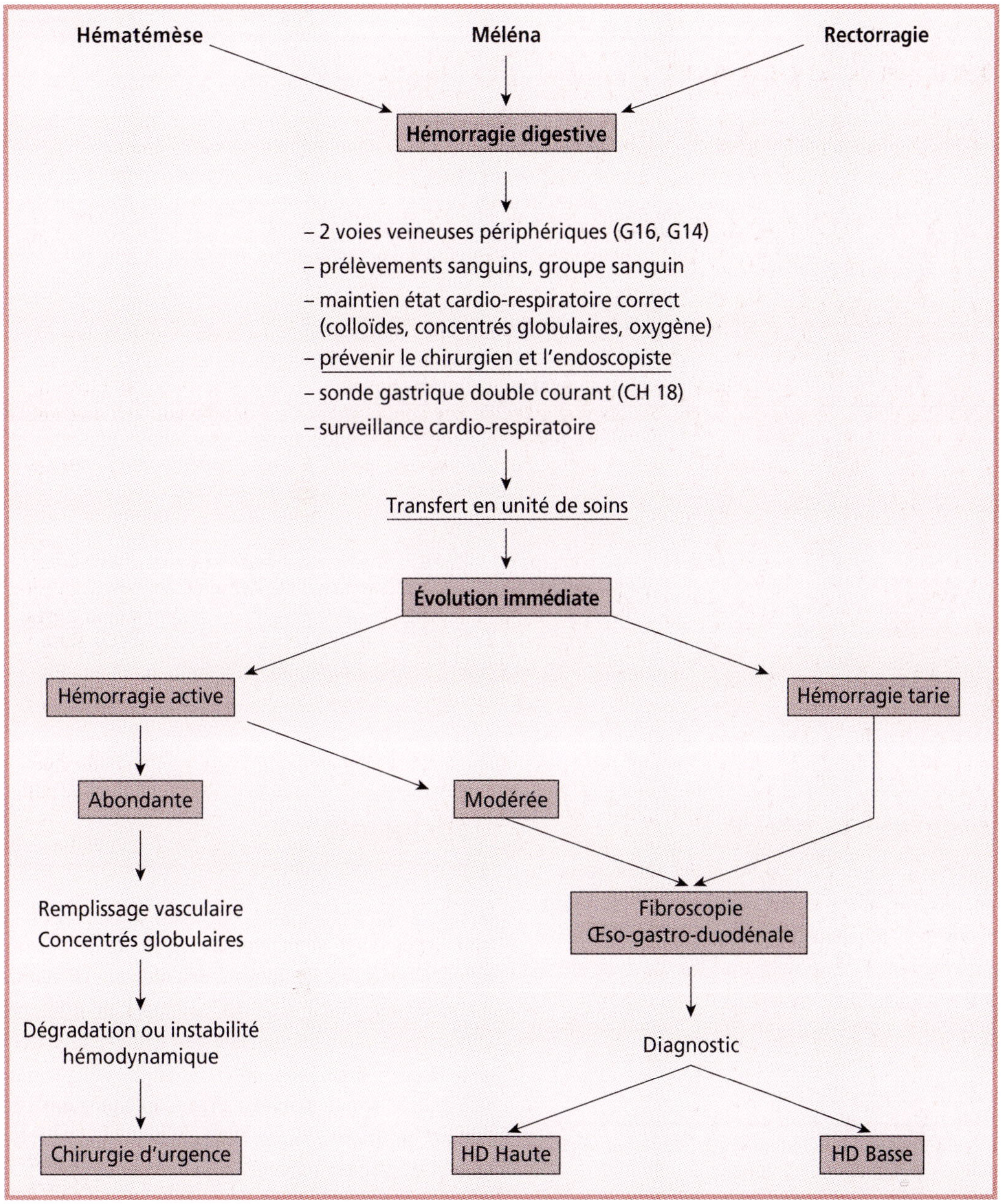

Fig. 2.1. Démarche diagnostique et thérapeutique devant une hémorragie digestive.

L'interrogatoire, l'étude des antécédents et l'examen clinique permettent souvent d'orienter le chirurgien sur le site et la lésion responsable.

Une HD chez le cirrhotique n'est pas toujours due à une rupture de varices œsophagiennes.

▶ L'HÉMORRAGIE RESTE ACTIVE

Son débit est faible et l'état circulatoire du patient est stable. La fibroscopie œso-gastro-duodénale permet habituellement de faire un diagnostic lésionnel.

La fibroscopie œso-gastro-duodénale est l'examen clef, mais il est souvent difficile à réaliser en urgence et elle ne doit pas retarder un geste chirurgical d'hémostase.

Certaines lésions peuvent bénéficier d'un traitement au cours de la fibroscopie : sclérose d'un ulcère gastro-duodénal, sclérose ou obstruction de varices œsophagiennes. Ces gestes ne sont envisageables que si l'hémorragie est suffisamment faible pour que l'état hémodynamique du patient soit correct et que la lésion responsable puisse être visualisée.

DÉMARCHE INFIRMIÈRE

HÉMORRAGIE DIGESTIVE

M. G., fonctionnaire âgé de 45 ans, est amené au SAU par le SMUR pour hémorragie digestive. Deux heures avant, il a ressenti une brutale douleur de l'épigastre avec sueurs froides et sensation de malaise. À l'occasion d'un effort de vomissement, il a émis environ 500 mL de sang rouge avec des caillots et des débris alimentaires. Sa pression artérielle est mesurée à 110/60 mmHg et sa fréquence cardiaque à 100 batt./min.

Expliquer la maladie au patient

– Extériorisation de sang rouge par la bouche : hématémèse.
– Les causes les plus fréquentes : ulcère gastro-duodénal, rupture de varices œsophagiennes, gastrite hémorragique.

Rechercher les facteurs favorisants et d'orientation du diagnostic

– Antécédents médicaux : ulcères traités ou non, cirrhose avec hypertension portale.
– Prise médicamenteuse : aspirine ou autres antiagrégants plaquettaires, anticoagulants.

Mettre le patient en situation de sécurité

– Restaurer un état circulatoire correct par la perfusion de colloïdes (grosses molécules) en attendant la transfusion de concentrés globulaires, isogroupes, iso-Rhésus au mieux déleucocytés, parfois phénotypés (RAI positives).
– S'assurer d'une ventilation correcte, ce qui peut nécessiter une oxygénothérapie, voire une ventilation assistée après intubation (vomissements avec risque d'inhalation).
– Prévenir l'équipe chirurgicale et l'endoscopiste.
– Surveiller l'état cardio-vasculaire (scope, PA, Fc) et respiratoire (Spo_2).
– Faire pratiquer une radiographie du thorax, face et profil, centrée sur les coupoles, à la recherche d'un croissant gazeux inter-hépato-diaphragmatique.
– Mettre en place une sonde gastrique à double courant de gros calibre (CH 18). La sonde gastrique est nécessaire pour plusieurs raisons : vider l'estomac en cas d'HD haute afin d'éviter l'inhalation, et rechercher l'origine haute d'une rectorragie.

Transférer le patient

– *vers le bloc opératoire,* si l'hémorragie reste active et abondante, et si elle est responsable d'une instabilité hémodynamique.
– *vers l'USI ou le service de réanimation,* si l'hémorragie s'est tarie ou si elle reste active sans retentissement hémodynamique immédiat, pour réaliser dans de bonnes conditions la fibroscopie œso-gastro-duodénale.

L'hémorragie s'est arrêtée

Ce qui est le cas de plus de 80 % des HD hautes.

Il faut donc être en mesure de prendre en charge d'urgence ces patients. Les examens diagnostics et une surveillance s'imposent en USI, portant sur la pression artérielle, la fréquence cardiaque, la diurèse, l'état de conscience. Le lavage gastrique régulier par sonde gastrique (sérum salé froid) permet de déceler les récidives.

Une récidive dont l'abondance est imprévisible peut survenir à n'importe quel moment.

Conclusion

Les hémorragies digestives sont des urgences fréquentes dont la mortalité est de 10 %. Toute hémorragie digestive impose des mesures de réanimation (restauration de la volémie) et une surveillance cardio-vasculaire et respiratoire attentive qui ne peut être faite qu'en USI. Le chirurgien et l'endoscopiste doivent être impliqués dans la démarche diagnostique et thérapeutique afin de ne pas perdre de temps.

POINTS CLÉS

1. ▶ **La quantité de sang extériorisée ne permet pas d'évaluer la perte sanguine. Seule la clinique qui apprécie le retentissement de cette perte sanguine est fiable.**

2. ▶ **L'examen fibroscopique est la clé du diagnostic mais sa réalisation en période hémorragique ne permet pas toujours d'identifier l'origine de ce saignement surtout lorsqu'il est abondant.**

Urgences chirurgicales

Les urgences chirurgicales sont diverses et variées. En dehors du polytraumatisé, les accidents de la voie publique, les accidents du travail, le sport sont à l'origine d'un grand nombre d'urgences chirurgicales. Les fractures ouvertes des membres représentent le type même de l'urgence orthopédique dont la prise en charge ne doit pas être retardée.

Devant un abdomen douloureux aigu, l'objectif principal est de poser un diagnostic, le plus précis possible, afin de ne pas retarder l'acte opératoire. C'est une décision qui n'est pas toujours facile à prendre en urgence. Une préparation de quelques heures est souvent nécessaire avant l'acte opératoire. C'est le cas des occlusions intestinales qui évoluent depuis plusieurs heures.

Fractures ouvertes des membres

Les fractures ouvertes des membres représentent le type de l'urgence en traumatologie osseuse. Elles peuvent immédiatement mettre en jeu la vitalité du membre et leur évolution peut se faire vers des séquelles fonctionnelles graves.

Leur prise en charge initiale doit être rapide et complète de manière à minimiser ces séquelles.

Définition

Les fractures ouvertes se définissent comme l'association sur un segment de membre d'une fracture et d'une plaie cutanée en regard du foyer de fracture.

Leur gravité réside dans cette « ouverture » cutanée qui va permettre la contamination du foyer de fracture par des germes extérieurs. Cette contamination a deux conséquences principales :

– l'entrave à la consolidation osseuse ;
– l'infection du foyer de fracture.

Cette dernière est dramatique car son traitement est long et difficile avec un retentissement psychologique et social toujours important.

Lésions

▶ L'OS peut présenter tous les types de fractures. Elles sont d'autant plus graves qu'elles sont comminutives avec de nombreux fragments ou qu'il existe une perte de substance osseuse (figure 2.2).

▶ LES PARTIES MOLLES :

- **Les muscles** peuvent être contus ou déchirés, ce qui peut engager le pronostic fonctionnel.
- **Les vaisseaux,** artères et veines, peuvent être comprimés, voire déchirés, avec pour conséquence une ischémie d'aval qui met en jeu la vitalité du membre (figure 2.3).

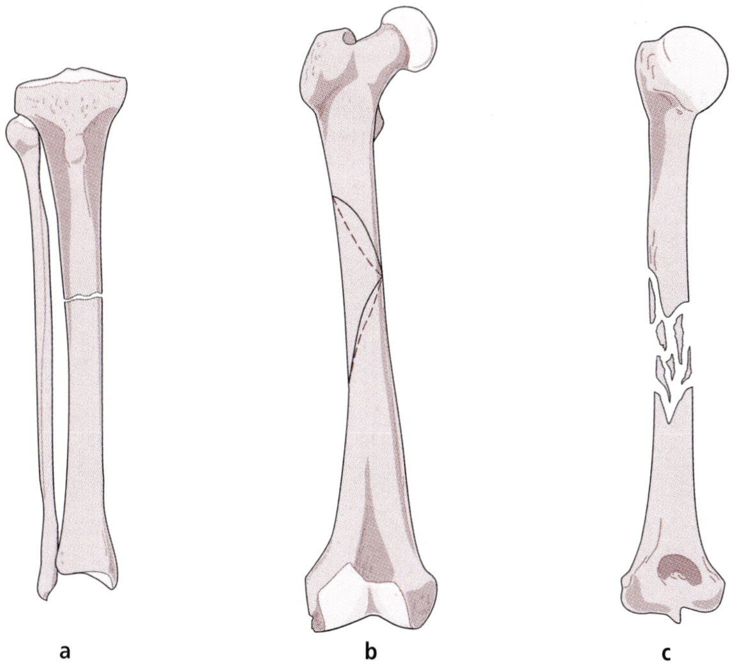

Fig. 2.2. Les différents types de traits de fractures : a. *simple ;* b, *spiroïde ;* c. *comminutive.*

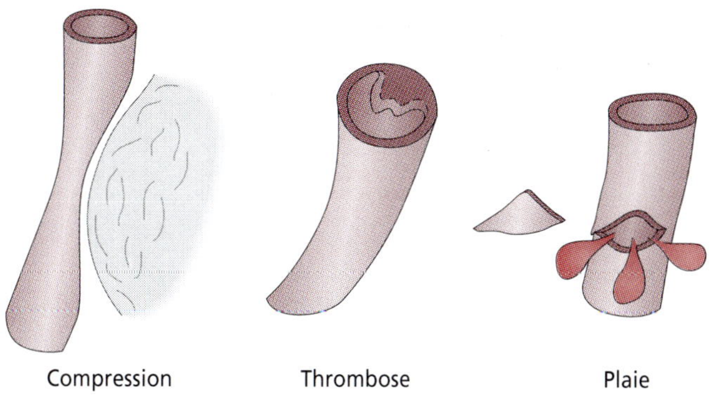

Fig. 2.3. Lésions vasculaires ▶

Tableau 2.1. Classification de Cauchoix et Duparc.

1	2	3	4
Ouverture punctiforme de dedans en dehors	Ouverture sans contusion, sans décollement, sans perte de substance cutanée	Ouverture avec peau contuse, décollement, perte de substance cutanée	Perte de substance osseuse

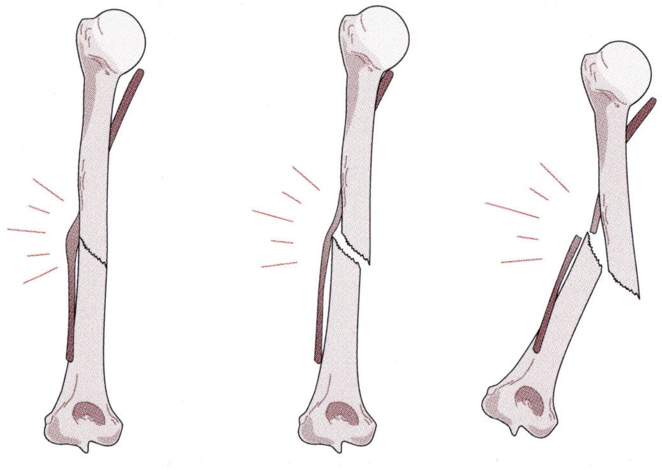

Fig. 2.4. Lésions nerveuses

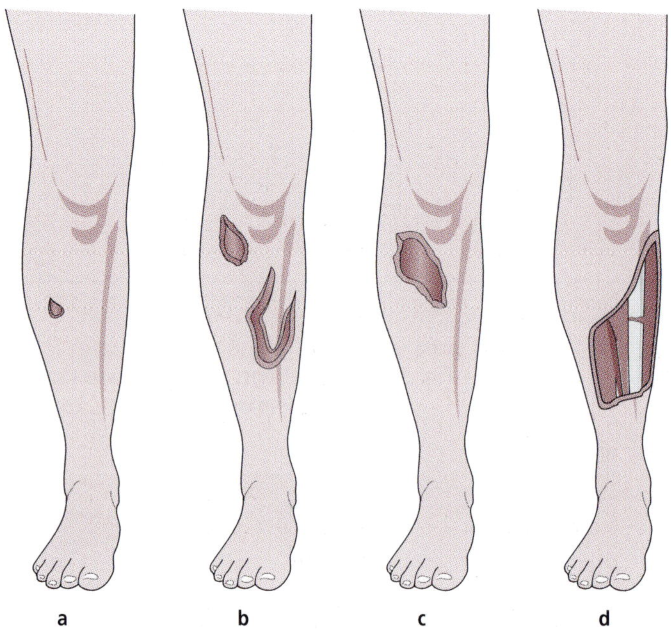

Fig. 2.5. Lésions cutanées (stades de Cauchoix-Duparc) : a, stade 1 ; b, stade 2 ; c, stade 3 ; d, stade 4.

- **Les nerfs** peuvent également être comprimés ou déchirés avec une dénervation d'aval au retentissement fonctionnel important (figure 2.4).
- **La peau** peut être le siège d'une plaie franche ou d'une plaie contuse avec perte de substance cutanée posant un problème de couverture.

Ces lésions cutanées définissent les stades de la classification de Cauchoix et Duparc (tableau 2.1 et figure 2.5).

Cette plaie est considérée comme simplement contaminée et non infectée jusqu'à la 6e heure suivant le traumatisme. Au-delà, l'infection est certaine.

Le risque infectieux est plus important dans les fractures ouvertes de « dehors en dedans », quand l'agent responsable de la fracture est le même que celui responsable de la plaie, que dans les fractures ouvertes de « dedans en dehors » où l'agent responsable de la plaie est l'os lui-même.

Accueil

Le blessé est généralement un accidenté de la route. À son arrivée au service des urgences, il porte un pansement et une immobilisation provisoire. Après s'être renseigné sur les circonstances et l'horaire de l'accident, une voie veineuse est mise en place et le bilan doit être effectué.

► **Au plan local,** et sous couvert d'un antalgique, le membre fracturé est libéré de son attelle en maintenant une traction dans l'axe. Le déshabillage prudent peut être nécessaire. Il doit être réalisé en maintenant la traction. Le pansement est ensuite défait. On note le siège de la plaie, son aspect et une éventuelle hémorragie en jet. Cette inspection permet de classer cette fracture dans un des stades de Cauchoix et Duparc. La plaie est ensuite recouverte de compresses imbibées d'une solution antiseptique.

► **Au plan loco-régional,** on recherche d'autres lésions sur le membre. Ce bilan régional apprécie surtout la vascularisation et l'innervation du membre en recherchant les pouls et en testant la sensibilité distale. La suspicion d'une lésion d'un axe artériel commande d'engager des examens complémentaires : examen Doppler, voire artériographie.

▶ AU PLAN GÉNÉRAL, on recherche d'éventuelles lésions traumatiques associées à distance et on apprécie le retentissement de ce traumatisme sur l'état général du blessé (tension artérielle, pouls, coloration des muqueuses) pouvant s'exprimer par un choc révélant une hémorragie importante ou une embolie graisseuse.

Radiographie

Le blessé perfusé, calmé, rassuré et réchauffé, est conduit en radiologie.

L'idéal est d'obtenir, quel que soit le segment osseux intéressé, un cliché de face et un cliché de profil. Si cela n'est pas réalisable, il faudra s'efforcer d'obtenir deux clichés orthogonaux. Ces radiographies peuvent être pratiquées sur une attelle radio-transparente.

D'autres examens peuvent être prescrits, en particulier l'artériographie en cas de lésion vasculaire ou la TDM en cas de fracture d'une épiphyse.

Traitement

Il doit être entrepris le plus rapidement possible, autant que faire se peut avant la SIXIÈME HEURE.

Son but est d'assurer la décontamination de la plaie et si possible sa fermeture, de réduire et de contenir la fracture.

Les moyens sont médicaux et chirurgicaux.

Moyens médicaux

Il s'agit essentiellement des antibiotiques à large spectre. Le risque d'infection de ces fractures est majeur, qu'il s'agisse d'une infection banale ou plus spécifique comme la gangrène gazeuse à laquelle il faut toujours penser ou le tétanos dont on doit toujours assurer la prévention.

Moyens chirurgicaux

Ils sont mis en œuvre le plus souvent sous anesthésie générale.

▶ VIS-À-VIS DE LA PLAIE

- **La décontamination** est réalisée d'abord par une toilette large de tout ce qui est accessible. Cette toilette est réalisée avec une solution antiseptique mais c'est son action mécanique qui est la plus efficace.

- **Le parage** vient ensuite. Il consiste à réséquer tous les tissus dévitalisés qui sont des « nids à germes » : peau contuse et nécrosée, tissu adipeux et muscles dilacérés, souillés et contus. Les aponévroses sont largement ouvertes. Les fragments osseux dévitalisés et souillés sont également sacrifiés. Ce parage est complété par un drainage qui peut être aspiratif ou par lames des zones contuses et des décollements.

- **La fermeture cutanée** n'est pas indispensable. En revanche, l'os doit être couvert par du tissu vivant, ce qui peut conduire à réaliser des gestes de chirurgie plastique : lambeaux locaux ou lambeaux à distance.

▶ VIS-À-VIS DE LA FRACTURE

La réduction et obtenue à ciel ouvert.

La contention peut faire appel aux tractions, aux plâtres ou à l'ostéosynthèse. Si cette dernière est choisie, les stades 3 et 4 de Cauchoix et Duparc et les stades 1 et 2 vus tardivement seront traités par fixateur externe (figure 2.6). En effet, les plaques au contact de l'os vont se comporter en milieu septique comme des corps étrangers favorisant et entreprenant l'infection.

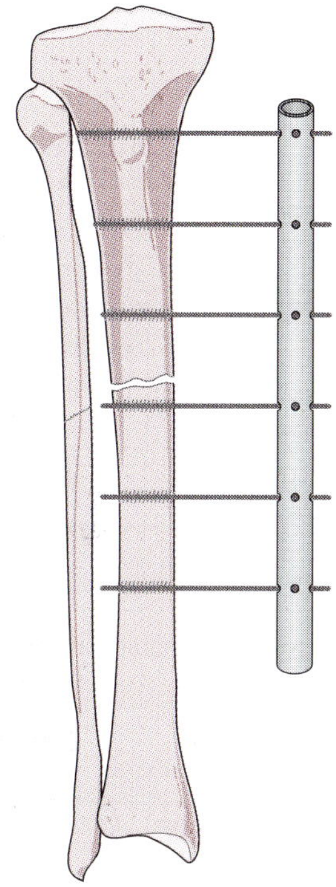

Fig. 2.6. Fixateur externe.

Suites

▶ D'UN POINT DE VUE THÉRAPEUTIQUE, il faut assurer le confort du patient par les antalgiques et la surélévation du membre. Il faut prendre en charge le traumatisme psychologique que peut représenter pour certains blessés le fixateur externe. La poursuite de l'antibiothérapie est impérative jusqu'à cicatrisation cutanée. Face à une fracture ouverte des membres inférieurs, il faut prévenir la maladie thrombo-embolique par une héparine à bas poids moléculaire poursuivie jusqu'à la reprise de l'appui.

▶ LA SURVEILLANCE GÉNÉRALE portera sur le pouls, la tension et la température à la recherche de risques d'infection ou de thrombose.

▶ LA SURVEILLANCE LOCALE portera sur les drainages en notant la quantité et la qualité des exsudats. Le pansement, en l'absence de signes d'infection (douleur, fièvre, souillure), sera refait au 3e jour avec ablation des drains aspiratifs, mobilisation des lames et toilette des fiches du fixateur externe.

DÉMARCHE INFIRMIÈRE

FIXATEUR EXTERNE

M. J., 35 ans, a été admis aux urgences pour fracture ouverte stade 3 de jambe droite. Opéré en urgence, il a bénéficié de la mise en place d'un fixateur externe à 6 fiches. La plaie a été suturée et il porte deux drains de Redon.

Objectif

Amener le plus rapidement possible la cicatrisation de la plaie opératoire et protéger les orifices d'entrée des fiches du fixateur.

Matériel nécessaire

- ***Un plateau à pansement :***
- 2 pinces type Kocher;
- 1 pince à disséquer;
- 1 paire de ciseaux;
- 10 compresses.
- ***Produits utilisés :***
- sérum physiologique;
- bétadine Scrub flacon rouge;
- bétadine dermique flacon jaune;
- bande Velpeau de 12;
- éventuellement tulle gras.

Tactique

- Le pansement, s'il reste propre, sera refait au 3e jour postopératoire.
- À l'ouverture, noter l'aspect de la plaie opératoire (écoulement, inflammation) et l'aspect des orifices de pénétration des fiches (propres ou suintantes).
- Enlever le drain de Redon selon la technique habituelle.

Technique du pansement

- ***Ouverture du pansement*** : elle sera réalisée avec douceur, les compresses étant collées sur la plaie opératoire. L'humidification au sérum physiologique est la plupart du temps indispensable.
- ***Toilette*** : la plaie opératoire et les orifices des fiches seront nettoyés à la Bétadine rouge de manière centrifuge pour éviter toute contamination. En cas d'allergie à l'iode, on utilisera un dérivé mercuriel.

Les plaies sont ensuite séchées à l'aide de compresses et badigeonnées à la Bétadine jaune.

- ***Réfection*** : la plaie opératoire est couverte avec des compresses sèches, les orifices de pénétration des fiches également par une compresse enroulée autour du pied de la fiche. Un bandage est ensuite réalisé.
- ***Fréquence*** : le pansement est renouvelé tous les deux jours jusqu'à cicatrisation de la plaie. Les points seront enlevés entre le 12e et le 15e jour.

Cas particuliers

- Lorsque la plaie n'a pas été suturée, elle est recouverte d'un pansement gras (antibiotulle, tulle gras, bétadine tulle).
- Lorsque les orifices de fiches sont atones, il faut également réaliser un pansement gras.

▶ LA SURVEILLANCE RÉGIONALE portera sur la vascularisation du membre en notant sa couleur, sa température, sa sensibilité et en contrôlant les pouls.

▶ LES COMPLICATIONS à redouter sont nombreuses :

- **Maladie thrombo-embolique.**
- **Complications artérielles** en cas de réparation d'un axe vasculaire.
- **Complications infectieuses locales** pouvant conduire à des interventions itératives.
- **Complications osseuses** avec non-consolidation, réalisant une redoutable pseudarthrose septique.

▶ L'ÉVOLUTION FAVORABLE est cependant la règle avec des délais de consolidation allongés de 30 à 50 % par rapport aux fractures fermées.

Conclusion

Les fractures ouvertes sont généralement dues à des traumatismes violents. Leur prise en charge « agressive » et rapide est une nécessité afin d'améliorer le pronostic de ces lésions. Quelle que soit l'évolution, il faut apprendre aux blessés la patience et la confiance indispensables pour assurer la convalescence souvent longue de ce type de fracture.

POINTS CLÉS

1. ▶ Les fractures ouvertes des membres représentent le type de l'urgence en traumatologie osseuse. Elles peuvent immédiatement mettre en jeu la vitalité du membre et leur évolution peut se faire vers des séquelles fonctionnelles graves du fait de la contamination du foyer de fracture par des germes extérieurs.

2. ▶ Le parage chirurgical de la plaie et le traitement de la fracture doivent être réalisés en urgence afin de favoriser la consolidation et de prévenir les complications infectieuses.

DÉMARCHE INFIRMIÈRE

BLESSÉ PRÉSENTANT UNE FRACTURE OUVERTE

À l'arrivée

- Installer le blessé.
- Lui prendre les constantes (pouls, tension artérielle), surveillance de la coloration, chaleur des téguments pour déceler un éventuel état de choc.
- Poser une voie périphérique avec un sérum glucosé à 5 % en garde-veine.
- Effectuer le bilan sanguin préopératoire en urgence (NFS-TP-TCA-GS + Rhésus-RAI).
- Le déshabiller en évitant de faire des manœuvres intempestives qui pourraient aggraver son état (découper ses vêtements si besoin). Surveiller sa conscience et vérifier qu'il n'y a pas d'autres lésions cutanées, en avertir le médecin si le cas se présentait.
- Recouvrir la plaie avec un pansement stérile (champ, compresses) en attendant l'arrivée du médecin.
- Au cours de ces opérations, rassurer et réconforter le blessé. Expliquer les gestes réalisés.
- Suivre les prescriptions médicales (protocole pansement, ATB, antalgiques, prévention du tétanos). Se renseigner sur la date du vaccin antitétanique.
- Faire effectuer les radiographies prescrites (radiographies du membre, radiographie pulmonaire).
- Prévenir la famille à la demande du blessé.
- Autorisation de transfusion signée par le malade.
- Autorisation d'opérer s'il s'agit d'un mineur.

Préparation à l'intervention

- S'assurer de l'heure du dernier repas et laisser le malade à jeun strict (pas de cigarette, bonbon, chewing-gum...).
- L'interroger sur ses antécédents médicaux, chirurgicaux, terrains allergiques, en informer le médecin.
- Retirer le vernis à ongle, maquillage, bijoux ainsi que les prothèses diverses telles que verres de contact, appareil dentaire...
- Préparer le malade psychologiquement à l'intervention.
- Préparation du champ opératoire : rasage large et minutieux du membre à opérer, couper les ongles si nécessaire, badigeonner avec un antiseptique (exemple : bétadine; à condition qu'il ne soit pas allergique aux produits iodés).

Afin d'éviter des souffrances inutiles, le rasage et le nettoyage de la plaie sont généralement effectués au bloc opératoire lorsque la personne est anesthésiée.

- Effectuer l'inventaire de ses affaires personnelles en présence d'un membre de l'équipe soignante.
- Joindre le dossier complet.
- S'assurer que le malade a uriné avant le départ pour le bloc opératoire.

Occlusions intestinales

Généralités

L'occlusion intestinale correspond à l'arrêt du transit du bol alimentaire et fécal au niveau de l'intestin c'est-à-dire du duodénum au rectum inclus; l'arrêt des matières et surtout des gaz en est le signe le plus caractéristique.

▶ Deux causes schématiques peuvent être retenues :

– paralysie de la paroi intestinale définissant l'iléus médical;

– obstacle intrinsèque ou extrinsèque, chirurgical le plus souvent.

Ces deux causes sont plus ou moins intriquées, l'iléus pouvant évoluer vers l'occlusion vraie par strangulation, par capotage, par adhérences, etc.

Diagnostic

Diagnostic positif

▶ Signes fonctionnels. Le syndrome occlusif se caractérise par une triade symptomatique :

Douleurs
Vomissements
Arrêt des matières et des gaz.

▶ Examen clinique. Il montre un *météorisme* abdominal, variable suivant le siège et la cause de l'occlusion.

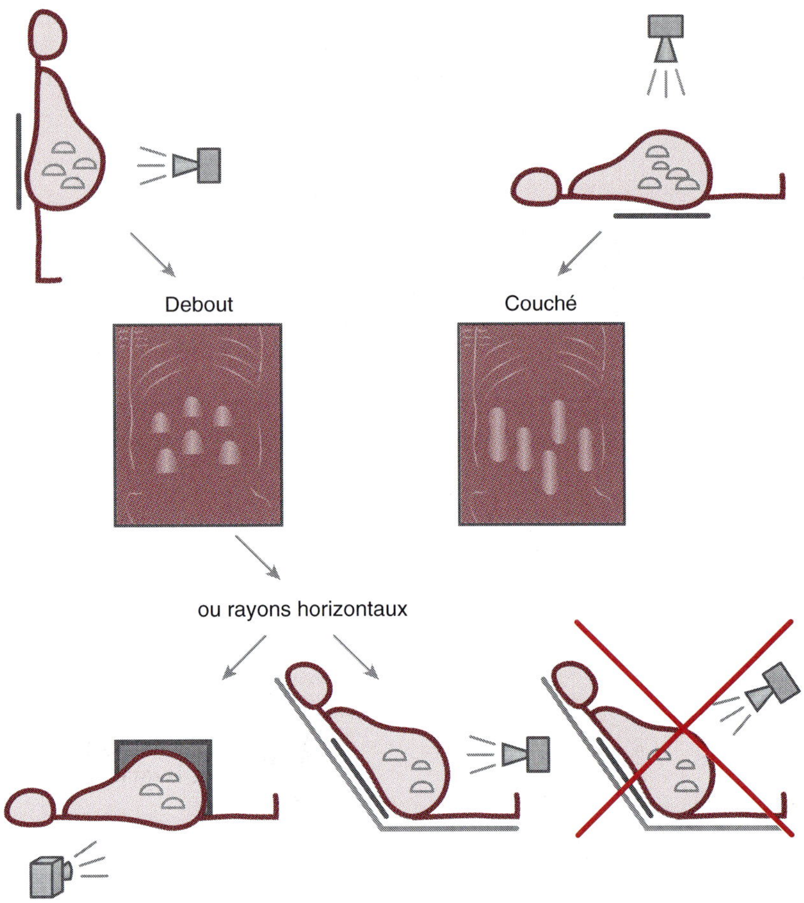

Fig. 2.7. Technique de l'examen radiologique.

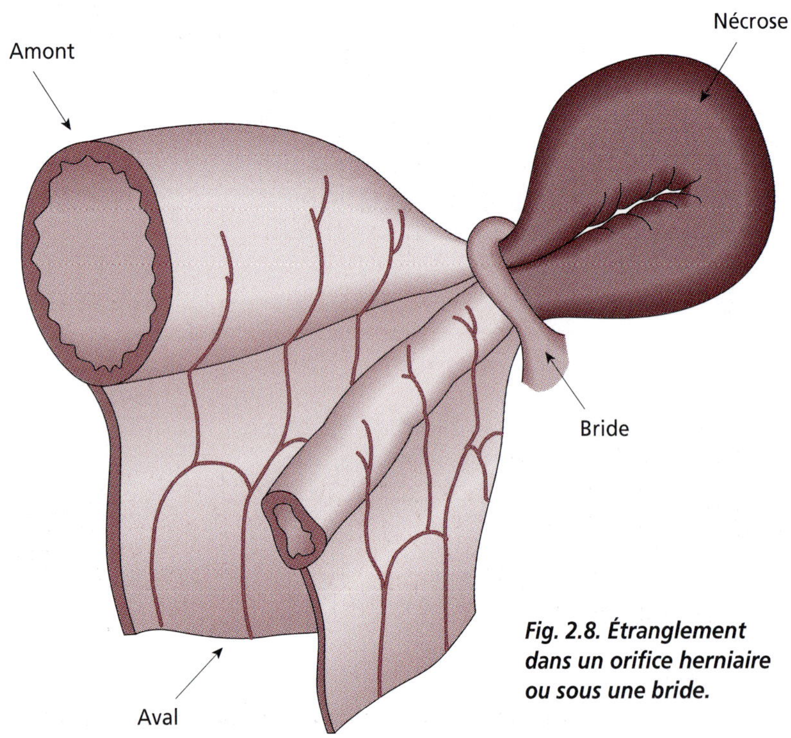

Fig. 2.8. Étranglement dans un orifice herniaire ou sous une bride.

► EXAMEN RADIOLOGIQUE

● **Technique** (figure 2.7) :

Clichés de face, couché, puis debout.

À défaut : profil couché, à rayons horizontaux ou demi-assis.

● **Résultat.** L'examen montre :

– des images hydro-aériques;

– des niveaux nombreux de répartition centrale plus larges que hauts, correspondent à une origine grêlique;

– l'occlusion du côlon se traduit par des images hydro-aériques moins nombreuses, plus volumineuses et périphériques.

► CLASSIQUEMENT. L'occlusion par strangulation (volvulus, bride, hernie interne) donne des signes rapides et nets avec un météorisme asymétrique.

L'occlusion par obstruction (cancer, iléus biliaire) a une évolution plus progressive, un météorisme plus diffus, et des niveaux radiologiques plus nombreux.

Au cours des iléus, la radio montre une dilatation gazeuse diffuse, sans niveau liquide patent.

Diagnostic étiologique

La plupart des étiologies peuvent être suspectées par l'examen clinique ou paraclinique, mais seront en règle confirmées lors de l'intervention exploratrice, en dehors, bien sûr, des iléus paralytiques que l'on aura su traiter médicalement.

► OCCLUSIONS PAR STRANGULATION

● **Brides.** Elles concernent principalement l'intestin grêle. Elles peuvent être uniques, ou multiples, ou au maximum représenter un agglomérat d'anses intestinales.

● **Hernies étranglées.** Le plus souvent hernie pariétale : inguinale chez l'homme, crurale chez la femme, mais aussi ombilicale ou de forme topographique plus rare.

Exceptionnelle hernie interne : dans un orifice anormal (grand épiploon, mésocôlon, mésentère), dans un orifice normal (hiatus de Winslow), ou encore rétropéritonéale (fossette sigmoïdienne).

La figure 2.8 représente un étranglement dans un orifice herniaire ou sous une bride.

● **Volvulus.** Ils correspondent à la rotation d'une anse autour d'un point fixe qui peut être une bride, la rétraction du mésentère, ou le capotage d'une anse sténosée : volvulus du grêle, assez rare, volvulus du sigmoïde, fréquent en Afrique noire ou dans la population européenne âgée (figure 2.9 : volvulus du sigmoïde).

▶ OCCLUSIONS PAR OBSTRUCTION

● **Obstacle intraluminal**

– iléus biliaire (figure 2.10) ;

– corps étranger d'origine alimentaire (phytobézoard…) ;

– thérapeutique (mucilage) ;

– parasitaire (ascaris ou amœbome) ;

– ou de toute nature…

● **Obstacle intrapariétal**

• *Tumeurs*

– les tumeurs bénignes concernent davantage l'intestin grêle ;

– les tumeurs malignes, au premier rang desquelles le cancer du côlon et du rectum (figure 2.11).

Mais ces tumeurs peuvent éventuellement être extradigestives et agir par envahissement ou par compression extrinsèque (utérus, vessie par exemple, voir Obstacle extrapariétal).

• *Hématome intramural* (anticoagulant).

• *Maladie inflammatoire de l'intestin* (Crohn).

● **Obstacle extrapariétal**

– maladie du péritoine ou du rétropéritoine ;

– maladie des organes de voisinage ;

– etc.

▶ OCCLUSIONS PAR INVAGINATION. Elle relèvent théoriquement de l'obstruction par le boudin d'invagination, mais très vite elles se comportent comme des occlusions par strangulation du fait de la dévitalisation du segment intestinal invaginé (figure 2.12).

L'invagination se rencontre soit chez le nourrisson, soit en présence d'un point d'appel de type tumoral, soit encore dans certains pays du tiers-monde, à tout âge.

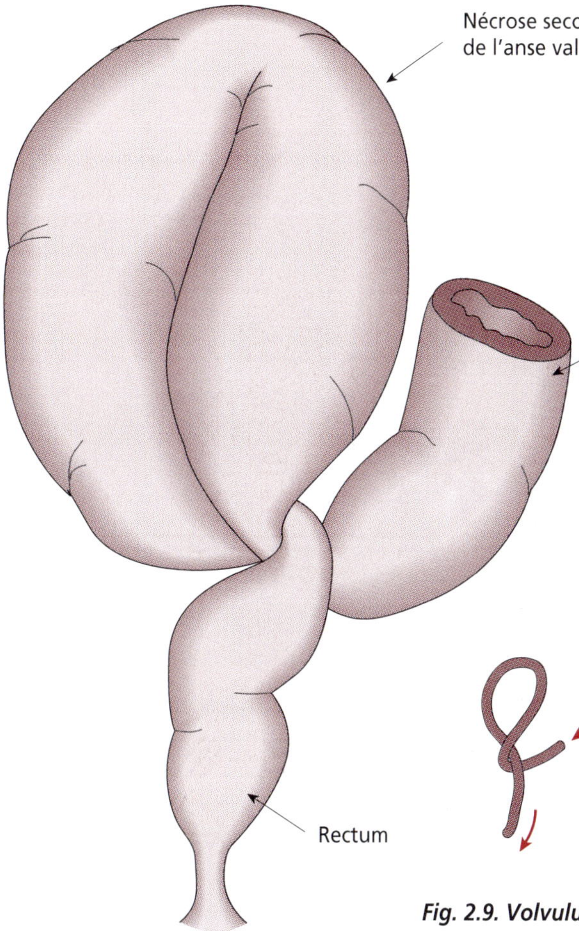

Fig. 2.9. Volvulus du sigmoïde.

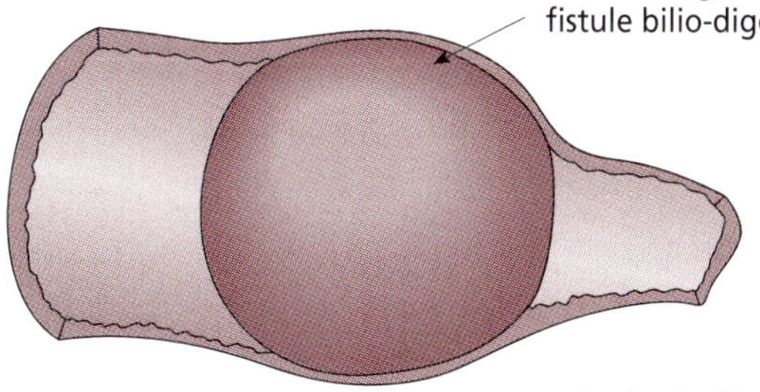

Fig. 2.10. Iléus biliaire.

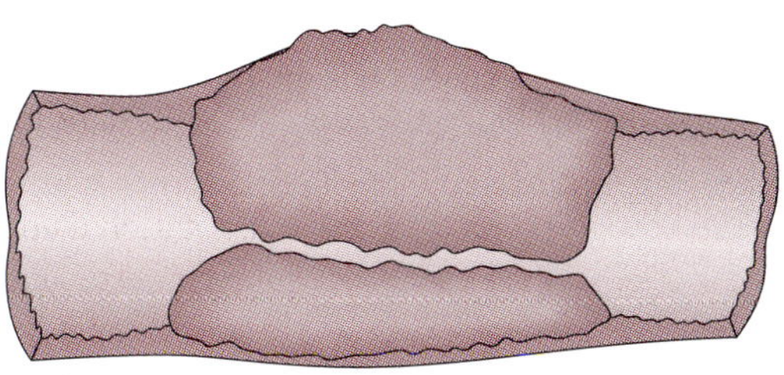

Fig. 2.11. Tumeur pariétale sténosante.

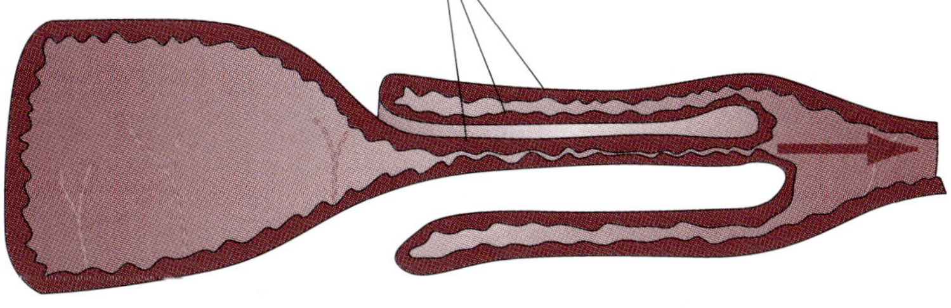

Fig. 2.12. Coupe schématique du boudin d'invagination.

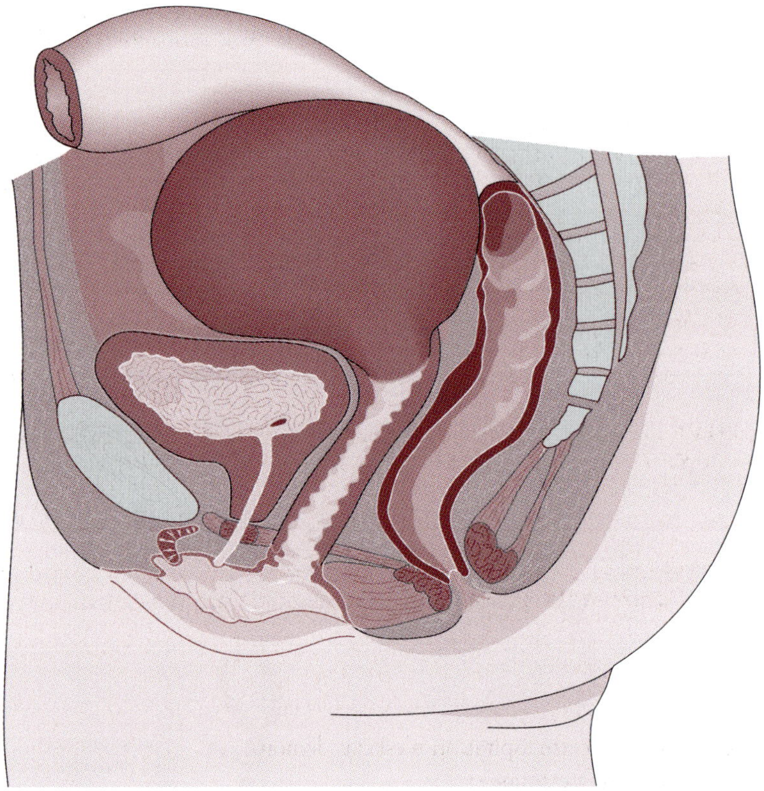

Fig. 2.13. Occlusion colique par tumeur compressive, ici fibrome utérin.

Traitement

Il a pour but de lever l'obstacle et de rétablir le cours des matières et des gaz et sera dans l'immense majorité des cas rigoureusement chirurgical.

L'intervention doit cependant être encadrée par un traitement médical.

Traitement médical préopératoire

▶ ASPIRATION DIGESTIVE CONTINUE. Celle-ci apporte fréquemment une rémission par la déplétion de l'intestin. Cette rémission n'est pas synonyme de guérison et peut même parfois être source de retard thérapeutique. Elle doit cependant être installée pour favoriser les actes thérapeutiques ultérieurs et ceci dès l'arrivée du malade.

La position duodénale de la sonde gastrique est évidemment préférable si elle est possible. L'aspiration doit être douce, par une sonde à double courant (– 10 cm d'eau) ou fréquemment interrompue, remplacée par un siphonnage simple afin de prévenir l'accolement de la muqueuse intestinale sur la sonde.

▶ TRAITEMENT DES TROUBLES ÉLECTROLYTIQUES. Ces troubles sont caractérisés par une déperdition hydrique importante avec hémo-concentration et par des anomalies électrolytiques d'autant plus intenses et précoces que l'occlusion siège plus haut.

La surveillance clinique et paraclinique du malade ainsi préparé est essentielle.

En effet, la décision d'intervention peut être modifiée par l'évolution sous réanimation en sachant que si l'on soupçonne une occlusion par strangulation, on ne dispose que de quelques heures avant la nécrose intestinale.

En revanche, si l'on soupçonne une occlusion par obstruction, le délai peut être plus important et permettre des examens complémentaires.

▶ SIGNES D'URGENCE. Les signes qui commandent de ne plus attendre peuvent se résumer de la façon suivante :

– absence de reprise du transit (selles et gaz) ;

– absence de réduction du météorisme sous l'effet de l'aspiration ;

– persistance des signes radiologiques ;

– instabilité hémodynamique faisant craindre une complication de type nécrotique ou perforatif ;

– modification de la symptomatologie douloureuse ;

– augmentation de la température ;

– diminution de la diurèse ;

– augmentation de la leucocytose, etc.

Intervention

▶ TEMPS D'OUVERTURE. Cela peut être parfois une simple cœlioscopie, plus souvent une laparotomie.

En tout état de cause, la *préparation abdominale* sera totale, car la voie d'abord sera finalement dictée par la nature des lésions intra-abdominales : médiane sus- ou sous-ombilicale, médiane xypho-pubienne, transversale ou voie sélective du flanc ou encore traitement complet sous cœlioscopie.

▶ TEMPS D'EXPLORATION. Il répond à au moins trois objectifs :

– découverte de l'obstacle ;

– estimation des lésions engendrées ;

– recherche systématique d'un autre obstacle ou d'une autre lésion associée (étage par étage, organe par organe).

▶ TEMPS DE TRAITEMENT. Au cours du temps de traitement proprement dit plusieurs gestes complémentaires seront réalisés :

- **La levée de l'obstacle** dans tous les cas :

– section de bride ou d'un collet d'étranglement ;

– retrait d'un corps étranger intraluminal ;

– résection d'un segment intestinal, tumoral ou inflammatoire ;

– etc.

- **La vidange intestinale,** le plus souvent réalisée par « traite rétrograde » et par aspiration gastrique lorsqu'il n'y a pas d'ouverture du tube digestif, par cette ouverture dans le cas contraire.

- **Le traitement des lésions associées** causales ou séquellaires.

- **Se pose ensuite le problème du rétablissement de la continuité** lorsqu'il existe une résection intestinale.

Ce rétablissement est soit immédiat, soit, lorsque les conditions sont défavorables, reporté à un temps ultérieur.

Il y a alors confection d'une stomie cutanée de l'intestin grêle ou, beaucoup plus souvent, du gros intestin, stomie qui pourra être unique ou multiple, latérale ou terminale, temporaire ou définitive, etc.

▶ TEMPS DE FERMETURE. Après toilette minutieuse et contrôle final puis drainage, très variable selon les étiologies et les lésions rencontrées.

Traitement postopératoire

Outre la surveillance clinique et paraclinique des constantes vitales, il repose sur différentes techniques :

▶ ASPIRATION DIGESTIVE CONTINUE. Elle vise à pallier les conséquences de l'iléus paralytique postopératoire en maintenant la vacuité des anses intestinales.

La tolérance de la sonde, en particulier au niveau œsophagien, doit être surveillée et, sous cette réserve, l'aspiration est, en règle, maintenue jusqu'à la reprise du transit.

- **Notez cependant que :**

– dans les cas les plus simples, la sonde gastrique peut être retirée beaucoup plus vite, soit dès la sortie du bloc, soit après épreuve de clampage d'une demi-journée ;

– le bénéfice de cette aspiration n'est pas démontré pour la chirurgie colique ;

– enfin, même après reprise des gaz, une production abondante de liquide gastrique recueillie par la sonde doit faire suspecter une complication abdominale.

▶ RÉÉQUILIBRATION HYDRO-ÉLECTROLYTIQUE. Elle repose sur la surveillance et la quantification des pertes liquidiennes par les différents drains et sondes, le contrôle de la diurèse et les estimations de pertes insensibles ainsi que sur les dosages biologiques sanguins et urinaires.

Elle doit donc être adaptée quotidiennement ou plus souvent.

▶ SURVEILLANCE DES DRAINS. Il faut préférer l'utilisation de poche de recueil à celle de pansements absorbants, afin de chiffrer les pertes et leur évolution.

Lors de leur retrait, tous les drains seront envoyés en culture en bactériologie.

▶ SURVEILLANCE DES PLAIES. Voies d'abord et orifices de drainage seront surveillés afin de contrôler la cicatrisation et d'évoquer le cas échéant un problème septique péritonéal postopératoire.

Le retrait du matériel de fermeture (entre 5e et 10e jour) ainsi que du matériel de drainage dépend à la fois de leur emploi et des habitudes de chaque service.

DÉMARCHE INFIRMIÈRE

FACE À UNE OCCLUSION

M. X, 25 ans, est admis aux urgences 6 heures après une douleur abdominale aiguë accompagnée de vomissements répétés. Arrêt des matières et des gaz. Distension abdominale tympanique. Cicatrice d'appendicectomie remontant à 12 ans.

- **Mise en place d'une sonde d'aspiration naso-gastrique** avec aspiration douce (– 10 cm d'eau) pour diminuer la distension abdominale.

Noter la quantité des liquides recueillis et leur aspect : liquide gastrique, bilieux, fécaloïde...

- **Mise en place d'une voie d'abord veineuse** de bon calibre pour assurer la réanimation hydro-électrolytique établie par le médecin selon les indications du bilan.
- **Bilan du retentissement humoral** : ionogrammes sanguin et urinaire, urée, créatinine, glycémie, numération-formule sanguine, gazométrie...
- **Recueil et quantification des urines.**
- **Prévision des examens radiologiques** : thorax, ASP, scanner ou examens contrastés (lavement gastrographine...).
- **Préparation du champ opératoire dès la décision prise** : c'est-à-dire champ abdominal complet d'une horizontale au-dessus de la xyphoïde à la racine des cuisses...

DÉMARCHE INFIRMIÈRE

OPÉRÉ RÉCENT POUR OCCLUSION DU GRÊLE SUR BRIDE AVEC RÉSECTION INTESTINALE

M. X a été opéré par médiane de 15 cm, à cheval sur l'ombilic. Protocole opératoire : section de bride; anastomose jéjunale termino-terminale après résection de 10 cm de grêle pour nécrose sans perforation ni infection péritonéale. À la sortie du bloc, le patient est porteur d'une sonde naso-gastrique en siphonnage, d'un masque à O_2 avec un débit de gaz de 3 L/min, d'une sonde urinaire, d'une voie veineuse. Le drainage abdominal est assuré par une lame de Delbet sortant par le flanc gauche dans une poche de drainage. Drain de Jost-Redon aspiratif sous-cutané sur la médiane recouverte d'un pansement sec. Soins et surveillance postopératoires.

Surveillance des entrées et sorties (qui doivent être équilibrées)

- ***Entrées***

Protocole de *réanimation* prescrit par le médecin tenant compte d'une parentérale stricte de quelques jours.
Surveillance de la *voie veineuse* centrale ou périphérique : point de ponction et perméabilité.

- ***Sorties***

Sonde naso-gastrique :
Quantité et aspect du liquide recueilli.
Vérification pluriquotidienne de la perméabilité de la sonde laissée en place jusqu'à la reprise du transit.

Sonde urinaire :
Noter la diurèse.
Soins de sonde quotidiens.
Retirée sur avis médical après brève rééducation par épreuve de clampage.

Drain de Redon :
Surveillance du niveau et de l'indicateur de vide.
Flacon changé quotidiennement.
Retrait selon avis médical (3e jour...).

Lame de Delbet :
Surveillance du niveau et de l'étanchéité de la poche changée quotidiennement en notant les quantités et l'aspect des liquides.
Si besoin, analyse sur les liquides d'épanchement (bactério, chimie...) selon prescription.
Nettoyage stérile de l'extrémité de lame.
Mobilisation et retrait selon prescription.

NB. L'extrémité de chaque drain, lame, sonde, cathéter... est adressée en bactériologie *systématiquement* pour examen direct, culture et antibiogramme éventuel.

Surveillance des pansements

Noter inflammation, écoulement...
Réfection aseptique rigoureuse rare ou fréquente, voire pluriquotidienne dans certains cas.
Ablation des points vers le 7e jour selon prescription.

Fiche de surveillance

Des constantes vitales, toutes les trois heures : pouls, TA, température, oxymétrie de pouls...
De la reprise du transit : 48 h le plus souvent, jusqu'au 5e jour...

Prévention des risques thrombo-emboliques

Surveillance : pouls, TA, douleur de jambe, dyspnée, douleur thoracique...
Lever précoce.
Mobilisation des membres inférieurs, contention externe par bas à varices...
Héparine de bas poids moléculaire selon prescription.

Surveillance des points d'appui

Surtout les premiers jours où le patient se mobilise peu.

Demande de kinésithérapie

Respiratoire : amputation jusqu'à 50 % de la capacité par une incision médiane et risque d'encombrement, *a fortiori*, chez le fumeur.
Lever et mobilisation des membres inférieurs.

Demande de diététique

Parentérale, puis reprise alimentaire progressive selon avis médical : diète hydrique, régime liquide ou semi-liquide, sans résidus, etc.

► **Reprise du transit.** Elle se fait le plus souvent entre 2 et 5 jours après l'intervention et se signale cliniquement par l'auscultation abdominale et par la réapparition des gaz.

► **Reprise de l'alimentation.** Elle est autorisée dans les cas les plus simples dès le lendemain de l'intervention, plus souvent à la reprise du transit (sutures du grêle ou de l'estomac, sans contexte pathologique notable).

Elle sera parfois retardée, en particulier dans la chirurgie colique, nécessitant alors une alimentation parentérale de quelques jours.

Enfin, elle pourra être soumise à certains impératifs diététiques (alimentation sans résidus, par exemple).

Conclusion

Si le diagnostic d'une occlusion intestinale peut être très simple, le retard apporté à la thérapeutique est en réalité de deux à cinq jours, en moyenne, à la fois en raison d'errements fréquents et en raison de la qualité de la réanimation qui apporte une amélioration trompeuse.

Quant à l'étape thérapeutique, sa difficulté est directement liée à la cause de l'occlusion, mais aussi, pour une bonne part au terrain (dénutrition, grand âge ou nourrisson, diagnostic tardif, etc.).

POINTS CLÉS

1. ► L'occlusion intestinale peut être due à une paralysie de la paroi intestinale (iléus) ou à un obstacle.

2. ► Si la première cause est de traitement médical, la seconde nécessite un geste chirurgical d'urgence afin d'éviter les conséquences locales (ischémie, nécrose, perforation), régionales (péritonite) et générales (déshydratation, sepsis grave).

Urgences pédiatriques

Épidémiologie

En France et dans les pays industrialisés, si l'on exclut la mortalité infantile (avant l'âge de 1 an), les données épidémiologiques indiquent clairement que les principales causes de décès chez l'enfant sont d'origine accidentelle. Il s'agit essentiellement d'accidents domestiques chez l'enfant entre 1 et 4 ans, par brûlure, chute ou intoxication par des médicaments ou des produits ménagers. Chez l'enfant plus grand, les accidents de la circulation représentent la première cause de mortalité bien avant le cancer ou les anomalies congénitales (figure 2.14). Les accidents sont la première cause d'hospitalisation des enfants. Un enfant sur 10 est victime chaque année en France d'un accident motivant un recours au système de soins[1]. C'est dire toute l'importance des mesures de prévention.

À côté des causes accidentelles, la pathologie infectieuse, qu'elle soit de localisation respiratoire ou méningée, représente le motif d'hospitalisation le plus fréquent en urgence chez l'enfant.

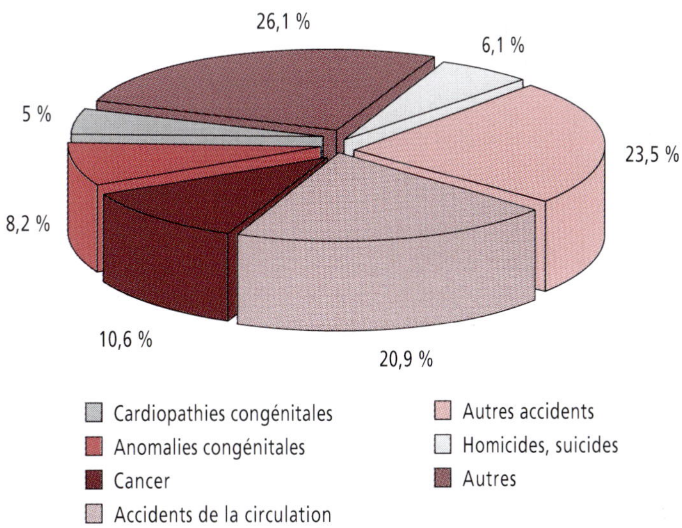

Fig. 2.14. Principales causes de décès chez l'enfant entre 1 et 15 ans.

1. M. Brodin. Mortalité et morbidité de l'enfant. Définitions, principales causes suivant l'âge, examens de santé obligatoires, institutions de prise en charge. *Rev. Prat.*, *42*, 785-790, 1992.

Que faire en cas d'urgence vitale chez l'enfant ?

Qu'elle soit secondaire à un accident de la circulation, une noyade, une inhalation de corps étranger ou un accident domestique, toute détresse vitale doit être évaluée en priorité et traitée en urgence. Ici l'évaluation est indissociable du traitement. Il repose sur l'ABC *(Airway, Breathing, Circulation)* de la réanimation cardio-pulmonaire (RCP)[1].

Reconnaître une détresse vitale

Reconnaître une détresse respiratoire

En cas de perte de conscience, la liberté des voies aériennes est rapidement compromise pour des raisons anatomiques (grosse langue et oropharynx étroit) et aggravée par l'œdème, les sécrétions, le sang ou des débris alimentaires. Elle peut s'apprécier rapidement en répondant aux questions suivantes : est-ce que l'enfant parle ? En général, un enfant qui crie n'a pas (dans l'immédiat) d'obstruction respiratoire. Y a-t-il un passage d'air ? La respiration est-elle laborieuse ou bruyante ? L'enfant est-il cyanosé ?

▶ IL EST IMPORTANT D'ÉVALUER LE DEGRÉ DU TRAVAIL RESPIRATOIRE en notant les données cliniques suivantes :

- **Fréquence respiratoire.** Une tachypnée au repos indique une augmentation des besoins ventilatoires. Il faut connaître pour cela la fréquence respiratoire normale de l'enfant (tableau 2.2).

Tableau 2.2. Fréquence respiratoire normale en fonction de l'âge.

Âge (an)	Fréquence respiratoire
< 1	30-40
2-5	20-30
5-12	15-20
>12	12-16

- **Tirage intercostal, sous-costal ou sternal.** Il est plus facilement observé chez le nourrisson. Sa présence chez l'enfant plus grand témoigne d'une détresse respiratoire sévère.
- **Bruits inspiratoire et expiratoire.** Le stridor, qui est un bruit inspiratoire, est un signe d'obstruction laryngée ou trachéale. Le sifflement indique une atteinte des voies respiratoires inférieures, plus prononcé lors de l'expiration.
- **Geignement.** Il correspond à une expiration à glotte partiellement fermée dans le but de prévenir le collapsus des voies respiratoires. Il est assez caractéristique chez le nourrisson.
- **Muscles accessoires.** La contraction du muscle sterno-cléido-mastoïdien entraîne un balancement de la tête de haut en bas chez le nourrisson.
- **Battement des ailes du nez.** Il faut cependant retenir que ces signes peuvent être absents chez un enfant épuisé ou en cas d'atteinte neurologique ou neuro-musculaire. L'efficacité de la respiration est appréciée par l'observation de l'expansion thoracique et l'auscultation thoracique. L'oxymètre de pouls est un moyen très efficace de mesurer la saturation artérielle en oxygène. Un capteur adapté à l'âge de l'enfant doit être appliqué précocement en cas de détresse respiratoire.

Une hypoxie entraîne habituellement une tachycardie et des troubles de la conscience. Il faut toujours se méfier d'un enfant trop calme. La cyanose est un signe tardif et préterminal de l'hypoxie, qu'il ne faut pas attendre. L'arrêt respiratoire est alors imminent.

Reconnaître un état de choc potentiel

- **La tachycardie** est un signe de choc bien connu, particulièrement chez le jeune enfant dont le débit cardiaque est essentiellement fréquence dépendant. La fréquence cardiaque peut être alors extrêmement élevée. Les valeurs normales sont indiquées sur le tableau 2.3.

Tableau 2.3. Fréquence cardiaque normale en fonction de l'âge.

Âge (an)	Fréquence cardiaque (battements/min)
< 1	110-160
2-5	95-140
5-12	80-120
> 12	60-100

- **L'absence de pouls périphérique** ou un pouls central (carotidien, brachial ou fémoral) faible est un indicateur fiable d'hypotension.

1. I. MURAT. Réanimation de l'arrêt cardio-respiratoire (p. 3-26). *In* : *Réanimation chirurgicale pédiatrique*. I. Murat, J. Camboulives éd., Éditions Pradel, Paris, 1991.

● **Un temps de recoloration capillaire > 3 secondes** indique une mauvaise perfusion cutanée.

● **L'hypotension artérielle** est un signe tardif et préterminal d'insuffisance circulatoire. L'arrêt cardiaque est alors imminent. La valeur normale de la pression artérielle systolique peut être estimée selon la formule suivante :

PA (mmHg) = 80 + (âge en années × 2).

Il est primordial d'utiliser un brassard à tension approprié à la taille de l'enfant. En pratique, celui-ci doit occuper les 2/3 du bras. Des signes indirects renseignent sur le retentissement de cet état de choc : polypnée d'acidose métabolique, pâleur cutanée, extrémités froides et moites, troubles de la conscience. L'oligurie avec un débit urinaire < 1 mL/kg/h indique une diminution de la perfusion rénale.

Reconnaître une atteinte neurologique

Le niveau de conscience doit être rapidement évalué selon la classification suivante :

Alerte
Réponse à la voix
Réponse à la douleur
Pas de réponse

● **La posture de l'enfant** peut témoigner d'un état de décortication (flexion des bras, extension des jambes) ou d'un état de décérébration (extension des bras et des jambes).

● **L'état des pupilles** est minutieusement noté : dilatées, inégales ou aréactives.

● **Un rythme respiratoire anormal** témoigne d'une atteinte du tronc cérébral. **Une hypertension artérielle** avec bradycardie sinusale indique un engagement cérébral.

▶ EN PRATIQUE : l'évaluation complète doit prendre moins d'une minute.

Appliquer les gestes de base

Voir *Démarche infirmière*.

Mise en condition et réanimation secondaire

Les techniques de réanimation plus avancées nécessitent un équipement et un monitorage appropriés. Dès son admission aux urgences, l'enfant est installé en salle de déchocage où sont mis en place les éléments de surveillance : fréquence cardiaque, tension artérielle, oxymètre de pouls, température. L'aspiration, équipée de sondes de calibre suffisant, doit être immédiatement disponible. L'administration d'O_2 au masque ou par sonde nasale est systématique chez les enfants en détresse vitale. Une intubation endo-trachéale est indiquée chaque fois que l'enfant est incapable de maintenir une ventilation efficace ou présente un état de choc non compensé. La mise en place d'une voie veineuse périphérique de bon calibre permet d'assurer un remplissage vasculaire rapide en présence d'une hypovolémie. Chez le petit enfant, des cathéters G 20 à 22 suffisent habituellement. Les veines les plus accessibles sont les saphènes à la cheville, les veines du dos de la main ou du pli du coude. Cependant, ces veines périphériques sont d'un abord difficile chez l'enfant hypovolémique. La veine fémorale est dans ce cas une très bonne alternative. En cas d'échec, la voie intra-osseuse est maintenant préconisée aussi bien pour l'administration de médicaments d'urgence que pour la perfusion liquidienne. Chez l'enfant de moins de 6 ans, la ponction s'effectue 1 à 2 cm au-dessous de la tubérosité du tibia, sur la face interne, avec un trocart de Mallarmé ou mieux

DÉMARCHE INFIRMIÈRE

URGENCE VITALE CHEZ L'ENFANT

Objectif

Maintenir les fonctions respiratoires et circulatoires d'un enfant en détresse vitale en attente d'un traitement avancé.

Réalisation des gestes d'urgence

• **Assurer la liberté des voies aériennes.** La première manœuvre est d'assurer une extension de la tête (une main sur le front défléchit la tête) et un soulèvement du menton (un ou plusieurs doigts sous la mandibule l'attirent vers le haut). Il faut éviter toute hyperextension et veiller à ne pas fermer la bouche complètement. L'efficacité de cette manœuvre est alors évaluée. Il faut : ***voir, entendre, sentir*** — voir les mouvements du thorax, entendre les bruits respiratoires, sentir le souffle respiratoire.

• **Respiration.** Si l'enfant ne respire pas spontanément, il faut commencer le bouche-à-bouche par 5 insufflations, en vérifiant bien que le thorax se soulève de façon synchrone.

• **Circulation.** En l'absence de pouls central (carotidien, brachial ou fémoral), le massage cardiaque externe doit être entrepris immédiatement. Chez le petit enfant on préfère la technique avec les mains qui enserrent le thorax, les deux pouces se rejoignant sur la ligne médiane immédiatement sous la ligne mamelonnaire. Le rapport de 5 compressions pour une ventilation doit être maintenu jusqu'à réapparition d'un rythme normal. La fréquence recommandée est de 100 par minute, ce qui correspond à un cycle de 20 insufflations par minute.

avec un trocart spécial pour cette voie (Cook). En cas de choc, le soluté de remplissage est administré en bolus de 15 à 20 mL/kg en 10 minutes. Le soluté initialement choisi est le Ringer-Lactate. Le choix du soluté (cristalloïde ou colloïde) importe moins en fait que la rapidité de la compensation volémique. Il ne semble pas inutile de rappeler néanmoins que les solutés glucidiques n'ont pas de place dans la compensation d'un choc hypovolémique.

Causes accidentelles les plus fréquentes

Traumatisme

Le mécanisme principal est un traumatisme fermé responsable de plus de 80 % des lésions observées chez l'enfant. La violence du traumatisme (vitesse du véhicule, hauteur d'une chute) renseigne efficacement sur la sévérité probable des lésions. Les deux principales causes de traumatisme sont les chutes et les accidents de la circulation, que l'enfant soit passager, piéton ou cyclomotoriste. Tout un système de score a été élaboré pour permettre d'évaluer rapidement la sévérité du traumatisme. Le PTS (*Pediatric Trauma Score*) est basé sur l'évaluation de 6 variables cotées de – 1 à + 2 (tableau 2.4). Le score total est donc compris entre – 6 et + 12. Les enfants totalisant un PTS ≤ 8 doivent être préférentiellement traités dans des centres de traumatologie spécialisés. Un protocole très détaillé est proposé par certains auteurs pour réduire à 20 minutes la prise en charge des enfants au niveau des services d'urgence recevant les enfants atteints d'un traumatisme sévère, grâce à un travail à 3 équipes (médecin-infirmier[e]) opérant simultanément. Le déshabillage initial de l'enfant traumatisé s'effectue sous lampe radiante à infrarouge pour éviter de majorer le risque d'hypothermie. La distension gastrique est habituelle chez l'enfant, accentuée par les cris ou la ventilation au masque. La mise en place d'une sonde gastrique est l'un des premiers gestes effectués. En présence d'un polytraumatisme et en l'absence de contre-indications, une sonde vésicale est placée de façon aseptique. Un monitorage invasif de la PA est également indiqué dans ce cas. Les examens complémentaires indispensables en urgence comprennent alors une radiographie du thorax de face et du rachis cervical de profil, une numération et formule sanguine, un groupage, un ionogramme sanguin avec urée, créatinine, glucose, amylase, une crase sanguine et une mesure des gaz du sang. La famille doit être informée de l'état clinique et une visite rapide à leur enfant est autorisée dès que possible.

Tableau 2.4. Le « Pediatric Trauma Score ». Un score ≤ 8 indique un traumatisme potentiellement important.

Items	*+ 2*	*+ 1*	*– 1*
Poids (kg)	> 20	10-20	< 10
Liberté des voies aériennes	normale	maintenue	non maintenue
Pa systolique (mmHg)	> 90	50-90	< 50
État neurologique	réveillé	obnubilé	comateux
Plaie ouverte	aucune	minime	majeure
Fracture	aucune	fermée	ouverte

Noyade

► **DE TOUTES LES URGENCES PÉDIATRIQUES, LA NOYADE EST CERTAINEMENT LA PLUS DRAMATIQUE.** La noyade est la troisième cause de décès chez l'enfant âgé de plus de 1 an. Le taux de survie des enfants en arrêt cardiaque à la suite d'une noyade varie, selon le temps d'immersion, entre 21 et 32 %. La survenue de séquelles neurologiques se situe entre 17 et 26 %. L'enfant noyé répond habituellement à un profil type. Il s'agit le plus souvent d'un garçon (3 fois plus souvent que d'une fille), d'âge préscolaire (2,5 ans en moyenne), qui ne sait bien évidemment pas nager et profite d'un moment d'inattention de l'adulte pour plonger dans une piscine, une baignoire ou une simple bassine d'eau. L'enfant plus grand se noie plus fréquemment en été que ce soit en eau douce, cas le plus fréquent, ou en eau de mer au bord des côtes[1].

► **LES SIGNES RESPIRATOIRES** sont souvent au premier plan, par destruction du surfactant ou lésion pulmonaire se traduisant par un œdème pulmonaire. En pratique, les quantités d'eau inhalées sont insuffisantes pour entraîner des modifications significatives du volume sanguin et de l'osmolarité

1. J. LAVAUD. Noyades chez l'enfant (p. 397-407). *In* : *Journées parisiennes de pédiatrie*. Paris, 1981.

plasmatique. Quelle que soit la nature de l'eau inhalée (douce ou salée), les enfants sont hypovolémiques. En fait, le pronostic est conditionné par les conséquences cérébrales de l'hypoxie. Il peut être porté précocement, à l'endroit même de l'accident, sur la durée d'immersion en eau non glacée (> 10 min) et sur la durée de réanimation (> 25 min). Cependant, ces délais sont impossibles à préciser avec certitude. En pratique, une mydriase bilatérale, la nécessité d'une RCP à l'admission et un coma sont des facteurs prédictifs d'une évolution fatale ou de séquelles neurologiques majeures. Au contraire, l'évolution est favorable quand le rythme cardiaque est sinusal, les pupilles réactives et la réactivité neurologique bonne.

▶ UNE FOIS LES PREMIERS GESTES DE RCP ENTREPRIS sur les lieux même de la noyade, l'oxygène est administré dès que possible et son efficacité contrôlée par oxymètre de pouls. La manœuvre de Heimlich est contre-indiquée. Inefficace pour retirer l'eau inhalée, elle peut provoquer une régurgitation du contenu gastrique avec risque d'inhalation. Le maintien des grandes fonctions vitales est essentiel et ne diffère pas de ce qui a été détaillé précédemment. La ventilation mécanique avec pression positive de fin d'expiration est souvent efficace pour traiter l'hypoxie secondaire à l'œdème pulmonaire. L'hyperglycémie est un facteur de mauvais pronostic et l'utilisation de soluté glucosé est à éviter. La lutte contre l'hypothermie est entreprise précocement avec réchauffement progressif du patient.

Brûlures

Chaque année en France, 1 000 à 1 500 enfants, dont la plupart ont moins de 5 ans, sont hospitalisés pour brûlures. Les circonstances de la brûlure varient avec l'âge : chez le petit enfant, les brûlures sont surtout domestiques par aspersion de liquide chaud. Elles sont plus fréquentes à la cuisine (2 fois sur 3) au moment des repas et dans la salle de bain (1 fois sur 4)[1]. Il y a négligence ou imprudence de l'entourage dans plus de 90 % des cas. Au contraire, chez l'enfant plus grand, les brûlures sont plus souvent secondaires à des flammes. Les brûlures électriques sont provoquées par le courant domestique. En dehors d'un risque vital immédiat par électrocution, la gravité tient à la profondeur de la brûlure, souvent sous-estimée par un aspect immédiat faussement rassurant.

1. P. LAGIER, J.-M. DEJODE. Réanimation de l'enfant brûlé (p. 731-761). *In* : *Réanimation chirurgicale pédiatrique*, I. Murat, J. Camboulives éd., Éditions Pradel, Paris, 1991.

DÉMARCHE INFIRMIÈRE

ACCUEIL D'UN ENFANT VICTIME D'UNE BRÛLURE ACCIDENTELLE

Réalisation des gestes d'urgence

- ***Réchauffer*** : les soins doivent être réalisés en ambiance chaude.
- ***Évaluer la surface brûlée*** : les tables de Lund et Browder sont utilisées pour déterminer le pourcentage de surface brûlée (tableau 2.5). La tête, plus volumineuse chez le jeune enfant, représente une superficie plus importante que chez l'enfant plus grand.
- ***Sédater*** : la voie rectale est bien adaptée à l'administration de midazolam *(Hypnovel)* sous forme de microlavement à la posologie de 0,3-0,4 mg/kg de la forme diluée (1 mL/mL) et de paracétamol (suppositoire de *Doliprane* nourrisson ou jeune enfant).
- ***Poser une voie veineuse*** : une perfusion IV est indiquée quand la brûlure est > 7 % chez le nourrisson de moins de 2 ans, > 10 % au-delà. Le soluté habituellement choisi est le Ringer-Lactate. La quantité administrée durant les premières 24 heures est guidée par la formule de Parkland = 4 mL/kg/% de surface brûlée, en plus des besoins d'entretien habituels. La moitié est perfusée dans les 8 premières heures et le reste dans les 16 heures suivantes.
- ***Recueillir les urines*** : mise en place d'un urinocol dans tous les cas ou sondage vésical quand la brûlure est > 20 %. Un brûlé se surveille le bocal d'urines à la main.

Tableau 2.5. Estimation de la surface corporelle (en %) (d'après Lund et Browder).

	0-1 ans	*1-4 ans*	*5-9 ans*	*10-15 ans*
Tête	19	17	13	11
Cou	2			
Tronc (face antérieure)	13			
Tronc (face postérieure)	13			
Organes génitaux externes	1			
Bras (× 2)	4			
Avant-bras (× 2)	3			
Main (× 2)	2,5			
Fesse (× 2)	2,5			
Cuisse (× 2)	5,5	6,5	8	8,5
Jambe (× 2)	5	5	5,5	6
Pied (× 2)	3,5			
Total :	**100**			

Brûlure caustique de l'œsophage

▶ CET ACCIDENT SURVIENT CHEZ L'ENFANT QUI COMMENCE À MARCHER, âgé de 2,5 ans en moyenne. Il s'agit le plus souvent de garçons, ceux-ci étant plus curieux, plus audacieux, plus gourmands ou moins avisés que les filles. Le caustique est le plus souvent un alcalin (potasse, eau des olives dans le Midi, *Destop* ou autre détergent). L'eau de Javel (hypochlorite de sodium) n'entraîne pas de lésions graves.

▶ LES SIGNES CLINIQUES associent une brûlure locale responsable d'un état d'agitation à une hypersialorrhée réflexe. Il n'y a pas de parallélisme entre les lésions buccales et œsophagiennes, soit que l'enfant ait recraché le caustique, soit qu'il l'ait avalé d'un trait. Il est donc nécessaire de pratiquer une œsophagoscopie précoce, sous anesthésie générale, pour faire le bilan des lésions.

▶ DANS L'ATTENTE DE CET EXAMEN, il faut s'abstenir de tout geste inutile : tentative de neutralisation, passage d'une sonde gastrique à l'aveugle et encore moins tentative de lavage gastrique.

Inhalation de corps étranger

▶ CET ACCIDENT SURVIENT DANS LA MÊME TRANCHE D'ÂGE et avec, pour les mêmes raisons, une nette prédominance masculine.

▶ L'OBSTRUCTION DES VOIES AÉRIENNES SUPÉRIEURES a lieu habituellement au cours d'un syndrome de pénétration caractéristique. Si l'enfant respire spontanément, aucune manœuvre ne doit être tentée. Dans les rares cas où l'enfant est cyanosé ou ne peut plus respirer, des manœuvres de toux artificielle doivent être entreprises. En aucun cas, une extraction manuelle à l'aveugle ne doit être tentée chez le jeune enfant. La manœuvre d'Heimlich (série de compressions abdominales) doit toujours être appliquée avec beaucoup de précaution chez l'enfant et jamais avant l'âge de 1 an, en raison du risque de lésions abdominales. Chez l'enfant < 1 an, il est recommandé de pratiquer 4 tapes dorsales en plaçant le bébé tête en bas, à califourchon sur la cuisse ou le bras de l'adulte. Retourner ensuite l'enfant « en sandwich » pour appliquer 4 compressions thoraciques antérieures.

▶ EN PRATIQUE heureusement, le corps étranger se loge habituellement dans l'une ou l'autre bronche souche et ces manœuvres d'urgence ne sont pas nécessaires. La radiographie du thorax, en inspiration et en expiration montre des signes indirects d'inhalation car le corps étranger est habituellement végétal (cacahouète) et non opaque aux rayons X. L'anomalie classiquement retrouvée est un emphysème unilatéral par trapping aérien (mécanisme de clapet). Une radiographie normale n'exclut nullement le diagnostic car le corps étranger peut migrer à l'intérieur des voies respiratoires. C'est dire la nécessité d'un examen bronchoscopique qui doit être réalisé au bronchoscope rigide et sous anesthésie générale devant toute suspicion d'inhalation de corps étranger chez l'enfant. L'extraction peut s'avérer particulièrement délicate et difficile dans certains cas.

DÉMARCHE INFIRMIÈRE

INTOXICATION CHEZ L'ENFANT

- ***Stabilisation initiale :*** détresse respiratoire, hypotension, arythmie et convulsions sont les signes les plus habituels de gravité.
- ***Prévenir toute absorption ultérieure :*** décontamination de surface en retirant les vêtements de l'enfant et en pratiquant un lavage cutané et des yeux grâce à un rinçage abondant.
- ***Décontamination digestive***

– Provoquer des vomissements (en dehors de certaines contre-indications) par l'administration *per os* de sirop d'Ipéca (10 mL chez le nourrisson, 15 mL chez le jeune enfant).
– Pratiquer un lavage gastrique quel que soit le temps écoulé depuis l'intoxication :
  - placer une sonde de gros calibre (28 F) par la bouche ;
  - placer l'enfant en position latérale de sécurité et en Trendelenburg pour réduire les risques d'inhalation ;
  - lavage gastrique au sérum isotonique jusqu'à ce que le liquide de lavage soit clair.

– Administrer du charbon activé (1 mg/kg).

- ***Éliminer le toxique du sang et des tissus :*** placer une voie veineuse pour réaliser une diurèse forcée. Les quantités perfusées peuvent représenter 3 à 5 fois les besoins liquidiens d'entretien de façon à obtenir une diurèse horaire de 2 à 5 mL/kg/h. Dans de rares cas, l'élimination du toxique nécessite une dialyse péritonéale ou une hémoperfusion.
- ***Administrer un antidote***

Un faible pourcentage d'intoxications sont traitées par antidote et seulement dans de très rares cas cet antidote doit être administré en urgence (intoxication digitalique, oxyde de carbone, cyanure, organo-phosphoré ou morphiniques).

Intoxications

La détermination de la nature exacte du toxique est difficile car l'intoxication s'est produite habituellement sans témoin.

Laryngites et épiglottite

▶ **Les laryngites et l'épiglottite** sont les causes les plus fréquentes d'obstruction aiguë sévère des voies respiratoires chez l'enfant. Il faut faire un diagnostic rapide, apprécier la sévérité de l'obstruction et apporter un traitement approprié. Un arrêt respiratoire peut survenir à tout moment. Il existe une particulière vulnérabilité du larynx chez l'enfant. L'étroitesse des voies aériennes constitue un handicap sérieux à cet âge. Pour un même rétrécissement circulaire de 1 mm au niveau sous-glottique, la diminution de calibre est de 75 % chez l'enfant contre seulement 20 % chez l'adulte. En flux laminaire, selon la loi de Poiseuille, la résistance au flux gazeux est inversement proportionnelle à r^4. Toute diminution du rayon entraîne une augmentation considérable des résistances et donc du travail respiratoire.

▶ **Le tableau clinique** est dominé par l'existence d'un stridor et d'un syndrome de rétraction. L'apparition d'une cyanose ou d'un trouble de la conscience est un signe d'une extrême gravité, comme on l'a vu précédemment.

▶ **Sous le terme de laryngite on regroupe 3 entités différentes :** la laryngite sous-glottique, la laryngite spasmodique ou striduleuse régulièrement bénigne et la laryngo-trachéo-bronchite d'origine bactérienne (staphylocoques). Il est important de bien différencier une laryngite sous-glottique banale d'une épiglottite certes beaucoup plus rare mais qui présente un risque vital certain. En principe tout les oppose dans leur forme classique (tableau 2.6).

Tableau 2.6. Diagnostic différentiel entre une laryngite sous-glottique et une épiglottite.

	Laryngite	Épiglottite
Âge	6-24 mois	3-6 ans
Étiologie	Virale	*Haemophilus influenzae*
Début	Progressif	Brutal
Délai	24-72 heures	6-12 heures
Rhino-pharyngite	Oui	Non
Dyspnée	Oui	Impressionnante
Température	38 °C	39-40 °C
Toux	Rauque	Normale
Voix	Rauque	Étouffée
Dysphagie	Non	Oui
Hypersialorrhée	Non	Oui
Syndrome toxique	Non	Oui
Position spontanée	Allongée	Assise

▶ **Le traitement d'une laryngite sous-glottique** d'intensité moyenne repose sur des gestes simples : humidifier, éviter toute agitation de l'enfant, contrôler la température et l'hydratation. Les formes d'intensité modérée répondent bien à un aérosol d'adrénaline racémique que l'on peut répéter toutes les 30 minutes. L'efficacité de ce traitement est de courte durée (1 heure) et il faut impérativement garder l'enfant sous surveillance. Une étude récente a définitivement montré l'efficacité de la dexaméthasone (*Soludécadron*) administrée par voie IV à la posologie de 0,6 mg/kg dans les formes modérées et sévères de laryngites. L'antibiothérapie n'a pas de place en cas de laryngite virale. L'intubation endotrachéale reste exceptionnelle et actuellement réservée aux laryngo-trachéo-bronchites bactériennes. Dans ce cas, une antibiothérapie antistaphylocoques est indiquée.

▶ **En cas d'épiglottite,** un protocole spécifique est mis en application dès que le diagnostic est suspecté. Il repose sur une intubation endotrachéale réalisée sous anesthésie générale en unité de soins intensifs pédiatriques ou au bloc opératoire. En cas d'obstruction sévère (cyanose, bradycardie, coma) on fait appel en urgence à la personne la plus compétente pour réaliser ce geste (anesthésiste, chirurgien ORL, pédiatre). Il faut savoir que la ventilation au masque en oxygène pur est toujours possible. Dans tous les cas il faut s'abstenir de tout geste inutile et dangereux : modifier la posture spontanée de l'enfant (assis et penché en avant), le séparer de sa mère s'il est conscient, effectuer un prélèvement sanguin, tenter d'examiner la gorge à l'abaisse-langue.

Bronchiolite

Il s'agit d'une atteinte inflammatoire du tractus respiratoire inférieur entraînant une obstruction bronchiolaire. Elle se manifeste, comme l'asthme, par un « *wheezing* » ou sifflement. De façon un peu simpliste, on peut dire que la bronchiolite touche le nourrisson de moins de 2 ans, alors que l'asthme commence à cet âge. Il s'agit d'une atteinte virale et le virus respiratoire syncytial (VRS) est retrouvé dans 40 à 75 % des cas. Elle survient essentiellement en hiver (entre novembre et mars) sous forme d'épidémie avec un pic de fréquence habituel en janvier. Cette affection est très contagieuse pour l'entourage (familial, crèche, enfant hospitalisé). Plus de 80 % des enfants hospitalisés ont moins de 6 mois. La mesure de la saturation artérielle en oxygène par oxymètre de pouls confirme le caractère quasi-constant de l'hypoxie. Dans ces conditions, l'essentiel du traitement repose sur l'administration d'oxygène humidifié. L'efficacité des bronchodilatateurs en aérosols et des corticoïdes n'a pas encore été clairement démontrée, de même que l'antibiothérapie qui n'est justifiée qu'en cas de surinfection. La sévérité de l'atteinte respiratoire peut conduire ces nourrissons en réanimation, particulièrement quand il s'agit d'anciens prématurés ou d'enfants porteurs d'une cardiopathie congénitale. La ventilation artificielle est généralement indiquée quand la $PaCO_2$ atteint 60-65 mmHg.

DÉMARCHE INFIRMIÈRE

VENTOLINE EN NÉBULISATION AU MASQUE

Objectif

Administrer un médicament β2-adrénergique par inhalation sous forme d'un brouillard de fines particules agissant directement au niveau du poumon pour entraîner rapidement (en 10 min) une levée du bronchospasme.

Matériel nécessaire

Ventoline solution pour aérosol : flacon de 10 mL à 0,5 % soit 5 mg/mL.

Nébulisateur, au mieux ultrasonique pour une meilleur déposition pulmonaire, muni d'un récipient.

Masque adapté à la taille de l'enfant.

Technique de nébulisation au masque

Préparer la dose initiale de *Ventoline* : 0,03 mL/kg soit 150 µg/kg. Ne pas dépasser la dose de 5 mg. Diluer cette dose dans 4 mL de sérum isotonique. Administrer l'aérosol au masque avec un débit d'oxygène de 6 à 10 L/min, pendant une durée de 10 minutes. Demander à l'enfant de respirer par la bouche de façon lente et profonde et si possible d'effectuer une pause respiratoire en fin d'inspiration.

Deux autres nébulisations seront réalisées à 20 minutes d'intervalle selon les mêmes modalités mais avec une dose de *Ventoline* plus faible de 0,01 mL/kg soit 50 µg/kg.

En cas d'échec ce même protocole est renouvelé une fois.

Mise en place d'une voie veineuse pour l'administration de méthylprédnisolone *(Solumédrol)* à la posologie de 2 mg/kg/j en 4 injections. En cas d'échec du traitement initial, on passe habituellement à l'administration de salbutamol par voie IV à débit continu à la seringue électrique. La posologie varie de 0,1 à 1,5 µg/kg/min. Il faut bien évidemment s'assurer qu'une unité de réanimation est proche pour pouvoir accueillir l'enfant. La théophylline est de moins en moins utilisée dans le traitement de l'asthme aigu grave en raison de son faible index thérapeutique et du risque toxique quand les concentrations plasmatiques sont > 20 ng/mL.

Crise d'asthme

Généralement, l'enfant se présente tachypnéique, en position assise, expirant à travers des lèvres volontairement pincées et ne pouvant parfois plus parler. Toux, dyspnée et sifflement sont les principaux signes cliniques de ces patients. Il faut alors :

Rechercher les signes de gravité :

Tachycardie > 120-140/min

Fréquence respiratoire > 30/min

Mise en jeu des muscles accessoires

Cyanose (saturation en oxygène < 85 %)

Silence respiratoire à l'auscultation

Angoisse

Sueurs (signe d'hypercapnie)

Pouls paradoxal > 18 mmHg chez l'adolescent, > 10 mmHg chez l'enfant

Débit expiratoire de pointe au « peak flow » effondré

Le traitement doit être entrepris en urgence. Il fait appel à une association de bronchodilatateurs et de corticoïdes. Le traitement bronchodilatateur se fait en première intention par du salbutamol (*Ventoline*) administrée en nébulisation au masque (voir *Démarche infirmière*).

Convulsion, méningite

► LE PRONOSTIC d'une convulsion dépend de la pathologie sous-jacente. Elle va de la convulsion isolée fébrile du nourrisson au purpura fulminans inaugural d'une infection méningée à méningocoque. L'objectif thérapeutique initial n'est pas de faire cesser la convulsion le plus rapidement possible par l'administration d'anti-épileptique mais de s'assurer de la normalité des constantes vitales. Ce traitement comporte 2 étapes :

- **Stabilisation initiale** selon les modalités exposées au début des *Urgences pédiatriques*. La liberté des voies aériennes et l'oxygénation sont plus importantes que l'administration de *Valium* par quelle que voie que ce soit.

- **Traitement antiépileptique.** Mise en place d'une voie IV pour l'injection de 0,1 à 0,3 mg/kg de diazépam *(Valium)* (maximum 10 mg). Attention, ce produit disponible en ampoule de 2 mL contenant 10 mg, est relativement insoluble en solution et doit être prélevé de préférence dans de petites seringues pour une administration directe. Ce produit est très irritant et doit être injecté de préférence dans une veine de gros diamètre ou dilué dans de l'*Intralipid*. En cas de convulsion fébrile chez le nourrisson, le *Valium* est administré par voie intrarectale à la posologie de 0,5 mg/kg. Secondairement, du phénobarbital *(Gardénal)* ou de la phénytoïne *(Di-hydan)* seront administrés en perfusion de 20 minutes avec une dose de charge de 15 à 20 mg/kg.

▶ L'ÉTAPE DIAGNOSTIQUE, en dehors de la convulsion isolée fébrile, nécessite des investigations complémentaires : scanner cérébral et ponction lombaire (PL). En cas de suspicion de méningite, une PL est effectuée, en particulier chez le nourrisson fébrile de moins de 18 mois. Elle ne sera réalisée qu'après stabilisation cardio-pulmonaire de l'enfant et après avoir éliminé toute anomalie de l'hémostase. C'est dire que le bilan de coagulation avec la numération des plaquettes est le préalable indispensable à ce geste. Il est contre-indiqué en présence d'une hypertension intracrânienne, de signes neurologiques focalisés ou d'une infection au site de ponction. La PL se réalise avec une aiguille de faible calibre pour diminuer le risque de céphalées secondaires, et de préférence en position allongée en veillant bien à éviter une flexion excessive de la tête. C'est le rachis qu'il faut fléchir et non la tête !

Déshydratation aiguë du nourrisson

La plus grande susceptibilité du nourrisson à la déshydratation est une évidence. Ce n'est pas seulement en raison de la plus grande fréquence des diarrhée à cet âge mais surtout de l'importance des mouvements liquidiens d'entrée et de sortie proportionnellement au secteur extracellulaire. Selon le schéma de Gamble, un nourrisson ingère et excrète une quantité d'eau équivalente à la moitié de son secteur extracellulaire alors que les entrées et les sorties liquidiennes représentent seulement 14 % de ce volume chez l'adulte.

▶ LES SIGNES DE DÉSHYDRATATION apparaissent pour une perte de poids > 5 %. Cette perte de poids devra être calculée par différence entre le poids à l'admission et le poids antérieur ou bien évalué selon des critères cliniques simples : muqueuse buccale sèche, fontanelle déprimée, yeux enfoncés, pli cutané.

EN URGENCE, on recherche des signes d'hypovolémie : tachycardie, aspect collabé des veines périphériques, peau froide, temps de recoloration capillaire > 3 secondes, diminution de la diurèse. Il ne faut pas attendre une chute de pression artérielle pour mettre en place une voie veineuse périphérique et assurer ainsi une expansion volémique initiale de 10 à 20 mL/kg de Ringer-Lactate durant la première heure. Le débit de perfusion et le type de soluté prescrit ultérieurement dépendent de l'importance et du type de la déshydratation iso-, hypo- ou hypernatrémique. Il est pour cela indispensable de disposer rapidement d'un ionogramme sanguin avec dosage de l'urée et de la créatinine, des gaz du sang (en capillaire), d'un prélèvement d'urines (analyse à la bandelette de la densité et du sédiment et ionogramme urinaire). Un collecteur d'urines type *Urinocol* permettra de recueillir la première miction et de suivre ensuite l'efficacité de la réhydratation sur la reprise de la diurèse en présence d'une gastro-entérite.

POINTS CLÉS

1. ▶ Les principales causes de décès chez l'enfant sont d'origine accidentelle. Il s'agit essentiellement d'accidents domestiques chez l'enfant entre 1 et 4 ans (brûlure, chute, intoxication par médicaments ou produits ménagers). Chez l'enfant plus grand, les accidents de la circulation représentent la première cause de mortalité bien avant le cancer ou les anomalies congénitales.

2. ▶ Les accidents sont la première cause d'hospitalisation, viennent ensuite les pathologies infectieuses, qu'elles soient de localisation respiratoire ou méningée. Qu'elle soit secondaire à un accident de la circulation, une noyade, une inhalation de corps étranger ou un accident domestique, toute détresse vitale doit être évaluée en priorité et traitée en urgence.

Urgences psychiatriques

L'urgence psychiatrique ne peut se référer à un protocole thérapeutique codifié dans la mesure où elle représente en elle-même une situation complexe par les manifestations multiples de la pathologie qui la provoque.

Cette situation requiert souvent une intervention immédiate mais cette réponse n'est pas univoque. Un même symptôme (agitation, geste autoagressif, mutisme, etc.) peut prendre une signification différente (et donc entraîner une réponse différente), en fonction du contexte dans lequel il survient.

Un geste autoagressif par exemple peut signifier un désir de mort chez un sujet déprimé ou répondre à un ordre hallucinatoire chez un délirant.

Généralités

L'entretien avec le patient

La démarche thérapeutique, dans les diverses interventions psychiatriques d'urgence, restera centrée sur l'établissement d'un contact de qualité où l'écoute et les échanges verbaux seront privilégiés. Cette parole et cette écoute constituent non seulement un aspect fondamental du traitement de l'urgence mais permettent parfois au sujet de trouver un sens à la crise qu'il traverse et préparent, au mieux, une prise en charge ultérieure.

Cet examen doit se dérouler dans des conditions de calme. On doit éloigner l'entourage à l'exception d'une ou deux personnes pouvant apporter des éléments sur les circonstances d'apparition du tableau clinique. Ceci permet aussi de rassurer le patient. Cependant, s'il le désire et si les circonstances le permettent, l'entretien pourra se faire uniquement avec lui, tout au moins dans un premier temps, pour des raisons de confiance et de préservation du secret professionnel. Dans ce cas, si l'entretien devait ensuite se poursuivre avec des membres de l'entourage, il est fondamental de ne livrer des informations qu'avec l'accord du patient.

Il est donc essentiel que cet entretien initial ait lieu dans un local isolé (sauf agressivité majeure du patient bien entendu). Il est le plus souvent mené par un médecin mais peut parfaitement être conduit par un(e) infirmier(e). À tout le moins, celle-ci peut tout à fait assister à l'entretien. Ceci permet souvent de diluer l'angoisse du patient (et du personnel) et de faciliter la mise en place des premiers soins.

Il est important de se présenter et d'expliquer pourquoi on est là et ce que l'on va faire : « je suis M/Mme X., infirmier(e), vous êtes angoissé (déprimé, etc.), je suis là pour vous aider… ».

Une attitude calme et rassurante permet souvent d'abaisser le taux d'angoisse et l'intensité de l'agitation ou de « débloquer » une attitude de refus de communiquer et de repli sur soi.

Prendre le temps nécessaire

Le facteur temps est également important. Paradoxalement, en présence d'une urgence psychiatrique, il est important de prendre le temps d'apprécier la situation, de tenter de comprendre le patient, de gagner sa confiance.

L'injection systématique d'un sédatif, *a priori* et sans contact préalable, est à proscrire. Elle est vécue comme une agression supplémentaire par le patient. Même si, dans certains cas, le recours à une chimiothérapie immédiate est nécessaire, c'est toujours dans un contexte relationnel qu'elle devra se situer.

En effet, c'est l'attitude globale du soignant qui doit être thérapeutique à cet instant crucial où il s'agit d'entendre et de reconnaître la souffrance exprimée par le patient.

L'entretien avec l'entourage

Il permet de recueillir des renseignements sur le patient (notamment biographiques et évolutifs), de rechercher des événements déclenchants, de préciser les antécédents et les habitudes du sujet (éthylisme, toxicomanie,…).

Outre les effets thérapeutiques, parfois déterminants pour le patient, il n'est pas sans effet sur l'entourage lui-même. Les accompagnants sont souvent eux-mêmes en prise avec l'angoisse et n'arrivent pas toujours à contrôler cette émotion qui les déborde. Cette situation rend compte, dans le contexte de l'arrivée aux urgences, de nombre d'attitudes de précipitation, de cris, de gesticulation, de déambulation, voire d'agressivité verbale. L'exemple le plus courant est celui d'une mère amenant un nourrisson pour une urgence organique.

La circulation de l'angoisse peut se faire alors en miroir avec possibilité de phénomènes d'amplification, l'intervention d'un soignant médiatise cette réponse en écho en interposant sa personne et sa parole entre la mère et l'enfant. La plupart du temps, la mère arrive ainsi à se reprendre et à ne pas entraver les gestes techniques dispensés à l'enfant.

La crise d'angoisse ou réaction hystéro-anxieuse d'une personnalité pathologique est un exemple fréquent d'urgence psychiatrique. Ici c'est un adulte qui crie, s'étouffe, s'agite et mobilise son entourage. Les accompagnants arrivent aux urgences eux-mêmes bouleversés ou excédés si ce « scénario » se reproduit trop souvent à leur goût. Dans ces attitudes complexes qui peuvent renforcer ou auto-entretenir la crise, agressivité et culpabilité se mélangent souvent. La menace qui plane est celle d'une complication : va-t-il ou pas y avoir un passage à l'acte violent (auto ou hétéroagressif) ? L'équipe des urgences ne doit pas négliger son rôle de liaison avec l'entourage, qui doit être informé et rassuré le plus vite possible et au fur et à mesure du traitement de l'urgence.

L'examen somatique

L'examen somatique peut orienter vers une pathologie organique sous-jacente, ou donner des indications sur le retentissement physique de certains états psychiatriques aigus. Il sera complété par un bilan paraclinique.

Principaux tableaux d'urgence psychiatrique

Crises d'agitation

▶ Elles peuvent être d'étiologie organique :

- **traumatique** (hématome sous- ou extradural) ;
- **toxique** (médicamenteuse, toxicomaniaque, alcoolique, voir *Démarche infirmière*) ;

DÉMARCHE INFIRMIÈRE

FACE À UN PATIENT PRÉSENTANT UN ÉTAT D'AGITATION

Objectif

Contrôler l'agitation.

Moyens

Parole : instaurer le dialogue, calmer, rassurer.
Prévoir une contention éventuelle, s'assurer de la présence de personnel en nombre suffisant.
Proposer le traitement sédatif. Privilégier avant tout une prise orale et ne passer à l'injection plus ou moins traumatisante qu'en dernier recours.
Prévoir le matériel en vue d'une injection parentérale de sédatif.
Prévoir le matériel nécessaire pour un bilan sanguin et urinaire.
Prévoir le lit muni de barrière et le matériel nécessaire à la surveillance du patient.

Matériel

- ***Pour l'injection de sédatif :*** un plateau, compresses, alcool, un trocart pour prélever le produit, une aiguille IM, une seringue 10 cc, le produit à injecter.
- ***Pour le bilan sanguin*** : même plateau + garrot + veinojet + corps de pompe + tubes à prélèvement et pot à urine.
- ***Pour le confort et la surveillance du patient*** : pyjama, lit avec barrière, urinal, appareil à TA, stéthoscope, appareil ECG.
- ***Technique d'injection*** : à adapter en fonction de l'état d'agitation.

- **infectieuse** (méningo-encéphalites) ;
- **vasculaire** (HTA-AVC) ;
- **tumorale** (frontale le plus souvent) ;
- **métabolique** (glycémique, urémique...).

▶ Un tableau de confusion mentale accompagne souvent l'agitation :

- **accompagnant une pathologie organique souvent douloureuse** (infarctus, abdomen) ;
- **dans un cadre réactionnel** (« crise de nerfs ») ;
- **dans un contexte psychiatrique :**

– manie aiguë (exaltation de l'humeur, fuite des idées, logorrhée, sentiment de toute-puissance) ;

– confusion mentale « psychogène » (réactionnelle à une situation de stress ou inaugurant un pré-delirium tremens [DT] ou un DT) ;

– psychose délirante aiguë (polymorphe dans les mécanismes (interprétation, hallucination) et dans les thèmes (mégalomanie, mysticisme, persécution, jalousie, etc.) ;

– ou chronique avec contact souvent difficile, propos bizarres et incompréhensibles, sourires discordants, stéréotypies verbales ou gestuelles.

Il convient de retenir cependant que, dans la grande majorité des cas, les crises d'agitation surviennent dans un contexte de crise (affective, économique, sociale), ou de frustration chez des personnalités parfois « normales », parfois immatures, intolérantes à la frustration.

États dépressifs

▶ DEVANT TOUT SYNDROME DÉPRESSIF, IL FAUT ÉVALUER LE RISQUE SUICIDAIRE.

Il est d'autant plus important que la dépression est sévère (mélancolie). Il est considérablement augmenté lorsqu'une agitation anxieuse remplace le ralentissement psychomoteur classique. Il est parfois masqué par des propos faussement rassurants ou banalisants.

Il est donc important de mettre en place surveillance et protection pour prévenir ces passages à l'acte.

Dans l'entretien avec le déprimé, ce sujet doit être abordé *(vous avez des idées noires ? des idées de suicide ?)*. La recherche d'antécédents suicidaires doit être effectuée.

Ne pas en parler peut être considéré pour le déprimé comme un manque d'écoute, et entraîner un passage à l'acte.

Crises d'angoisse

▶ CE SONT DE LOIN LES PLUS FRÉQUENTES DES URGENCES PSYCHIATRIQUES.

Le patient exprime le plus souvent cette angoisse en demandant à être rassuré, sécurisé.

Un tableau de plaintes somatiques diverses peut être intriqué ou masquer l'anxiété, posant de difficiles problèmes diagnostiques.

Ces crises, parfois qualifiées actuellement d'« attaques de panique », peuvent être vécues dans un état d'altération de la conscience avec perte de contact avec le réel, dans une ambiance de catastrophe, avec un vécu de mort imminente.

Ces paroxysmes anxieux ne sont pas sans retentissement sur l'entourage et le personnel.

Quoi qu'il en soit, ces situations, dramatisées le plus souvent, nécessitent une réponse calme et rassurante (qui suffit d'ailleurs parfois à entraîner l'apaisement).

L'analyse de l'urgence psychiatrique

L'analyse de l'urgence portera essentiellement sur 3 axes : l'état de souffrance psychique, les interactions sujet-environnement, l'enjeu de cette crise.

L'état de souffrance psychique

Il n'a pas une valeur univoque. Ses modes d'expression permettent de distinguer :

- les urgences psychiatriques dans lesquelles la symptomatologie « franche » permet un repérage nosologique simple. Leur gravité n'est pas obligatoirement en rapport avec l'intensité des troubles.
- les urgences « faussement » psychiatriques : un nombre non négligeable d'urgences médico-chirurgicales, présentent une symptomatologie psychiatrique prévalente nécessitant la recherche systématique d'une étiologie organique.
- enfin, l'ampleur du tableau présenté n'est pas obligatoirement en rapport avec la gravité de la pathologie sous-jacente. Un mutisme peut être dû à une simple bouderie, mais peut aussi masquer une réticence délirante ou une dépression mélancolique avec risque dans les deux cas de passages à l'acte brutaux et violents.

Les interactions sujet-environnement

Ces aspects situationnels recouvrent un ensemble d'événements souvent désignés comme « déclenchants » et qui se présentent sous des modalités très diverses.

L'enjeu de cette crise

Au travers de cet état de crise aiguë que représente l'urgence psychiatrique est mis en jeu « le pronostic vital », engagé au niveau du risque de passage à l'acte pour l'individu ou par son entourage : passage à l'acte autoagressif, hétéroagressif, sans oublier la survenue de troubles des conduites sur le plan social et légal, qu'il s'agisse, par exemple, d'engagements financiers inconsidérés, d'agressions, de fugues, de délinquance.

Aspects psycho-socioculturels

L'aspect social et culturel rencontré à l'occasion du travail psychiatrique en urgence en constitue bien souvent une dimension essentielle.

▶ L'ACTION AVEC OU SUR L'ENTOURAGE est déterminante ; rien ne peut être décidé sans tenir compte de l'environnement du sujet, qu'il s'agisse :

– des modalités d'hospitalisation en psychiatrie ;
– des mesures sociales à prendre en urgence ;
– ou encore de la nécessité de prendre en compte la culture du malade.

Modalités d'hospitalisation en psychiatrie

Législation

La loi du 27 juin 1990 est relative aux droits et à la protection des personnes hospitalisées en raison de troubles mentaux et à leurs conditions d'hospitalisation.

Elle reconnaît 3 modalités d'hospitalisation :

▶ L'HOSPITALISATION LIBRE

Le patient est consentant à l'hospitalisation. C'est le cas de figure le plus habituel (90 % des patients consentent librement à une hospitalisation psychiatrique)

L'entourage n'est pas impliqué au niveau administratif ou législatif. Cette hospitalisation ne nécessite pas de certificat ou d'arrêté particulier ; le médecin traitant ou le médecin de l'établissement d'accueil atteste la nécessité d'un traitement hospitalier.

Le patient dispose du choix de l'équipe psychiatrique publique ou privée et peut entrer ou sortir librement de l'hôpital.

▶ L'HOSPITALISATION À LA DEMANDE D'UN TIERS (HDT)

Cette modalité d'hospitalisation concerne les patients non consentants à l'hospitalisation et dangereux pour eux-mêmes. Elle intervient dans le cas de l'assistance à personne en péril.

Elle nécessite :

● **Une demande manuscrite émanant d'un membre de l'entourage** : il peut s'agir du tuteur, du curateur, du conjoint, d'un ascendant, d'un descendant majeur, d'une assistante sociale, d'un ami, d'un collègue… à l'exception des personnels soignants de l'établissement d'accueil.

● **2 certificats médicaux initiaux** devant être datés de moins de 15 jours rédigés par :

– un médecin n'exerçant pas dans l'établissement d'accueil ;

– un autre médecin qui peut éventuellement exercer dans l'établissement d'accueil.

● **En cas de danger imminent** peuvent suffire :

– un seul certificat médical pouvant émaner du médecin de l'établissement d'accueil ;

– une demande de l'entourage.

▶ L'HOSPITALISATION D'OFFICE (HO)

Cette modalité d'hospitalisation est une mesure de police prononcée par arrêté préfectoral pour des malades qui compromettent l'ordre public ou la sûreté des personnes. Cette mesure vise la dangerosité vis-à-vis d'autrui du fait de troubles mentaux, une dangerosité à l'égard d'autrui et un rapport de cause à effet entre les 2 premiers critères, c'est-à-dire que le patient soit dangereux du fait de ses troubles mentaux.

L'arrêté préfectoral d'HO est la pièce maîtresse. Il énonce les circonstances qui ont motivé l'hospitalisation d'office.

Cet arrêté s'appuie sur un certificat médical circonstancié qui ne peut émaner d'un psychiatre exerçant dans l'établissement d'accueil.

En cas d'urgence, à Paris le commissaire de police, en province le maire, peuvent prendre cette mesure provisoire.

Dans le cas de l'HDT comme de l'HO, le patient est admis dans le service de psychiatrie qui a en charge le secteur géographique où réside le patient. Ce peut être aussi certaines cliniques ou établissements privés soumis au contrôle de l'autorité sanitaire.

Modalités pratiques

Lorsqu'un patient est admis dans un service d'urgence en raison de troubles mentaux, il revient au médecin responsable et à l'équipe soignante de réaliser un examen clinique aussi rigoureux que possible, au besoin après avoir donné les premiers soins, avoir calmé une éventuelle agitation et avoir prévenu une éventuelle auto- ou hétéro-agressivité.

▶ L'INDICATION OU NON D'UNE HOSPITALISATION doit être clairement appréciée. Si elle s'avère nécessaire, deux cas de figure se présentent :

- **Si le patient est consentant à l'hospitalisation,** il est alors dirigé, après avoir pris contact avec l'établissement receveur, soit vers le service de psychiatrie de secteur, soit vers un établissement privé.
- **Si le patient n'est pas consentant à l'hospitalisation,** la concertation de l'entourage est essentielle. Lorsqu'un ou plusieurs membres de l'entourage du patient sont présents au moment de l'admission aux urgences, la réalisation de l'hospitalisation est facilitée ; il convient alors de les informer de la nécessité de prodiguer au malade des soins en milieu hospitalier spécialisé et de les impliquer dans cette décision en leur faisant remplir une demande manuscrite de placement. Après qu'un contact a été établi avec l'établissement receveur, le patient est dirigé vers le service de psychiatrie de son secteur. La présence de la personne ayant demandé le placement est obligatoire lors de l'admission.

Lorsque le patient admis aux urgences n'est pas accompagné, il est nécessaire d'alerter un membre de son entourage, de demander à ce dernier de se déplacer rapidement, afin de lui faire remplir la demande de placement.

Si enfin aucun membre de l'entourage n'est joignable, il revient alors à un membre du personnel de l'hôpital où le patient a été admis en urgence, généralement l'assistante sociale, de demander le placement.

Législation concernant l'alcoolisme

Les troubles mentaux de l'alcoolisme peuvent requérir dans certains cas, comme dans n'importe quelle affection psychique, l'application des modalités d'hospitalisation prévues par la loi du 27 juin 1990.

La loi du 15 avril 1954 sur les « alcooliques dangereux », peu appliquée aujourd'hui, comporte des particularités permettant la prise en charge de cas difficiles. Elles sont notamment mises en œuvre après le signalement à l'autorité sanitaire, par le médecin hospitalier, des patients alcooliques ayant un comportement dangereux pour autrui.

Mesures sociales à prendre en urgence

Certaines situations amènent à prendre en urgence des mesures sociales bien particulières.

Ce problème se pose notamment lorsque l'hospitalisation d'une mère de famille isolée s'impose. Pendant les heures ouvrables, il convient de prendre contact avec l'Aide sociale à l'enfance (ASE), organisme dépendant de la DISS, siégeant dans les conseils généraux de chaque département. Un inspecteur est alors saisi et chargé du placement du ou des enfants dans un foyer d'aide sociale à l'enfance. La nuit, c'est le commissariat de police le plus proche qu'il convient d'alerter afin de procéder au même placement.

Urgence et culture

La psychiatrie ne se pratique pas avec les transplantés comme avec les autochtones, chaque pays possède sa tolérance propre à la folie, ses réactions profondes, son organisation de soins, ses réponses non médicales et non psychiatriques aux troubles psychiatriques du comportement, aux difficultés et aux crises morales aiguës. La difficulté du diagnostic, la perte des contacts familiaux, orientent les soins vers une pratique plus purement chimiothérapique. Au rejet de l'étrange vient s'ajouter le rejet de l'étranger.

Cette situation s'exacerbe dans le cadre de l'urgence où l'approche transculturelle doit souvent aborder des sujets masqués derrière leur propre violence. Les gestes l'emportent sur le parole, la violence devient le seul procédé d'appel à l'aide et exprime l'exigence du soulagement.

Il est nécessaire de se mettre au rythme du patient. Une écoute attentive permet le plus souvent la reprise et le maintien d'un langage plus élaboré, moins impulsif. L'entretien avec l'entourage, si cela est possible, nous paraît tout à fait essentiel.

L'approche transculturelle constitue une démarche capitale. Elle apporte des éléments de compréhension dont la prise en compte permet une orientation la plus adéquate possible du patient.

L'angoisse des soignants dans un service d'urgence

Qu'il s'agisse du médecin ou du personnel paramédical, tous accueillent, en même temps que les arrivants, leur angoisse et leurs débordements. Il y a souvent perception rapide dès les premières minutes de ce climat émotionnel où évolue la situation d'urgence.

▶ IL FAUT ALLER À L'ESSENTIEL, dépister les signes d'une affection nécessitant rapidement des gestes salutaires, établir une relation avec les uns et les autres et essayer de les apaiser pour gérer dans les meilleures conditions l'urgence. L'angoisse légitime qui habite peu ou prou chacun des membres de l'équipe, c'est de *ne pas être à la hauteur*, de passer à côté de ce qui constitue une menace vitale nécessitant des réponses techniques.

▶ BIEN SÛR, IL EXISTE DES STRATÉGIES DE DÉFENSE ou des conduites de frayage (c'est-à-dire un entraînement) visant à contrôler son angoisse. En général, ce sont les gestes techniques, les protocoles qui font écran : tout se passe comme si, dans cette ambiance, l'action permet de faire l'économie de l'angoisse : « on n'a pas le temps d'avoir peur ». Cette phrase souvent entendue indique que malgré tout l'angoisse est présente, proportionnelle aux responsabilités soulevées par les enjeux. C'est toujours la même crainte : ne pas être à la hauteur sur le plan technique, passer à côté d'une affection dont le pronostic vital est immédiatement en jeu. Cette mort du patient en perspective n'est pas qu'imaginaire, elle existe comme limite aux réponses médico-chirurgicales et les progrès techniques ne l'ont pas fait disparaître.

Entrent en jeu en même temps chez celui-ci ou celui-là, au-delà de sa fonction de soignant, ses expériences et son histoire personnelle. Telle situation clinique est susceptible d'angoisser plus tel soignant, en raison de mécanismes d'identification plus ou moins conscients. Par exemple « paniquer » devant les tableaux de détresse respiratoire aiguë parce qu'un de ses proches est décédé d'œdème aigu du poumon et que cette situation réveille à chaque fois un souvenir pénible.

▶ MAIS QU'EN EST-IL FACE AUX URGENCES PSYCHIATRIQUES ?

Prenons par exemple la plus banale, les ivresses agitées (alcooliques et/ou toxiques) qui suscitent chez le personnel d'accueil rejet et crainte. Face à ces sujets qui sont souvent bruyants, agités, source de désordre dans le service, existe l'angoisse plus ou moins marquée, plus ou moins fondée (tous ne sont pas potentiellement dangereux) de *la violence*. On a peur de recevoir des coups, et de payer de son intégrité physique. C'est dans ces cas extrêmes, somme toute assez rares, qu'il est important de contrôler sa propre angoisse. Se nommer, expliquer ce qu'on va faire c'est déjà établir une relation soignant-soigné. C'est seulement lorsque la parole ne passe plus et que ces messages essentiels n'ont pas été perçus par le malade parce qu'il est confus qu'il y a alors risque d'aggravation de l'*agitation* et d'hétéro-agressivité. Celle-ci sera prévenue ou limitée par injection d'un sédatif puissant dont l'administration oblige à maintenir physiquement quelques minutes le patient. Cette contention, brève, nécessite de se mettre à plusieurs, d'agir en bonne coordination, c'est un geste thérapeutique et apaisant en lui-même.

▶ AINSI DANS CHACUNE DE CES SITUATIONS EXISTE UN PERSONNAGE NON IDENTIFIÉ ET « ANXIOGÈNE », C'EST LE SPECTRE DE LA MORT. Qu'il s'agisse d'un polytraumatisme, d'un syndrome fébrile chez un enfant, d'un malaise avec perte de connaissance, de douleurs aiguës et striction thoracique, à chaque fois il y a en filigrane une des figures de la mort.

Le profane, celui qui est pris dans un lien affectif avec le blessé ou le malade, croit souvent reconnaître dans les expressions et les plaintes l'imminence de l'issue fatale. Le personnel spécialisé des urgences fait mieux la part des choses… Mais dans tous les cas, il convient de rappeler que s'il existe en situation d'urgence des gestes techniques codifiés et salvateurs, la relation aux personnes accueillies évolue, elle, toujours, avec un certain degré d'angoisse. Écouter, informer, rassurer en parlant sans détours s'avèrent des attitudes essentielles.

▶ LA GESTION DE CES PROBLÈMES D'ANGOISSE dans un service d'urgences passe par un certain nombre de principes de base que l'on peut formuler comme il suit.

- **C'est l'effet de surprise et la peur de la mort** (ou d'une catastrophe) qui rendent compte de nombreuses manifestations d'angoisse chez les uns et les autres.
- **L'angoisse est contagieuse,** elle peut se propager en miroir et d'un sujet à l'autre surtout lorsqu'existent entre eux des liens affectifs impor-

tants. Il est donc souvent nécessaire d'éloigner l'entourage lorsqu'il est trop déstabilisant pendant le traitement de l'urgence.

Nombre de crises ou de problèmes anxieux sont en rapport avec des **intoxications ou des affections organiques.**

POINTS CLÉS

1. ▶ L'urgence psychiatrique ne peut se référer à un protocole thérapeutique codifié dans la mesure où elle représente en elle-même une situation complexe par les manifestations multiples de la pathologie qui la provoque.

2. ▶ Un même symptôme (agitation, geste autoagressif, mutisme, etc.) peut prendre une signification différente (et donc entraîner une réponse différente), en fonction du contexte dans lequel il survient. Un geste autoagressif par exemple peut signifier un désir de mort chez un sujet déprimé ou répondre à un ordre hallucinatoire chez un délirant.

3. ▶ Il existe 3 modalités d'hospitalisation : l'hospitalisation simple, l'hospitalisation à la demande d'un tiers (patient non consentant à l'hospitalisation et dangereux pour lui-même) et l'hospitalisation d'office (arrêté préfectoral).

Urgences toxicologiques

Introduction

Les intoxications aiguës sont la première cause de consultation des urgences et la seconde cause de mort, après les maladies infectieuses et avec les accidents.

▶ PRENDRE EN CHARGE UNE INTOXICATION AIGUË EST DONC UN PROBLÈME FRÉQUENT.

Trois populations sont particulièrement en cause :

- **les petits enfants à l'âge oral**, entre un et quatre ans ; dans ce cas l'intoxication est accidentelle ;
- **les sujets exposés à un risque professionnel** (industriel ou agricole) **ou domestique**, lors de manipulations de produits chimiques ;
- **les individus suicidaires.**

▶ IL EST IMPOSSIBLE D'ÉTUDIER TOUS LES TYPES D'INTOXICATION.

Nous nous limiterons :

- **aux intoxications médicamenteuses** avec quelques exemples ; d'emblée il faut insister sur la nécessité de **prendre contact avec le centre antipoison** le plus proche en particulier si le cas sort de « l'ordinaire », comme l'intoxication à la nivaquine par exemple ;
- **à l'intoxication au monoxyde de carbone** (CO) dont le traitement est spécifique ;
- **à l'ingestion de caustique** pour insister sur ce qu'il ne faut pas faire.

Principes du traitement d'urgence d'une intoxication

Corriger une défaillance vitale

Défaillance respiratoire

Le contrôle des voies aériennes supérieures et l'assistance ventilatoire permettent de limiter le risque de pneumopathie de déglutition chez le comateux et de diminuer la toxicité myocardique de certaines susbstances.

Collapsus

Une pression artérielle basse peut être habituelle chez le patient ou en rapport avec une hypothermie. La conservation de la diurèse, l'absence de tachycardie sont en faveur de cette hypothèse. La persistance d'une pression artérielle basse au cours d'une intoxication nécessite de recourir à des études hémodynamiques (Swan-Ganz).

Diminuer l'absorption des toxiques

Absorption digestive

▶ LAVAGE GASTRIQUE

Il doit être précoce et réalisé quel que soit le délai, si la nature du toxique n'est pas connue. Ce geste nécessite une surveillance électrocardioscopique avec à proximité une aspiration efficace et le matériel d'intubation. La présence d'un réanimateur est nécessaire chaque fois qu'il existe des troubles de la conscience, un état de mal convulsif et des troubles du rythme ou de la conduction cardiaque.

Le lavage gastrique est cependant contre-indiqué dans certaines circonstances (tableau 2.7).

Tableau 2.7. Contre-indications du lavage gastrique dans les intoxications aiguës.

- Intoxication par caustiques, hydrocarbures, produits moussants.
- Altération de l'état de conscience (présente ou susceptible de survenir à une brève échéance), sauf si le malade est intubé avec sonde à ballonnet gonflé.
- Chez le malade non intubé, toute situation comportant un risque d'inhalation :
  - convulsions;
  - perte des réflexes de protection des voies aériennes supérieures;
  - personnes âgées dépendantes.
- Âge inférieur à 6 mois.
- Condition hémodynamique précaire (sauf pour le charbon activé).
- Iléus (sauf pour le lavage gastrique).

▶ VOMISSEMENTS PROVOQUÉS

Cette technique est contre-indiquée en cas d'altération de la conscience, en l'absence de réflexe de toux, en présence de convulsions, d'un collapsus et après ingestion de produits corrosifs ou pétroliers.

Le sirop d'ipéca est délivré en dose unitaire de 20 g. Administrée *per os* pour l'adulte, la dose unitaire de 20 g doit être diluée et complétée à 250 mL avec de l'eau tiède, puis bue en totalité. Si les vomissements ne se produisent pas après 15 minutes, une deuxième dose doit être avalée de la même manière. Pour les enfants de 30 mois à 15 ans, les doses sont de 1 g/kg, sans dépasser 20 g, de 12 à 30 mois elle est de 10 g par prise. L'apomorphine (*Apokinon* 1 %) à la dose de 0,1 mg/kg en sous-cutané induit des vomissements dans les minutes qui suivent l'administration.

▶ ADSORPTION DES TOXIQUES

Le charbon activé adsorbe les toxiques dans la lumière intestinale. En dose unique, il représente un complément au lavage gastrique. À doses répétées, il réalise une véritable épuration interne des liquides digestifs.

Diminuer l'absorption cutanée

Les organophosphorés et les organochlorés sont très bien résorbés par la peau. Ces intoxications doivent bénéficier d'un lavage cutané à l'eau savonneuse non seulement en cas d'exposition à des aérosols mais également lorsqu'il y a eu des projections cutanées de liquide.

Prévenir l'absorption pulmonaire

C'est le cas de l'intoxication au CO. Le premier acte thérapeutique est de soustraire la victime de l'atmosphère toxique.

Épurer les toxiques

Élimination rénale

▶ DIURÈSE OSMOTIQUE ALCALINE

C'est une méthode d'épuration utilisée au cours des intoxications par les barbituriques lents ou intermédiaires et les intoxications salicylées. Des perfusions de sérum glucosé (SG) à 10 %, de bicarbonate de sodium isotonique (14 ‰) et de mannitol à 10 % sont administrées en alternance. Le volume total perfusé doit être de 6 L/j chez la femme et de 8 L/j chez l'homme. L'addition de 1,5 g de KCl est nécessaire pour chaque flacon de 500 mL.

▶ DIURÈSE SALINE

Elle est réservée aux intoxications par le lithium. L'apport quotidien est de 1 à 2 litres de sérum salé isotonique.

Élimination digestive

▶ LE CHARBON ACTIVÉ permet de diminuer l'absorption des toxiques encore présents dans le tube digestif. Il est administré *per os* à la dose initiale de 50 g chez l'adulte et 1 g/kg de poids chez l'enfant. Chez l'adulte, des doses de 25 à 50 g sont administrées toutes les 4 à 6 heures pendant les 24 à 48 premières heures.

▶ LES DIARRHÉES PROVOQUÉES présentent un intérêt lors d'intoxications par les formes retard ou à délitement progressif (théophylline, acide acétyl-salicylique, etc.).

Élimination pulmonaire

C'est la voie d'élimination du CO et du trichloréthylène.

Épuration extrarénale

Les techniques utilisées sont la dialyse péritonéale, l'hémodialyse ou l'hémoperfusion. Les toxiques suivants sont susceptibles d'être épurés par ces méthodes : éthylène-glycol, méthanol, isopropanol, lithium, phénobarbital, méprobamate, acide acéthyl-salicylique.

DÉMARCHE INFIRMIÈRE

LAVAGE GASTRIQUE

Objectif

Vidange et lavage de l'estomac après ingestion d'un *produit toxique non caustique, non moussant, non hydrocarbure pétrolier.*

Préparation du matériel

- un tube de Faucher (36 à 40 F chez l'adulte, soit 12 à 13,2 mm de diamètre);
- un tube de gel, des compresses;
- un grand entonnoir;
- un récipient pour récupérer l'eau de lavage;
- un cale-bouche;
- des flacons à prélèvements pour analyses toxicologiques;
- 10 litres d'eau ordinaire tiède mais non chaude contenant environ 4 à 9 g de NaCl par litre, ou de sérum salé isotonique (0,9 %);
- le matériel d'intubation et une aspiration puissante dont le bon fonctionnement aura été vérifié au préalable.

Incidents et complications

Malaise vagal lors de l'introduction du tube. Il est facilement corrigé par l'injection intraveineuse de 0,5 mg d'atropine; on doit le redouter tout particulièrement en cas d'intoxication digitalique.

Mauvaise récupération du liquide de lavage. Elle est généralement due à une mise en place défectueuse du tube: insuffisamment enfoncé, il ne siphonne pas; introduit trop profondément, il se coude partiellement, autorisant un remplissage lent mais gênant la vidange. Il faut alors se méfier du risque de surcharge hydrosodée.

Inhalation du liquide de lavage: si un tel accident survient malgré les précautions prises et si le malade ne tousse pas efficacement ou présente une cyanose, une intubation trachéale doit être immédiatement pratiquée pour oxygéner le patient et aspirer le liquide inhalé.

Les hématémèses sont rares, elles peuvent résulter d'un syndrome de Mallory-Weiss ou d'une ulcération gastrique. En pratique, un tel incident est rarement menaçant, il impose cependant une fibroscopie qui découvrira parfois une lésion gastrique préexistante méconnue.

Préparation du patient

• ***S'il est conscient:***

- lui expliquer les modalités du geste afin d'obtenir sa coopération (ouvrir la bouche, déglutir à la demande pour avaler le tube de Faucher);
- mettre en place un abord veineux fiable (sérum glucosé, Ringer-Lactate) et un monitorage électrocardioscopique;
- l'installer en position demi-assise, avant de débuter le lavage.

• ***S'il est inconscient:***

- mettre en place un abord veineux fiable (sérum glucosé, Ringer-Lactate) et un monitorage électrocardioscopique;
- l'installer en position latérale de sécurité;
- contrôler les voies aériennes supérieures et assurer une assistance ventilatoire si nécessaire avant de débuter le lavage.

Réalisation technique

Le lavage gastrique doit se faire en présence du médecin

Le tube de Faucher, enduit de gel, est introduit dans la bouche, dirigé vers l'œsophage et poussé sur une longueur de 45 à 50 cm des arcades dentaires. L'introduction du tube de Faucher dans l'œsophage se fait d'autant plus facilement que les gestes de l'opérateur sont effectués calmement avec la collaboration du patient. Chez le patient intubé, il faut, dans certains cas, dégonfler le ballonnet de la sonde d'intubation pour faciliter l'introduction du tube de Faucher. À l'inverse, un léger surgonflage permet de limiter les risques d'inhalation. La présence du tube dans l'estomac est affirmée lorsqu'une insufflation d'air permet d'entendre des bruits hydo-aériques à l'auscultation du creux épigastrique. Lorsque le tube est en place, il peut être nécessaire d'introduire un cale-bouche si le patient a tendance au trismus.

Une fois dans l'estomac, le tube est raccordé à l'entonnoir maintenu au-dessus du plan de l'épigastre. Pour un adulte, on verse 200 à 300 mL d'eau salée tiède (100 mL pour la première administration) et lorsqu'il ne reste plus que quelques centilitres, l'entonnoir est ramené au-dessous du plan de l'épigastre en le retournant dans le seau placé sur le sol à côté du lit. Les premiers centilitres sont prélevés et envoyés au laboratoire pour analyse toxicologique. Durant le remplissage et la vidange de l'estomac, le creux épigastrique est massé afin de mettre en suspension les comprimés.

Ces manœuvres sont répétées autant de fois que nécessaire, c'est-à-dire tant que des débris de comprimés sont ramenés. Un minimum de 10 litres est habituellement utilisé chez l'adulte

Le liquide de la dernière vidange est prélevé et envoyé au laboratoire d'analyse toxicologique. Le lavage gastrique est complété par l'administration chez l'adulte de 50 g de charbon activé par le tube de Faucher, avant de le retirer.

Après tout lavage gastrique, une radiographie du thorax et un électrocardiogramme sont réalisés.

Traitements spécifiques (antidotes et chélateurs)

Les principaux antidotes sont regroupés dans le tableau 2.8.

Intoxication par les produits les plus fréquemment rencontrés

Après avoir abordé les principes généraux de la prise en charge et du traitement des intoxications, il est nécessaire d'aborder quelques cas particuliers d'intoxication pour leur fréquence (barbituriques, benzodiazépines), pour leur gravité (tricycliques, paracétamol, chloroquine), pour leur prise en charge spécifique (caustiques, CO).

Il est important de se rappeler que la plupart des intoxications sont souvent polymédicamenteuses et que les patients s'intoxiquent avec des spécialités qui associent bien souvent plusieurs principes actifs.

Barbituriques

On rencontre deux formes cliniques suivant qu'il s'agit de barbituriques lents ou rapides.

Intoxication par phénobarbital (Gardenal)

▶ C'EST UN BARBITURIQUE LENT, D'ACTION LONGUE (demie vie = 100 heures). Le taux toxique est supérieur à 35 mg/L.

Précédé par une phase de confusion ou un état ébrieux trompeur, le coma est calme, hypotonique, hyporéflexique, sans signe de localisation. Le réflexe cutané plantaire est indifférent, le réflexe photomoteur est présent et symétrique. Les complications sont d'autant plus fréquentes que le patient a été découvert tardivement (insuffisance respiratoire à l'origine d'une anoxie cérébrale, pneumopathie d'inhalation, hypothermie, rhabdomyolyse).

▶ LE TRAITEMENT associe :

- une protection des voies aériennes supérieures;
- une assistance ventilatoire;
- un lavage gastrique et l'utilisation de charbon activé;
- une diurèse osmotique alcaline;
- l'épuration extrarénale est utile si la barbitémie est supérieure à 400 mg/L.

Tableau 2.8. Antidotes utilisés dans les intoxications.

Antidotes	*Intoxications*
Atropine	anticholinestérasiques
Flumazénil	benzodiazépines
Naloxone	opiacés
Fragments Fab	digitaliques (digoxine et digitoxine)
Lactate de sodium molaire	antidépresseurs tri et tétracycliques
Bleu de méthylène	agents méthémoglobinisants
Glucagon, cathécholamines	bêta-bloquants
Propranolol	trichloréthylène
Vitamine B_6	hydrazine et ses dérivés
Hydroxocobalamine, EDTA dicobaltique	intoxication cyanhydrique
Sels de calcium	oxalates et fluorures
Dantrolène	syndrome malin des neuroleptiques
Oxygène	monoxyde de carbone, cyanure

Intoxication par des barbituriques rapides (Imménoctal, Binoctal, Optamox, *etc.)*

Le coma est souvent hypertonique, parfois avec réponse en extension-pronation.

Le risque d'apnée au cours des intoxications par les barbituriques est important et imprévisible. L'aggravation rapide du coma est telle qu'un patient discrètement ébrieux peut faire un arrêt respiratoire dans l'heure qui suit.

▶ LE TRAITEMENT associe :

- une protection des voies aériennes supérieures;
- une assistance ventilatoire;
- un lavage gastrique avec l'utilisation de charbon activé.

Benzodiazépines

Elles représentent la plus fréquente des intoxications volontaires. À des degrés divers, elles ont toutes des propriétés anxiolytiques, hypnotiques, sédatives, moyrelaxantes, et anticonvulsivantes. L'absorption digestive est très rapide et la durée d'action est variable (demi-vie de 3 à 24 heures).

Le coma est calme, hypotonique, sans signe de localisation. L'aggravation de l'état neurologique et respiratoire peut être très rapide. La dépression respiratoire induite par les benzodiazépines est modérée, sauf lors d'intoxication polymédicamenteuse ou d'ingestion concomitante d'alcool.

▶ **Dans les intoxications graves, le traitement associe :**

– un contrôle des voies aériennes supérieures ;

– une assistance ventilatoire ;

– un lavage gastrique avec utilisation de charbon activé (le lavage gastrique n'est pas toujours nécessaire en cas d'intoxication aux benzodiazépines seules) ;

– l'utilisation de flumazénil (*Anexate*).

Le flumazénil est une benzodiazépine, dénuée d'effet sédatif, dont l'action consiste à déplacer les autres benzodiazépines. Il peut être utilisé à but diagnostique et thérapeutique. Son utilisation est contre-indiquée en cas d'association des benzodiazépines à des produits convulsivants (antidépresseurs le plus souvent). Le principal inconvénient reste la réapparition possible de la sédation lorsque cesse l'effet du flumazénil. Chez l'adulte, après une dose unique, l'effet de réveil est obtenu rapidement mais de façon temporaire, c'est un bon test diagnostique. La prévention du « rendormissement » peut être assurée par une perfusion continue au pousse-seringue électrique. Il se présente en ampoule de 0,5 ou 1 mg. Chez l'adulte, il est utilisé par bolus de 1 mg jusqu'à la levée de la dépression respiratoire ou l'apparition du réveil. En l'absence d'effet après 3 mg, il faut rechercher une intoxication polymédicamenteuse. L'entretien se fait à la posologie de 0,1 à 0,4 mg/h avec une dose maximale de 0,8 mg/h.

Tri- et tétracycliques

Ils sont utilisés dans le traitement des états dépressifs et leur toxicité cardiaque fait toute la gravité de cette intoxication. Les produits les plus courants sont : l'imipramine et ses dérivés (*Anafranil, Surmontil, Tofranil...*), l'amitriptyline (*Laroxyl, Elavil*) et la maprotiline (*Ludiomil*).

Il existe un temps de latence trompeur de 1 à 4 heures entre la prise médicamenteuse et l'apparition des premiers symptômes. Le coma hypertonique est associé à des signes pyramidaux, des convulsions fréquentes et un syndrome atropinique (vision floue, dilatation des pupilles, bouche sèche, tachycardie, rétention d'urine). Les signes électrocardiographiques associent : tachycardie sinusale, aplatissement de l'onde T, allongement de l'espace QT, bloc auriculo-ventriculaire du premier degré, élargissement des complexes QRS. Le pronostic vital est engagé chaque fois que la dose ingérée atteint ou dépasse 2 g chez l'adulte et 10 mg/kg chez l'enfant.

▶ **Le traitement associe :**

– le contrôle des voies aériennes supérieures ;

– l'assistance ventilatoire ;

– le lavage gastrique avec utilisation de charbon activé ;

– l'utilisation de lactate de sodium molaire s'il existe un trouble de la conduction ; de lidocaïne 100 mg IV puis 1 g sur 24 h, s'il existe des extrasystoles ventriculaires ; de diazépam (*Valium*) en présence de convulsions.

Paracétamol

C'est un antalgique bien toléré à dose thérapeutique. À doses toxiques il provoque une hépatite cytolytique gravissime qui peut être mortelle. L'hépatotoxicité s'observe habituellement pour des doses de l'ordre de 200 mg/kg chez l'adulte et 100 mg/kg chez l'enfant.

Il faut signaler qu'en France, plus de 40 spécialités à base de paracétamol sont commercialisées.

▶ **Le tableau clinique** est pauvre (nausées, vomissements, douleurs abdominales). Au troisième jour apparaît un ictère. La surveillance de la biologie hépatique permet de dépister précocement l'atteinte hépatique.

▶ **Le traitement** nécessite :

– un lavage gastrique le plus tôt possible ;

– du charbon activé (actif que dans les heures qui suivent l'ingestion).

L'administration la plus précoce possible (douze premières heures), à une phase encore asymptomatique, de N-acétylcystéine évite l'apparition de l'hépatite. Toute intoxication potentiellement grave doit recevoir dès sa découverte de la N-acétylcystéine même si le patient est vu tardivement. Elle se présente sous forme de flacon de 25 mL contenant 5 g de N-acétylcystéine (*Fluimucil*). Le protocole suivant peut être utilisé :

– 150 mg/kg dans 250 mL de SG à 5 % en 15 min ;

– 50 mg/kg dans 500 mL de SG à 5 % en 4 h ;

– puis 100 g/kg dans 1 000 mL de SG à 5 % en 16 h.

Chloroquine *(Nivaquine)*

L'intoxication aiguë par la chloroquine, médicament utilisé pour la prophylaxie du paludisme est un mode de suicide médicamenteux répandu en Afrique. Son incidence a augmenté de façon spectaculaire en France ces dernières années.

En l'absence de traitement, la dose possiblement mortelle est de l'ordre de 30 comp., la dose constamment mortelle est de l'ordre de 5 g (50 comp.).

La chloroquine présente, en plus de son action antimalarique, un effet stabilisant de membrane qui entraîne en cas d'intoxication un trouble de la conduction distale intraventriculaire auquel s'associe un effet inotrope négatif. La chloroquine est très rapidement et complètement absorbée par le tube digestif. Des taux plasmatiques toxiques sont donc très rapidement atteints. Les effets toxiques durent rarement plus de 48 heures, si le patient survit à la phase initiale.

Un arrêt cardiaque, dont la réanimation est le plus souvent inefficace, peut survenir de façon précoce et brutale.

▶ Le tableau clinique associe des manifestations neuro-sensorielles (flou visuel, vertiges, bourdonnements d'oreilles, convulsions, etc.), des manifestations cardio-vasculaires (collapsus, anomalies électrocardiographiques) et des perturbations métaboliques (hypokaliémie inférieure à 2 mmol/L).

▶ Les intoxications sévères bénéficient actuellement d'un protocole thérapeutique standardisé débuté sur les lieux de prise en charge :

– adrénaline IV au pousse-seringue électrique, 0,25 µg/kg/min augmentée par paliers de 0,25 µg/kg/min ;

– thiopental *(Nesdonal)*, IV 5 mg/kg ;

– intubation oro-trachéale, ventilation contrôlée, FiO_2 à 40 % ;

– diazépam *(Valium)*, bolus de 0,5 mg/kg puis 1 à 4 mg/kg/h au pousse-seringue électrique pendant 48 h ;

– lavage gastrique, avec utilisation de charbon activé.

Monoxyde de carbone (CO)

Souvent méconnue, l'intoxication au CO reste d'actualité, car elle est fréquente et grave.

Méconnaître une intoxication au CO revient à prolonger une intoxication dont l'une des caractéristiques est d'être collective.

L'intoxication sera facilement évoquée devant une triade fonctionnelle caractéristique : céphalées, vertiges, nausées ou vomissements. Une asthénie est fréquente. Les troubles neuro-sensoriels comportent des sensations de mouches volantes, des bourdonnements d'oreille, une baisse de l'acuité auditive. C'est un coma hypertonique avec signes pyramidaux. Un coma hypotonique est rare et de sombre pronostic. La teinte cochenille de la peau, bien que classique, est en fait rare.

▶ La particularité évolutive de cette intoxication réside dans la possibilité de survenue retardée de symptômes réalisant le syndrome postintervallaire. Les symptômes surviennent après une phase d'amélioration voire de guérison apparente, habituellement dans la première quinzaine qui suit l'arrêt de l'exposition. Le syndrome postintervallaire associe à différents niveaux : des troubles neuro-psychiques (état confusionnel ou démentiel, détérioration intellectuelle, troubles de mémoire, mutisme akinétique, aphasie, comitialité, syndrome pyramidal, syndrome extrapyramidal), des troubles visuels (cécité corticale, hémianopsie) et des troubles neurologiques (neuropathies périphériques).

▶ Le dosage du CO se fait dans le sang artériel ou veineux. Mais un taux sanguin normal de CO n'exclut pas le diagnostic si le prélèvement sanguin est différé par rapport à l'arrêt de l'exposition (ce qui est très fréquent) ou si le patient a reçu de l'oxygène.

▶ Le traitement repose sur l'oxygénothérapie. L'oxygène isobare au masque ou après intubation doit être débuté aussitôt le diagnostic évoqué. L'administration doit être poursuivie sans interruption jusqu'au passage au caisson hyperbare. L'oxygène hyperbare a deux buts : augmenter la quantité d'oxygène dissous dans le sang et favoriser la fixation de l'oxygène sur l'hémoglobine.

La demi-vie du CO fixé sur l'hémoglobine est de 320 minutes en ventilation spontanée, 80 minutes en oxygène pur à 1 atmosphère et 23 minutes en oxygène pur à 3 atmosphères, d'où l'intérêt de l'oxygénothérapie hyperbare.

Caustiques

De très nombreux produits ménagers et industriels sont caustiques (tableau 2.9). Ce sont le plus souvent des liquides, parfois des paillettes ou des solides.

▶ LE TABLEAU CLINIQUE après ingestion d'un produit caustique est très évocateur. Il associe : agitation, douleurs rétrosternales et épigastriques, hypersialorrhée sanguinolente, nausées, vomissements sanglants, dysphonie, dysphagie.

Tableau 2.9. Les principaux caustiques.

Acides (pH < 2)	Chlorhydrique (détartrant WC, décapant pour métaux…) Sulfurique (électrolyte pour batterie, décapant pour métaux…) Nitrique (décapant pour métaux…) Fluorhydrique, oxalique, phosphorique (antirouille pour linge, décapant pour métaux…)
Bases (pH > 10)	Soude et potasse (décapant pour four, lessive pour lave-vaisselle, déboucheur de canalisation…) Ammoniaque (décapant pour peintures, lessive pour sols…) Oxyde de calcium (chaux vive) Phosphate et silicate de soude (lessive pour lave-vaisselle…)
Oxydants	Hypochlorite de sodium : eau de Javel Permanganate de potassium : antiseptique cutané Peroxyde d'hydrogène : eau oxygénée Perborate de sodium : agent de blanchiment
Aldéhydes	Formaldéhyde (agent de stérilisation, intermédiaire de synthèse chimique…)
Divers	Phénols, métaux (fer…), paraquat Comprimés de *Clinitest,* de *Stéradent*

▶ IL FAUT RECHERCHER SYSTÉMATIQUEMENT :

- **des brûlures cutanées ;**
- **des brûlures trachéales et/ou parenchymateuses pulmonaires ;**
- **des signes de gravité digestive :**
  - perforation œsophagienne avec emphysème sous-cutané cervical ;
  - douleurs thoraciques à irradiations dorsales ;
  - perforation gastrique associant contracture et défense abdominale.
- **des troubles généraux :**
  - état de choc ;
  - troubles de l'équilibre acido-basique ;
  - troubles de l'hémostase.

La prise en charge sur les lieux de la projection ou de l'ingestion et à l'hôpital consiste surtout à ne pas aggraver la situation.

- **Ne rien donner par la bouche** : ni eau, ni lait, ni tout autre produit qui favorise la diffusion des lésions.
- **Ne pas faire vomir :** le second passage du produit aggrave les brûlures.
- **Ne pas mettre de sonde gastrique en place** : il existe des risques de perforation, de régurgitation et de vomissements.
- **Ne pas neutraliser :** les réactions exothermiques qui se produisent lors de la mise en présence d'un acide et d'une base augmentent les brûlures locales. Une exception, le permanganate de potassium.

Tout patient intoxiqué doit être hospitalisé en unité de soins intensifs, disposant de la fibroscopie en urgence.

POINTS CLÉS

1. ▶ La première étape de la prise en charge d'une intoxication médicamenteuse a pour but de corriger une défaillance vitale cardio-vasculaire et/ou respiratoire, de diminuer l'absorption du toxique (lavage gastrique, charbon activé) et d'épurer le toxique par voie rénale, digestive ou extrarénale.

2. ▶ La deuxième étape est d'identifier le toxique afin d'instituer un traitement spécifique.

Deuxième partie

L'INFIRMIER(E) EN RÉANIMATION

Prise en charge des personnels infirmiers arrivant en réanimation

3

Les objectifs

Quel que soit le secteur d'exercice, et notamment en réanimation, la formation des personnels paramédicaux est indispensable pour assurer les soins de qualité que le patient est en droit d'attendre (ordonnances de 1996) ; pour s'adapter à l'évolution de l'encadrement législatif, des sciences et des techniques ; pour actualiser et maintenir ses connaissances (personnel en poste, respect de l'article 10 du décret du 16 février 1993), pour une adaptation à l'emploi et pour favoriser l'intégration des nouveaux personnels.

Le programme des études conduisant au diplôme d'État forme des infirmiers « généralistes, polyvalents » et ne répond pas toujours aux exigences de l'exercice infirmier en réanimation et soins intensifs. Sur l'ensemble de la formation, seules 80 heures sont consacrées à l'urgence et à la réanimation ainsi qu'à la transfusion sanguine. Cependant, un certain nombre de connaissances et de compétences sont nécessaires pour qu'un infirmier soit capable de prendre en charge des patients de réanimation en assurant leur sécurité et en leur dispensant des soins de qualité.

Une formation spécifique s'avère nécessaire. Elle permettrait aux personnels infirmiers amenés à travailler dans les services de soins intensifs, de réanimation voire de médecine d'urgence, d'acquérir les compétences nécessaires (tant au niveau des connaissances que des comportements) de façon à être apte à travailler dans de telles unités.

La Société française des infirmiers de soins intensifs (Sfisi) a défini des recommandations afin de former et d'informer les nouveaux arrivants dans ces secteurs d'activité qui pourrait servir de référence nationale pour la mise en place d'un module de formation continue au sein des établissements hospitaliers. Le but est d'améliorer la qualité des soins par le biais de la formation. Elle doit permettre à l'infirmier d'être formé de façon spécifique et cela, dans un esprit d'intégration rapide permettant ainsi de rationaliser les soins tant sur le plan qualitatif que dans une démarche d'économie de la santé. Le contenu du programme de formation ainsi que les recommandations aux formateurs sont proposés en annexes I et II.

En attendant ou parallèlement à la mise en place de cette formation d'adaptation à l'emploi, il semble indispensable que les équipes locales puissent travailler sur des bases communes. Au sein de chaque équipe, les techniques de soins doivent faire l'objet de protocoles de soins validés, afin de dégager un réel consensus et ce, notamment, pour accéder à une certaine qualité d'enseignement vis-à-vis des formés qui intègrent ainsi une pratique de soins homogène au sein d'un même service voire d'un même hôpital. Cette étape poursuit également l'objectif global concernant l'amélioration constante de la qualité des soins dans nos services. À titre d'exemple les protocoles « accueil et formation des IDE nouvellement affectés en réanimation » et « évaluation et suivi de la formation pratique des IDE nouvellement affectés en réanimation » du département d'anesthésie-réanimation-urgences de l'hôpital d'instruction des armées A. Laveran à Marseille vous sont proposés en annexe III et IV.

Les moyens

Trois temps peuvent se dégager pour planifier un déroulement cohérent. Un 1er temps d'intégration à l'environnement du service et aux personnels, un 2e temps de participation à la prise en charge d'un patient avec apports théoriques et pratiques et enfin un 3e temps de prise en charge progressive de 1 à 3 patients au bout de 2 mois. À chaque temps une évaluation de la formation intervient pour faire une mise au point avec le formé, d'où la nécessité d'avoir une grille claire et précise avec des critères objectifs.

La notion d'infirmier référent est très importante pour la mise en œuvre optimale d'une telle formation. Les compétences de ce référent s'appuient inévitablement sur des savoirs actualisés, des savoir-faire et des savoir-être maîtrisés. On peut rajouter à tout cela qu'il doit être formé pour cette mission afin de lui fournir le temps nécessaire pour appréhender cette fonction essentielle pour une prise en charge optimale des patients et une évolution des unités de réanimation.

Des savoirs actualisés

Le référent est celui ou celle qui connaît l'environnement hospitalier (la structure et les personnes), les pratiques professionnelles et le matériel et, enfin, qui a pris du recul par rapport à sa propre pratique et l'a remise en question notamment par l'actualisation de ses connaissances en participant à des journées infirmières spécifiques à la réanimation, à des groupes de travaux.

Savoir-faire

Le référent doit savoir accueillir les nouveaux arrivants, participer à leur intégration à l'équipe, transmettre et partager ses savoirs et ses savoir-faire avec les stagiaires. Il doit aider les stagiaires à se mobiliser sur leurs potentiels en tenant compte de leurs acquis (à partir de la feuille d'évaluation finale déjà établie). Il doit savoir expliquer, montrer un geste professionnel et l'évaluer. Il doit établir le parcours de formation des stagiaires et faire les bilans avec eux, au moins une fois par semaine.

Savoir-être

Le référent doit posséder des qualités évidentes de communicant afin d'être à l'écoute des stagiaires (motivé, patient, volontaire, disponible) et savoir s'adapter aux situations pour répondre au mieux à ses missions et ainsi accompagner pleinement les formés. Il doit être intègre et organisé dans son travail. Cette attitude, fondée sur des qualités de communication, doit également se manifester à l'égard de ses collègues afin d'induire, dans l'équipe, une dynamique de groupe propice à l'échange des informations. En effet chaque membre de l'équipe est une personne ressource pour tout nouvel arrivant.

Le projet pédagogique

L'adaptation à l'emploi concerne l'ensemble des infirmiers en situation de changement de service et les nouveaux diplômés qui intègrent un service de réanimation et de soins intensifs. Elle permet une formation concrète et pratique car dispensée par les professionnels. Enfin, elle facilite la prise de poste par une vision globale de la fonction et un renforcement des compétences de base.

L'intégration est le premier temps de la formation d'adaptation à l'emploi. C'est un facteur essentiel de compréhension et d'implication dans le nouveau poste. Elle facilite l'intégration pour une meilleure connaissance des structures, du fonctionnement et des processus de décision. Elle permet d'appréhender la nouvelle activité et sa responsabilité dans l'environnement nouveau qu'est la réanimation.

Tout cela nécessite donc une forte implication individuelle du formé, mais également de l'ensemble de l'équipe.

Objectif global

À l'issue de la formation, l'infirmier sera capable de prendre en charge, de manière globale, plusieurs patients de réanimation en fonction de la charge de travail, en toute sécurité pour le patient et pour lui-même.

Objectifs intermédiaires

- L'infirmier(e) doit être capable de mobiliser ses connaissances des grands syndromes et sa compréhension des mécanismes physiopathologiques dans la prise en charge des patients en réanimation.

- L'infirmier(e) doit être capable devant toute urgence de déclencher les secours adaptés et de mettre en œuvre les premiers gestes de survie.
- L'infirmier(e) doit être en mesure d'assurer la maintenance et l'opérationnalité de l'ensemble du matériel utilisé en réanimation (respirateurs, monitorage, chariot d'urgence) et l'ensemble du matériel nécessaire à l'accueil d'un patient en urgence.
- L'infirmier(e) doit être capable, dans un souci continuel de prise en charge globale, d'appliquer les prescriptions et d'en surveiller l'efficacité, d'assurer les soins d'hygiène et de confort et enfin de repérer et de tenir compte des attentes et des besoins des patients et de leurs familles en réanimation (rôle propre). Les pathologies abordées sont liées aux spécificités des différents services de réanimations chirurgicales, polyvalente ou bien médicales. Le sens d'observation clinique de l'infirmier(e) prend ici une place primordiale.
- L'infirmier(e) doit être capable de participer à la prévention et à la surveillance des infections nosocomiales en réanimation.
- L'infirmier(e) doit être capable de s'inscrire dans une équipe pluridisciplinaire en connaissant les champs d'exercice de chacun.

Annexe I
Programme de formation

Contenu de la formation

– Organisation et fonctionnement du service ;

– présentation des locaux et rangement ;

– organisation et planification des soins pour un nombre de patients déterminé dans chaque service ;

– répartition des tâches ;

– identification et fonctionnement de tout le matériel technique spécifique au service ;

– pathologies rencontrées dans le service ;

– techniques de soins.

La base nécessaires de la formation

– La fonction respiratoire ;

– la fonction cardio-circulatoire ;

– la fonction métabolique ;

– la fonction rénale ;

– la fonction neurologique ;

– l'hygiène en réanimation ;

– l'infection en réanimation ;

– l'aspect relationnel de la prise en charge ;

– la douleur en réanimation ;

– la pharmacologie appliquée à la réanimation ;

– les greffes, les prélèvements d'organe, la législation ;

– les particularités de la pédiatrie ;

– les concepts d'hémovigilance, de matériovigilance et de pharmacovigilance ;

– la préparation en vue d'un transport intra/extra-hospitalier ;

– les gestes d'urgence.

Recommandations générales pour les formateurs

Chaque chapitre devra aborder obligatoirement lors de son enseignement les notions suivantes :

– anatomie et physiologie de l'appareil (rappel) ;

– sémiologie : principaux signes de perturbations cliniques et paracliniques ;

– pathologies principalement rencontrées ;

– application et surveillance des traitements ;

– différents monitorages (présentation des matériels ; préparation et mise en œuvre ; réglages des paramètres et des alarmes ; surveillance du patient placé sous ces appareils) ;

– gestion et entretien du parc de matériel lourd (ventilateurs, générateurs de dialyse...) ;

– soins infirmiers spécifiques (protocoles) ;

– gestes techniques (fiches techniques) ;

– critères d'appel médical.

Annexe II
Programme

Pour tous les chapitres ci-dessous, l'IDE doit être capable d'assurer le recueil et l'analyse des informations cliniques et paracliniques.

▶ La fonction respiratoire (36 h)

● *Monitorages :*
- ventilateurs ;
- saturomètre ;
- capnographe.

● *Pathologies respiratoires principalement rencontrées :* insuffisances respiratoires aiguës et chroniques, syndrome de détresse respiratoire aiguë de l'adulte (SDRA), asthme aigu grave, BPCO,... et toutes les complications respiratoires induisant une hospitalisation en réanimation.

● *Traitements :* les différents modes de ventilation mécanique, y compris le traitement avec le monoxyde d'azote (NO), la ventilation non invasive (VNI).

● *Soins spécifiques :*
- oxygénothérapie et aérosolthérapie ;
- intubation et trachéotomie ;
- ventilation non invasive ;
- aspiration trachéale et toilette buccale ;
- prélèvements sur sonde d'intubation ou de trachéotomie ;
- gaz du sang ;
- mobilisation du patient dont décubitus ventral et lit rotatif.

● *Gestes :*
- drainage thoracique ;
- fibroscopie bronchique ;
- ponction pleurale.

● *Critères d'appel médical.*

▶ La fonction cardio-circulatoire (36 h)

● *Monitorage :*
- moniteur cardiaque ;
- moniteur hémodynamique.

● *Pathologies cardiaques et/ou circulatoires principalement rencontrées :* les insuffisances cardiaques droites et gauches, les états de chocs centraux et périphériques, l'infarctus du myocarde…

● *Traitements dont catécholamines et stratégies de remplissage.*

● *Soins spécifiques :*
- recueil des constantes ;
- électrocardiogramme ;
- abords veineux périphériques et centraux ;
- abords artériels ;
- pression veineuse centrale.

● *Gestes :*
- sonde hémodynamique type Swan-Ganz ;
- échographie transœsophagienne ;
- sonde d'entraînement électrosystolique ;
- utilisation du défibrillateur ;
- ballons de contre-pulsion ;
- circulation extracorporelle.

● *Critères d'appel médical.*

▶ La fonction métabolique (6 h)

– Température centrale et moyens de lutte contre l'hyperthermie et l'hypothermie.

– Homéostasie, bilan entrée-sortie, connaissances des paramètres biologiques.

– Alimentation entérale et parentérale.

▶ La fonction rénale (30 h)

● *Monitorage :*
- diurèse horaire.

● *Pathologies rénales principalement rencontrées :* les insuffisances rénales aiguë et chronique, les états de choc avec les défaillances multiviscérales.

● *Traitements :*
- techniques d'épuration extrarénale.

● *Soins spécifiques :*
- drainages vésicaux et urétraux ;
- cathéters de dialyse ;
- shunts artério-veineux ;
- montage des lignes ;
- branchement et surveillance d'un patient sous dialyse ou sous hémofiltration.

▶ La fonction neurologique (18 h)

● *Monitorage :*
- moniteur de pression intracrânienne.

● *Pathologies neurologiques principalement rencontrées :* les traumatismes crâniens, les comas non traumatiques neurologiques, toxiques et métaboliques, les lésions médullaires.

- *Traitements médicaux et chirurgicaux.*
- *Soins spécifiques.*

– surveillance de la pression intracrânienne;
– surveillance d'une DVE (dérivation ventriculaire externe);
– surveillance d'une DVP (dérivation ventriculo-péritonéale);
– score de Glasgow et surveillance pupillaire;
– prise en charge du traumatisme médullaire.

- *Gestes :*

– pose des cathéters de surveillance neurologique.

- *Critères d'appel médical.*

▶ L'HYGIÈNE EN RÉANIMATION (12 H)

– prévention à tout niveau des soins;
– surveillance et entretien des locaux;
– connaissance des risques d'exposition au sang.

- *Pathologies nosocomiales principalement rencontrées :* les pneumopathies, les infections urinaires, les infections sur cathéters, du site opératoire, les bactériémies.
- *Traitements.*
- *Soins spécifiques :*

– les différents lavages de mains;
– les isolements;
– les prélèvements bactériologiques;
– la gestion de l'environnement proche du patient (tous les appareillages);
– politique d'hygiène dans le service;
– la toilette et les mobilisations.

▶ L'INFECTION (12 H)

– pathologies principalement rencontrées;
– pathologies bactériennes et virales, choc septique;
– traitements antibiotiques et le suivi des traitements.

▶ L'ASPECT RELATIONNEL DE LA PRISE EN CHARGE (12 H)

– la prise en charge du patient de la phase de sédation au réveil;
– la prise en charge de la famille;
– la communication dans l'équipe;
– l'accompagnement du patient en fin de vie.

▶ LA DOULEUR EN RÉANIMATION (12 H)

– la douleur aiguë;
– la douleur chronique;
– la douleur liée aux soins ponctuels.

- *Soins spécifiques :*

– évaluation de la douleur et traitements;
– analgésie contrôlée par le patient.

- *Stratégie de prise en charge.*

▶ PHARMACOLOGIE (12 H)

Connaissance des interactions médicamenteuses, des dilutions, des règles d'administration (importance des relais) et des surveillances spécifiques à chaque famille de médicament.

Les inotropes, les vasopresseurs, les solutés de remplissage, les dérivés sanguins stables et labiles, les hypnotiques, les curares, les analgésiques centraux.

▶ LES GREFFES, LES PRÉLÈVEMENTS D'ORGANES, LA LÉGISLATION (12 H)

– prise en charge de la famille du donneur;
– relation avec l'Établissement français des greffes : coordination;
– mise en condition du donneur;
– mise en condition du receveur;
– notion de mort cérébrale;
– lois bioéthiques;
– prise en charge du patient greffé.

▶ LES PARTICULARITÉS DE LA PÉDIATRIE (24 H)

- *Le nouveau-né prématuré :*

– prise en charge ventilatoire à la naissance (surfactant exogène, modes de ventilation spécifiques);
– régulation thermique;
– régulation hydro-électrolytique;
– spécificité de la fonction hémodynamique;
– risque infectieux et prématurité;
– les abords vasculaires et règles de perfusion;
– relation père/mère/enfant prématuré ?

- *Le nourrisson et le grand enfant :*

– prise en charge des détresses médicales et chirurgicales.

Pour cet enseignement, on se réfère aux chapitres concernant les adultes avec l'adaptation indispensable à la particularité de la pédiatrie.

▶ LES CONCEPTS D'HÉMOVIGILANCE, DE MATÉRIOVIGILANCE ET DE PHARMACOVIGILANCE (6 H)

Connaissance et mise à disposition des textes réglementaires, des procédures d'alerte et du suivi et du contrôle qualité.

▶ **Les transports intra/extrahospitaliers (10 h)**

– préparation du transport ;
– gestion du risque et monitorage et matériel de sécurité ;
– participation au transport et examens externes.

▶ **Les gestes d'urgence (12 h)**

– position latérale de sécurité ;
– désobstruction des voies aériennes ;
– ventilation manuelle avec ou sans matériel ;
– massage cardiaque externe ;
– défibrillateur semi-automatique ;
– mise en situation concrète (cas concrets de simulation) ;
– gestion du chariot d'urgence.

Annexe III Accueil et formation des IDE nouvellement affectés en réanimation

I. Accueil du nouvel IDE

- Présentation des différentes catégories de personnel du service.
- Entretien « personnel » avec la surveillante du service, concernant :

– la date du diplôme ;
– le lieu des études (IFSI) ;
– les différents stages pratiques effectués ;
– le projet professionnel ;
– les emplois tenus ;
– le choix du service de réanimation.

II. Formation sur le fonctionnement du service par la surveillante

II.1. Le service de réanimation

- *Infrastructure :*

– plateau central ;
– couloirs de circulation ;
– chambres (10) ;
– salle de déchocage ;
– salle hémodynamique ;
– locaux de stockage ;
– local biomédical ;
– local de décontamination.

- *Organisation :*

– programmation journalière du personnel ;
– feuilles d'ouverture journalière ;
– réassort des matériels ;
– chariot d'urgence ;
– chariot d'urgence pour intervenir dans les étages ;
– sac tyrolien pour les transports médicalisés.

- *Tâches et matériels annexes mais indispensables :*

– hygiène et décontamination ;
– stérilisation du matériel et de l'appareillage ;
– entretien et maintenance préventive des matériels ;
– matériels de transport médicalisés (ventilateurs, moniteurs) ;
– défibrillateur ;
– matériel de réchauffement ;
– matériel de refroidissement ;
– kits prêts à l'emploi.

- *Accueil des familles et organisation des visites :*

– accueil par les aides soignantes du service ;
– information par les personnels paramédicaux, la surveillante, les médecins ;
– accueil administratif par la secrétaire.

- *La « chapelle ardente » :*

– 2 heures légales après un décès ;
– respect des cultes religieux ;
– recueillement des familles ;
– nettoyage et disponibilité de la chambre.

II.2. Les différents supports écrits du service de réanimation

- *Dossier de soins papier.*
- *Feuilles d'ouverture de chambre.*
- *Classeurs des protocoles de soins.*
- *Classeurs de l'accréditation :*

– du service de réanimation ;
– des vigilances.

- *Classeur des notes de services.*
- *Feuilles de programmation journalière.*
- *Classeur des modèles de feuilles utilisées dans le service et à photocopier.*
- *Cahiers de consignes et de suivi du matériel à décontaminer et à stériliser.*
- *Feuilles et cahier d'inventaire des objets de valeur et des affaires personnelles des patients.*
- *Cahier de renseignements concernant les familles.*

II.3. Les outils informatiques

- *Logiciels et leur utilisation.*
- *Code d'accès confidentiel.*

III. Formation théorique par le cadre infirmier

Cette formation s'adresse principalement aux IDE qui n'ont jamais fait de réanimation, mais aussi qui viennent d'être affectés afin qu'ils se familiarisent rapidement avec les matériels, les techniques et les habitudes du service.

Elle est à la fois théorique (les principales pathologies rencontrées dans le service) et pratique (matériels de démonstration).

Elle est associée à un contrôle des connaissances afin de suivre l'évolution de l'intégration de l'IDE et ainsi de fixer la date de validation de cette formation.

III.1. Fonction neurologique

- *Les différentes pathologies rencontrées :*

– AVC hémorragiques et ischémiques;
– traumatisés crâniens;
– post-opérés de neurochirurgie;
– les post-opératoires de chirurgie générale (réveil).

- *Surveillances neurologiques spécifiques :*

– pupilles;
– état de conscience;
– signes de souffrance cérébrale;
– capnométrie (valeur normale 35 mmHg environ; pas plus de 40).

- *Signes des différentes atteintes dues à la dégradation de la fonction neurologique :*

– bradycardie;
– hyperthermie;
– pupilles instables;
– bâillement, mâchonnement, enroulement;
– convulsions;
– paresthésie, paralysie…

- *Pression intracrânienne (PIC) et pression intraventriculaire (PIV) :*

– indications;
– intérêts;
– matériel spécifique;
– soins et surveillances de ces dispositifs.

- *Surveillance :*

– Fc, PA, T°;
– SpO_2, capnométrie;
– pression perfusion cérébrale (PPC) = PA moy – PIC.

- *Installation spécifique du patient :*

– tête droite dans l'axe : « Tête-Cou-Tronc »;
– pas d'hyper-extension de la tête;
– pas de compression par les liens de fixation de la sonde d'intubation ou de la canule de trachéotomie);
– position demi-assis (buste à 30°).

III.2. Fonction cardio-vasculaire

- *Voie veineuse centrale (VVC) :*

– indications;
– abords vasculaires;
– cathéters de VVC mono et bilumières tunnellisables ou non;
– soins et surveillance d'une VVC.

- *Pression veineuse centrale (PVC) :*

– intérêts;
– son suivi;
– matériel : colonne d'eau, moniteur, capteur de pression.

- *Sonde de Swan-Ganz :*

– indications principales;
– intérêts;
– soins et surveillance.

- *Amines vaso et cardioactives :*

– indications et intérêt;
– principales amines;
– mode d'administration;
– relais des amines;
– surveillance.

- *Pression artérielle sanglante :*

– indications et intérêt;
– différents abords;
– matériels spécifiques : capteurs de pression;
– prélèvements sanguins : bilans, gazométries, hémocultures;
– soins et surveillance.

Paramètres hémodynamiques de surveillance :

– fréquence cardiaque (Fc) ;

– pression artérielle systolique (PAS), diastolique (PAD), moyenne (PAM) différentielle ;

– marbrures des genoux (état de choc).

III.3. Fonction ventilatoire

Insufflateur manuel d'oxygène :

– valve unidirectionnelle de différents modèles ;

– ballon compressible, en caoutchouc ou silicone (environ 1,5 litres) ;

– réservoir d'oxygène (2 à 2,5 litres) ;

– masques de tailles différentes selon la morphologie du visage et l'âge du patient ;

– différents insufflateurs du service : montage et démontage ;

– utilisation de l'insufflateur manuel ;

– contrôle du bon montage d'un insufflateur manuel.

Sonde d'intubation :

– indications et intérêt ;

– ballonnet et ballonnet témoin ;

– pression du ballonnet ;

– fixation de la sonde ;

– matériels nécessaires à l'intubation : laryngoscope, insufflateur manuel, aspiration ;

– soins et surveillance d'une sonde d'intubation.

Canule de Guedel :

– indications et intérêt ;

– rôle préventif : chute de la langue en arrière, morsure de la sonde d'intubation ;

– mise en place.

Canule de trachéotomie :

– indications et intérêt ;

– description de la canule ;

– différents modèles du service ;

– matériel pour trachéotomie ;

– soins et surveillance d'une canule de trachéotomie.

Ventilation mécanique :

– indications ;

– principes de la ventilation artificielle ;

– principaux modes ventilatoires (VC, VACI, AI, VS) ;

– NO : indication et matériel spécifique ;

– critères de sevrage du respirateur : cliniques, biologiques et radiologiques ;

– mise sur tube en T avant extubation (surveillances : clinique + biologique) ;

– position du filtre antibactérien ;

– position du bras du ventilateur.

Paramètres cliniques, hémodynamiques, biologiques et radiologiques de surveillance :

– Fc, PA, SpO_2, Fr, adaptation au respirateur ;

– auscultation des champs pulmonaires ;

– aspect des téguments : cyanose, marbrures, sueurs ;

– surveillance des différents paramètres du ventilateur et du patient ;

– gazométrie (valeurs normales) ;

– surveillance radiologique quotidienne ;

– prélèvement bronchique protégé (PBP) : intérêt et matériel spécifique ;

– fibro-aspiration : intérêt, matériel spécifique, surveillance durant l'examen.

Soins et surveillance d'un patient intubé/trachéotomisé et ventilé :

– soins de propreté : sonde/canule ;

– vérification pluriquotidienne de la pression du ballonnet ;

– aspiration bronchique en système clos ou pas : intérêt, matériel spécifique.

Installation d'un patient en ventilation spontanée et/ou intubé ou trachéotomisé et/ou ventilé sédaté ou pas :

– position assise à 30° ;

– ventilation spontanée plus efficace ;

– limite les micro-inhalations ;

– ventilation en décubitus ventral ;

– ventilation sur lit à rotation latéralisée.

Drainage thoracique :

– indications : pneumothorax, pneumohémothorax, postopératoire.

Matériels spécifiques :

– colonne de Jeanneret ou manomètre régulateur de dépression ;

– kit de drainage ;

– clamps ;

– pince à traire.

Surveillance du patient porteur d'un drainage thoracique :

– drains ;

– pansement ;

– kit : bullage, niveau liquidien ;

– Fc, PA, Fr, SpO_2.

III.4. Fonction digestive

– intérêt et indications d'une sonde naso-gastrique (SNG) chez le patient intubé/trachéotomisé/ventilé/sédaté : vidanger l'estomac, quantifier le liquide gastrique, administrer des médicaments ;
– intérêt d'une SNG à double courant : siphonnage, aspiration douce ;
– soins et surveillance de la SNG : vérification de sa perméabilité ;
– surveillance d'un patient intubé/trachéotomisé/ventilé sous alimentation entérale ;
– surveillance d'une reprise d'alimentation orale chez un patient trachéotomisé.

III.5. Fonction rénale

● *Surveillance de la diurèse :*
– intérêt ;
– couleur, aspect et quantité des urines.
● *Sondage vésical :*
– quand ? pourquoi ? comment ? par qui ?
– intérêt du sondage clos → protocole ;
– surveillance et soins de propreté.
● *Cystocath :*
– quand ? pourquoi ? comment ? par qui ?
– surveillance et soins de propreté.
● *Insuffisance rénale aiguë en réanimation :*
– principales causes ;
– signes cliniques et biologiques ;
– paramètres biologiques ;
– bases physiologiques de la fonction rénale ;
– principes de la dialyse ;
– principes de l'hémodiafiltration ;
– principes de l'hémofiltration.
● *Appareils de dialyse du service.*
● *Accessoires :* osmoseur, cartouche de déminéralisation.
– indication d'utilisation ;
– principes de fonctionnement ;
– entretien ;
– remplacement des cartouches.
● *Abords vasculaires et cathéter d'hémodialyse ;*
● *Soins et surveillance d'un cathéter d'hémodialyse :*
– pansement de propreté ;
– perméabilité ;
– protocole héparinisation.
● *Surveillance d'un patient dialysé :*
– hémodynamique ;
– paramètres des machines ;
– pression et débit dialysat ;
– pression veineuse et artérielle du circuit ;
– pression à l'intérieur du filtre ;
– surveillance des solutés de dialyse ou bains d'hémodialyse ;
– surveillance biologique : du patient et du dialysat ;
– bilan des entées et des sorties ;
– surveillance locale du site de l'abord vasculaire.

III.6. État cutané

● *Risques de troubles trophiques chez les patients à risque :*
– malade hémiplégique ;
– malade dénutri ;
– malade sédaté/ventilé ;
– malade curarisé/sédaté/sous amines/ventilé.
● *Moyens et techniques mis en œuvre :*
– prévention cutanée manuelle : massages, changement de position ;
– prévention cutanée par installation de supports à perte d'air ;
– critères de choix ;
– supports : utilisation, surveillance ;
– commande d'un support auprès de la société de location ;
– conduite à tenir en cas de dysfonctionnement ;
– modalité de reversement.

III.7. Appareil locomoteur

– prévention des attitudes vicieuses ;
– lutte contre les œdèmes membres supérieurs ;
– positionnement des jambes et des pieds ;
– kinésithérapie passive ;
– intervention du kinésithérapeute ;
– mobilisation douce par AS et IDE lors des soins et nursing.

IV. Rappel des mesures d'hygiène

● *Personnel soignant :* corporelles, vestimentaires, bijoux.
● *Patient :* toilette quotidienne et/ou pluriquotidienne, lit, environnement, linge…
● *Chambre :* sol, mobilier…
● *Matériel et appareillages divers.*
● *Zones communes pour le personnel.*

V. Informations d'ordre général

● *Ponctualité du personnel.*

- *Respect du règlement, de l'organisation et des protocoles du service.*
- *Respect des patients, du personnel tout confondu et du travail d'autrui.*
- *Responsabilités de l'IDE face à :*

– lui-même ;
– à l'AS et l'ASH ;
– au patient ;
– au service.

- *Accréditation à l'hôpital :*

– service de réanimation ;
– groupes de travail ;
– audit interne.

- *Projet d'établissement.*
- *Commandes des différents matériels/achats.*
- *Formation continue du personnel :*

– en réanimation : livres, revues, laboratoires, sociétés ;
– au sein de l'hôpital : hygiéniste, laboratoire, réunion de travail ;
– au niveau de l'institution :
  - projet individuel en accord avec les objectifs du service,
  - congrès régionaux ou nationaux,
  - journées de perfectionnement,
– au niveau individuel : communications lors de congrès militaires et/ou civils

VI. Formation pratique

Elle est assurée par les IDE référents du service de réanimation et le cadre infirmier, notamment pour certaines spécificités (dialyse, Swan-Ganz, PIC ou PIV)

Elle débute lorsque toute la formation théorique est terminée (vers la 3e semaine)

Elle commence par les tâches afférentes techniques, appelées « annexes » pendant 2 semaines, puis se poursuit au lit du patient.

Elle se base sur le protocole « évaluation et suivi de la formation pratique des IDE nouvellement affectés en réanimation » qui regroupe tous les gestes infirmiers et toutes les situations qui peuvent se présenter en réanimation. Ce listing est présenté sous forme de grille. Tous ces gestes sont montrés et expliqués au nouvel IDE autant de fois que nécessaire afin que celui-ci puisse à son tour savoir les faire et les maîtriser. Une validation est faite par l'IDE référent et/ou le cadre infirmier au fur et à mesure de l'acquisition des gestes et des situations.

Dès le 2e mois, un à 3 patients (en fonction de la charge de travail) sont confiés au nouvel IDE sous la surveillance éloignée mais présente, malgré tout, de l'IDE référent.

À partir du 3e mois, en fonction de l'évolution de la compétence de l'IDE, des patients ayant une charge de travail plus importante et nécessitant des soins une surveillance spécifiques de réanimation lui sont confiés.

VII. Suivi de cette formation

- *Par le IDE d'encadrement/référent :*

– travail quotidien en binôme : aux annexes, dans les chambres ;
– en concertation avec le cadre infirmier.

- *Par le cadre infirmier du service :*

– par un entretien auprès du nouvel IDE ;
– au coup par coup si difficulté ;
– 1 fois par mois pendant 3 mois ;
– puis au 6e mois ;
– bilan vers le 9e mois avec le « nouvel IDE » ;
– chaque fois que celui-ci en éprouve le besoin ou que cela est nécessaire ;
– auprès des IDE référents ;
– à l'aide de la grille d'évaluation ;
– chaque jour au travers de la tenue du dossier de soins et durant la journée.

Annexe IV – Évaluation et suivi de la formation pratique des IDE nouvellement affectés en réanimation

ÉVALUATION ET VALIDATION FORMATION PRATIQUE DE L'IDE EN RÉANIMATION

Par :........................... Date :.........................

SOINS INFIRMIERS - MATÉRIELS - SITUATIONS	***Vu***	***Pratiqué***	***Validé***
I. ORGANISATION DU SERVICE			
Présentation du plateau technique : – organisation – aménagement – rangement			
Présentation de la salle hémodynamique : – feuille d'ouverture de chambre – feuille des actes médicaux – aménagement – chariot d'urgence (réassort) – sac tyrolien (réassort)			
Présentation de la salle de déchocage : – organisation – aménagement – matériel – feuille d'ouverture de la salle – chariot d'urgence + défibrillateur			
Présentation d'une chambre : – organisation – aménagement – 2 types d'ouverture de chambre			
Présentation des salles de décontamination et stérilisation : – aménagement – organisation des tiroirs de rangement – vérification et réassort des tiroirs de rangement			
Présentation du local de matériel biomédical : – matériel de transport (respirateur, scope...) – batteries + chargeurs – défibrillateurs – matériel de réchauffement/refroidissement – ventilation spontanée + pression positive expiratoire (VS-PEP) – masques de ventilation non invasive (VNI) – réserve des insufflateurs manuels – différents accessoires : filtres antibactériens, électrodes...			
Présentation et rangement des réserves : – réserve pharmacie et dispositifs médicaux stériles (DMS) – réserve matériel de consommation courante			

ÉVALUATION ET VALIDATION FORMATION PRATIQUE DE L'IDE EN RÉANIMATION

Par :............................ Date :.........................

SOINS INFIRMIERS - MATÉRIELS - SITUATIONS	***Vu***	***Pratiqué***	***Validé***
Tenue du dossier de soins écrit			
Tenue du dossier de soins informatique PICIS			
Transmission infirmière écrite et/ou informatique : – feuille de relève – feuille de « transéat »			
Commande/gestion de médicaments à la pharmacie : – journalière – pour le week-end			
Gestion et commande des stupéfiants			
II. ACCUEIL DU PATIENT			
Feuille d'ouverture de site et accueil d'un patient venant : – des services – du bloc opératoire – par le SAMU/brigade des marins pompiers (BMP) – par hélicoptère			
Préparation de la chambre			
Préparation de la salle de déchocage			
Préparation du matériel et du chariot/brancard de transport			
III. FONCTION NEUROLOGIQUE			
Surveillance clinique : – hémodynamique – pupilles, conscience… – capnographie, pression de perfusion cérébrale (PPC)…			
Pression intracrânienne (PIC) et pression intraventriculaire (PIV) : – préparation du matériel – aide à la pose – soins et surveillance – ablation – mise en culture			
Installation du neurotraumatisé dans son lit			
IV. FONCTION CARDIO-VASCULAIRE			
Fonctionnement des moniteurs de surveillance : – patient test, branchement… – réglage des alarmes : Fc, PNI, SpO_2, PA…			
Appareils à ECG : fonctionnement			
Abords vasculaires : n° 1 – aide à la pose d'une voie veineuse centrale (VVC) – aide à la pose d'un cathéter artériel (KTA) – pansements (protocole du service) – installation d'un capteur de pression – montage rampes, tubulures, robinets…			

ÉVALUATION ET VALIDATION FORMATION PRATIQUE DE L'IDE EN RÉANIMATION

Par :.............................. Date :..........................

SOINS INFIRMIERS - MATÉRIELS - SITUATIONS	***Vu***	***Pratiqué***	***Validé***
Abords vasculaires : n° 2 : – ablation VVC et KTA – soin, mise en culture...			
Sonde de Swan-Ganz : – préparation du matériel – branchement de ces matériels – aide à la pose – agencement de la Swan-Ganz – suivi de la Swan-Ganz – ablation et mise en culture			
Relais des amines			
Changement des tubulures, rampes...			
Apprentissage et manipulation : – des pousses-seringues (PSE) – des pompes à perfusion			
Réassort du chariot d'urgence commun service et salle de déchocage			
Réassort du sac tyrolien			
Prélèvements sanguins : – feuille protocole en rapport avec les différents tubes – sur voies veineuses périphériques (VVP) – sur KTA – hémocultures			
V. FONCTION VENTILATOIRE			
Approche des différents respirateurs : – démontage – montage – tests de vérification			
Démontage, montage, vérifications des insufflateurs manuels			
Aide à l'intubation : matériel, déroulement du soin			
Aide à l'extubation : matériel, déroulement du soin			
Aide à une trachéotomie : installation, préparation du matériel			
Aide au changement d'une canule de trachéotomie : – déroulement du soin – matériel....			
Pansement et surveillance d'une canule de trachéotomie			
Prélèvement bronchique protégé (PBP) : – déroulement du soin, matériel...			
Aspiration trachéo-bronchique : – simple – sur système d'aspiration clos			

ÉVALUATION ET VALIDATION FORMATION PRATIQUE DE L'IDE EN RÉANIMATION

Par :.............................. Date :..........................

SOINS INFIRMIERS - MATÉRIELS - SITUATIONS	***Vu***	***Pratiqué***	***Validé***
Particularité de la canule de Shiley : pose, entretien.....			
Particularité de la canule de Biesalski : pose, entretien...			
Entretien du fibroscope et ses prélèvements selon protocole			
Aide à une fibroscopie et ses prélèvements			
Montage d'un aérosol sur respirateur : – préparation – montage du matériel spécifique – protection du respirateur...			
Surveillance d'un malade intubé/trachéotomisé : – fixation du matériel – pression du ballonnet			
Surveillance clinique d'un patient ventilé			
Surveillance des paramètres ventilatoires patient et ventilateur			
Surveillance biologique : gazométrie			
Apprentissage de l'appareil à gazométrie et entretien			
Apprentissage des différents modes ventilatoires : – ventilation contrôlée (VC) – ventilation assistée contrôlée intermittente (VACI) – BiBAP – aide inspiratoire (AI) – pression positive de fin d'expiration (PEP)			
Apprentissage de la ventilation « sur tube » : – matériel, installation, surveillance patient			
Installation d'un patient ventilé dans son lit			
Installation d'un patient sédaté/intubé/trachéotomisé/ventilé – sur un lit à rotation – agencement des tuyaux et appareillages – sonde, ventilateur, moniteur – cathéters, pompes, pousse-seringue électriques (PSE) – installation et « arrimage » du patient – réglage du lit – surveillance hémodynamique et des tuyaux durant les premières rotations			
Installation d'un patient sédaté/curarisé/intubé ou trachéotomisé/ventilé pour un décubitus ventral : – cathéter, canule trachéotomie, sonde d'intubation, gastrique – appareillages : ventilateur, PSE, pompes à perfusion – installation et vérification du patient après retournement – points d'appui : yeux, nez, bouche, – sonde intubation ou trachéotomie... – position des bras – écoulement nez, bouche – VVC, KTA, sonde vésicale – aspiration sécrétions bronchiques – état hémodynamique après retournement			

ÉVALUATION ET VALIDATION FORMATION PRATIQUE DE L'IDE EN RÉANIMATION

Par :.............................. Date :..........................

SOINS INFIRMIERS - MATÉRIELS - SITUATIONS	***Vu***	***Pratiqué***	***Validé***
VI. FONCTION DIGESTIVE			
Pose SNG chez le patient intubé – soins, protection, fixation de la sonde – installation d'un siphonnage – installation d'une l'aspiration – vérification de sa perméabilité			
Installation d'une alimentation entérale chez un patient sédaté/ventilé Surveillance : – du ballonnet – de la position du patient – du contrôle des résidus – du transit			
Surveillance reprise alimentation per os chez un patient trachéotomisé : – déglutition – régime pâteux strict – passage des liquides ? – installation position demi-assise – aspiration prête			
VII. FONCTION RÉNALE			
Sondage vésical : – pose sondage vésical clos – matériel – asepsie… – déroulement du soin			
Aide à la pose d'un cystocath : – préparation du matériel – préparation locale – déroulement du soin – positionnement et suivi			
Ablation de la sonde vésicale, du cystocath : – matériel – mise en culture			
Soins et surveillance : sonde vésicale, cystocath			
Surveillance de la diurèse : diurèse horaire, couleur, aspect…			
Mise en route et entretien de l'osmoseur			
Mise en route et entretien du générateur de dialyse			
Pose d'un cathéter d'hémodialyse : – matériel, préparation cutanée, soins et surveillance			
Installation et mise en route d'une cartouche de déminéralisation			

ÉVALUATION ET VALIDATION FORMATION PRATIQUE DE L'IDE EN RÉANIMATION

Par :............................ Date :..........................

SOINS INFIRMIERS - MATÉRIELS - SITUATIONS	***Vu***	***Pratiqué***	***Validé***
Préparation et mise en route d'une dialyse : – matériel spécifique – préparation et contrôle des bains d'hémodialyse – préparation du patient – préparation locale – pose cathéter *Branchement et suivi de la dialyse :* – surveillance des pressions veineuse et artérielle de la machine – surveillance hémodynamique du patient – contrôle biologique du patient et des bains			
Nettoyage et décontamination du générateur de dialyse : – après dialyse – en dehors des périodes de dialyse			
Rangement du générateur de dialyse : – l'appareil et ses accessoires – les cahiers d'entretien – les différents bidons : bicarbonate, acide			
Mise en route de l'appareil d'hémodiafiltration : – installation de toutes les lignes – préparation des solutés : dialysat, et de réinjection – branchement de l'appareil sur le malade – les différents réglages des alarmes – bilan des entrées/sorties – surveillance pression veineuse et artérielle – la compensation			
Mise en route de l'appareil à hémodiafiltration : – installation du kit – installation des différentes poches sur les pesons – fonctionnement – branchement sur le malade – suivi des entrées/sorties – surveillance des différentes pressions – compensations…			
Débranchement du patient sous hémodiafiltration			
Stockage et entretien de l'appareil hémodiafiltration : – dans le local Biomédical – étalonnage des pressions : – par le cadre infirmier – par les techniciens biomédicaux (en cas d'absence du cadre infirmier)			

ÉVALUATION ET VALIDATION FORMATION PRATIQUE DE L'IDE EN RÉANIMATION

Par :........................... Date :........................

SOINS INFIRMIERS - MATÉRIELS - SITUATIONS	***Vu***	***Pratiqué***	***Validé***
VIII. ÉTAT CUTANÉ ET APPAREIL LOCOMOTEUR			
Prévention d'escarres chez les patients intubés/trachéotomisés/ventilés/sédatés/curarisés : – installation dans le lit – prévention au niveau de l'agencement des tuyaux : – VVC, KTA, SNG, sonde vésicale (soins de propreté…) – capteur de doigt SpO_2 – à changer de doigt toutes les heures (si malade curarisé) – différents matelas et surmatelas à perte d'air : – critères de choix, réglage et surveillance – commande ou arrêt en semaine, week-end et jours fériés			
Prévention et installation du patient contre les attitudes vicieuses			
IX. GESTION DE SITUATIONS PARTICULIÈRES			
Accueil d'un patient en salle hémodynamique pour VVC, drain thoracique, cardioversion…			
Accueil d'un patient venant d'un autre service			
Accueil d'un patient amené par le SAMU/BMP			
Accueil d'un patient amené par hélicoptère			
Départ d'un patient intubé/ventilé/sédaté : – au scanner, au bloc opératoire – pour une évacuation par SAMU			
Détresse vitale et brutale d'un patient en réanimation			

POINTS CLÉS

1. ▶ Quel que soit le secteur d'exercice, et notamment en réanimation, la formation des personnels paramédicaux est indispensable pour assurer les soins de qualité que le patient est en droit d'attendre; pour s'adapter à l'évolution de l'encadrement législatif, des sciences et des techniques, pour actualiser et maintenir ses connaissances, pour une adaptation à l'emploi et pour favoriser l'intégration des nouveaux personnels.

2. ▶ Une formation spécifique s'avère nécessaire. Elle permettrait aux personnels infirmiers amenés à travailler dans les services de soins intensifs, de réanimation, voire de médecine d'urgence, d'acquérir les compétences nécessaires de façon à être apte à travailler dans de telles unités.

3. ▶ Trois temps peuvent se dégager pour planifier un déroulement cohérent. Un 1er temps d'intégration à l'environnement du service et aux personnels, un 2e temps de participation à la prise en charge d'un patient avec apports théoriques et pratiques et enfin un 3e temps de prise en charge progressive de 1 à 3 patients au bout de 2 mois. À chaque temps une évaluation formative intervient pour faire une mise au point avec le formé, d'où la nécessité d'avoir une grille claire et précise avec des critères objectifs.

Prise en charge du patient en réanimation

4

Accueil du patient en réanimation

Le personnel soignant (infirmier diplômé d'État, aide-soignant) joue un rôle fondamental dans l'accueil d'un patient en réanimation pour une prise en charge de qualité. Ce rôle implique une collaboration avec le médecin anesthésiste-réanimateur.

▶ LA FONCTION « INFORMATION » est également déterminante dans la qualité de l'accueil du patient et de sa famille (ou de son entourage). Il assure le relais et est le lien entre les médecins et le patient (ou sa famille/entourage) en donnant des informations claires, simples, adaptées aux attentes du patient (ou sa famille/entourage). Ses informations, même minimes, sont rassurantes et utiles.

La qualité de son accueil et ses capacités d'écoute permettront de limiter l'agressivité souvent rencontrée en urgence, dans une situation de stress et de mauvaise compréhension des informations purement médicales données par les médecins.

Chaque jour, une programmation de 24 heures, liée à la charge de travail, des différentes catégories de personnels soignants, est effectuée par le cadre infirmier. Elle peut s'adapter régulièrement au cours des 24 heures dès que la charge de travail varie ; ceci en fonction du nombre de patients présents et des tâches annexes. Une programmation des personnels destinés à accueillir un patient admis en service de réanimation est prévue (2 IDE, 1 AS) et ils se rendront immédiatement disponible dès l'annonce de l'arrivée d'un patient.

▶ IL N'Y AURA PAS DE PERTE DE TEMPS À LA PRÉPARATION DU MATÉRIEL, car chaque jour, l'IDE en poste le matin vérifie et valide la fiche d'ouverture de site en réanimation (chambre, déchocage et matériel d'urgence) après les transmissions écrites et orales avec le personnel de nuit. Ce protocole est validé pour 24 heures et offre l'avantage que chacun des sites est constamment conditionné par les différentes équipes soignantes pour le rendre opérationnel au fur et à mesure de leur utilisation. Sur le modèle de fonctionnement du bloc opératoire, chaque chambre est quotidiennement contrôlée, même si elle n'est pas occupée par un patient, afin de vérifier si tous les moyens nécessaires à une prise en charge adaptée à l'état du patient sont opérationnels. Une fois l'arrivée du patient annoncée, un ultime contrôle est réalisé sur des points plus particuliers. L'accueil d'un patient en réanimation ne doit pas être improvisé. En dehors du polytraumatisé qui sera abordé dans un autre chapitre, les procédures permettant de préparer l'accueil d'un patient en réanimation du département d'anesthésie-réanimation-urgences de l'hôpital d'instruction des armées A. Laveran à Marseille vous sont proposés (voir annexe, pages 98-99).

▶ LA PRISE EN CHARGE D'UN PATIENT s'articule de la manière suivante :

- **annonce de l'arrivée** (évaluer le délai entre l'annonce et la prévision d'arrivée du patient) ;
- **transmissions des informations sur l'état clinique du patient :** conscience, ventilation, état hémodynamique (ces informations pouvant orienter la préparation de matériel spécifique : Cell Saver, hémodialyse…) ;
- **préparation et ouverture de la salle de déchocage ;**
- **arrivée du patient :** accueil et prise en charge, accueil de la famille/ou entourage et installation en salle d'attente ;
- **réanimation, soins et bilans complémentaires ;**
- **informations au patient ou sa famille/entourage** (recherche du représentant légal et remise de l'inventaire vestimentaire).

▶ LES PATIENTS EN RÉANIMATION SONT MAJORITAIREMENT ATTENDUS ET ANNONCÉS. L'origine d'arrivée des patients peut se différencier pour la plupart des services de réanimation de la façon suivante :

- **par le service de régulation des urgences de la ville :** SAMU, sapeurs pompiers, marins pompiers ;
- **par le service des urgences de l'hôpital ;**

FICHE TECHNIQUE

PRÉPARATION DU MATÉRIEL DE RÉANIMATION

Infirmier(e) n° 1	*Infirmier(e) n° 2*	*Aide soignant*
Activation du site d'accueil • Vérification rapide du site de réanimation et mise en place de matériel spécifique si besoin (voir : *Protocole d'accueil d'un patient du bloc opératoire ou d'un autre service*, p. 98 et suivantes, et *Protocole d'accueil d'un patient en salle de déchocage*, p. 156)		• Aide à l'activation du site d'accueil
Arrivée du patient • Accueil • Consignes écrites et orales entre IDE (état hémodynamique, respiratoire, conscience et traitement en cours)		• Accueil • Consignes aide soignants : – recherche de l'identité, – regrouper effets personnels (prothèses dentaires ou auditives, lunettes de vue, affaires de toilette, etc.) – mettre dans sachets réservés à cet effet pour éviter toute perte.
Installation • Transfert du patient sur le lit de réanimation ou stricker (aide par chariot de levage ou planche de translation) • Installation en décubitus dorsal léger proclive de 15°	• Aide au transfert et aide à l'installation sur le lit de réanimation : rassembler les lignes de perfusions et vérifier leur perméabilité, installer les systèmes de drainages existants (sonde gastrique, sonde vésicale, drains)	• Aide au transfert et aide à l'installation sur le lit de réanimation • Accueil rapide de la famille et installation en salle d'attente
Mise en condition • Si intubé et ventilé : relais pris au ballon avec O_2 pur • Vérification position de la sonde, auscultation symétrique des 2 champs pulmonaires et ventilation manuelle • Installation en salle de déchocage ou en chambre de réanimation • Ventilation manuelle pendant que le médecin règle les différentes constantes du respirateur • Aspiration soigneuse bouche et trachée (veiller à l'absence de prothèses dentaires) • Si indication : aide à l'intubation trachéale • Si pas d'intubation trachéale : mise sous air/oxygène ou oxygène au masque facial ou lunettes d'oxygène sur prescription médicale • Pose 1re voie d'abord périphérique si nécessaire et mise en route de la réanimation (remplissage, amines) • Bilan sanguin + gazométrie artérielle + groupe sanguin, facteur rhésus et RAI selon les prescriptions médicales • Retrait matelas coquille ou pantalon antichoc si l'état hémodynamique du patient le permet et sur prescription médicale	• Mise en place du monitorage cardiaque, tensionnel et du saturomètre • Prise des constantes PA, Fc, SpO_2 et T°centrale • Évaluation de la douleur • Déshabillage (vêtements découpés puis retirés sans manipuler le patient, selon son état hémodynamique) • Pose 2e voie veineuse périphérique si nécessaire • Aide au retrait matelas coquille ou pantalon antichoc • Pose sonde naso-gastrique • Pose sonde urinaire et bilan urinaire prescrit	• Aide au déshabillage • Tri et recensement des affaires personnelles (si lésions d'origine criminelle : garder tous les effets vestimentaires, corps étrangers et débris d'objets) • Inscription identité du patient sur les sacs de rangements des effets personnels • Rédaction de la fiche d'inventaire et remise au cadre infirmier ou à un personnel administratif assermenté des dépôts d'objets de valeur au coffre de l'hôpital • Archivage du dépôt et de l'inventaire dans le dossier de soins (fiche d'inventaire) • Aide au retrait matelas coquille ou pantalon antichoc

FICHE TECHNIQUE

PRÉPARATION DU MATÉRIEL DE RÉANIMATION *(suite)*

Infirmier(e) n° 1	*Infirmier(e) n° 2*	*Aide soignant*
Mise en condition *(suite)*		
• Vérification état neurologique du patient : pupille, score de Glasgow • Aide à la pose voie veineuse centrale et cathéter artériel (préparation du matériel, aide à la pose, surveillance clinique des signes vitaux, pansements clos)	• Rédaction des bons et étiquetage des tubes • Commande de sang sur prescriptions médicales	• Envoi des examens sanguins et urinaires au laboratoire
• ECG • Aide au bilan radiologique • Bilan lésionnel cutané (plaies, escarres, brûlures) • Renseignement du dossier de soins • Commande d'un support ou d'un lit spécifique traitement des escarres	• Appel du technicien de radiologie • Appel éventuel des médecins spécialistes (chirurgiens, radiologue, cardiologue....)	• Aide au bilan lésionnel cutané • Accueil de la famille/entourage : les rassurer, leur donner des informations pratiques sur les règles de vie du service et de l'hôpital (horaires des visites, modalités administratives)
• Poursuite de la réanimation et mise en route des prescriptions médicales complémentaires (ex : antibiothérapie, anticoagulant....) • Si hypothermie : réchauffement du patient par l'installation d'un appareil générateur d'air chaud avec couverture corps entier ou hémi-corps • Si hyperthermie : refroidir le patient (vessie de glace)	• Surveillance des signes vitaux et rajustement de la réanimation (remplissage, amines....) • Gestes complémentaires de la réanimation : aide à la pose de drainage thoracique : préparation du matériel, surveillance du drainage et pansement clos	• Rechercher le représentant légal et noter ses coordonnées dans le dossier de soins (fiche de renseignement et confidentialité) • Remise du livret d'accueil de l'hôpital et de la note d'information au patient spécifique au service de réanimation • Transcriptions de tous les éléments de surveillance et gestes effectués dans le dossier de soins (représentant légal, inventaire, personnes à prévenir, religion...)
• Transcriptions de tous les éléments de surveillance et gestes effectués sur le dossier de soins (les constantes hémodynamiques restent en mémoire dans les appareils de surveillance cardio-vasculaire) • Ultime vérification de l'installation du patient	• 2e évaluation de la douleur et adaptation du traitement si prescriptions médicales	• Commande alimentation sur prescription médicale, si nécessaire
• Vérification des lignes de perfusions, réglage des pousses-seringues et pompes à perfusion (pas de prolongateurs qui s'entrecroisent) • Vérification des drainages et de leurs réceptacles • Accueil de la famille et accompagnement (informer sur les gestes réalisés, expliquer l'état de conscience, rassurer la famille)	• Prise de toutes les constantes hémodynamiques • Vérification de tous les pansements et réfection si nécessaire	• Accompagnement de la famille auprès du patient (après avoir été reçu en entretien par le médecin anesthésiste-réanimateur) • Aide aux règles de visites : lavage des mains, habillage, rangement de leurs effets personnels dans le vestiaire attribué par visiteurs.

- **par le bloc opératoire :** transfert d'un patient en post-opératoire après son passage en salle de surveillance post-interventionnelle (intervention programmée ou non nécessitant une réanimation prolongée) ;
- **par un service hospitalier de l'hôpital :** patient en détresse vitale.

POINTS CLÉS

1. ▶ L'accueil d'un patient en réanimation ne doit pas être improvisé. Une organisation doit permettre d'éviter les pertes de temps.

2. ▶ Avant l'arrivée du patient, la chambre doit être prête et vérifiée dans son fonctionnement par un infirmier(e) affecté(e) et responsable. L'information est déterminante afin d'adapter cet accueil aux besoins du patient et de sa famille.

Information du patient et de ses proches en réanimation

L'information du patient est une obligation, commune à toutes les activités médicales, y compris la réanimation. Cette information porte aussi bien sur la situation médicale de la personne soignée que sur les conditions de son hospitalisation et de son séjour. La Société française d'anesthésie et de réanimation (SFAR), le 13 juin 2001, et la Société de réanimation de langue française (SRLF), le 5 juillet 2001, ont élaboré et approuvé des recommandations concernant l'information du patient et de ses proches et/ou de sa famille en réanimation.

L'information doit respecter les principes éthiques de la relation *médecin-malade*, satisfaire les règles déontologiques et répondre à l'exigence légale du consentement aux soins. En réanimation la relation *médecin-malade* a évolué par nécessité vers une relation « *équipe médicale-patient et entourage* ». Les décisions sont assumées le plus souvent par l'équipe médicale, les proches étant le plus souvent informés, quelquefois consultés, mais moins souvent impliqués dans les décisions.

La qualité de l'information apportée aux patients et à leur famille fait partie des critères d'accréditation des services de réanimation. Le rôle du personnel paramédical, infirmier et aide-soignant, est ici primordial. Il est plus proche du patient et de ses besoins. Les renseignements et les informations qu'il peut apporter au patient et surtout aux proches sont souvent mieux compris et répondent mieux à l'attente de ceux-ci.

« Droits et information du patient (DIP) »

DIP 1 : L'établissement inscrit les droits et l'information du patient dans ses priorités.

DIP 3 : Le patient reçoit une information claire, compréhensible et adaptée sur les conditions du séjour.

DIP 4 : Le patient reçoit une information claire, compréhensible et adaptée sur ses soins et son état de santé.

DIP 5 : Le consentement du patient et/ou de son entourage est requis pour toute pratique le concernant.

DIP 7 : Le respect de la confidentialité des informations personnelles, médicales et sociales et de la vie privée est garanti au patient.

Le but de l'information

Règles relatives à l'information médicale

L'obligation de l'information au patient est régie par un certain nombre de règles :

- **dans le secteur public de la médecine,** d'après le décret n° 74-27 du 14 janvier 1974 relatif aux règles de fonctionnement des centres hospitaliers et des hôpitaux locaux, « *le médecin chef de service ou les médecins du service doivent donner aux malades, dans les conditions fixées par le Code de déontologie, les informations sur leur état qui leur sont accessibles ; dans toute la mesure du possible, les traitements et soins proposés doivent aussi faire l'objet d'une information de la part du médecin* ».
- **dans le secteur privé de la médecine,** « *le médecin est tenu d'une obligation particulière d'informations vis-à-vis de son patient* », et selon l'arrêt de la Cour de cassation du 25 février 1997, il est tenu d'apporter la preuve qu'il s'est acquitté de cette obligation ;
- **dans la nouvelle version du Code de déontologie** (décret n° 95-1000 du 6 septembre 1995), l'article 35 pose que « *le médecin doit à la personne qu'il examine, qu'il soigne ou qu'il conseille, une information loyale, claire et appropriée sur son état, les investigations et les soins qu'il lui propose… Tout au long de la maladie, il tient compte de la personnalité du patient dans ses explications et veille à leur compréhension* ».

Cependant il existe, en réanimation, des situations dans lesquelles la personne ne peut recevoir valablement l'information, parce qu'elle est inconsciente ou en détresse vitale. Lors d'une atteinte des fonctions supérieures, le patient peut être en situation prolongée d'incompétence. Ces situations associent un ou plusieurs éléments parmi les suivants : pathologies neurologiques, nécessités de sédation, états anxieux et dépressifs, troubles délirants ou confusionnels, réactions psychologiques à la pathologie et/ou aux traitements (dépendance majeure, apathie, ou au contraire rigidité et agitation), douleurs majeures chez un patient conscient, et modifications de l'homéostasie chez un patient inconscient (hyponatrémie, hypercalcémie, hypoglycémie, hypoxie, sepsis, etc.). Dans ce cas, l'article 36 du Code de déontologie précise que « *si le malade est hors d'état d'exprimer sa volonté, le médecin ne peut intervenir sans que ses proches aient été prévenus et informés, sauf urgence ou impossibilité* ». Comme le rappelle le Comité consultatif national d'éthique (CCNE) dans son avis n° 58 du 12 juin 1998, « *les proches ne sont pas les représentants légaux. Ils ne peuvent pas consentir aux soins à la place du malade. Le Code de déontologie demande seulement qu'ils soient prévenus et informés. Il ne dit pas qu'ils doivent être consultés. C'est donc l'équipe médicale qui prend les décisions pour le patient, tant que celui-ci n'a pas retrouvé ses capacités mentales.* » Il ne s'agit donc pas de substituer l'avis de tiers à celui de la personne (majeure et juridiquement capable) mais, pour l'équipe médicale, de prendre la décision qui paraît la plus adéquate pour la personne compte tenu de son état et, lorsqu'elle l'avait exprimé, de son point de vue, recueilli auprès des proches.

Information et consentement

L'information constitue une obligation régie par des règles juridiques précises. Elle doit permettre au patient de disposer des éléments adéquats pour prendre une décision « éclairée ». Selon la loi n° 99-477 du 9 juin 1999 visant à garantir le droit d'accès aux soins palliatifs, la « personne malade peut s'opposer à toute investigation ou thérapeutique ». Les informations qui lui sont transmises, avant toute décision médicale, ont pour but de la mettre en situation d'accepter ou de refuser ce qui lui est proposé, voire de choisir entre différentes alternatives. Les actes et démarches doivent être envisagés dans une finalité thérapeutique et/ou médicale. Celle-ci est soit déterminée par les médecins eux-mêmes lorsque les soins envisagés le sont dans l'intérêt du patient, soit fixée par la loi lorsque les interventions sont faites dans l'intérêt d'un tiers (recherches biomédicales, prélèvement d'organes).

Il convient de ne pas confondre, d'une part, information donnée *a priori* à la personne pour lui permettre d'exprimer son choix et, d'autre part, recueil du consentement, obligation pesant sur tout médecin lorsqu'il est amené à porter atteinte à l'intégrité corporelle d'une personne. D'après l'article 16-3 du Code civil, lorsque les soins nécessitent une atteinte à l'intégrité physique, ceux-ci ne peuvent être réalisés sans le recueil préalable du consentement de la personne concernée. L'exigence du consentement de la personne signifie que le médecin ne saurait intervenir sur quiconque en passant outre sa volonté.

▶ EN PRATIQUE, 2 situations doivent être distinguées :

- **celle de la relation de l'équipe médicale avec le patient,** où toute une série d'informations sur son cas, sa maladie, la manière de la soigner, etc., doivent lui être données ;
- **celle de l'intervention sur le corps du patient,** qui n'est licite que si elle a un but médical et si le consentement de l'intéressé a été préalablement recueilli, lorsque c'est possible.

Le contenu de l'information

Le contenu de l'information est dicté par l'article 35 du Code de déontologie. L'information nécessite du tact, peut demander du temps, doit tenir compte de la personnalité du patient. L'information doit être « *simple, accessible, intelligible et loyale* » précise la Charte du patient hospitalisé. L'avis du CCNE renforce encore ce caractère de visibilité et d'intelligibilité de l'information : elle doit être « *répétée, et celui qui la donne doit s'assurer qu'elle a été comprise* ». L'information doit porter sur l'état de santé actuel, les investigations nécessaires pour aboutir au diagnostic, la nature exacte des thérapeutiques proposées, les suites habituelles et les complications les plus fréquentes, en incluant, pour les actes pratiqués, les risques exceptionnels s'ils sont graves, et les alternatives thérapeutiques (arrêt de la Cour de cassation du 3 mars 1998). Par ailleurs, le patient doit être informé des conséquences d'un refus des soins (article 36 du Code de déontologie).

▶ LA CHARTE DU PATIENT HOSPITALISÉ (titre IV) précise aussi que le patient doit être « préalablement informé des actes qu'il va subir, des risques normalement prévisibles en l'état des connaissances scientifiques et des conséquences que ceux-ci pourraient entraîner ». Plus récemment, trois arrêts successifs de la Cour de cassation posent le principe que le patient doit être informé des risques graves des investigations ou des soins proposés. Les risques graves sont définis comme de nature à avoir des conséquences mortelles, invalidantes ou même esthétiquement graves compte tenu de leurs répercussions psychologiques ou sociales. Le troisième arrêt va plus loin, précisant que le médecin « *n'est pas dispensé de cette obligation d'informer des risques par le seul fait que ces risques ne se réalisent qu'exceptionnellement* ». En mars 2000, l'Agence nationale d'accréditation et d'évaluation en santé (ANAES), a recommandé de dispenser une information prenant en compte la situation propre de chaque personne. La forme orale doit primer, l'écrit pouvant être un complément.

L'article 35 du Code de déontologie médicale précise que « *dans l'intérêt du malade et pour des raisons légitimes que le praticien apprécie en conscience, un malade peut être tenu dans l'ignorance d'un diagnostic ou d'un pronostic graves…, un pronostic fatal ne doit être révélé qu'avec circonspection, mais les proches doivent être prévenus* ». Dans ce cas, il est important que l'un des proches bénéficie de l'information la plus complète possible et qu'on lui précise les éléments que le patient connaît et ceux qu'il ignore.

▶ MAIS L'INFORMATION NE SE LIMITE PAS AU DOMAINE MÉDICAL, elle porte aussi sur les conditions du séjour en réanimation (DIP 3 : le patient reçoit une information claire, compréhensible et adaptée sur les conditions du séjour). Cette information porte notamment sur l'organisation du service, les horaires de visite, les renseignements téléphoniques. Le patient, s'il est en état de bénéficier de cette information, et surtout les proches reçoivent une information leur permettant de comprendre comment sont organisés au sein du service les liens entre équipe soignante, le patient et les proches (voir annexe II, page 101).

Modalités de l'information

▶ DES ÉTUDES ont évalué la compréhension, la satisfaction et les symptômes d'anxiété et de dépression, ainsi que leurs déterminants, chez les familles de patients de réanimation. Elles ont permis d'identifier plusieurs facteurs susceptibles d'être améliorés afin de proposer aux familles une information de meilleure qualité.

Dans une étude sur 102 familles, il apparaît que la moitié des familles n'avaient pas compris l'information apportée par les réanimateurs. Les critères d'incompréhension étaient basés sur le principe de la reformulation des informations. L'incompréhension était associée à une durée trop brève de l'entretien, ainsi qu'à l'absence de remise d'un livret d'accueil. La difficulté de fournir une information quand la famille est d'origine étrangère a été retrouvée.

Dans une autre étude, la satisfaction des familles ainsi que les symptômes d'anxiété et de dépression ont été mesurés chez 920 membres de la famille de 637 patients hospitalisés dans 43 services de réanimation français. Les facteurs associés à la non-satisfaction sont l'apport d'informations contradictoires, l'information non dispensée à chaque fois par le même médecin, et l'absence de connaissance du rôle de chaque soignant par les familles. De même, une durée trop brève accordée à l'information et l'absence d'aide par le médecin traitant sont des éléments associés à la non-satisfaction. Les déterminants de symptômes d'anxiété pour les proches sont l'absence de réunion régulière entre médecins et infirmier(e)s et l'absence de salle réservée à l'information. Les personnes présentant des symptômes d'anxiété demandent plus fréquemment l'aide du médecin traitant et du psychologue. Les déterminants de symptômes dépressifs sont l'absence de salle d'attente et la perception par les familles d'informations contradictoires.

Plus récemment, le rôle d'un livret d'accueil standardisé a été évalué chez 175 familles. La non-compréhension était réduite de 40 % à près de 12 % avec le livret d'accueil. De plus, dans le sous-groupe de familles qui avaient une bonne compréhension, la satisfaction était significativement améliorée par le livret d'accueil.

▶ TROIS ENSEIGNEMENTS PEUVENT ÊTRE TIRÉS DE CES ÉTUDES :

- **Les familles souhaitent une information personnalisée et fidélisée avec les soignants.** Cette fidélisation permet d'éviter l'annonce d'informations contradictoires.
- **Les familles souhaitent l'aide du médecin traitant** (lorsqu'il en existe un, généraliste ou spécialiste), qui le plus souvent connaît l'équilibre de la famille du patient, et pourrait proposer un regard extérieur, favoriser la communication, et expliquer

à la famille l'avis des réanimateurs. Cette constatation fait émerger le débat sur l'intervention d'un tiers pour l'information des familles.

- **Enfin, la place privilégiée des conjoints dans l'information et la représentation des patients pourrait apparaître problématique.** Bien sûr, les conjoints sont les premiers à vivre l'absence du patient et sont *a priori* ceux qui, du fait de leur intimité avec le patient, bénéficient d'une attitude bienveillante de la part des soignants (bien que la place du conjoint puisse avoir une fonction symbolique différente dans d'autres cultures que la culture française). Or, la prévalence de symptômes anxieux (69 %) ou dépressifs (35 %) chez les familles des patients était plus importante chez les conjoints (81 % et 47 % respectivement).

Les destinataires de l'information

Le patient

▶ **Information préalable à l'hospitalisation en réanimation.** Lorsqu'une intervention chirurgicale lourde est programmée et nécessitera un séjour en réanimation, l'information fournie, notamment lors de la consultation d'anesthésie, permet au patient, d'une part de réaliser l'importance de l'acte proposé et, d'autre part, de se préparer psychologiquement au séjour en réanimation, voire de visiter les lieux. Cette information permet également aux proches de ne pas être inutilement inquiets, ce séjour étant alors vécu comme une précaution annoncée et non comme la conséquence d'une complication. La consultation fournit également l'opportunité d'identifier l'interlocuteur privilégié par le patient pour recueillir les informations ultérieures en réanimation.

▶ **Information durant l'hospitalisation.** Lorsque le patient est en mesure de recevoir des informations sur l'évolution de son état de santé, il est renseigné. Il peut cependant souhaiter ne pas être informé. Dans ce cas, sa volonté doit être respectée et consignée dans le dossier. Enfin, il lui est possible de désigner des interlocuteurs privilégiés et de décider des limites de cette information, tant vers les proches que vers des médecins (voir annexe I, page 100). Le CCNE a proposé « *que soit mise à l'étude la possibilité pour toute personne de désigner pour elle-même un représentant* ». La question de son rôle exact, consultatif ou décisionnel, n'a pas fait l'objet d'un texte législatif.

En réanimation, il est fréquent que l'admission soit effectuée en urgence, en raison de la gravité de l'état du patient. Il n'existe pas de relations préalables avec l'équipe médicale et paramédicale de réanimation et la gravité de l'état du patient ou ses troubles de conscience souvent ne lui permettent pas de recevoir l'information.

Les cas particuliers

▶ **Les mineurs.** L'hospitalisation d'un enfant en réanimation présente certaines spécificités. L'information des proches est difficile compte tenu du contexte affectif particulier qui accompagne le séjour en réanimation des enfants. Elle revêt de plus un caractère obligatoire, car les parents exerçant l'autorité parentale doivent donner leur consentement pour les gestes thérapeutiques. La Charte européenne des enfants hospitalisés affirme le droit de l'enfant à recevoir une information adaptée. Celle-ci se caractérise par sa délicatesse, une réserve et une simplicité certaines. Il est important de disposer de documents préétablis pour les autorisations nécessaires et de s'assurer que les deux parents exerçant l'autorité parentale reçoivent une information équivalente.

Ce qui est dit aux représentants légaux de l'enfant est comparable à ce qui est fait chez l'adulte. Dans certains cas, ces représentants ne souhaitent pas qu'une information exhaustive soit fournie à l'enfant. Il convient alors, en concertation avec l'équipe soignante, de trouver les termes que les parents jugent acceptables et qui fournissent à l'enfant une information suffisante.

▶ **Les majeurs mis sous sauvegarde de justice.** Dans certains cas, le médecin peut être amené à demander aux autorités judiciaires la mise sous sauvegarde d'un patient incapable de manifester sa volonté. Il ne s'agit pas d'une « décharge de responsabilité », mais d'un acte de respect envers la personne, en reconnaissant son humanité au travers de sa nécessaire protection.

▶ **Les personnes sous tutelle ou curatelle.** L'ensemble des chapitres relatifs aux personnes adultes présupposait qu'elles étaient juridiquement capables. En réanimation, il s'agit plus d'une fiction juridique que d'une réalité. Cependant, il peut exister des cas où, antérieurement à l'hospitalisation, la personne a été mise sous tutelle ou curatelle, soit pour des raisons médicales manifestes (neuropsychiatriques par exemple), soit pour des raisons plus juridiques. Il faut savoir que la responsabilité du tuteur ou du curateur se limite aux biens de la personne et ne concerne pas le corps de celle-ci. C'est pourquoi, tout comme les proches, il est impossible au tuteur ou au curateur de consentir à la place d'autrui en matière de soins médicaux. Concrètement, il existe certaines différences selon le mode de tutelle ; le titulaire d'une tutelle complète doit être informé comme un proche ; pour le curateur ou le gérant de tutelle, les informations peuvent être limitées à ce qui leur permettra de prendre toute mesure utile à la gestion des biens du patient. Quelles que soient les modalités de tutelle, il est très important de faire son possible pour recueillir l'avis de la personne soignée elle-même, qui doit donc être informée.

La famille et/ou les proches

Il est légitime de fournir aux proches des nouvelles si le patient ne s'y oppose pas (voir annexe II, page 101). Mais il est particulièrement difficile de fournir des informations sur ce qui est imprévisible. Souvent, lors de l'admission en réanimation, la pathologie dont le patient est atteint n'est pas connue en totalité et l'établissement d'un pronostic est incertain. Le patient et ses proches doivent être prévenus de cette difficulté et informés de la possibilité de développements ultérieurs. L'information initiale est capitale pour le climat de confiance de la relation ultérieure. D'une manière générale, les relations avec les proches méritent d'être organisées, de façon à permettre, tout à la fois le bon fonctionnement de l'unité et un climat relationnel favorable au dialogue avec les proches. Les associations de malades auront à jouer un rôle croissant dans ce processus et les médecins devront intégrer cette composante dans leurs pratiques. L'information de la famille, son degré de compréhension du contexte clinique, sa réaction sont des éléments importants de la prise en charge globale du patient et de son entourage. Ces aspects doivent être abordés pendant les relèves et lors des réunions de synthèse de l'équipe. Enfin, il y a lieu de vérifier que les proches sont entrés en contact avec la personne hospitalisée ou le service : l'absence de contact plus de 24 heures après l'admission doit conduire à vérifier auprès de l'administration que la famille a bien été avertie de l'hospitalisation.

Dans le cas où le patient ne peut recevoir l'information, le Code de déontologie impose, sauf urgence, de prévenir et d'informer des proches. Ceci conduit à préciser ce que sont « les proches », et à les identifier. Il n'existe pas de définition réglementaire des proches, mais on considère généralement que ce sont : les enfants légitimes, naturels ou adoptifs, les parents, époux ou concubins, les personnes ayant conclu un pacte civil de solidarité, enfin ceux qui partagent l'intimité du malade. La connaissance des liens familiaux ou personnels permet en règle générale de préciser leur réalité et les éventuels problèmes relationnels au sein de l'entourage. Lorsque ceci n'est pas possible, il semble logique de privilégier les liens de parenté au premier degré. Il convient dans tous les cas de rappeler que les proches ne peuvent se substituer à la personne dans la prise de décision. Il est très difficile de préjuger ce qu'aurait été l'avis d'une personne hors d'état de s'exprimer valablement ; il est en conséquence indispensable de recueillir les informations que seuls les proches peuvent fournir à ce sujet. Il est des cas où le patient a exprimé sa volonté à certains proches préalablement à l'hospitalisation. Il y a lieu d'en tenir compte, mais il est difficile d'extrapoler avec certitude à partir d'un propos tenu par une personne alors qu'elle ignorait que la réanimation était sa seule chance de survie. La décision reste de la responsabilité du médecin.

Attention

L'employeur, les compagnies ou caisses d'assurance ne font pas partie des proches.

Aucune information ne peut donc leur être délivrée.

Le médecin traitant

Son information est aussi d'une grande importance. La précocité de cette information est un gage d'efficacité, permettant de préciser les antécédents du patient, le contexte familial et de faciliter les relations ultérieures. Le médecin traitant ne pourra en effet pleinement jouer son rôle de conseil auprès de la famille que s'il dispose de suffisamment d'informations. Cependant, ce rôle ne pourra être joué que si le patient le souhaite, car le secret médical n'est pas un secret partagé entre médecins; c'est un secret dans l'intérêt du patient, dont ce dernier est seul juge. Le médecin consulté doit, avec l'accord du patient, informer le médecin traitant et lui faire part de ses constatations et décisions. En cas de refus du patient, il doit informer celui-ci des conséquences que peut entraîner son refus.

Le destinateur de l'information

Les médecins du service

L'obligation d'informer revient de manière générale à celui qui *« examine, soigne ou conseille »* le patient (article 35 du Code de déontologie). À l'hôpital, cette obligation revient aux praticiens de l'établissement (article 64 du Code de déontologie); *« Lorsque plusieurs médecins collaborent à l'examen ou au traitement d'un malade* [...] *chacun assume ses responsabilités personnelles et veille à l'information du malade »*. D'ailleurs l'arrêt de la Cour de cassation du 14 octobre 1997 précise que *« le devoir d'information pèse aussi bien sur le médecin prescripteur que sur celui qui réalise la prescription »*

La nécessité d'une présence médicale 24 heures sur 24 rend obligatoire le travail d'équipe et multiplie le nombre de personnes susceptibles de fournir des informations. La succession des interlocuteurs augmente le risque de distorsion de l'information. Cela justifie, de façon suivie, une communication interne, verbale ou écrite, sur le niveau d'information donné aux proches et leurs réactions. Il est important que chaque membre de l'équipe puisse à tout moment se reporter à un document indiquant quelles ont été les informations fournies (et à qui). Il peut s'agir d'une retranscription au jour le jour dans le dossier médical et celui de soins infirmiers ou d'une fiche spécifique à cette fonction. Dans tous les cas, il est souhaitable de conserver une trace écrite des informations majeures et/ou des prises de décision. Il est aussi recommandé, lorsqu'une situation de conflit ou d'incompréhension se déclare, de noter l'identité des personnes présentes et le climat de la discussion.

Actuellement,

il n'y a pas lieu de demander une signature (au patient ou à ses proches) témoignant de l'information reçue.

En dehors du personnel du service, il arrive souvent que plusieurs spécialistes (chirurgiens, cardiologues, radiologues, etc.) interviennent auprès du patient. Le Code de déontologie rappelle à ce propos que : *« Lorsque plusieurs médecins collaborent à l'examen ou au traitement d'un malade, ils doivent se tenir mutuellement informés ; chacun des praticiens assure sa responsabilité personnelle et veille à l'information du malade. »* (article 64). En pratique, cela engendre un risque d'hétérogénéité des informations fournies. Cette différence, souvent considérée comme mineure par les médecins, est parfois très mal vécue par les patients et leurs proches. En pratique, soit les praticiens de spécialités différentes se réunissent pour donner ensemble l'information ; soit chaque praticien ne donne d'informations que sur la partie du diagnostic ou du traitement qui le concerne, renvoyant les proches vers les autres intervenants pour le reste; soit, et c'est le plus souvent le cas, le médecin responsable du patient ou, si besoin, celui de la structure où est hospitalisé le patient, se charge de fournir une synthèse.

L'équipe paramédicale

L'information apportée par les infirmier(e)s et les aides-soignant(e)s est souhaitable, inévitable, et dans le prolongement de celle donnée par le médecin. Le personnel paramédical participe à l'information dans les domaines respectifs de compétence et dans le respect de ses propres règles professionnelles (Code de santé publique article L. 710-2). Ainsi, les modalités d'exercice de la profession d'infirmier(e)s recommandent une information adaptée, intelligible et loyale avant les soins, ainsi qu'à la demande de la famille.

L'information en pratique

Organisation des visites

▶ **Un local d'accueil et d'attente.** Le local d'accueil est fortement recommandé, situé dans une zone filtre, en amont des zones techniques et d'hospitalisation. Il comporte idéalement une salle d'attente, des sanitaires, voire une pièce consacrée aux entretiens avec les proches.

▶ **Des horaires et des règles simples.** Il est nécessaire de fournir aux proches les éléments pratiques leur permettant de disposer des moyens usuels pour s'adapter aux règles de visite des patients en réanimation et de vérifier qu'ils disposent déjà du livret d'accueil de l'établissement, mis à la disposition en salle d'attente.

▶ **L'affichage en salle d'attente des consignes essentielles est nécessaire** (voir annexe II, page 101). Cette information comprend par exemple :

- **la description du mode de visite** (horaires, nombre de visiteurs) ;
- **la possibilité d'entretiens formalisés avec les proches** (sur rendez-vous avec un médecin senior) ;
- **la description de ce que les visiteurs peuvent ou ne peuvent pas apporter ;**
- **les numéros de téléphone nécessaires** pour avoir des nouvelles et les heures d'appel ;
- **l'organigramme du service ;**
- **la signification des badges portés par le personnel** (couleurs, abréviations...) ;
- **la charte du patient hospitalisé** (circulaire ministérielle du 6 mai 1995) qui au titre III, stipule que les établissements de santé doivent veiller à ce que l'information du patient soit assurée, les médecins et le personnel paramédical y participant « *chacun dans son domaine de compétence* » (voir annexe III, page 102).

▶ **Identité du visiteur.** Lorsque le malade est en mesure d'exprimer sa volonté et refuse une visite, cette volonté doit être respectée. Pour cela il faut pouvoir connaître l'identité du visiteur, mais celle-ci ne peut pas être vérifiée, le personnel infirmier ou aide-soignant assurant l'accueil doit demander au visiteur d'indiquer son lien de parenté ou son degré de relation avec le patient et en informer le patient.

▶ **Conflits entre proches.** Il est recommandé de ne pas intervenir dans ces conflits et de laisser libre l'accès des proches au patient en respectant les règles d'accès du service. En cas de conflit à l'intérieur de la famille, il conviendra alors, d'expliquer avec tact la nécessité d'avoir un ou deux correspondants privilégiés. La multiplicité des membres de la famille justifie souvent qu'il soit demandé de désigner un interlocuteur privilégié. Cette attitude permet de concentrer les efforts réalisés pour l'information et d'en améliorer la qualité. Dans la mesure du possible, le conjoint du patient hospitalisé est prioritaire, et doit être considéré comme l'interlocuteur privilégié. L'équipe médicale doit s'engager à recommander au représentant familial de faire circuler l'information au sein de l'ensemble des membres de la famille (principe de circularité). Il convient d'inviter la famille, seule capable de désigner le représentant familial, à tenir compte des symptômes d'anxiété et/ou de dépression des personnes concernées.

▶ **Problèmes linguistiques.** Un interprète doit être recherché, si possible parmi les proches, sinon auprès de l'établissement, voire des autorités du pays d'origine.

▶ **Informations à caractère social et administratif.** Les familles seront informées des démarches administratives concourantes à la prise en charge administrative du patient, et orientées si nécessaire vers une assistante sociale.

Information sur la pathologie du patient et la cause de son séjour

▶ **Information initiale.** La première information doit être donnée par un médecin senior, de préférence en présence de l'infirmière en charge du patient. La qualité et la sérénité de ce premier entretien sont essentielles. Il est également souhaitable que le médecin accompagne le ou les visiteurs au chevet du malade. Des informations quotidiennes doivent pouvoir être fournies par l'ensemble du personnel médical et infirmier.

Pour l'information initiale, il faut chercher à expliciter les principes de la prise en charge d'un malade en réanimation, sa pathologie ainsi que les particularités du service. Comme généralement peu d'informations sont comprises à la phase initiale de la prise en charge, il faut rester concis mais savoir prendre le temps nécessaire en s'efforçant d'établir un climat de confiance entre les proches et l'équipe soignante. Cette information doit être donnée par un médecin, au moins lors de la première entrevue ; elle doit être sincère et loyale. C'est une occasion importante pour connaître le mode de vie et les souhaits du patient et de son entourage.

Les liens entre les proches et le patient doivent être formellement précisés à cette occasion, afin de savoir en particulier à qui donner des nouvelles. La désignation d'un interlocuteur privilégié est utile pour assurer non seulement la confidentialité de l'information mais aussi sa cohérence dans le temps.

La maladie du patient et les principales étapes diagnostiquées doivent être décrites, en présentant les certitudes et les incertitudes du moment. Il est indispensable d'envisager les complications avérées ainsi que les risques de complications ou de séquelles, liées à la pathologie ou aux techniques utilisées. Il est admis que la vérité ne doit pas être masquée aux proches mais expliquée, souvent de façon progressive, et mise en relation des faits. Les limites des techniques utilisées doivent être envisagées, chaque fois que cela semble nécessaire.

Seule une fraction de ce qui est dit sera mémorisée. C'est pour cette raison que l'information immédiate doit être concise, en donnant une perspective simple de l'évolution. Une mention large du temps de réanimation permet de fixer les idées, surtout pour les pathologies connues pour leur évolution longue. L'information sera détaillée et renouvelée au fur et à mesure du cheminement en réanimation.

▶ **INFORMATIONS ULTÉRIEURES.** Lors des échanges ultérieurs, il faut tenir compte des connaissances acquises au préalable par les proches afin de leur permettre de comprendre l'évolution de l'état de santé et des traitements proposés. La question habituelle : « *Que vous a-t-on dit depuis…* » permet de cerner le niveau actuel d'information et évite de fâcheux malentendus. Les termes difficilement compréhensibles ou ambigus pour un néophyte, comme « *pronostic, ventilateur, iatrogénie, cathéter, perfusion, transfusion, réveil (au lieu de l'arrêt des médicaments de la sédation)* », sont à éviter soigneusement. Il convient de s'assurer que les informations données ont été comprises. Une question relative à ce que le patient entend est fréquemment posée. Dans le doute, il est logique et humain de se comporter « *comme s'il entendait* », ceci permettant de maintenir certains liens affectifs et symboliques entre le patient et ses proches. À l'opposé, devant un patient en situation critique et fortement « sédaté », il sera rassurant pour la famille de savoir que l'« *on est sûr de peu de choses en médecine, mais que l'on est sûr que le patient ne sent rien et n'a pas mal* ».

L'information doit se garder de raccourcis inadaptés comme « *il va bien* » (car le point de vue du réanimateur est à cet égard bien différent de celui des proches), qui sera avantageusement remplacé par : « *son état est stationnaire* ». De même, tout événement inopiné (intervention, dégradation, etc.) nécessite une information particulière. En cas de décès, le service doit s'assurer qu'au moins un des proches en a été informé, avec tact. L'envoi d'un avis d'aggravation, avant la communication du décès, permet à la famille de se préparer à cette nouvelle.

À l'inverse, lorsque le patient, antérieurement dans l'incapacité de recevoir les informations, recouvre cette faculté, il est important de lui expliquer quel a été son état et ce qui lui a été fait. Cela mérite d'être vérifié avant son départ de réanimation.

▶ **INFORMATIONS TECHNIQUES SUR LES MOYENS UTILISÉS.** Celles-ci doivent être données de façon appropriée, en sachant anticiper. L'environnement instrumental doit être décrit succinctement, tout comme la possibilité de recourir à des techniques supplémentaires. Par exemple, le risque, le mécanisme et les moyens de prévention des infections nosocomiales doivent être schématiquement expliqués. Toute nouvelle technique significative sera décrite dans son principe et sa finalité. Il est recommandé d'envisager l'inconfort pour le patient, engendré par ces techniques, et les moyens utilisés pour l'atténuer. Le principe de la sédation-analgésie doit être évoqué et expliqué, car il modifie la capacité du patient à communiquer avec son entourage.

▶ **INFECTIONS NOSOCOMIALES EN RÉANIMATION.** La possibilité d'obtenir une indemnisation en cas d'infection acquise à l'hôpital ne nécessite plus l'apport de la preuve par le patient ou ses ayants droit qu'une faute a été commise, par le médecin ou l'établissement. Ce statut singulier de l'infection nosocomiale donne une importance particulière à cette information. Il est évidemment hors de question de cacher au patient ou à ses proches la survenue d'une telle infection. Il faut alors faire saisir la distinction entre les cas où une telle infection est totalement inhabituelle et responsable de la gravité de la situation, et les contaminations inévitables du fait de la pathologie et des soins nécessaires. Le rappel des mesures de prévention prises dans le service dans ce domaine peut s'avérer utile.

Communication téléphonique des nouvelles

La communication par téléphone de nouvelles sur l'état de santé d'un patient hospitalisé en réanimation pose le problème de la confidentialité de ces informations et de l'identité de l'interlocuteur. L'application du secret médical reste entière en réanimation : les employeurs, les caisses d'assurance, ou encore des personnes qui ne sont pas directement impliquées dans la situation des malades ne doivent en aucun cas être informées, d'où la nécessité d'une vigilance particulière.

▶ **Lors de l'admission en urgence d'un patient.** Il est demandé aux interlocuteurs, après communication du minimum nécessaire à l'identification du degré d'urgence, de se rendre rapidement à l'hôpital pour pouvoir y être informés de vive voix. Dans certaines circonstances violentes particulières (agressions), la consigne peut être donnée de ne fournir aucune information, même pour confirmer ou infirmer la présence du patient dans le service.

▶ **Patient en état stationnaire.** Dans ce cadre-ci, les proches connaissant les conditions de visite, il leur est proposé de pouvoir en plus prendre des nouvelles téléphoniques deux fois par jour, le matin et le soir, dans une plage horaire définie. Pour limiter les appels, il est demandé à l'entourage qu'une seule personne appelle et il est conseillé de s'organiser autour de la personne qui leur semble la plus apte à transmettre aux autres les nouvelles.

Ces informations téléphoniques sont destinées à confirmer qu'aucune modification majeure n'est survenue entre-temps. Elles ne peuvent absolument pas remplacer l'entrevue avec le médecin. Aucune information diagnostique, thérapeutique ou pronostique ne peut être fournie. Elles se bornent à confirmer l'état stationnaire du patient, préciser la réalisation de certains examens ou procédures, sans en décrire les résultats.

Dans la pratique, ces appels téléphoniques sont souvent pris par l'infirmière en charge du patient. Celle-ci changeant au cours de la journée et de la semaine, l'homogénéité de l'information est favorisée par la consultation d'un document mentionnant ce qui a été dit lors de l'entretien téléphonique précédent, et à qui.

Les infirmières sont particulièrement appréciées des familles, car elles transmettent des informations factuelles souvent attendues (comme le niveau exact de la fièvre, le moral du patient, la qualité de son sommeil), avec des mots et un accompagnement complémentaire de celui réalisé par le médecin. L'ensemble du personnel médical et paramédical est soumis aux règles du secret professionnel.

▶ **Aggravation rapide de l'état du patient, faisant craindre le décès.** En cas d'aggravation rapide de l'état du patient, et si le pronostic vital semble engagé à court terme, il est important de joindre téléphoniquement les proches pour les informer ou leur demander de venir. Les proches comprennent alors généralement l'état désespéré du patient, même si, là encore, aucun diagnostic ou pronostic n'est délivré par téléphone. L'importance de cette démarche justifie qu'elle figure dans le dossier administratif du patient.

▶ **Informations au médecin traitant.** Les informations données au médecin traitant peuvent être plus techniques. Il convient cependant qu'il ait été choisi par le patient. Il est alors un intermédiaire souvent précieux pour une meilleure information des proches. Là encore l'identité réelle de l'interlocuteur peut être difficile à établir. Au moindre doute, il est recommandé de demander à l'interlocuteur de fournir ses coordonnées téléphoniques et de le rappeler après vérification.

▶ **Relations avec les autorités.** Les informations à donner aux autorités de police doivent porter exclusivement sur la possibilité ou non d'interroger le patient. Si la demande est téléphonique, il faut s'assurer de la qualité de l'interlocuteur. Pour les autorités judiciaires, hormis l'information d'un décès éventuel (qui se fait par l'intermédiaire de l'administration de l'établissement de soins), toute autre information ne se fait que sur commission rogatoire, conformément à la loi.

Cas particuliers

▶ **Relations parents-enfants en réanimation pédiatrique.** L'importance du maintien des liens parents-enfants est une évidence, rappelée par des nombreux textes. Il faut cependant garder un certain espace de liberté pour l'équipe soignante. Dans de nombreuses structures, il est permis aux parents de participer à certains soins (nourriture, change, toilette) et d'assister aux autres s'ils le souhaitent. Le box doit respecter la vie privée de l'enfant (jouets, photos), maintenir une relation avec l'extérieur (télévision, téléphone) et permettre un certain isolement (rideaux, silence) dans la mesure du possible.

▶ **Demande de transfert.** Lorsque la demande de transfert est formulée par la famille, il convient d'en accepter le principe. Lorsqu'elle paraît discutable, il y a lieu de faire prendre conscience du caractère subjectif de la demande et du risque éventuel couru par le patient. L'intervention du médecin traitant est à rechercher. C'est en fixant des objectifs cliniques, simples à court terme, que l'entourage comprend mieux la prise en charge et la démarche du service.

▶ **Fin de vie.** Lors des premiers entretiens avec les proches, il faut rapidement aborder le problème du pronostic de la pathologie qui a justifié l'hospitalisation. Il faut tenter de recueillir le témoignage de l'entourage sur l'état antérieur et l'exigence du niveau de qualité de vie que la personne avait exprimé. Amener à une prise de conscience progressive, aidée éventuellement par le médecin traitant, lors d'entretiens répétés, que le décès peut être une issue douloureuse mais acceptable. L'abord de la fin de vie et les objectifs de soins palliatifs décidés par le corps médical et l'équipe soignante doivent être expliqués à l'entourage au cours d'entretiens répétés si nécessaire. Il faut tenir compte des besoins exprimés, directement ou indirectement, par le patient et, dans le cas contraire, tenter d'obtenir un consensus des proches sur ce thème et savoir respecter le temps leur permettant de se préparer au deuil.

▶ **Les rites religieux.** La confidentialité des éléments médicaux s'exerce également à l'égard des ministres du culte, que l'on ne peut assimiler à des « proches » du patient. Dans les services de réanimation, la promiscuité et la technicité rendent certaines pratiques religieuses incompatibles avec la continuité des soins. La famille qui exprime des souhaits particuliers doit respecter des règles propres à chaque service (nombre de visiteurs, bruits, bougies...). À l'inverse, l'équipe médicale et paramédicale doit se garder de « blocage sectaire » à l'égard d'une demande inhabituelle. Avant de la refuser, il faut tenter d'analyser les problèmes qu'elle posera et voir comment les résoudre dans la mesure du possible. Rappelons aussi que la chambre où repose un mort est un lieu privé où la famille a le droit d'entreprendre un processus de deuil de son choix, à condition de ne pas gêner le repos et les soins des patients hospitalisés dans l'unité. La réalisation dans l'unité d'un local où le défunt peut être présenté aux proches doit être encouragée.

Conclusion

L'information en réanimation, au-delà de l'obligation juridique, est une nécessité médicale et une exigence éthique. Sa qualité engage la réflexion de l'ensemble de l'équipe soignante. Ce lien permet d'orienter la prise en charge du patient vers une véritable alliance thérapeutique, et préserve à la fois des excès d'un paternalisme médical d'un autre âge et des dérives d'une « autonomie » mal comprise.

POINTS CLÉS

1. ▶ L'information doit respecter les principes éthiques de la relation *médecin-malade*, satisfaire les règles déontologiques et répondre à l'exigence légale du consentement aux soins. En réanimation la relation *médecin-malade* a évolué par nécessité vers une relation « *équipe médicale-patient et entourage* ». Les décisions sont assumées le plus souvent par l'équipe médicale, les proches étant le plus souvent informés, quelquefois consultés, mais moins souvent impliqués dans les décisions.

2. ▶ La qualité de l'information apportée aux patients et à leur famille fait partie des critères d'accréditation des services de réanimation. Le rôle du personnel paramédical, infirmier et aide-soignant, est ici primordial. Il est plus proche du patient et de ses besoins. Les renseignements plus que les informations qu'il peut apporter au patient et surtout aux proches sont souvent mieux compris et répondent mieux à l'attente de ceux-ci.

Surveillance et environnement du patient en réanimation

La prise en charge d'un patient en réanimation ne se limite pas à assurer des soins ou des gestes spécialisés. Pouvoir assurer des soins de qualité, nécessite une préparation initiale avec choix des matériels, mise en place de protocoles et de procédures et surtout en disposer à tout moment. Ceci nécessite une prise de conscience du personnel paramédical qui doit impérativement s'impliquer dans cette démarche. C'est ainsi qu'une feuille d'ouverture de chambre avec patient a été élaborée dans le département d'anesthésie-réanimation-urgences de l'hôpital d'instruction des armées A. Laveran à Marseille. Elle a pour but de planifier les tâches de l'IDE responsable du patient.

Exemple de protocole d'accueil d'un patient annoncé en chambre.

I. SE RENSEIGNER

IDE RÉA → IADE (bloc op.) ❑ / IDE (autres services) ❑

- Nom du patient : .... Prénom : .... Âge : ....
- *État du patient*
  Pls : .... T° : .... TA : .... Poids : .... SpO_2 : ....
  Problème particulier : ....
- *Technique mise en œuvre au bloc opératoire ou service* :
  Intubation : ❑ S. vésicale : ❑
  Trachéotomie : ❑ Canule n° : ...... VVP : ...... VVC : ......
  Capteur : Abbott ❑ Baxter ❑ Réchauffement : ❑
  Drain thoracique : droite ❑ gauche ❑
  Kit déjà monté : ❑ Dépression : ...... Drain clampé : ❑
  PSE nombre : .... SNG : ❑ Aspiration : ❑
- *Présence d'affaires personnelles du patient :*
  Lunettes : ❑ Sonotone : ❑ Prothèse dentaire : sup. ❑ inf. ❑
  Bijoux : boucles d'oreilles ❑ chaîne ❑ bague ❑ bracelet ❑ montre ❑
- *Technique à prévoir en service de réanimation :*
  Pose VVC ❑ mono-lumière ❑ bi-lumière ❑ KTA ❑
  Sondage vésical ❑

II. OUVRIR

Feuille d'ouverture de chambre sans patient

Feuille d'ouverture de chambre patient annoncé

1. ASPIRATION :

Régulateur de dépression branché ❑ Valve ❑
Régulateur de dépression entre 200 et 400 bars : ❑
Test d'aspiration : ❑
Réceptacle rigide ❑ Poche réceptacle neuve ❑
Tubulure régulateur/réceptacle ❑ Tubulure réceptacle/valve ❑
Flacon de rinçage vide ❑
Flacon de rinçage plein ❑
Sondes d'aspiration ❑
FONCTIONNELLE ❑ ■

2. INTUBATION :

Laryngoscope ❑ Sondes d'intubation ❑ Lumière blanche ❑
Canules de trachéotomie n° ❑ n° ❑ Lames n° 3 ❑ n° 4 ❑
2 canules Guédel n° 3 ❑ Pince de Magill ❑
FONCTIONNELLE ❑ ■

3. OXYGÉNATION :

Insufflateur manuel ❑ Tubulure d'O_2 du débilitre sur insufflateur ❑
Valve unidirectionnelle ❑ Boîte à olives ❑
Filtre antibactérien ❑ Absence de fuite ❑ Réservoir d'oxygène ❑
Humidificateur UU ❑ Masques : 1 MM ❑ 1 GM ❑
Adaptateur conditionné ❑ Débilitre d'oxygène branché ❑
Écrou adaptateur ❑ Olive ❑
FONCTIONNELLE ❑

4. VENTILATION :

Evita 4 ❑ -Servo 300 ❑ -Servo 900 ❑ -T.Bird ❑ - .... ❑
Remonté par .... le ....../....../......
Vérifié par .... le ....../....../......
Branchement sur onduleur ❑
Mise en fonction sur ballon test ❑
Vérification pré-réglage =
VT = 500 mL ❑ Fr = 12c/min ❑
FiO_2 = 0,5 ❑ Valve Pep à zéro ❑
Valve surpression 40 cmH_2O ❑
Alarme suppression 40 cmH_2O ❑
Validation par le médecin : Dr .... ❑

Filtre humidificateur antibactérien ❑ Rotule ❑
Agencement respirateur conforme à la fiche n° ...... ❑
Drainage thoracique : pack conforme fiche n° ......
FONCTIONNELLE ❑ ■

5. PRODUIT D'URGENCE :

Atropine ❑ *Effortil* ❑ Adrénaline ❑
Bronchodilatateur spray ❑ *Diprivan* ❑ Hypnomidate ❑

Exemple de protocole d'accueil d'un patient annoncé en chambre (suite).

6. MONITORAGE :

Moniteur SC 9000 ❑ Moniteur SC 6000 ❑ Tuyau PNI ❑
Brassard PNI = A ❑ A fort ❑ Verrouillage sur base ❑
Câble SpO_2 ❑ Branchement sur onduleur ❑ Câble DC/SVO_2 ❑
Hémopodes : 2 voies ❑ 4 voies ❑ Abott ❑❑ Baxter ❑❑
Programme DC/SVO_2 ❑ Module capnométrie ❑
Capteur capnométrie ❑
En mode de sortie ❑
Câble hémopode/moniteur ❑
Câble ECG ❑
En mode d'attente ❑
Câble T° ❑
FONCTIONNEL ❑ ■

7. PERFUSION :

* Pompe à perfusion = nombre .... Voyant secteur ❑
* PSE modulaires ❑ non modulaires ❑ Voyant secteur ❑
Nombre total de voies (minimum 4) .... dont .... modules
Agencement conforme à la fiche n° ...... ❑ et n° ......❑
* Bilan standard/spécifique sorti ❑

8. AUTRES MATÉRIELS :

Lit = voyant secteur ❑
Tare ❑
Vérification fonctionnement = électrique ❑ hydraulique ❑
Agencement lit/bras technique conforme fiche n° ...... ❑
Table adaptable fonctionnelle ❑
Couverture chauffante ❑

9. RÉASSORT :

Conforme aux fiches techniques ❑
Bloc technique : fiche n°... ❑ Poste de lavage mains : fiche n° ... ❑
Bloc pansement : fiche n°... ❑ Poste de cueillette : fiche n° ... ❑
Bloc hygiène : fiche n°... ❑ Poste administratif : fiche n° ... ❑

10. DÉCHETS :

Sac à linge rose ❑ bleu ❑
Containers à aiguilles ❑
Containers à déchets contaminés conforme fiche n° ... ❑
– avec sac plastique rouge ❑ vide ❑
– sans sac plastique rouge ❑ vide ❑ coché ❑

11. DOSSIER PATIENT :

Complet ❑
Tare ❑ Absorbex ❑

III. PRÉPARER

Matériel nécessaire au transport du patient

* Lit :

Commandes hydrauliques fonctionnelles ❑

* Oxygénation/ventilation :

Manodétendeur branché sur obus d'O_2 ❑
- Pression obus ≥ 150 bars ❑ Absence de fuite ❑
  Tubulure O_2 raccordé au manodétendeur d'O_2 ❑
- Insufflateur manuel fonctionnel ❑ Filtre antibactérien ❑
  Tubulure O_2 raccordé au manodétendeur/insufflateur manuel ❑
- Ventilateur de transport complet ❑ Branché sur obus d'O_2 ❑
  Vérification pré-réglage du ventilateur =
  VT = 500 mL ❑ FR = 12c/min ❑
  FiO_2 = 0,5 ❑ Valve PEP à zéro ❑
  Valve de surpression 40 cmH_2O ❑
  Alarme de surpression 40 cmH_2O ❑
  Vérification sur ballon test ❑ Filtre humidificateur antibactérien ❑

Validation par le médecin Dr ....❑

* Monitorage :

Moniteur SC 9000 sur station d'arrimage portable ❑
SC 6000 sur station d'arrimage portable ❑
Batterie ❑ Contrôle niveau de charge ❑
Câble ECG ❑ Câble SpO_2 ❑ Capteur SpO_2 ❑
Tuyau PNI ❑ Brassard PNI A ❑ A fort ❑

* Perfusion :

Pied porte sérum ❑
PSE = nombre .... Test fonctionnement = ❑

En grisé, les tâches à effectuer lorsque le patient est annoncé

Annexe I Information et droit de confidentialité du patient

Afin de préserver la confidentialité des informations personnelles, médicales et sociales des patients hospitalisés dans le service de réanimation, les dispositions suivantes sont prises.

Si l'état du patient lui permet d'exprimer clairement sa volonté, il faut dès son arrivée lui demander :

– s'il souhaite que l'on donne des informations sur son état de santé, *tout en préservant le secret médical.* Si la réponse est « oui », il doit identifier clairement la personne de son choix (et une seule) à qui ces informations pourront être données et les restrictions éventuelles en ce qui concerne le contenu de ces informations : toutes les informations utiles ou uniquement des informations sommaires et non médicales. La personne ainsi choisie sera donc la personne à prévenir en cas de nécessité, d'où l'obligation de disposer de son nom, de son prénom, de son adresse et de son numéro de téléphone, numéro qui servira à identifier cette personne ;

– s'il souhaite recevoir des visites. Si la réponse est « oui », il doit préciser clairement les restrictions éventuelles sur les personnes qu'il accepte de rencontrer. De toute façon, ces visites restent limitées à une personne à la fois au chevet du patient et à 2 personnes maximum par tranche horaire.

Ces renseignements doivent impérativement être transcrits sur le dossier du patient au niveau de la partie administrative. Avant le début des visites, l'aide-soignant(e) d'accueil doit faire le tour des chambres pour prendre connaissance de la volonté des malades et la transcrire sur le cahier des visites. Il (elle) est chargé(e), sous la responsabilité du médecin du service de réanimation, de faire respecter ces consignes.

Si l'état du patient ne lui permet pas d'exprimer clairement sa volonté (patient dans le coma ou « sédaté », pathologie neuropsychiatrique, incapable sous tutelle), il faut dès son arrivée rechercher le représentant légal. Si le patient est sous tutelle, il faut impérativement prévenir le tuteur dans les plus brefs délais. Pour les mineurs (âge < 18 ans) le représentant légal est au moins l'un des parents. En dehors de ces deux cas, le représentant légal d'un patient c'est d'abord son conjoint officiel (mariage, concubinage notoire), en cas d'absence, le plus âgé des descendants (enfants), en cas d'absence, les ascendants et enfin il est possible tout du moins *dans un premier temps* de considérer que c'est la personne qui s'occupe de lui dans la vie quotidienne (vie commune, voisinage, etc.). Une fois le représentant légal du patient défini, la procédure est la même que dans le cas précédent. Le nom, le prénom, l'adresse et le numéro de téléphone du représentant légal doivent être transcrits sur le dossier du patient.

Annexe II
Note à l'attention des familles et visiteurs

L'un de vos proches est hospitalisé dans le service de réanimation. Son état de santé, comme celui des autres hospitalisés du service, nécessite une surveillance et des soins permanents. C'est pourquoi, nous vous demandons de bien vouloir respecter les règles qui ont été instituées.

Les visites sont limitées et réglementées

Les visites, sauf volonté particulière du patient ou avis contraire du chef de service, sont autorisées tous les jours de 12 h 15 à 13 h 15 et de 18 h 00 à 19 h 00. Une personne à la fois est autorisée à se rendre au chevet du malade, et 2 personnes au maximum peuvent entrer dans la chambre par tranche horaire. Les enfants de moins de 15 ans ne sont pas autorisés à entrer dans le service. Il peut arriver qu'un soin ou qu'un examen soit en cours de réalisation au moment des visites. Nous ferons tout pour que vous puissiez tout de même voir votre parent, sans doute avec un peu de retard.

L'accès au chevet du malade est également dépendant de la volonté du malade. Il est en droit de refuser de voir une ou plusieurs personnes, et nous sommes tenus de respecter sa volonté.

Pour limiter le risque infectieux

Un vestiaire fermant à clé est mis à votre disposition. La clé vous est donnée à l'entrée par le personnel d'accueil. Nous vous demandons d'y déposer vos effets personnels (manteau, veste, sac à main et les autres objets que vous avez avec vous). *Avant d'accéder aux chambres*, vous devez passer la blouse qui se trouve dans le vestiaire, mettre un bonnet et des surchaussures, puis vous laver les mains. *Dans la chambre*, ne vous asseyez pas sur le lit et évitez de manipuler le matériel qui se trouve autour du malade. *En fin de visite*, jetez le bonnet et les surchaussures, remettez la blouse dans le vestiaire, pensez à récupérer vos effets personnels et n'oubliez pas de restituer la clé du vestiaire.

Pour les mêmes raisons nous vous demandons de ne pas apporter de nourriture, de boissons ou de fleurs aux malades. Par contre, *il est nécessaire d'apporter* un peigne ou une brosse à cheveux, une brosse à dents et du dentifrice, un flacon d'eau de toilette ou d'eau de Cologne, des rasoirs jetables, de la mousse à raser et peut-être une lotion après-rasage (pour les hommes).

Les nouvelles concernant l'état de votre parent sont réglementées

Aucun renseignement ne peut être fourni par téléphone.

Si le malade le souhaite et l'a clairement exprimé, des informations sommaires non médicales préservant le secret médical pourront être données par l'un des médecins du service, à une personne et une seule clairement identifiée. *Ces informations seront accessibles tous les jours de 8 h 00 à 9 h 00 au ....*

Au cours des visites, le personnel soignant est à votre disposition, ainsi que les médecins du service si vous le souhaitez. **Les renseignements qui vous seront transmis tiendront compte de la volonté de votre parent ou de son représentant légal si son état de santé lui interdit d'exprimer clairement sa volonté.**

Si vous le désirez, le chef de service ou l'un de ses adjoints peuvent vous recevoir sur rendez-vous.

Les formalités administratives

Il vous est demandé de bien vouloir vous rendre le plus rapidement possible au bureau des entrées de l'hôpital pour y effectuer les **formalités d'admission**. Vous devez, dans la mesure du possible, vous munir d'une pièce d'identité, de la carte de sécurité sociale et éventuellement de mutuelle du malade.

Si vous avez besoin d'un **certificat médical**, adressez-vous au secrétariat soit par téléphone au ...., soit à l'occasion d'une visite.

Nous sommes à votre disposition pour tout renseignement complémentaire. Si un problème se présente, n'hésitez pas à nous en parler.

Annexe III Mise à disposition de la plaquette d'information de l'hôpital et de la charte du patient hospitalisé

Tout patient doit pouvoir consulter dès son entrée la plaquette d'information de l'hôpital et la charte du patient hospitalisé s'il le souhaite. Pour cela des plaquettes sont disponibles au niveau du service de réanimation et nous sommes tenus d'informer le patient du contenu de la charte. Mais l'état des patients du service de réanimation ne leur permet habituellement pas de consulter cette plaquette et la charte du patient hospitalisé. Afin de favoriser cette information, les dispositions suivantes sont prises :

Si l'état du patient le permet, la plaquette d'information de l'hôpital avec la charte du patient hospitalisé doit lui être présentée et laissée à sa disposition. Le respect des règles d'hygiène ne doit pas être transgressé. Lorsque le patient quitte le service, il part avec la plaquette ou bien celle-ci est détruite pour éviter le risque de transmission croisée.

Si l'état du patient ne lui permet pas de prendre connaissance du contenu de la plaquette et de la charte du patient hospitalisé, celle-ci doit être communiquée à son représentant légal. Cette disposition ne dispense pas d'informer le patient dès que son état de santé le permet.

Prise en charge des principales détresses vitales

5

Détresse hémodynamique

Arrêt cardio-circulatoire (ACC)

Définition-Épidémiologie

Accident brutal et inattendu de cause naturelle, conduisant au décès constant en moins d'une heure en l'absence de secours immédiat.

▶ L'ORIGINE DES ARRÊTS CARDIO-CIRCULATOIRES est variable selon l'âge, schématiquement :

– chez le plus de 30 ans, 42 % des ACC sont dus à des fibrillations ventriculaires ;

– chez l'enfant, il s'agit pour l'essentiel de détresses respiratoires aiguës (fausses routes, inhalation toxique, noyades…) conduisant à un ACC anoxique.

▶ LA PRISE EN CHARGE DE L'ACC A ÉTÉ CODIFIÉE : l'ensemble des éléments est regroupé dans les « *International Guidelines 2000 for CPR and ECC* ».

Le point essentiel en est le concept de *chaîne de survie* qui a pour but d'assurer dans le minimum de temps :

- **l'alerte ;**
- **les manœuvres de survie** (massage cardiaque externe et ventilation) en moins de 4 minutes ;
- **la mise en œuvre de la défibrillation précoce en moins de 10 minutes ;**
- **la réanimation spécialisée.**

Prise en charge

Alerte

Le premier élément est la constatation de l'état de mort apparente.

On s'assure en moins de 90 secondes de :

- **la réalité de la perte de conscience** par un stimulus nociceptif (coma),
- **l'absence de respiration spontanée** après avoir libéré les voies aériennes (apnée),
- **l'absence de signes de circulation :** pas de pouls central perceptible, carotidien ou fémoral (arrêt circulatoire).

Recherche de l'arrêt circulatoire
1. doit être rapide (moins de 10 sec.)
2. en raison de la difficulté de recherche du pouls carotidien dans un temps extrêmement bref, il est licite de mettre en œuvre le massage cardiaque externe devant une victime **inconsciente, inerte en apnée.**

Le premier réflexe est d'alerter les secours *via* le 15 en dehors de l'hôpital ou l'unité des soins intensifs au sein d'une structure hospitalière.

Après l'alerte, il faut commencer les gestes élémentaires de survie.

Mise en œuvre des gestes élémentaires de survie

▶ POSITIONNEMENT DE LA VICTIME. La victime doit être allongée sur le dos sur un plan dur ; les déplacements sont effectués avec précautions surtout s'il existe un contexte traumatique où la mobilisation devra respecter le maintien de la rectitude de l'axe tête-cou-tronc.

Le sauveteur se place alors au niveau des épaules de la victime.

▶ LIBÉRATION DES VOIES AÉRIENNES SUPÉRIEURES (VAS). L'ouverture de la bouche permet de vérifier la vacuité de la cavité buccale et de retirer tout corps étranger.

En l'absence de traumatisme cervical : la tête est basculée en arrière et la mâchoire tirée vers le haut (figure 5.1).

En cas de traumatisme : le cou est maintenu en position neutre et la filière oropharyngée est ouverte en subluxant la mâchoire.

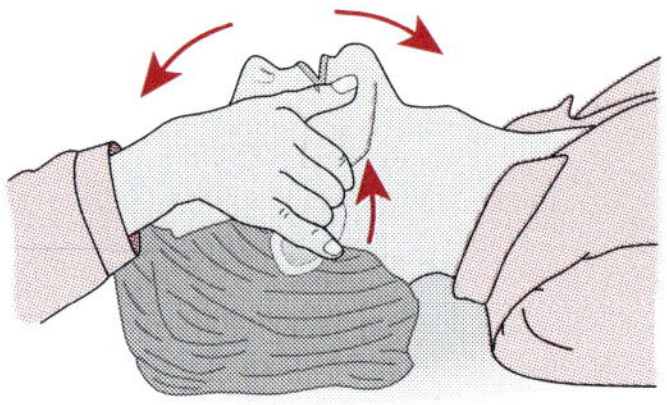

Fig. 5.1 Libération des voies aériennes supérieures.

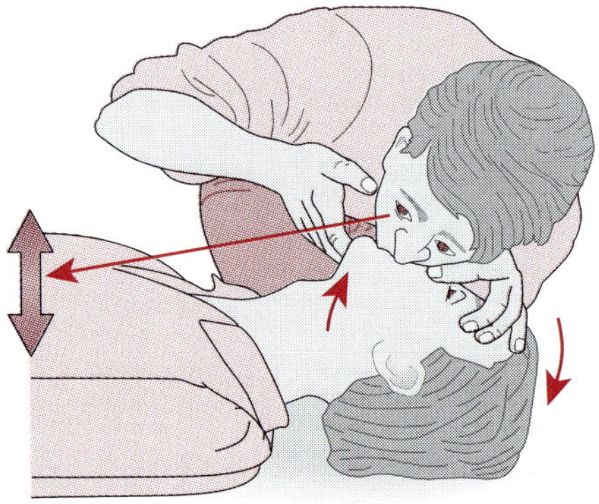

Fig. 5.2. Technique de bouche-à-bouche.

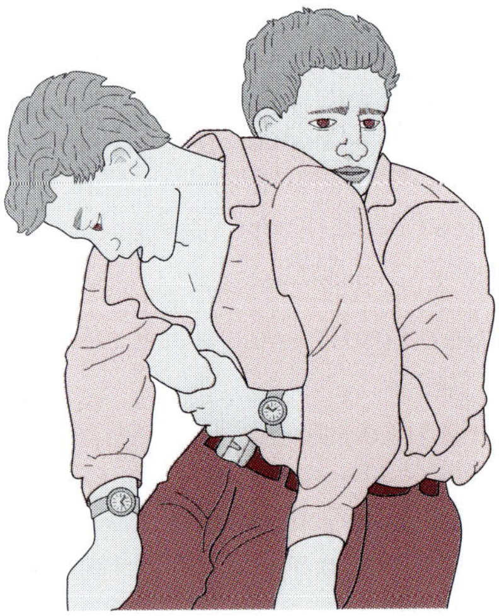

Fig. 5.3. Manœuvre de Heimlich.

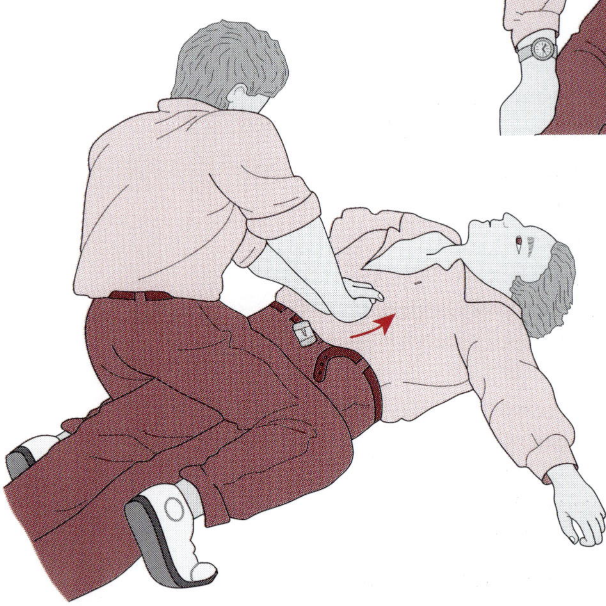

La ventilation artificielle est commencée par la technique du bouche-à-bouche, les recommandations actuelles précisent qu'un volume d'insufflation de 400 mL (simple soulèvement du thorax) apparaît suffisant pour limiter les effets d'une ventilation à gros volume (dilatation gastrique et régurgitation) (figure 5.2).

Remarque : en l'absence de matériel de protection, les directives du *Center for Disease Control* rendent légitime l'abstention de la pratique du bouche-à-bouche mais ne dispensent pas du massage cardiaque externe.

À ce stade, il faut reconnaître la présence d'un obstacle des voies aériennes (pouvant avoir été la cause de l'ACC) : insufflation des poumons impossible, thorax immobile, pas de flux expiratoire ; il faut recourir à la manœuvre de Heimlich (opérateur à califourchon sur le bassin de la victime et application d'une forte pression épigastrique postéro-supérieure) (figure 5.3).

Cette phase peut permettre de retrouver une activité cardio-circulatoire spontanément efficace dans les cas d'ACC anoxique par asphyxie mécanique.

▶ MASSAGE CARDIAQUE EXTERNE. Il s'effectue en exerçant une pression verticale médiosternale d'environ 5 cm, le pouls carotidien devant être perçu à chaque compression (figure 5.4).

La fréquence varie de 100/min chez l'adulte à 120/min chez l'enfant.

Le couplage avec la ventilation consiste en 2 insufflations suivies de 15 compressions ; après 4 cycles de ventilation-compression, on recherche une réapparition autonome du pouls carotidien (pas plus de 7 secondes).

Défibrillation précoce

Concept récent, permettant la mise en œuvre précoce d'une défibrillation électrique externe grâce à un défibrillateur semi-automatique pouvant être mis en œuvre par des non-médecins et capable de détecter une dysrythmie ventriculaire imposant un choc électrique externe (CEE).

Réanimation cardio-respiratoire médicalisée

Elle prend le relais des gestes élémentaires de survie avec pour objectif : le rétablissement d'une activité cardio-circulatoire spontanée efficace.

▶ ANALYSE DU TRACÉ ÉLECTROCARDIOSCOPIQUE. L'élément prioritaire est la *recherche d'une*

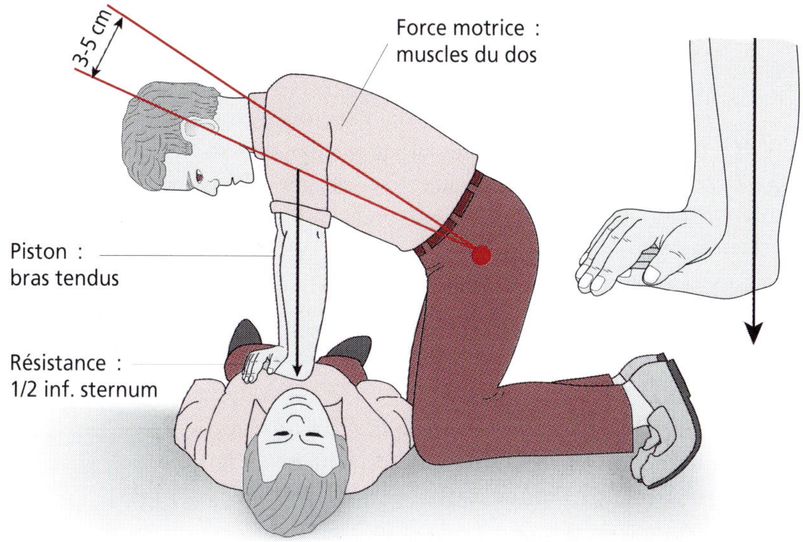

Fig. 5.4. Technique du massage cardiaque externe.

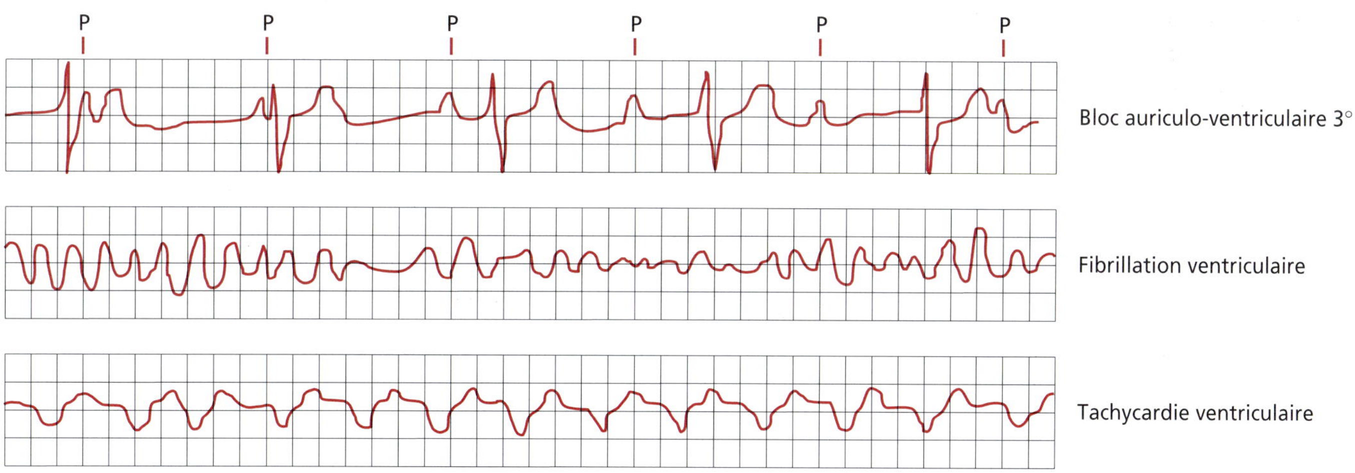

Fig. 5.5. Principaux tracés des troubles du rythme cardiaque.

dysrythmie ventriculaire sur l'électro-cardioscope (*fibrillation ou tachycardie ventriculaire*) imposant la cardioversion électrique sans délai (figure 5.5).

Cardioversion électrique
– palettes enduites de gel conducteur;
– positionnement le long de l'axe cardiaque : une palette partie supérieure droite du sternum, la seconde sous-mamelonnaire gauche;
– vérifier que personne n'a de contact avec le patient;
– débuter par cycle de 3 (CEE) : 200, 200 et 360 joules.

Hors dysrythmie ventriculaire, la réanimation impose de compléter la prise en charge de la ventilation artificielle et la mise en place d'un accès veineux.

▶ Voies aériennes

- maintien de la liberté des VAS par aspiration oro-pharyngée, mise en place d'une canule de Guedel,
- mise en œuvre de l'oxygénothérapie à l'aide d'un ballon autogonflant de type *Ambu*,
- relais de la ventilation et protection des voies aériennes par intubation (oro ou naso-trachéale).

Pendant cette phase le massage cardiaque externe n'est pas interrompu plus de 30 secondes.

▶ Restitution d'une activité cardio-circulatoire efficace

- mise en place d'un abord veineux de bon calibre (16, 18 G) le plus proximal possible;
- soluté de perfusion : NaCl à 0,9 %;
- **adrénaline** : elle reste le médicament catécho-

laminergique de référence, à la dose de **1 mg** intraveineux toutes les 3 à 5 minutes ;
- dès l'intubation, on peut l'administrer par voie endotrachéale à la posologie de **3 mg dilué dans 10 mL de sérum salé isotonique** instillés au plus loin de l'arbre bronchique grâce à une sonde d'aspiration introduite dans la sonde d'intubation.
- **autres médicaments :**
  - *les vasopresseurs :*

– la vasopressine : alternative à l'adrénaline en cas de TV/FV rebelles aux CEE, en dose unique de 40 UI intraveineux ;
– l'isoprénaline (*Isuprel*) : indiquée dans les bradycardies sévères (BAV III), amp. de 10 mg, 10 amp. diluée dans 50 mL, au pousse-seringue électrique à vitesse croissante de 1 à 10 mL/h.
  - *les antiarythmiques :*

– amiodarone (*Cordarone*) : en cas d'échec ou récidive de FV/TV, 300 mg (2 amp) dans 100 mL de SG 5 % intraveineux rapide avec relais 0,4 à 0,8 mg/kg/h ;
– atropine : dans les asystoles, dose unique de 1,5 à 3 mg IV ;
– lidocaïne : FV/TV rebelles aux CEE et adrénaline ou hyperexcitabilité ventriculaire ; bolus de 1 mg/kg IVD, toutes les 5 minutes sans dépasser 3 mg/kg ;
– tosylate de brétylium : en cas d'échec de la lidocaïne, bolus de 5 mg/kg IV ;
– sulfate de magnésium : principale indication dans les torsades de pointes, bolus de 2 g et relais IV : 3 à 20 mg/min.

Conclusion

La prise en charge de l'arrêt cardiocirculatoire est une course contre la montre, imposant d'entreprendre les manœuvres de ressuscitation dès la 4e minute, seul espoir de voir les taux de mortalité et de séquelles neurologiques diminués. En l'absence de reprise d'activité électrique au-delà de 30 minutes de réanimation, le taux de survie est quasi nul.

États de chocs

Définition

L'état de choc se caractérise par une défaillance de la microcirculation, responsable d'une hypoperfusion cellulaire aiguë et durable. L'apport d'oxygène aux cellules n'est plus adapté à leurs besoins : il existe une souffrance cellulaire. L'altération profonde des conditions hémodynamiques entraîne une ischémie des organes-cibles irréversible spontanément.

Physiopathologie

Physiopathologie commune des états de choc

▶ UNE HÉMODYNAMIQUE NORMALE IMPLIQUE :
- **un volume circulant normal** (volémie 5 à 6 litres) et un retour veineux suffisant ;
- **une contractilité myocardique efficace ;**
- **une circulation périphérique normale.**

La circulation périphérique est constituée d'un réseau capillaire contenant 6 à 7 % de la masse sanguine, mais capable de stocker un volume important.

La vasomotricité est régulée par le système sympathique qui agit par l'intermédiaire d'hormones appelées catécholamines (adrénaline, noradrénaline) dont le site d'action est constitué de récepteurs spécifiques (tableau 5.1).

Tableau 5.1. Les différents récepteurs des catécholamines.

Récepteurs	Localisation	Effets
alpha	vaisseaux	vasoconstriction périphérique
bêta 1	cœur	chronotrope + inotrope + tonotrope + bathmotrope + dromotrope +
bêta 2	vaisseaux	vasodilatation périphérique
delta	reins	vasodilatation

▶ TROIS ACTEURS CARDIO-VASCULAIRES sont à la base de la physiopathologie d'un choc. Ce sont la **pompe cardiaque**, le contenant ou **lit vasculaire**, et enfin le contenu ou **masse sanguine**. Une altération de l'un ou de plusieurs de ces trois composants peut conduire à un état de choc.

On peut définir plusieurs types de chocs, en fonction de l'atteinte initiale de l'un ou l'autre des composants :
- **une atteinte de la pompe cardiaque** déclenchera un choc cardiogénique, ensemble physiopathologique dans lequel le cœur peut être :

– soit *principal responsable* par défaillance myocardique (infarctus du myocarde par exemple) ;
– soit *victime* (pneumothorax suffocant, embolie pulmonaire massive, tamponnade) ;

- **une atteinte de la masse sanguine** lors d'une hémorragie massive par exemple, donnera un choc hypovolémique.
- on parlera de choc distributif lors **d'une atteinte du lit vasculaire**, qu'on trouve en cas de réaction anaphylactique ou d'infection grave par exemple.

Après ce point de départ initial, un état de choc constitué se déroule schématiquement en plusieurs étapes.

▶ LA DÉFAILLANCE HÉMODYNAMIQUE INITIALE entraîne une **baisse de la perfusion des tissus**. L'hypoperfusion tissulaire induit une diminution de l'oxygénation des cellules, avec activation de la voie énergétique anaérobie qui produit moins d'énergie et rejette des lactates dans la circulation.

Pour compenser cette défaillance, le système sympathique est activé (libération intense de catécholamines), ce qui permet :

– **d'augmenter le débit cardiaque** par augmentation de la fréquence et de la contractilité myocardique,

– et **de préserver la vascularisation des organes nobles** que sont le cerveau, le cœur et le foie aux dépens des circulations cutanéo-muqueuses, rénales et de l'appareil digestif, qui sont le siège d'une vasoconstriction intense.

Le choc est alors **compensé**.

▶ L'ANOXIE TISSULAIRE entraîne une cascade de réactions cellulaires et humorales. Le déversement de métabolites cellulaires de l'anaérobiose (lactates, histamine, kinines) dans la circulation entraîne une **vasodilatation** et des troubles de la perméabilité de la paroi des vaisseaux qui impliquent une **fuite liquidienne** vers les espaces extracellulaires. Ces deux phénomènes aggravent la mécanique circulatoire déjà altérée.

L'anoxie cellulaire favorise également des troubles de la coagulation (agrégation plaquettaire, activation locale des facteurs de coagulation).

Le choc entre alors dans un cercle vicieux et devient **décompensé.** Il tend à devenir **irréversible**.

Retentissement viscéral de l'état de choc

Il est secondaire aux troubles vasomoteurs et à la souffrance cellulaire (voir figure 5.6), et peut aboutir à un **syndrome de défaillance multiviscéral** (SDMV).

▶ CŒUR. Peut être à l'origine de l'état de choc, mais on peut aussi noter l'apparition retardée

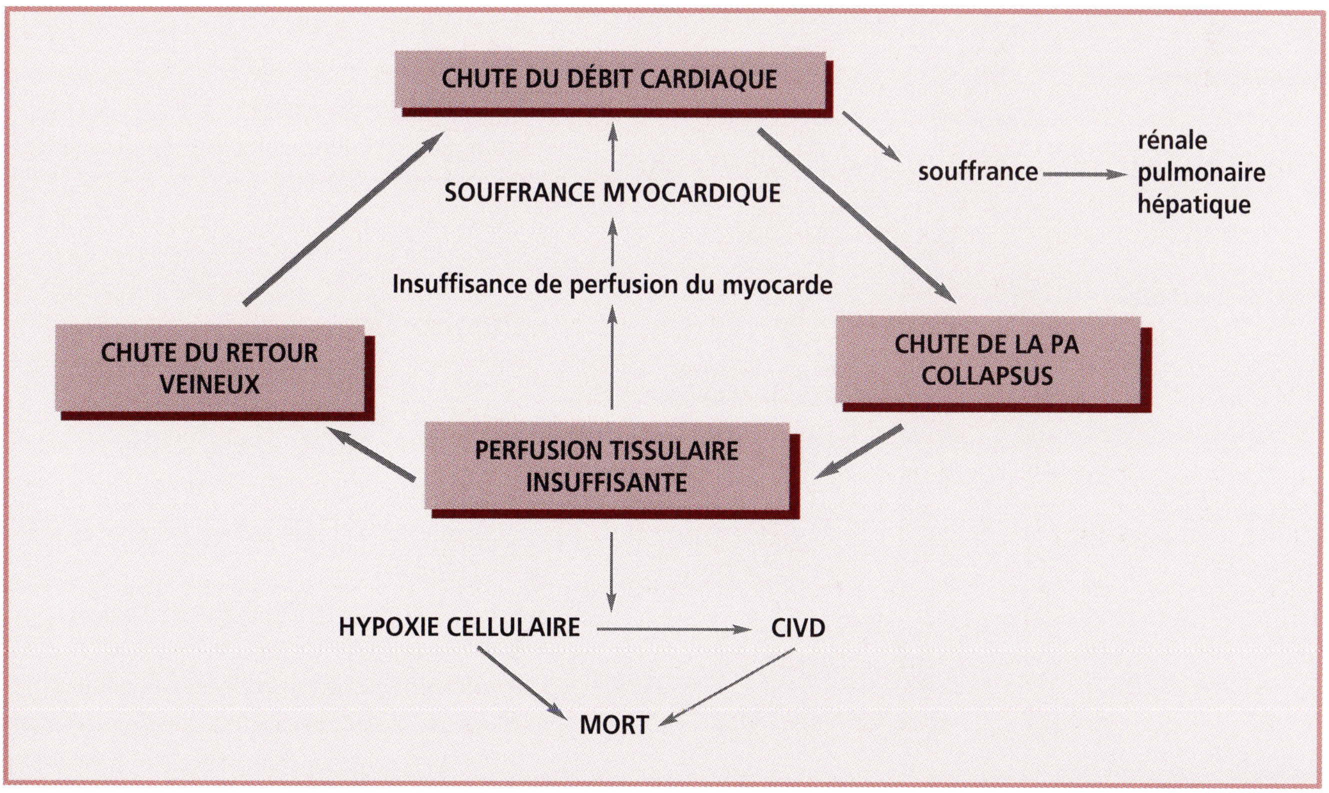

Fig. 5.6. Le cercle vicieux du choc.

d'une baisse de la contractilité myocardique induite par :

– l'anoxie et l'acidose qui ont un effet inotrope négatif ;

– l'épuisement des catécholamines endogènes ;

– la baisse de la perfusion coronaire.

Inotrope : action sur la force de la contractilité myocardique.

▶ POUMONS. Une détresse respiratoire aiguë nommée SDRA (syndrome de détresse respiratoire de l'adulte) apparaît souvent à la phase initiale ou au décours d'un état de choc. La membrane alvéolo-capillaire a été altérée au cours du choc (endotoxine, acidose, bactériémie, hypoperfusion…) ce qui vient perturber les échanges gazeux.

▶ CERVEAU. Sa souffrance est liée à l'hypoperfusion cérébrale et à l'hypoxémie.

▶ REIN. Initialement apparaît une insuffisance rénale fonctionnelle (réversible) due à l'hypovolémie pouvant évoluer secondairement vers une insuffisance rénale organique (irréversible) si le choc se prolonge. Le tableau clinique est celui d'une oligurie, voire d'une anurie.

Oligurie : diminution de la diurèse horaire (< 30 mL/h).
Anurie : absence de diurèse.

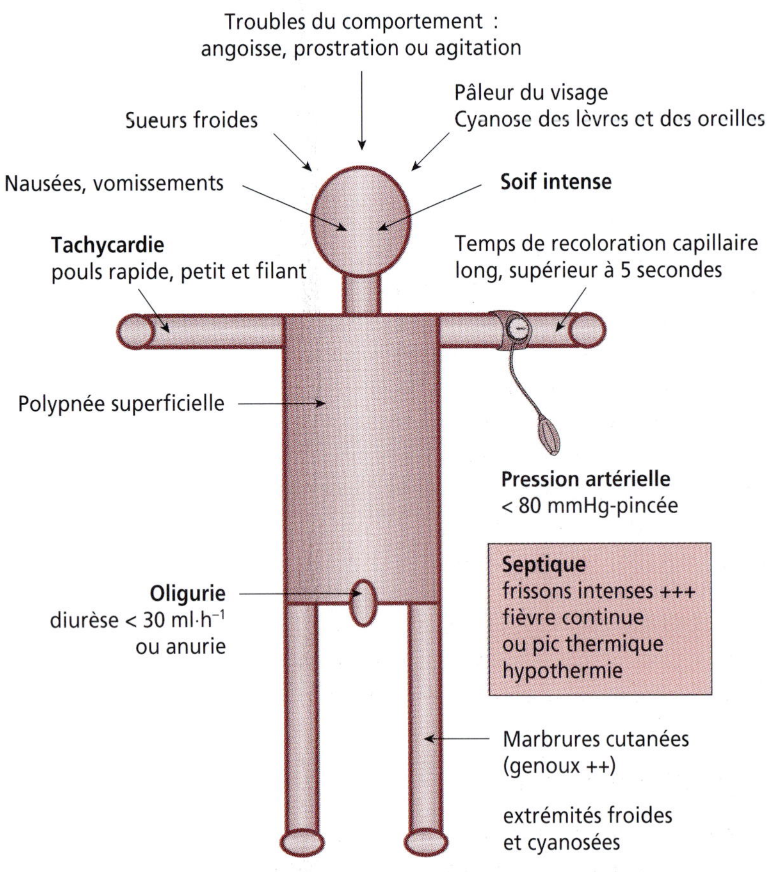

Fig. 5.7. Signes cliniques de l'état de choc.

▶ APPAREIL DIGESTIF. Il se forme des érosions gastriques avec risque d'hémorragie digestive. De plus l'ischémie intestinale (favorisée par la vasoconstriction intense ou due à un volvulus) favorise le passage dans le flux sanguin de bactéries présentes dans le tube digestif (ou de leurs endotoxines), sources d'infections parfois gravissimes, venant accélérer le cercle vicieux du choc. De même, le choc peut se compliquer d'une pancréatite aiguë.

▶ FOIE. Les conséquences cliniques et biologiques d'une souffrance hépatique apparaissent quelques jours après le choc par destruction des cellules hépatiques. On note une insuffisance hépatique, avec :

– une cytolyse avec augmentation rapide des transaminases (ASAT-ALAT) ;

– une baisse des facteurs de la coagulation (prothrombine-fibrinogène) ;

– une hypoalbuminémie tardive.

▶ AUTRES CONSÉQUENCES

– Libération par les cellules détruites de substances activant la coagulation.

– Concentration des hématies dans les capillaires exclus (effet *sludge*) source de thromboses locales.

Diagnostic

Signes cliniques (figure 5.7)

▶ SIGNES CARDIO-VASCULAIRES

- **tachycardie** : pouls rapide (> 100 battements/min) et filant, ou bradycardie paradoxale de mauvais pronostic ;
- **hypotension** : PA systolique < 80 mmHg ;
- **pâleur** intense au niveau du visage ;
- **marbrures** au niveau des membres inférieurs ;
- **cyanose** (coloration bleue des muqueuses) localisée aux extrémités, c'est-à-dire aux lèvres, aux ongles et aux lobules des oreilles.

▶ **Signes respiratoires**

- **polypnée** ou tachypnée superficielle (Fr > 20 cycles/min) ;
- **une bradypnée est** de mauvais augure ;
- **une sudation abondante** signe l'hypercapnie (augmentation du CO_2).

▶ **Signes neurologiques.** Ils sont essentiellement neuro-psychiques : **angoisse, agitation ou prostration**, mais aussi convulsions (voir *Comas*, page 128).

▶ **Signes urinaires.** Baisse de la diurèse : oligurie (diurèse < 30 mL/h) ou anurie (absence de diurèse).

Examens complémentaires

Ils n'apportent rien au diagnostic de l'état de choc qui est clinique, mais peuvent fournir des éléments d'orientation étiologique ou s'avérer utiles pour la démarche thérapeutique.

▶ **Les examens nécessaires à la démarche thérapeutique :**

- **groupe, Rhésus et RAI ;**
- **numération sanguine, hématocrite, hémoglobine** à la recherche d'une anémie ;
- **hémostase** à la recherche des troubles de la coagulation (TP, TCA, fibrinogène, plaquettes) ;
- **ionogramme sanguin** à la recherche de troubles ioniques (potassium, sodium, chlore, bicarbonate, calcium…) ;
- **gaz du sang** à la recherche de troubles acido-basique et de troubles des échanges gazeux ;
- **hémocultures ;**
- **enzymes cardiaques** (troponine, CPKMB, myoglobine, LDH) **et ECG**, à la recherche d'une souffrance myocardique ;
- **bilan hépatique :** transaminases, protides, bilirubine, enzymes pancréatiques (amylase) ;
- **lactates :** leur augmentation témoigne de l'hypoxie tissulaire.

▶ **Les examens d'orientation étiologiques** sont réalisés dans un deuxième temps et étudient les conditions hémodynamiques du patient, afin de déterminer le mécanisme du choc et de guider le traitement. Ils sont particulièrement utiles dans les chocs de mécanismes intriqués. Ils permettent également de suivre l'évolution du patient.

Il s'agit :

- **Du cathétérisme cardiaque droit** par un cathéter de Swan-Ganz, permettant une étude hémodynamique complète par mesure de diverses pressions (pression veineuse centrale, pression de l'artère pulmonaire, pression d'occlusion dans l'artère pulmonaire reflet des pression de l'oreillette gauche). Une méthode de thermodilution permet de mesurer le débit cardiaque (de manière continue ou discontinue en fonction des modèles de cathéter) et de calculer les résistances vasculaires systémiques (reflet de l'état du lit vasculaire du patient). Cette méthode est invasive, et le cathéter ne peut être laissé en place dans le cœur que quelques jours.
- **De l'échographie cardiaque** qui peut être pratiquée par deux techniques **:**

– par **voie transthoracique**. Elle permet d'étudier la cinétique du cœur, renseignant sur l'existence d'un infarctus ou d'une autre cardiopathie pouvant être à l'origine du choc. Elle permet d'évaluer assez grossièrement la volémie.

– par **voie transœsophagienne**. Très riche en renseignements, cette technique d'échocardiographie est réalisée au moyen d'une sonde placée dans l'œsophage juste derrière le cœur. Cette technique est moins agressive, visualise directement les cavités cardiaques, mais nécessite un opérateur entraîné. Elle permet de connaître le débit cardiaque, d'évaluer la volémie et la cinétique cardiaque.

- **Du Doppler œsophagien.** Cette technique fait appel à la mise en place d'une sonde Doppler miniaturisée dans l'œsophage, en regard de l'aorte thoracique descendante. Elle mesure la vitesse des globules rouges dans l'aorte et la taille de l'aorte. Elle permet de calculer par mesure indirecte le débit cardiaque et les résistances vasculaires systémiques. Si elle est moins fiable, elle reste facilement réalisable au lit du malade.
- **La tonométrie et la mesure du pH intragastrique** sont deux méthodes d'utilisation moins fréquente. Elle permettent d'évaluer la microcirculation de l'appareil digestif au niveau gastrique, et donc d'analyser l'adéquation entre l'apport et la consommation d'oxygène au niveau des muqueuses digestives. C'est une méthode de surveillance de l'efficacité des traitements.

Diagnostic différentiel

Le ***collapsus*** est un symptôme hémodynamique, caractérisé par une chute brutale de la pression artérielle sans souffrance cellulaire.

Étiologies

Trois éléments entrent en jeu pour le maintien d'une hémodynamique stable :
- la volémie ;
- les vaisseaux ;
- la pompe cardiaque.

Toute anomalie de l'un d'entre eux peut entraîner un « état de choc » (tableau 5.2).

Chocs hypovolémiques

Ils se caractérisent par une inadéquation brutale entre le contenant (les vaisseaux) et le contenu (le sang) par perte liquidienne.

- soit par **hémorragie extériorisée** que l'on doit essayer de quantifier ;
- soit par **hémorragie interne** dans une cavité naturelle (péritoine - tube digestif) ou dans un tissu (hématome) ;
- soit par **perte de plasma** (plasmorragie) - brûlure - pancréatite ;
- soit par **perte d'eau** (3e secteur) ou **perte de sel** (déshydratation aiguë).

Volémie : 70 mL/kg chez l'adulte
Amputation de 20 % → choc

Dans le choc hypovolémique, la diminution du retour veineux se traduit par une diminution de la pression veineuse centrale (PVC).

La PVC équivaut à la pression de remplissage de l'oreillette droite et est le reflet partiel du remplissage du cœur gauche et donc du fonctionnement cardiaque.

Tableau 5.2. Profil hémodynamique des différents chocs.

	PVC	Q°c	Résistances artérielles systémiques
Hypovolémie relative ou vraie	↘	↘	↗
Choc septique hyperkinétique au début	↘	↗	↗
Hypokinétique ensuite	↗	↘	↘
Insuffisance cardiaque	variable	↘	↗

CHOC + PVC basse (< 5 cmH_2O)
= choc hypovolémique

Chocs cardiogéniques

Ils se caractérisent par une chute du débit cardiaque (DC) avec incapacité de la pompe cardiaque à assurer les besoins tissulaires en oxygène.

Une faillite myocardique peut en être la cause (infarctus du myocarde). L'état de choc survient par insuffisance cardiaque ou par l'apparition de troubles du rythme.

Ce peut être aussi un défaut de remplissage avec risque de désamorçage de la pompe. C'est le cas de la tamponnade cardiaque, de l'embolie pulmonaire, de la dissection aortique, ou des thromboses ou tumeurs intracardiaques.

DC = VES · FC = 5 à 6 L/min
VES = volume d'éjection systolique : 80 mL
Fc = fréquence cardiaque : 70 ± 20 battements/min

En fait, le choc cardiogénique est dû à un dysfonctionnement cardiaque avec volémie efficace. On observe une augmentation des pressions en amont du cœur avec une augmentation de la pression veineuse.

choc + PVC élevée (> 10 cmH_2O)
= choc cardiogénique

Choc par vasoplégie initiale

La vasoplégie (dilatation des vaisseaux) entraîne une hypovolémie relative responsable d'une augmentation de la fréquence cardiaque.

▶ **Chocs septiques.** Ils se caractérisent par une défaillance circulatoire due à la libération de toxines bactériennes ou virales, voire de levures.

- **Au début, il s'agit d'un choc vasoplégique.** Cette phase réversible appelée *choc hyperkinétique* ou choc « chaud » se traduit cliniquement par :
- une tachycardie ;
- une PA normale ou augmentée ;
- des sueurs ;
- une rougeur des téguments ;
- une polypnée.

Les mécanismes physiologiques de compensation du choc sont encore efficaces. Les germes responsables sont surtout les bacilles gram négatif ou gram positif.

Gram : on classe les bacilles en gram positif ou négatif **selon qu'ils fixent ou non la coloration dite de Gram.**

- **Secondairement, l'état de choc évoluera vers une chute du débit cardiaque** avec altération myocardique due aux endotoxines bactériennes (toxines sécrétées par les bactéries entraînant la libération dans l'organisme de substances vaso-actives).

Cette deuxième phase est appelée *choc hypokinétique*. Les systèmes de compensation sont dépassés et le choc devient irréversible.

▶ **CHOC ANAPHYLACTIQUE.** C'est une réaction immunologique entre un antigène (apporté de l'extérieur) et un anticorps (présent dans l'organisme) qui est à l'origine d'une vasoplégie brutale et intense.

▶ **CHOCS NEUROGÉNIQUES.** Ils se caractérisent par une atteinte du système nerveux central soit directe (section médullaire) soit indirecte (action pharmacologique).

Chocs intriqués

Dans certains cas, on observe une sommation des différentes étiologies :

– chez le polytraumatisé : association d'une hypovolémie et d'une composante neurovégétative ;

– dans certaines intoxications, il existe à la fois une toxicité directe sur le myocarde et une composante neurovégétative (cas des barbituriques).

Rappel : facteur de conversion :
1 mmHg = 1,36 cmH_2O

Traitement de l'état de choc

Les buts du traitement d'un état de choc sont de corriger les désordres hémodynamiques et d'améliorer l'apport d'oxygène au niveau tissulaire. La compréhension des mécanismes du choc est indispensable pour adapter au mieux la prise en charge hémodynamique. En dehors des circonstances de survenue, un minimum d'examens paracliniques permettra d'orienter la réflexion (température, ECG, enzymes cardiaques, radiographie du thorax, NFS, ECBU...). La pression veineuse centrale permettra grossièrement de différencier un choc cardiogénique (PVC > 12 cmH_2O) d'un choc non cardiogénique (PVC < 3 cmH_2O). La mise en place d'un cathéter artériel permettra de réaliser une surveillance continue de la pression artérielle et facilitera les prélèvements sanguins itératifs nombreux et souvent indispensables.

Mais souvent, les mécanismes sont intriqués et la conduite thérapeutique difficile. La mise en place d'une sonde de Swan-Ganz, associée aux renseignements apportés par l'échographie cardiaque transthoracique et de plus en plus par l'écho-Doppler transœsophagien, sera utile pour optimiser et juger des résultats thérapeutiques.

Remplissage

Il a pour but de restaurer la volémie, d'améliorer la microcirculation et d'augmenter le débit cardiaque. Les produits les plus utilisés sont :

▶ **LES CRISTALLOÏDES** (Ringer-Lactate) qui contiennent de l'eau et des ions.

▶ **LES COLLOÏDES** constitués par :

– les dextrans, à bas poids moléculaire (*Rhéomacrodex, Plasmacair*) ; à haut poids moléculaire (*Hémodex*). Ces produits sont de moins en moins utilisés du fait d'un risque allergique important.

– les gélatines (*Plasmion, Haemacel*) ;

– les amidons sous forme d'hydroxy-éthyl-amidon (*Elohes, Hesteril*). Ces produits présentent le défaut d'interférer avec la coagulation.

Ils assurent un meilleur remplissage, mais les risques allergiques ne sont pas nuls.

▶ **LE SANG.** La transfusion de concentrés érythrocytaires s'impose en cas d'hémorragie.

Assistance respiratoire

- **O_2 nasal ou au masque** si le patient est en ventilation spontanée satisfaisante.
- **Intubation oro-trachéale et ventilation contrôlée** avec FiO_2 élevée en cas de détresse respiratoire.

Drogues vasoactives

Appelés « amines pressives », les catécholamines ou dérivés agissent au niveau des récepteurs du système sympathique pour modifier les fonctions cardio-vasculaires, métaboliques et respiratoires. Elles sont utilisées après correction de la volémie. Les effets pharmacologiques sont différents selon qu'ils agissent sur les récepteurs alpha ou bêta et selon la posologie utilisée (tableau 5.3).

Tableau 5.3. Drogues vasoactives.

	Effet alpha	Effet bêta
adrénaline	+ +	+ +
noradrénaline	+ + +	+ +
dopamine	+ +	+ +
dobutamine	+	+ + +
dopexamine	–	+ + +
isoprénaline (Isuprel)	–	+ + +

- **L'adrénaline (*Adrénaline*).** C'est la drogue élective de l'arrêt cardiaque et du choc anaphylactique. Dans les autres étiologies, c'est l'ultime recours lorsque dopamine et dobutamine sont inefficaces.
- **La noradrénaline (*Levophed*).** Sa puissante action vasoconstrictive en fait la drogue de choix lors de l'effondrement des résistances vasculaires systémiques. Exemple : choc septique.
- **La dopamine (*Dopamine*).** À faible dose (< 5 µg/kg/min), elle a une action dopaminergique, c'est-à-dire vasodilatatrice spécifique des artères rénales (et mésentériques) et améliore ainsi la diurèse.

À forte dose (> 5 µg/kg/min), elle améliore la contractilité myocardique.

- **La dobutamine (*Dobutrex*).** Elle est plus inotrope positive (contractibilité +++) que la dopamine et moins tachycardisante. Elle peut être utilisée conjointement avec la dopamine pour renforcer ses effets.
- **La dopexamine (*Dopacard*).** Elle associe des effets inotropes positifs comparables à la dobutamine, mais avec des risques plus faibles de troubles du rythme. Elle doit être associée à un alpha-agoniste du fait de son effet vasodilatateur.
- **L'isoprénaline (*Isuprel*).** Elle ne s'utilise jamais en injection intraveineuse directe, mais en perfusion : 5 ampoules d'*Isuprel* dans un 250 mL de SG 5 % (à protéger de la lumière). Sa seule indication est le trouble du rythme par bloc auriculo-ventriculaire et la torsade de pointe.

Attention : l'isoprénaline est très tachycardisante.

Traitements spécifiques

Les traitements spécifiques de l'infarctus du myocarde, de la thrombolyse de l'embolie pulmonaire (lorsqu'elle est possible), de l'évacuation d'un épanchement péricardique compressif, constituent l'autre volet du traitement du choc.

Deux situation particulières : les choc septique pour lequel l'antibiothérapie est une urgence thérapeutique et le choc anaphylactique dont le tableau clinique est spécifique et la prise en charge maintenant bien codifiée (tableau 5.4).

Tableau 5.4. Tableau clinique évocateur d'un choc anaphylactique.

Signes fonctionnels	Signes cardio-vasculaires
Sensation de malaise, angoisse, prurit palmoplantaire Sensation de brûlure, de picotement, de fourmillement Douleur de la gorge, dysphagie, dysphonie, raucité de la voix, gène respiratoire Nausées, douleurs pelviennes, contractions utérines	Choc hypovolémique : vasodilatation, augmentation de la perméabilité capillaire avec plasmorragie Atteinte cardiogénique possible Parfois bradycardie majeure Arrêt cardiocirculatoire par choc prolongé ou secondaire à une anoxie
Signes cutanéo-muqueux : rarement absents	**Autres signes**
Face, cou, face antérieure du thorax puis se généralisent Urticaire, érythème « rouge homard » ou maculopapuleux Œdème de Quincke (face, cou, larynx), dysphonie, dyspnée avec risque d'asphyxie	Hypersialorrhée, vomissements, hématémèse Douleurs abdominales, diarrhée parfois hémorragique Conjonctivite, larmoiement, œdème palpébral Céphalées, état confusionnel avec désorientation Agitation, vertige, acouphènes Troubles visuels, perte de connaissance Crises convulsives (anoxie)
Signes respiratoires	
Rhinorrhée, obstruction nasale, toux sèche Obstruction des voies aériennes supérieures Œdème de la langue, du palais, du pharynx, de l'épiglotte, du larynx avec stridor, cyanose Bronchospasme (ventilation impossible) OAP par trouble de la perméabilité capillaire Arrêt respiratoire	

DÉMARCHE INFIRMIÈRE

PATIENT EN ÉTAT DE CHOC

Rechercher les signes et l'étiologie de l'état de choc
- observation clinique (rechercher les signes de l'état de choc);
- observer les pansements, les redons, les drains;
- rechercher une hémorragie extériorisée.

Participer à la thérapeutique
- appeler le médecin;
- chariot d'urgence à portée de main;
- mettre le patient en position déclive (tête en bas), les jambes surélevées.

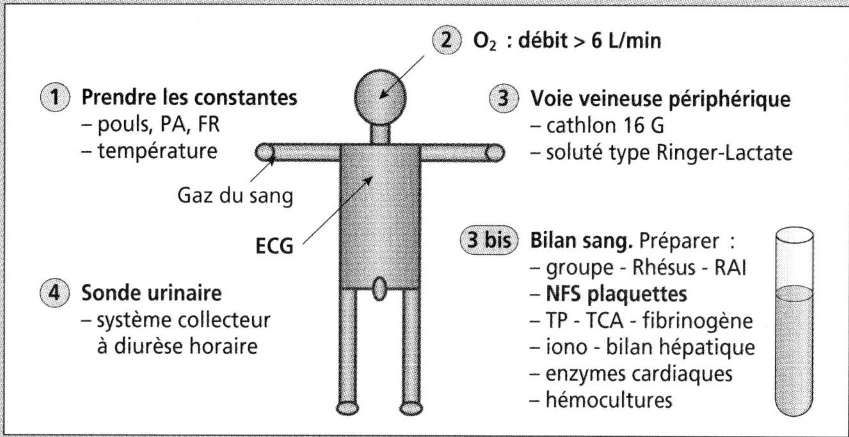

Si le choc persiste, la conduite sera adaptée en fonction des résultats d'exploration invasive. La PVC sera installée stérilement sur un cathéter central. Si nécessaire, mise en place d'un cathéter de Swan-Ganz.

PRÉPARATION DU MATÉRIEL POUR POSE D'UN CATHÉTER CENTRAL

- un plateau sous emballage stérile;
- des compresses stériles;
- bétadine;
- éther;
- un rasoir;
- du sparadrap;
- un adaptable pour poser le matériel;

Pour la pression artérielle sanglante
- un manchon de compression muni d'un manomètre;
- une poche de sérum physiologique 0,9 % → 500 mL;
(héparinisation de la poche uniquement sur prescription);
- une tubulure adaptée au système;
- un prolongateur avec un robinet 3 voies;
- une tête de pression;
- un câble de pression reliant la tête au module du scope;
- une seringue de 10 mL;
- un cathéter artériel type seldicath 10 ou autre.

- un calot et un masque;
- une casaque et des gants stériles;
- un champ carré et troué stériles;
- un porte-tête de pression;
- une règle de niveau;
- 1 fil à peau aiguille droite 2/0;
- un bistouri et un opsite.

Pour la sonde de Swan-Ganz
- un manchon de compression muni d'un manomètre;
- un poche de sérum physiologique 0,9 % → 500 mL;
(héparinisation de la poche uniquement sur prescription);
- une tubulure adaptée au système;
- 3 robinets à 3 voies;
- une tête de pression;
- un câble de pression reliant la tête au module du scope;
- 3 seringues de 10 mL;
- une sonde de Swan à SvO_2;
- appareil à SvO_2 (vérifier le papier pour l'imprimante);
- un désilet intro 8F avec valve;
- une « chaussette « pour protéger la sonde;
- un câble de thermistance;
- SG 5 % : 250 mL à la température de la pièce;
- SG 5 % : 250 mL au frigo.

Rappel : pour le zéro hydrostatique, la tête de pression est placée au niveau de l'oreillette droite du patient (4e espace intercostal, ligne axillaire moyenne ou axe phlébostatique).

DÉMARCHE INFIRMIÈRE

PATIENT EN ÉTAT DE CHOC *(suite)*

PVC

PVC NORMALE ou HAUTE
▼
CHOC CARDIOGÉNIQUE
▼
traitement spécifique
▼
infarctus du myocarde
embolie pulmonaire
tamponnade
IC aiguë

PVC BASSE : hypovolémie
▼
REMPLISSAGE

PVC nle
avec amélioration clinique
▼
surveillance

PVC nle
persistance du CHOC
▼
cathéter de Swan-Ganz
± amines pressives

VALEURS NORMALES			
Fréquence cardiaque	70 ± 20	PVC (oreillette droite)	3-5 mmHg
Pression artérielle	120/85 ± 2	Pression artère pulmonaire	20 mmHg
Débit cardiaque	5-6 l/min	Pression capillaire pulmonaire	10-12 mmHg
Index cardiaque	3,5 ± 0,5 l/min/m2	Résistances artérielles systémiques	1 200 dynes/cm2/s

PROTOCOLE DE SOINS

LIGNE DE PRESSION

Déroulement du geste :

– Héparinisation de la poche (facultative, selon protocole service).
– Installation de la poche de NaCl 0,9 % dans la poche à pression.
– Purge minutieuse de la ligne (la moindre bulle fausse la mesure).
– Raccordement du câble entre le moniteur et le capteur de pression.
– Gonfler la poche de pression à une pression supérieure à celle du patient pour éviter un reflux de sang, mais limitée pour éviter un traumatisme de l'artère.
– Étalonnage du capteur.

Le capteur installé à la hauteur du point de ponction, est mis à la pression atmosphérique par l'intermédiaire du robinet à 3 voies; L'infirmier(e) réalise le « zéro » électronique. Sur le moniteur, la courbe doit être plate et l'affichage indiquer 0. La rotation du robinet permet d'afficher la courbe et les valeurs de la pression artérielle du patient.

– Fixation du cathéter et pansement.

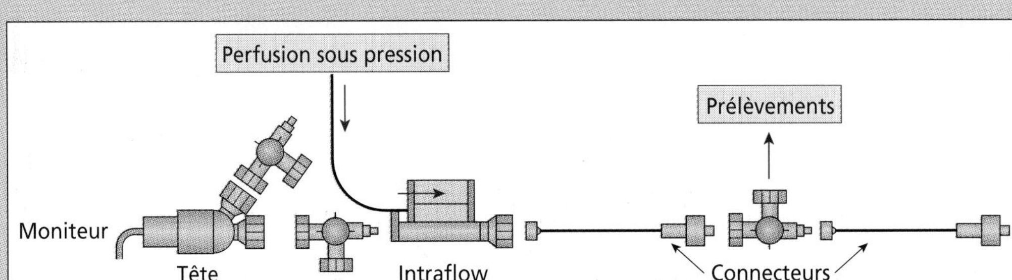

PROTOCOLE DE SOINS

CATHÉTÉRISME ARTÉRIEL

Dispositif invasif permettant :
- un monitorage continu de la pression artérielle ;
- la réalisation de prélèvements sanguins répétés.

Installation du patient :
- Ponction de l'artère radiale : paume de main vers le plafond.
- Ponction de l'artère fémorale : cuisse en rotation externe.

PROTOCOLE DE SOINS

CATHÉTER DE SWAN-GANZ

Il est introduit en général par la veine jugulaire interne, et réalise un cathétérisme des cavités cardiaques droites. Il permet :
- de préciser le mécanisme des défaillances hémodynamiques graves ;
- la surveillance et l'ajustement des thérapeutiques instaurées par :
  - l'enregistrement et l'analyse des paramètres mesurés : pression de l'oreillette droite (POD) ; pression de l'artère pulmonaire (PAP) ; pression artérielle pulmonaire d'occlusion (PAPO) ; débit cardiaque (DC) ;
  - l'analyse des paramètres calculés : résistances vasculaires ; index de travail ventriculaire.

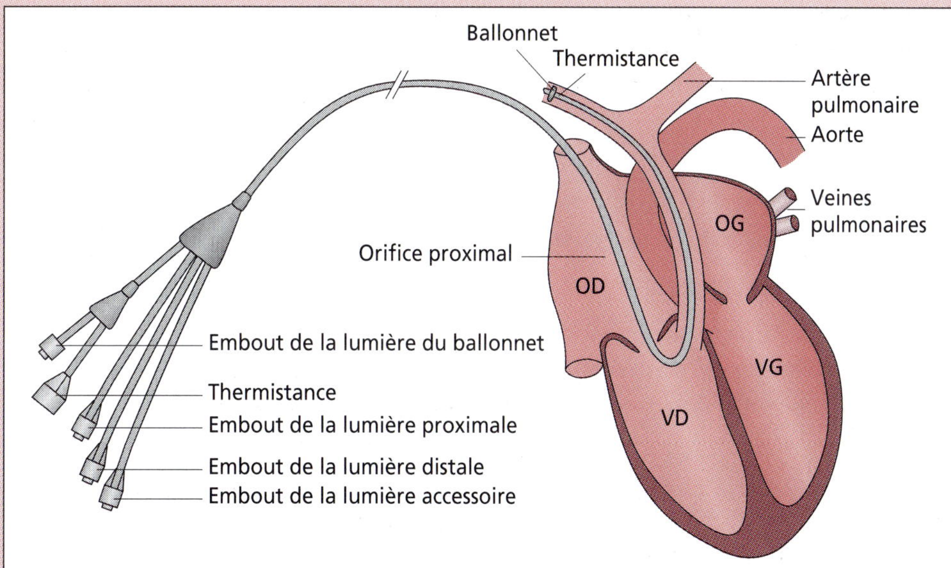

Schéma de la ligne de pression

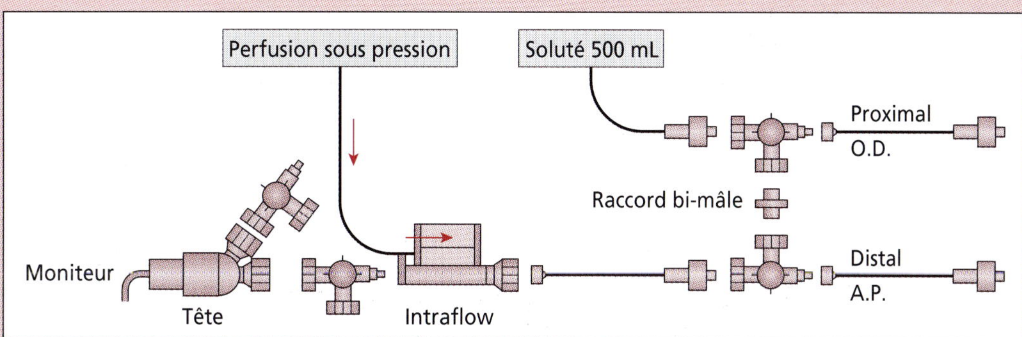

PROTOCOLE DE SOINS

COMPLICATIONS LIÉES AU CATHÉTÉRISME

Immédiates

- trajets aberrants;
- migration extravasculaire (plèvre, péritoine, péricarde);
- selon la voie :
  - sous-clavière : ponction de l'artère sous-clavière, pneumothorax par perforation de la plèvre,
  - jugulaire interne : ponction de l'artère carotide, pneumothorax exceptionnel,
  - fémorale : ponction de l'artère fémorale;
- troubles du rythme : cathéter au contact des cavités cardiaques (cèdent au retrait du cathéter).

Secondaires

- infection : risque majeur;
- thrombophlébite : cathétérisme de longue durée;
- embolie gazeuse : danger flacon en verre et pompe à perfusion;
- hémorragie : robinets ou prolongateurs mal connectés, risque majeur sur voie artérielle;
- déplacement du cathéter : attention à la fixation, test du reflux;
- obstruction du cathéter : test de reflux fréquent.

Spécifiques au cathéter de Swan-Ganz

Outre celles décrites ci-dessus :

- troubles du rythme lors de la progression endocardique vers l'artère pulmonaire;
- infarctus pulmonaire } ballonnet trop gonflé;
- rupture de l'artère pulmonaire, } ou gonflé trop longtemps;
- nœuds intracardiaques.

DÉMARCHE INFIRMIÈRE

CONDUITE EN PRÉSENCE D'UN CHOC ANAPHYLACTIQUE

Il n'existe actuellement aucun moyen efficace de prévenir la survenue d'un accident anaphylactique.
Il faut donc être prêt à y faire face à tout moment.

Dès que le diagnostic est évoqué :

- Stopper l'administration ou le contact avec l'allergène présumé.
- Étendre le patient et lui surélever les jambes.
- Assurer la liberté des voies aériennes.
- Mettre en PLS si nécessaire (inconscience, vomissements, hypersialorrhée).
- Administrer de l'oxygène pur au masque facial à un débit de 10 L/min.
- Administrer de l'adrénaline :
  - 1 ampoule de 1 mL dosée à 1 mg, QSP 10 mL de sérum physiologique;
  - 1 injection initiale IV de 1 mL soit 0,1 mg;
  - puis réinjection IV de 0,1 voire 0,2 mg jusqu'à l'obtention d'une pression artérielle suffisante (> 100 mmHg);
  - enfin, administration en continu au PSE (5 à 20 µg/min)

ATTENTION : Chez la femme enceinte, il faut préférer l'éphédrine à forte dose (25 à 50 mg IV). Ce n'est qu'en cas d'échec que l'adrénaline sera utilisée sans trop tarder.

Effectuer un remplissage vasculaire rapide avec du sérum salé à 0,9 % ou du Ringer lactate (15 mL/kg en 15 min à renouveler si besoin)

- En cas de bronchospasme rebelle administrer :
  - 10 pulvérisations de salbutamol (*Ventoline*) spray ou aérosol;
  - ou 1 ampoule de terbutaline en sous-cutanée (*Bricanyl*);
  - puis, si nécessaire, administrer en continue au PSE de 5 à 25 µg/min de salbutamol.
- Transporter le patient vers une structure hospitalière avec :
  - un monitorage cardiovasculaire;
  - une voie veineuse fonctionnelle et fiable;
  - de l'oxygène pur ($FiO_2 = 1$);
  - éventuellement intubation orotrachéale et ventilation artificielle.
- Cas particuliers :
  - en cas d'hypotension rebelle chez un patient traité par des bêta-bloquants, les doses d'adrénaline nécessaires peuvent aller jusqu'à 10 mg.
  - le glucagon (1 à 5 g IV puis 1 g/h) peut être associé à la mise en place d'un pantalon antichoc;
  - en cas de choc persistant, la noradrénaline peut être utilisée (200 à 800 mg/h).

Faire les premiers prélèvements sanguins : « CHOC SAC »

Ces prélèvements vont permettre de confirmer le diagnostic d'accident anaphylactique et de préciser le mécanisme.
Ce bilan est fondamental pour la sécurité ultérieure du patient et pour la protection médico-légale en cas de plainte :

- tube « 30 min histamine »;
- tube « 30 min tryptase »;
- tube sec « recherche des IgE spécifiques ».

Ces 3 premiers tubes du « CHOC SAC » doivent être immédiatement conduits en biochimie avec la **feuille de renseignements cliniques** pour y être mis en condition.

Diagnostics infirmiers

▶ Diminution du débit cardiaque

La quantité de sang pompée par le cœur ne peut répondre aux besoins métaboliques de l'organisme.

Caractéristiques déterminantes :

- variations de la pression artérielle ;
- arythmies ;
- turgescence des jugulaires ;
- changement de coloration de la peau ;
- râles ;
- oligurie ;
- diminution des pouls périphériques ;
- peau moite, froide ;
- orthopnée, dyspnée ;
- agitation ;
- douleurs thoraciques ;
- augmentation des pressions pulmonaires ;
- augmentation de la fréquence respiratoire ;
- modification de l'ECG ;
- modifications biologiques des enzymes cardiaques anormales ;
- changement de l'état mental.

▶ Diminution de l'irrigation tissulaire : cardio-pulmonaire, cérébrale, gastro-intestinale, périphérique ou rénale

Diminution de la nutrition et de l'oxygénation cellulaires, consécutive à une circulation capillaire insuffisante.

Caractéristiques déterminantes :

- interruption de la circulation artérielle ;
- interruption de la circulation veineuse ;
- problèmes d'échanges ;
- hypovolémie ;
- hypervolémie.

▶ Déficit de volume liquidien

Diminution des liquides intravasculaires interstitiels et/ou intracellulaires.

Caractéristiques déterminantes :

- diminution du remplissage veineux ;
- diminution de la pression artérielle ;
- diminution de la diurèse.

▶ Risque de dysfonctionnement neuro-vasculaire périphérique

Risque de trouble circulatoire sensoriel ou moteur dans un membre.

▶ Risque de déficit de volume liquidien

Risque de déshydratation vasculaire, cellulaire ou intracellulaire.

Interventions infirmières face à un patient en état de choc

▶ Soins complexes

- conduite à tenir en présence d'un choc hypovolémique : mise en œuvre sur prescription médicale des moyens propres à favoriser une irrigation tissulaire adéquate pour un patient ayant un volume intravasculaire insuffisant ;
- conduite à tenir en présence d'un choc cardiogénique : mise en œuvre sur prescription médicale des moyens propres à favoriser une irrigation tissulaire adéquate pour un patient dont la fonction cardiaque est fortement compromise ;
- contrôle d'un déséquilibre électrolytique ;
- contrôle d'un déséquilibre hydrique ;
- contrôle de l'hypovolémie ;
- entretien et surveillance d'un cathéter veineux central et/ou périphérique ;
- surveillance et monitorage hémodynamique invasif ou non ;
- surveillance de l'état neurologique.

▶ Soins de sécurité

- surveillance des signes vitaux, efficience des alarmes ;
- surveillance globale du patient.

▶ Soins de base

- soins d'hygiène et de prévention d'escarre ;
- entretien et surveillance d'une sonde gastrique ;
- entretien et surveillance d'une sonde d'intubation ;
- surveillance et entretien des voies de perfusion et de tous les matériels thérapeutiques mis en place ;
- soins relationnels.

▶ Soins à la famille

- assistance, soutien, réconfort, écoute.

POINTS CLÉS

1. ▶ La prise en charge de l'arrêt cardio-circulatoire est bien codifiée. Le point essentiel en est le concept de chaîne de survie qui a pour but d'assurer dans le minimum de temps : l'alerte, d'entreprendre les manœuvres de survie (massage cardiaque externe et ventilation) en moins de 4 minutes, la mise en œuvre de la défibrillation précoce en moins de 10 minutes et la réanimation spécialisée.

2. ▶ L'état de choc se caractérise par une défaillance de la microcirculation, responsable d'une hypoperfusion cellulaire aiguë et durable. L'apport d'oxygène aux cellules n'est plus adapté à leurs besoins : il existe une souffrance cellulaire. L'altération profonde des conditions hémodynamiques entraîne une ischémie des organes-cibles irréversibles spontanément.

3. ▶ Il existe 3 grandes types de choc : 1) les chocs hypovolémiques par hémorragie extériorisée, interne dans une cavité naturelle (péritoine, tube digestif) ou dans un tissu (hématome) par perte de plasma (brûlure, pancréatite), par perte d'eau (3e secteur) ou de sel (déshydratation aiguë); 2) les chocs cardiogéniques qui se caractérisent par une chute du débit cardiaque avec incapacité de la pompe cardiaque à assurer les besoins tissulaires en oxygène (infarctus du myocarde, insuffisance cardiaque, troubles du rythme); 3) les chocs par vasoplégie initiale comme le choc septique, le choc anaphylactique et le choc neurogénique.

Détresse respiratoire

Présentation

Définition

On parle de défaillance respiratoire lorsque le poumon devient incapable d'assurer une oxygénation minimum du sang artériel, entraînant une altération des fonctions viscérales, ce dont témoignent les troubles de la vigilance, l'ischémie et la défaillance myocardique, l'altération des fonctions rénales et hépatiques…

Dans ce contexte, l'hypoxémie sévère est caractérisée par l'existence d'une cyanose, visible au niveau des extrémités (lèvres, lobes d'oreilles), et par l'apparition de marbrures cutanées aux deux genoux, témoins de la gravité clinique. L'utilisation d'un *saturomètre de pouls*, mesure non invasive, permet, en obtenant un chiffre de la saturation en oxygène de l'hémoglobine, de conforter son impression clinique. Le diagnostic de certitude se fait en réalisant une gazométrie artérielle : classiquement une PaO_2 < à 60 mmHg, une SaO_2 < à 90 % et/ou une $PaCO_2$ > à 60 mmHg permettent de caractériser l'état d'insuffisance respiratoire aiguë.

Étio-pathogénie

▶ LE DIAGNOSTIC ÉTIOLOGIQUE est reconnu, en général, après avoir confronté l'histoire de la maladie, la sémiologie clinique et la radiographie pulmonaire. Parfois, il est nécessaire de s'aider d'une tomodensitométrie thoracique, voire d'une échocardiographie. Il est souvent indispensable de réaliser des prélèvements bactériologiques localisés, soit par fibroscopie endobronchique, soit par des techniques de microlavage pulmonaire à l'aveugle.

▶ CHACUN DES AUTEURS DÉFAILLANTS DE LA MÉCANIQUE VENTILATOIRE peut être responsable de la détresse respiratoire aiguë :

– défaillance de la commande nerveuse centrale ou périphérique : coma, lésion médullaire, polyradiculo-névrite, myopathie…
– obstruction des voies aériennes supérieures : laryngite, épiglottite…
– obstruction des voies aériennes périphériques : asthme, bronchopathie chronique…
– affection du parenchyme pulmonaire : contusion traumatique, pneumopathie infectieuse, œdème pulmonaire hémodynamique ou lésionnel;
– épanchements pleuraux aériens ou liquidiens.

Conduite à tenir

Le traitement, administré sans délai, doit permettre la correction de l'hypoxémie, après s'être assuré de la liberté des voies aériennes.

Le seul traitement de l'hypoxémie sévère et cliniquement mal tolérée est l'oxygénothérapie délivrée au masque à haute concentration, quels que soient les antécédents du patient (insuffisance respiratoire chronique ou non)

L'obtention d'une SaO_2 supérieure à 90 % ou d'une PaO_2 supérieure à 60 mmHG et, surtout, la disparition de la symptomatologie liée à l'hypoxémie, sont des critères d'efficacité immédiate de la thérapeutique.

L'insuffisance d'amélioration et/ou l'aggravation d'une hypercapnie justifieront la prise en charge ventilatoire par intubation oro-trachéale et ventilation assistée.

La liberté des voies aériennes supérieures

Un examen rapide au doigt de la bouche et de l'oropharynx et une aspiration soigneuse permettent d'éliminer d'éventuels corps étrangers, débris alimentaires et sécrétions. La subluxation du maxillaire inférieur en avant et la bascule prudente de la tête en arrière permettent de libérer les voies aériennes supérieures souvent obstruées par la chute de la langue chez la victime comateuse. Ce geste de réalisation simple peut permettre de récupérer une ventilation efficace lorsque les mouvements respiratoires spontanés sont conservés : les mains saisissent le maxillaire inférieur (pouce sur le menton), le dirigent vers le bas et le ramènent en avant. La langue, solidaire du plancher de la bouche, remonte et libère l'oropharynx.

La mise en place d'une canule de Guedel doit être prudente : elle risque de favoriser les vomissements en stimulant les zones réflexogènes oropharyngiennes. Elle devra être retirée rapidement devant toute manifestation d'intolérance (réflexes nauséeux, agitation, rejet).

Ventilation au masque et au ballon

L'insufflateur manuel

L'insufflateur manuel est habituellement composé d'un ballon compressible autogonflable, d'une valve d'admission permettant le remplissage du ballon et d'une valve unidirectionnelle. La valve unidirectionnelle, de forme variable (à disque, à clapet, en museau de tanche, à diaphragme, champignon), est un élément essentiel de cet insufflateur. C'est essentiellement une valve de non-réinhalation, par le patient, des gaz qu'il vient d'expirer. À l'inspiration, après compression du ballon, cette valve dirige vers le patient le mélange gaz provenant du ballon, l'orifice expiratoire étant fermé. À l'expiration, ce dernier s'ouvre et le patient peut expirer. Le flux gazeux provenant du ballon est bloqué, le ballon se dilate, la valve d'admission s'ouvre sous l'effet de la pression négative qui règne à l'intérieur du ballon et il se rempli d'O_2 puis d'air ambiant si le débit d'oxygène (O_2) est insuffisant par rapport aux besoins du patient. En plus d'une admission d'O_2, un dispositif d'enrichissement en O_2, mais aussi économiseur d'O_2 peut être utilisé. C'est le plus souvent un réservoir sous la forme d'un tuyau annelé ou d'un sac, dans lequel l'O_2 circule lorsque le ballon ne se remplit pas.

La ventilation manuelle au masque et au ballon

En dehors des techniques de VA inter-humaines (bouche-à-bouche, bouche-à-nez), la ventilation manuelle au masque et au ballon est la technique de choix pour le traitement symptomatique d'urgence d'une détresse respiratoire aiguë. Elle consiste à insuffler un mélange gazeux contenu dans un ballon par l'intermédiaire d'un masque appliqué de façon étanche sur le visage du patient. Le plus difficile est de maintenir l'étanchéité et la liberté des voies aériennes d'une main, l'autre servant à comprimer le ballon.

En pratique, après avoir mis éventuellement en place une canule de Guédel, il faut de la main gauche maintenir l'hyperextension du cou et la subluxation en avant du maxillaire inférieur. Ensuite le masque est appliqué sur le visage avec la main droite et l'étanchéité est obtenue grâce au pouce et à l'index de la main gauche qui maintiennent le masque bien calé sur la pyramide nasale en haut, le sillon mentonnier en bas et les joues latéralement. Le pouce et l'index forment un « C » autour du col du masque (figure 5.8). Le ballon est ensuite comprimé de la main droite 12 à 15 fois par minutes chez l'adulte. Lorsqu'elle est efficace, la compression du ballon entraîne le soulèvement symétrique du thorax et la normalisation de la coloration cutanée du patient.

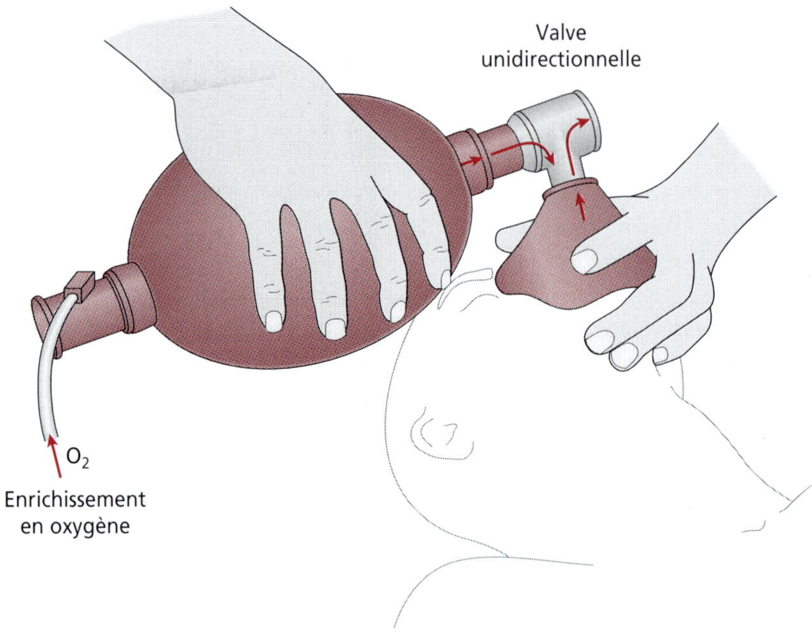

Fig. 5.8. Ventilation manuelle au masque et au ballon autogonflant.

Exemple de matériel nécessaire pour une intubation chez l'adulte.

Un manche de laryngoscope avec des piles en état de marche
Des lames de laryngoscope courbes n° 3 et 4 (1 de chaque) et des ampoules de rechange
Sondes d'intubation à ballonnet n° 7 - 7,5 - 8 (2 de chaque)
Un mandrin malléable
Une seringue de 10 mL pour gonfler le ballonnet
Un nébuliseur de lidocaïne 5 % avec canules longues
Un stéthoscope
Des canules de Guédel n° 2 et 3
Du cordon pour fixer la sonde d'intubation et du sparadrap
Des sondes d'aspiration buccales et trachéales Charrière 14 et 16 (1 de chaque)
Des moyens de protection (masque, gants, lunettes)

Intubation trachéale

Le matériel

Le matériel nécessaire pour contrôler les voies aériennes supérieures doit être regroupé dans une boîte ou sur un plateau qui comprend au minimum, un laryngoscope avec différentes lames adaptées à la morphologie du patient (adulte, enfant), des piles, des sondes de différents diamètres et des sondes d'aspiration de différents calibres pouvant passer à travers la sonde utilisée (voir encadré ci-contre).

L'abord trachéal

L'intubation trachéale consiste à introduire par la bouche un tube à travers l'orifice glottique. Elle permet de contrôler la liberté des voies aériennes supérieures, d'aspirer régulièrement les sécrétions et d'assurer une assistance ventilatoire au ballon autogonflable ou le raccordement du patient au respirateur pour une ventilation artificielle. L'intubation trachéale d'un patient en détresse respiratoire est un acte de réalisation difficile. En urgence, la voie oro-trachéale s'impose en première intention et l'entraînement joue un rôle important (figure 5.9).

En pratique le patient est installé en décubitus dorsal, épaules légèrement surélevées (drap roulé) et tête en hyperextension. Le laryngoscope ouvert et en état de marche est maintenu de la main gauche, en dirigeant l'extrémité libre du manche vers le sternum. La lame est introduite dans la cavité buccale à droite de la langue, en la refoulant vers la gauche et en faisant progresser la pointe de la lame vers le sillon glosso-épiglottique (figure 5.10). Cette progression est facilitée par un mouvement de bascule de la tête autour de la lame du laryngoscope, la main droite exerçant une pression sur le front du patient pour mettre la tête en hyperextension forcée. Lorsque la pointe de la lame est dans le sillon glosso-épiglottique, il faut exercer une traction vers le haut de l'ensemble du laryngoscope, dans l'axe du manche (figure 5.11). L'orifice glottique devient visible, limité latéralement par les cordes vocales (figure 5.12). Il faut veiller ici à ne pas faire levier sur les incisives supérieures, mais soulever le laryngoscope en bloc pour ne pas traumatiser les dents. L'orifice glottique étant bien dégagé, la sonde d'intubation dont l'étanchéité du ballonnet aura été vérifiée auparavant, est introduite à travers cet orifice, sa concavité étant dirigée vers le haut et à droite (figure 5.13). Le ballonnet est alors gonflé. Maintenant il faut s'assurer que la sonde est en bonne position : l'expiration est perçue à l'orifice externe de la sonde si le patient respire spontanément ou après quelques pressions exercées sur le thorax ; le murmure vésiculaire est perçu net et symétrique à

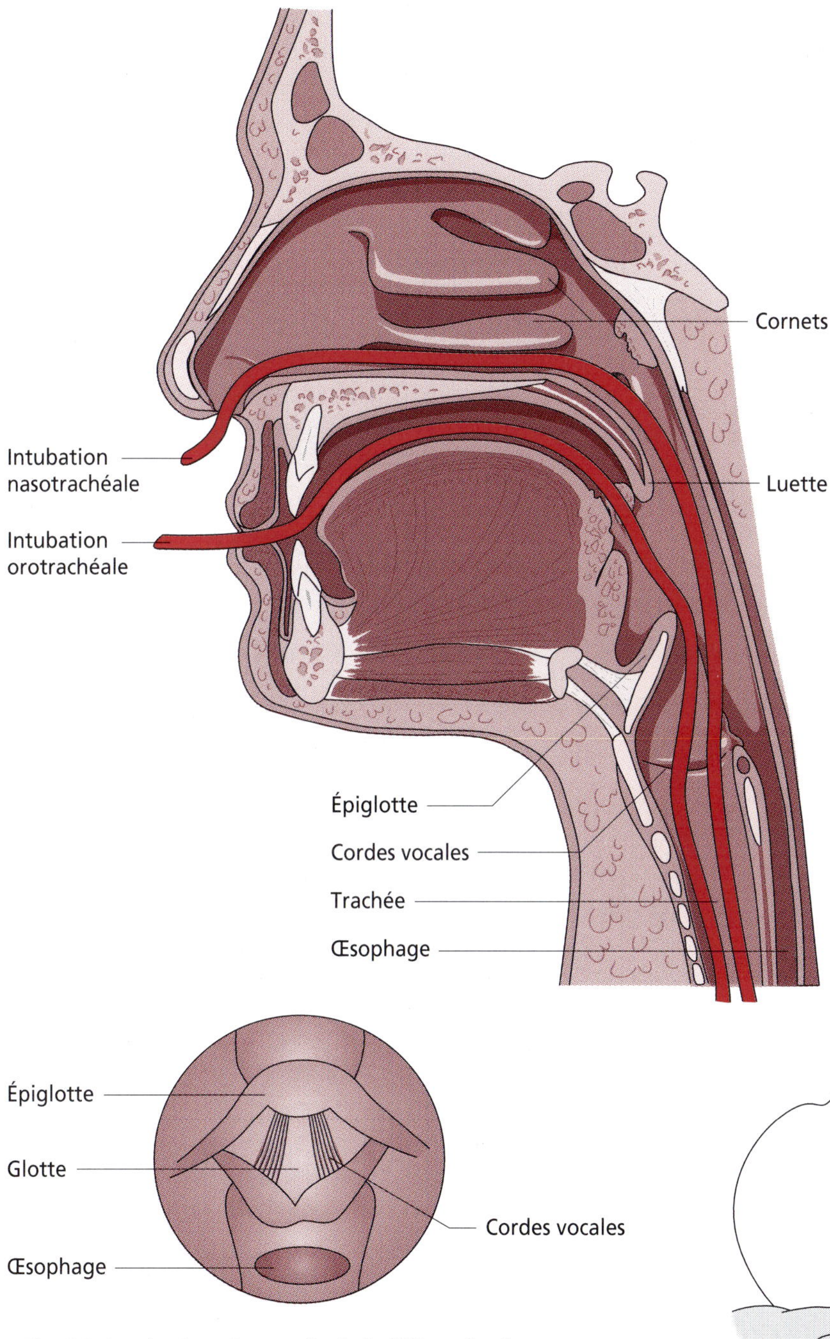

Fig. 5.9. Intubation. Anatomie de la filière glottique.

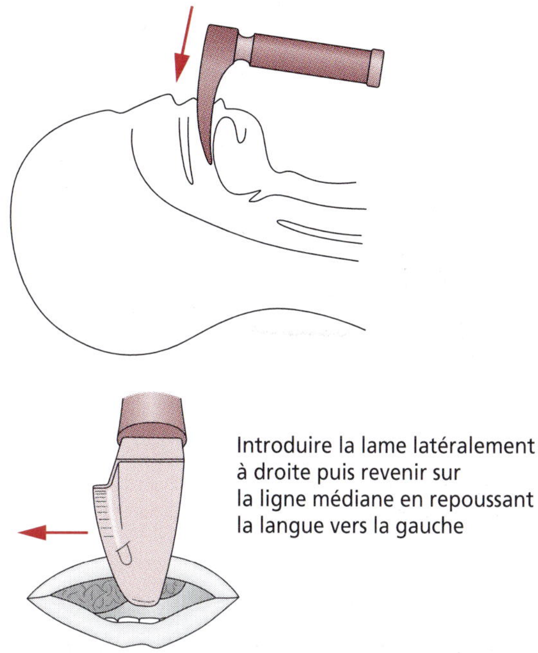

Fig. 5.10. Introduction de la lame du laryngoscope.

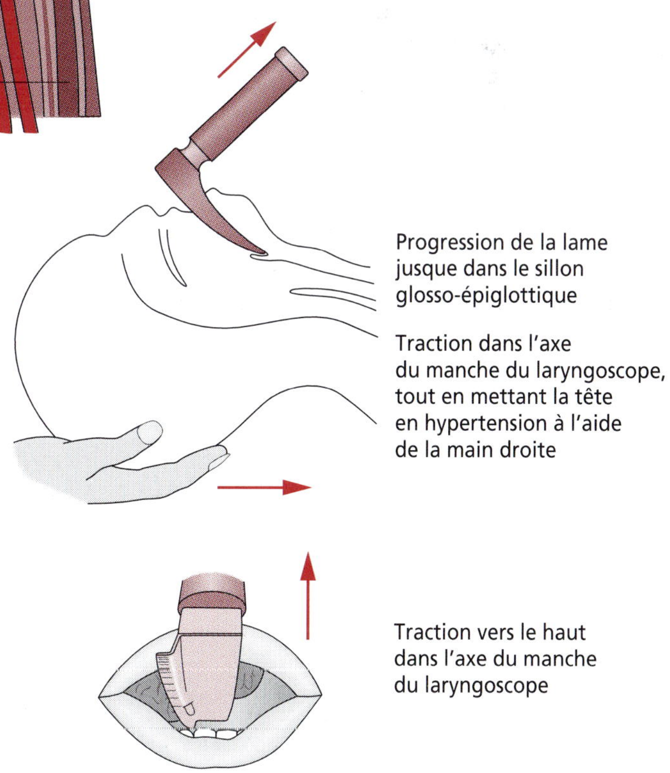

Fig. 5.11. Progression de la lame du laryngoscope.

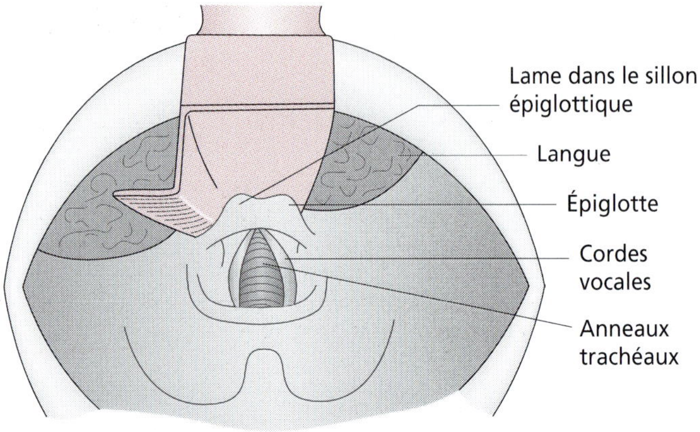

Fig. 5.12. Visualisation de la glotte.

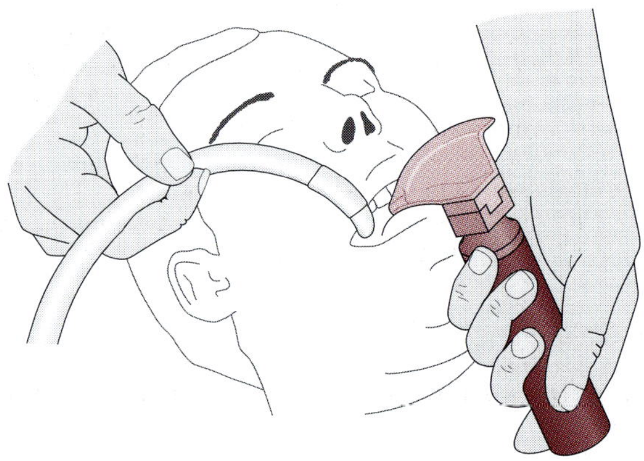

Fig. 5.13. Introduction de la sonde d'intubation.

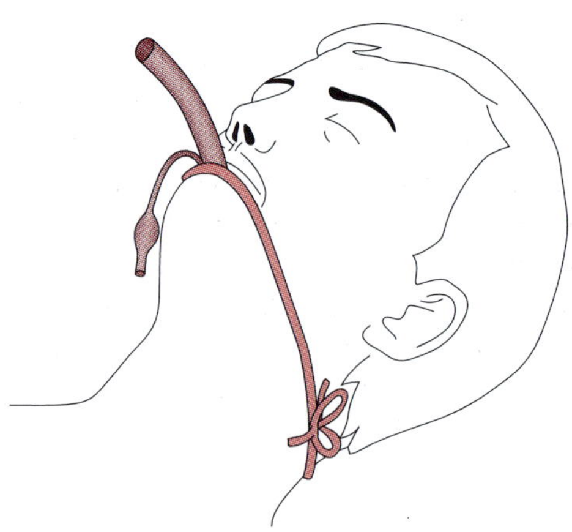

Fig. 5.14. Fixation solide de la sonde d'intubation. Elle se fait à l'aide de sparadrap ou, mieux, par un cordon ou un lacet. Attention : après fixation, il faut vérifier la bonne position de la sonde par auscultation des deux champs pulmonaires.

l'auscultation des deux champs pulmonaires au cours d'une ventilation assistée au ballon. Si l'intubation est sélective, la sonde doit être retirée de quelques centimètres après le dégonflement du ballonnet. Ensuite, il faut s'assurer que le ballonnet est correctement gonflé : pas de fuite perceptible au niveau du nez ou de la bouche ; le ballonnet extérieur de contrôle, qui reflète la pression régnant dans le ballonnet trachéal, doit être dépressible au doigt. Trop gonflé, il peut entraîner une nécrose de la muqueuse trachéale. Une fois en place, la sonde doit être protégée des morsures par une canule de Guédel et fixée à l'aide d'un cordonnet et/ou de sparadrap (figure 5.14).

Les indications

▶ **DANS L'URGENCE,** l'intubation oro-trachéale est préférable. Ce geste est le plus souvent précédé d'une induction anesthésique, pour en faciliter la réalisation. Après s'être ganté, l'opérateur vérifie l'étanchéité du ballonnet. Il optimise l'oxygénation par ventilation manuelle à l'aide d'un ballon, en oxygène pur. Il effectue alors la laryngoscopie en refoulant le massif lingual vers la gauche pour visualiser les cordes vocales. Il introduit la sonde d'intubation dans la trachée. Dès que les cordes vocales sont franchies, le ballonnet est gonflé, la canule oro-pharyngée (type Guedel) est mise en place.

Dans le même temps, l'infirmier(e) effectue une compression transcricoïdienne de l'œsophage (manœuvre de Sellick) jusqu'à ce que le ballonnet soit gonflé. Cette manœuvre a pour but d'éviter un reflux et une inhalation du contenu gastrique.

▶ **L'INTUBATION NASO-TRACHÉALE,** réalisée sous contrôle laryngoscopique ou à l'aveugle peut se compliquer de trajet sous-muqueux et d'infections sinusiennes. À l'inverse, elle améliore les soins de bouche et les conditions du sevrage ventilatoire en l'absence de trachéotomie.

▶ **L'INTUBATION SOUS FIBROSCOPIE** est utile pour les intubations difficiles, voire impossibles. La sonde d'intubation est glissée au préalable sur le fibroscope qui est poussé à travers l'orifice glottique sous contrôle de la vue.

PROTOCOLE DE SOINS

INTUBATION TRACHÉALE

Objectifs

Ce geste réalisé par le médecin, souvent dans un contexte d'urgence, sera entouré de toutes les précautions de sécurité vis-à-vis du patient. Il requiert efficacité et rapidité.

Avant l'intubation

• ***Vérifier le matériel***

Chariot d'urgence à proximité.

Matériel d'aspiration prêt et vérifié :

- bocal de recueil relié à une source de vide;
- tuyau et valve d'aspiration;
- un jeu de sonde de différents calibres.

Plateau d'intubation contenant :

- laryngoscope manche (piles de rechange), lames adultes (3 tailles) et enfants (lame droite...);
- une pince de Magill;
- un mandrin souple;
- une seringue de 20 mL;
- sondes d'intubation de différents diamètres : 7 à 9 (adulte), 5,5 à 7 (adolescent), 2,5 à 5 (sans ballonnet, petit enfant);
- un jeu de canules oro-pharyngées;
- un lacet de fixation.

Matériel d'assistance ventilatoire :

- un jeu de masques;
- un insufflateur manuel relié à une source d'oxygène.

• ***Préparer le patient***

- Information sur le geste qui va être réalisé.
- Installation en décubitus dorsal, tête en hyperextension (en l'absence de contre-indication).
- Vérification de la liberté des voies aériennes supérieures (retrait des prothèses dentaires).
- Mise en place du monitorage de surveillance (cardioscope, oxymètre de pouls, tensiomètre).
- Mise en place ou vérification de la voie veineuse, et préremplissage vasculaire pour limiter le collapsus de reventilation.
- Préparation et injection des divers médicaments prescrits (anesthésiques, atropine, vasopresseur...).

Pendant l'intubation

• ***Assistance au médecin***

Il s'agira de lui tendre les différents matériels dont il aura besoin (sonde d'intubation, sonde d'aspiration, pince de Magill). Sur sa demande, réaliser la manœuvre de Sellick, gonfler le ballonnet. Les gestes doivent être précis, immédiats, les moins traumatiques possible.

• ***Surveillance du patient***

Elle porte essentiellement sur l'évolution de la saturation en oxygène pendant les différentes manœuvres, mais aussi sur les variations hémodynamiques. Toute modification de la fréquence cardiaque sera signalée. Le collapsus de reventilation, plus ou moins sévère, lié à l'amélioration de la capnie et à la modification brutale du régime des pressions (passage d'une ventilation spontanée en pression négative à une ventilation assistée en pression positive) cède souvent au simple remplissage vasculaire, si nécessaire associé à l'injection en bolus d'un vasopresseur.

Après intubation

Le patient est réinstallé, et le geste est consigné dans le dossier de soins.

Le drainage thoracique

Le drainage thoracique est un geste technique fondamental : 85 % des traumatismes pénétrants thoraciques sont résolus par le seul drainage sous couvert d'une bonne analgésie; en traumatologie aiguë, une fois les voies aériennes supérieures libérées, la cause essentielle de détresse respiratoire précoce est un épanchement pleural compressif; ultérieurement au cours des soins intensifs divers que peut nécessiter un blessé de guerre ou un malade de réanimation, on est confronté aux pneumothorax spontanés ou iatrogènes, aux épanchements mixtes cloisonnés ou à des emphysèmes.

L'épanchement pleural se constitue souvent « à thorax fermé » : il est alors dangereux par l'effet compressif lié à son volume. Les plaies thoraciques réalisent des épanchements « à thorax ouvert » : le poumon sous-jacent ne peut plus s'expandre à l'inspiration. Le drainage est nécessaire dans les deux situations mais la seconde exige parallèlement de boucher les orifices traumatiques.

Si l'acte de drainer est un impératif de survie, il doit être suivi de la recherche soigneuse de l'origine de l'épanchement : l'air provient de la trachée, des bronches, du parenchyme alvéolaire ou de l'œsophage; le sang provient des artères intercostales pour les deux tiers des hémothorax, ou du parenchyme pour le reste; le liquide peut être d'origine mécanique (« glucothorax »), inflammatoire ou purulent; un épanchement formé d'air et de liquide d'allure digestive évoque tout de suite une plaie de l'œsophage.

Comment décider d'un drainage thoracique ?

L'indication est évidente devant un « thorax soufflant ».

Elle s'envisage au moindre doute en cas de trauma thoracique : sur le terrain, une détresse respiratoire précoce et marquée exige une décompression sur place qui, sans aller jusqu'au drain, est au moins une ponction à l'aiguille jusqu'au soulagement respiratoire ; à l'hôpital, la radiographie pulmonaire est le geste le plus immédiatement utile, à condition de la réaliser de face en proclive ou en latéral pour objectiver un niveau ; chez le polytraumatisé, l'évaluation rapide mais très complète de l'ensemble des lésions est idéalement obtenue par tomodensitométrie (TDM) corps entier à balayage hélicoïdal ; les coupes thoraciques identifient parfaitement tout épanchement et son retentissement.

La survenue d'un emphysème sous-cutané impose la recherche d'un pneumothorax et, dans les suites précoces d'une trachéotomie, fait envisager une plaie trachéale.

Un pneumothorax est évoqué devant une douleur spontanée d'un hémithorax sonore à la percussion, silencieux à l'auscultation et inerte à la palpation des vibrations vocales. La radiographie thoracique ou la TDM le confirment. En l'absence d'imagerie, devant une détresse respiratoire, on réalise une ponction exploratrice : une seringue de 20 mL emplie de lidocaïne à 1 % est reliée à une IM ; on plante l'aiguille jusqu'à la garde dans l'hémithorax suspecté, au 2e espace intercostal, sur la ligne médioclaviculaire ; la présence de bulles à l'aspiration confirme le diagnostic ; on retire l'aiguille doucement, pour infiltrer de lidocaïne chaque plan de la paroi en vue de la pose du drain (figure 5.15)

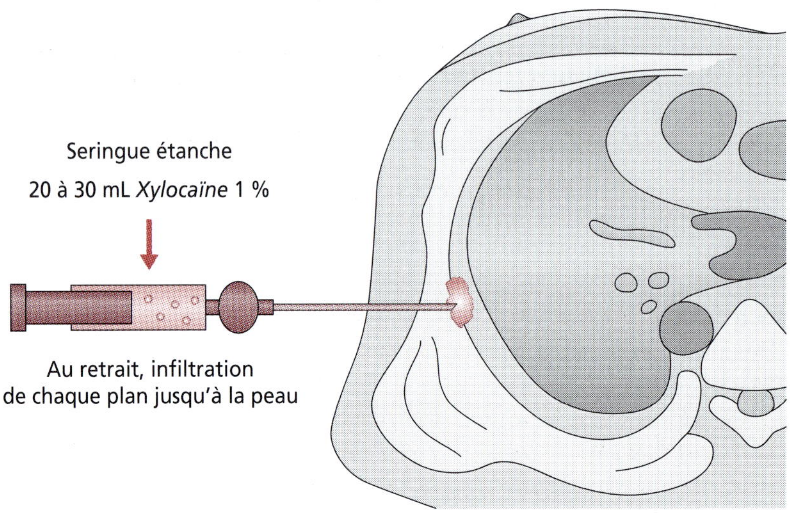

Fig. 5.15. Repérage d'un épanchement à l'aiguille montée.

Un épanchement liquidien est également suspecté en cas de douleur hémithoracique, mais surtout lorsque l'on constate une toux au changement de position, une matité à la percussion, un silence à l'auscultation et l'absence de vibrations vocales. Là encore, si l'imagerie n'est pas disponible, la ponction exploratrice s'impose si la détresse respiratoire est évidente ; on la réalise de préférence dans le creux axillaire, au 5e espace intercostal, chez un sujet en proclive.

Technique du drainage thoracique

La technique du drainage thoracique est simple. Elle répond à six impératifs rigoureux pour garantir efficacité et sécurité : choix du calibre et du matériau, de la méthode, de la voie d'abord, du mode de recueil et du moment du retrait.

► **Choix du calibre et du matériau.** En traumatologie, la règle est une vidange rapide et complète de la plèvre ; cela évite le caillotage (donc la persistance du saignement et de la compression), facilite le retour du poumon à la paroi (donc ralentit le saignement et restaure l'hématose), équilibre les fuites aériques, garantit contre les empyèmes et la fibrose pleurale. On utilise des tubes droits, avec 2 ou 3 perforations latérales, et surtout de gros diamètre, soit 36 à 40 F.

En réanimation, un pneumothorax pur est mal drainé par un simple cathéter : il exige de fortes dépressions (200 mmHg) puis finit par se boucher de fibrine en quelques heures ; on lui préfère un tube de 18 ou 20 F. Un épanchement sanglant ou purulent requiert un calibre important, 32 F au moins. Une pleurésie sérofibrineuse est évacuée par thoracocentèse.

► **Choix de la méthode.** L'usage du trocart de Joly doit être évité, ou, à la rigueur, réservé aux pneumothorax indiscutables et importants de la grande cavité. Le trocart de Monod limite le calibre du tuyau utilisé à 28 F ; il se conçoit en chirurgie thoracique pour des interventions précises bien cadrées.

La « mini-thoracotomie » au doigt est la technique la plus sûre, la plus efficace, la plus facile et adaptée à tous types d'épanchement à drainer ; elle permet aussi la simple décompression pleurale

PROTOCOLE DE SOINS

DRAINAGE THORACIQUE

Définition - objectifs

Le drainage thoracique permet l'évacuation d'un épanchement liquidien et/ou gazeux et la réexpansion pulmonaire par la mise en place d'un ou plusieurs drains dans la cavité pleurale.

Le drain doit être de calibre suffisant pour éviter l'obstruction par des dépôts fibrineux ou des caillots. Le drainage doit être irréversible, c'est-à-dire qu'il doit permettre le passage de l'air et du sang du thorax vers l'extérieur et non en sens inverse.

Indications

Épanchement pleural gazeux (pneumothorax, on pourra utiliser un pleurocathéter de calibre plus petit) ou liquide (hémothorax, pleurésie, chirurgie thoracique).

Matériel

- drain pleural (drain de Joly, trocart de Monod, pleurocathéter);
- pack de 3 champs stériles;
- boîte d'instruments (avec pince de Kocher, ciseaux, bistouri);
- compresse stériles;
- antiseptiques;
- clamps;
- système d'aspiration (colonne de Jeanneret, manomètre de vide mural raccordé à 2 bocaux, kit thoracique à usage unique simple ou avec colonne faisant fonction de colonne de Jeanneret);
- matériel pour anesthésie locale (xylocaïne 1 %, seringue 10 mL, aiguille IM);
- 2 bobines de fil serti non résorbable (1 pour fixer le drain, 1 pour préparer la « bourse »);
- 2 tuyaux stériles : 1 pour raccorder le drain au système aspiratif et 1 pour raccorder le système aspiratif à la prise de vide, éventuellement 1 tuyau pour raccorder les 2 bocaux;
- pour le médecin : sarrau stérile, calot, masque, gants stériles;
- pour l'infirmier(e) : calot, masque.

Montage et description des matériels utilisés

Préparation du malade

- malade à plat, bras relevé au-dessus de la tête (le maintenir s'il y a lieu);
- rasage (aisselle, hémithorax);
- pré-champ large avec antiseptique moussant et dermique.

Déroulement du geste

- mise en place des champs stériles;
- l'infirmier(e) donne au médecin tout le matériel qu'il dispose sur les champs;
- le médecin pratique l'anesthésie locale si le patient est conscient;
- le médecin repère le point de ponction, en général sur la ligne axillaire moyenne au niveau du 4e espace intercostal (ligne mamelonnaire); le drain est orienté vers le haut en cas d'épanchement aérique, vers le bas en cas d'épanchement liquidien. Le drain est raccordé au système aspiratif, il est fixé et on prépare une bourse avec du fil non résorbable;
- après branchement du drain au système aspiratif, l'infirmier(e) surveille le bullage et/ou l'aspect et la quantité de liquide arrivant dans le bocal d'aspiration;
- pansement de propreté.

• ***Par sécurité,*** tous les raccordements (tuyau sur raccord biconique, droit ou en Y) ne doivent jamais être maintenus ou recouverts par du sparadrap.

Surveillance – rôle de l'infirmier(e)

– Surveillance de tout patient de réanimation : clinique (pouls, pression artérielle, ventilation, saturation, pâleur, sueurs, cyanose, conscience) et paraclinique (gazométrie, hémogramme).

– Surveillance spécifique du drainage : bullage, débit horaire du drain, pression du respirateur si le patient est ventilé.

Ablation du drain

Elle se fait quand le poumon est collé à la paroi et quand le drain ne bulle plus. Elle se fait souvent 24 heures après clampage du drain, sans modification radiologique.

• ***Matériel :***

- 2 champs stériles;
- compresses stériles;
- boîte d'instruments (ciseaux, bistouri, pince de Kocher);
- 1 flacon de recueil stérile;
- nécessaire à pansements;
- pour le médecin : calot, masque, gants stériles;
- pour l'infirmier(e) : calot, masque, gants stériles.

• ***Déroulement du soin***

- malade dans la même position que pour la mise en place;
- mise en place des champs stériles;
- asepsie de la peau;
- retrait du drain thoracique sous aspiration d'un geste rapide par l'infirmier(e) et simultanément le médecin obstrue l'orifice du drain en serrant la bourse;
- prélèvement de l'extrémité du drain pour mise en culture;
- pansement de propreté;
- cliché thoracique de contrôle.

sans drainage lorsqu'il s'agit, sur le terrain, de parer au plus pressé dans l'attente d'une évacuation (figures 5.16, 5.17 et 5.18, page suivante).

▶ CHOIX DE LA VOIE D'ABORD. Le tube ou l'aiguille exploratrice éventuelle doivent passer au bord supérieur de la côte inférieure de l'espace intercostal choisi : ils évitent ainsi le paquet vasculo-nerveux.

Le meilleur site d'insertion d'un drain de gros calibre est le 5e espace, dans le creux axillaire : le plus large, il donne accès aux régions déclives chez un sujet couché; chez l'homme il est immédiatement sous-jacent au mamelon; chez la femme, on se sert de l'angle de Louis pour identifier le 2e espace puis redescendre jusqu'au 5e; le drain est orienté vers le bas, en dedans et antérieurement.

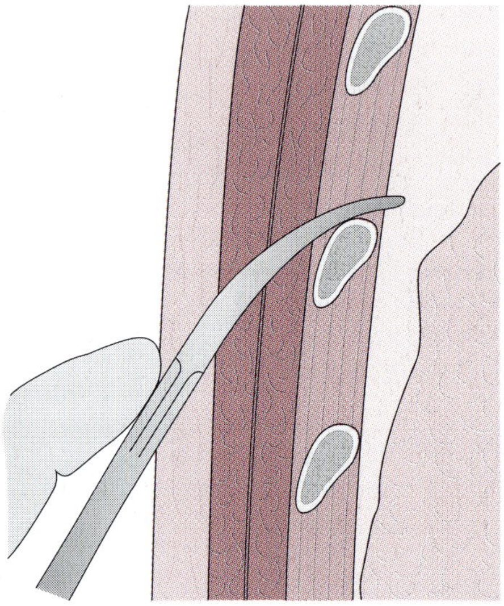

Fig. 5.16. Mini-thoracotomie au doigt.

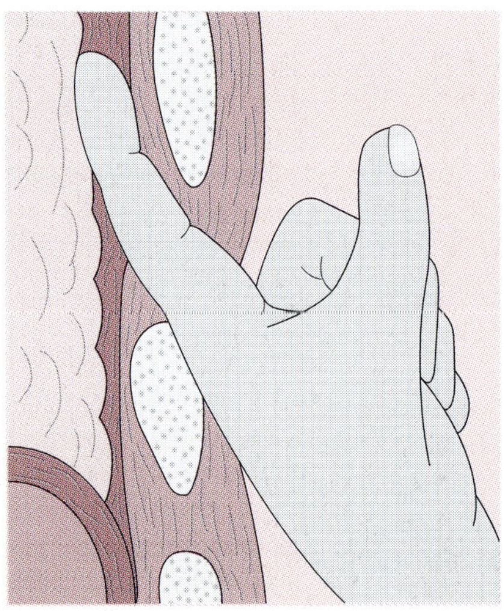

Fig. 5.17. Mini-thoracotomie au doigt.

Il suffit de pousser le tuyau de la longueur d'un travers de main dans la cavité pleurale ; on évite ainsi de le plier ou de blesser un organe.

Il est formellement déconseillé de placer un drain à l'aveugle au-dessous du 5ᵉ espace ou ailleurs que sur la ligne médioclaviculaire du 2ᵉ espace ; des sites différents requièrent un repérage radiographique, si possible tomodensitométrique. À gauche, il faut se méfier chez le traumatisé de la déchirure diaphragmatique, susceptible de permettre le passage des organes creux digestifs dans le thorax : l'image radiographique peut en imposer pour un pneumothorax ! Il est sage de mettre en place une sonde gastrique pour bien identifier la place des organes creux.

► **Le système de recueil.** La vidange complète n'est assurée que si le drain reste perméable et que la pression intrathoracique demeure supérieure à celle du drain lui même : c'est pourquoi la valve de Heimlich doit être proscrite, en dehors de la situation exceptionnelle du transport dans des conditions extrêmes ; encore doit-on, dans ce cas, prendre soin de la traire régulièrement ; l'aspiration continue est donc impérative (figure 5.19), entretenue autant que possible durant le transport par des systèmes électriques, et la traite du drain est une constante préoccupation ; il est déconseillé de clamper un drain : on risque d'oublier le clamp ou de fragiliser le tuyau ! Le changement de bocal se fait en pinçant le tuyau de ses doigts.

Les systèmes de recueil doivent rester sous le niveau du thorax pour éviter tout risque de reflux du liquide drainé.

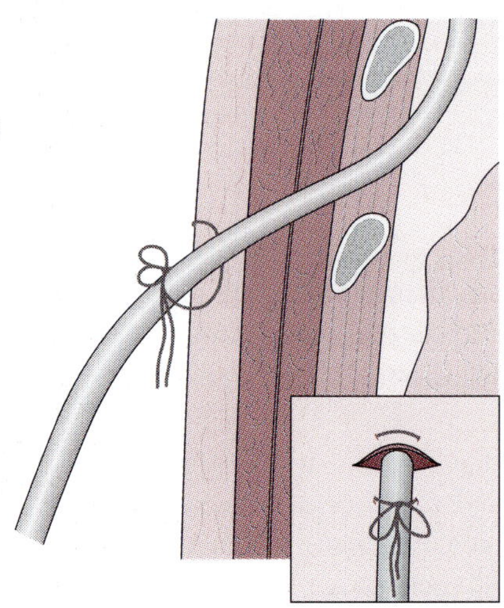

Fig. 5.18. Mini-thoracotomie au doigt. ►

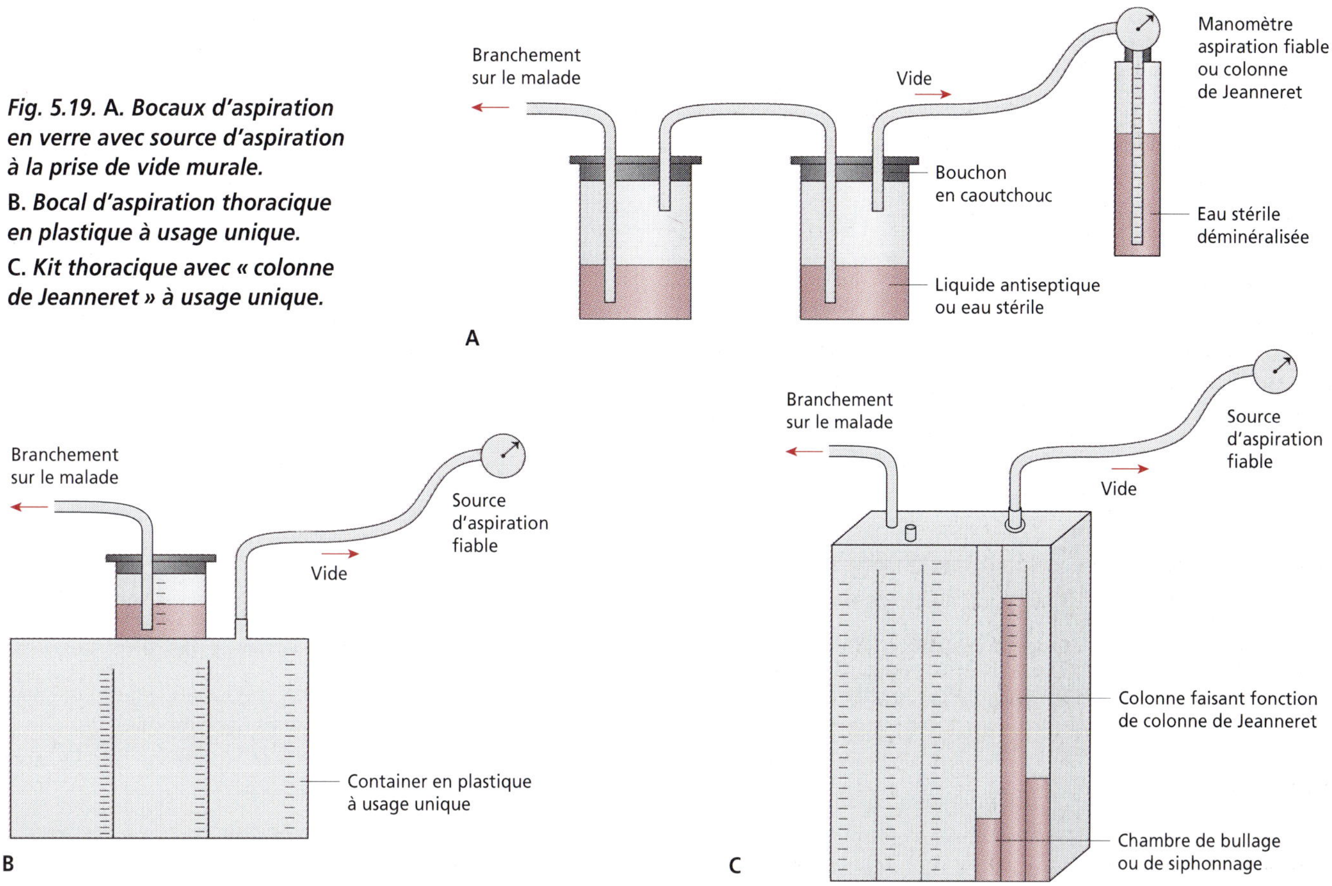

Fig. 5.19.* A. *Bocaux d'aspiration en verre avec source d'aspiration à la prise de vide murale.

B. *Bocal d'aspiration thoracique en plastique à usage unique.*

C. *Kit thoracique avec « colonne de Jeanneret » à usage unique.*

Le réglage de la dépression n'est pas fixé *a priori* : il faut obtenir un mouvement unidirectionnel régulier du liquide, allant du thorax au bocal.

Le fonctionnement régulier du drain est essentiel : la surveillance périodique vérifie l'absence de fuites, d'obstacles ou de débordements ; le volume et la nature du drainage sont essentiels à connaître pour la prise des décisions de chirurgie d'hémostase ou d'aérostase. Le poumon doit être parfaitement « à la paroi » d'emblée, ce que confirme un cliché de face dès que possible puis quotidien. Un drain inefficace doit être remplacé sans délai.

▶ ABLATION DU DRAIN THORACIQUE. On retire le drain thoracique dès qu'il ne donne plus depuis quelques heures ; si le cliché avant retrait est satisfaisant et que la cause de l'épanchement a disparu, l'ablation du drain est toujours un succès ; l'épreuve de clampage est inutile ; elle n'offrirait d'ailleurs aucune garantie. Le retrait se fait au cours d'une brève apnée en expiration ; il est suivi d'une radiographie du thorax de contrôle.

POINTS CLÉS

1. ▶ L'hypoxémie sévère est caractérisée par l'existence d'une cyanose, visible au niveau des extrémités (lèvres, lobes d'oreilles), et par l'apparition de marbrures cutanées aux deux genoux, témoins de la gravité clinique.

2. ▶ L'utilisation d'un saturomètre de pouls, mesure non invasive, permet, en obtenant un chiffre de la saturation en oxygène de l'hémoglobine, de confirmer l'impression clinique. Le diagnostic de certitude se fait en réalisant une gazométrie artérielle : classiquement une PaO_2 < à 60 mmHg, une SaO_2 < à 90 % et/ou une $PaCO_2$ > à 60 mmHg permettent de caractériser l'état d'insuffisance respiratoire aiguë.

3. ▶ La conduite à tenir en présence d'une détresse respiratoire est d'assurer la liberté des voies aériennes supérieures puis si nécessaire de réaliser une assistance ventilatoire au masque et au ballon. L'intubation est la première étape vers l'assistance ventilatoire à l'aide d'un ventilateur. Un pneumothorax ou un hémothorax peut être à l'origine de la détresse respiratoire. La mise en place d'un drainage aspiratif est souvent suffisante pour traiter cette détresse.

Détresses neurologiques

Les comas

Le coma est une situation pathologique fréquente, définie comme une altération de la conscience avec incapacité pour un patient de percevoir et d'intégrer les stimuli et d'y répondre de manière adaptée.

C'est toujours un accident grave, nécessitant une prise en charge en urgence car il réalise un état de grande vulnérabilité avec mise en jeu du pronostic vital et fonctionnel.

Diagnostic positif

▶ PLUSIEURS CLASSIFICATIONS permettent d'apprécier la profondeur d'un trouble de conscience, toutes sont critiquables. Le *score de Glasgow* a l'avantage d'être objectif, reproductible, précis et applicable par différents observateurs. Il faut apprécier dans l'ordre, l'ouverture des yeux (E), la réponse verbale (V), et motrice (M). On retient la meilleure réponse pour chacun des trois paramètres, la somme des cotations définit le score qui varie de 3 (coma le plus profond) à 15 (conscience normale) (voir tableau 5.5).

Par définition, on parle de coma pour un score de Glasgow inférieur ou égal à 7. Cette évaluation neurologique s'intègre dans l'examen du patient comateux, qui doit être le plus complet possible, mais qui est en pratique lié à l'existence ou non d'une détresse vitale nécessitant d'emblée la mise en route de manœuvres de réanimation.

▶ L'EXAMEN INITIAL va donc comporter :

- **l'appréciation de l'état respiratoire, de la fréquence cardiaque et de la pression artérielle ;**
- **le score de Glasgow ;**
- **une inspection** notant la posture spontanée adoptée, l'existence de mouvements anormaux, des signes de localisation traumatique… ;
- **un examen des yeux** comprenant le diamètre et la réactivité à la lumière des pupilles, la position des globes oculaires ; une inégalité pupillaire (anisocorie), une aréactivité à la lumière, une déviation conjuguée de la tête et des yeux sont autant de signes importants ;
- **la recherche d'un déficit moteur ;**
- **l'appréciation de la souplesse de la nuque** (sauf dans un contexte traumatique) ;
- **la prise de la température** doit être systématique.

Au terme de cette démarche clinique, les rares causes d'erreur sont habituellement écartées, en particulier les simulations d'origine psychique qui peuvent se présenter comme de véritables comas.

Tableau 5.5. Le score de Glasgow.

E (ouverture des yeux)	Spontanée	(ouverture spontanée)	**4**
	Au bruit	(à la parole)	**3**
	À la douleur	(provoquée par un stimulus nociceptif)	**2**
	Absente		**1**
V (réponse verbale)	Orientée	(conscient : sait qui il est, où il est)	**5**
	Confuse	(conversation possible mais confusion)	**4**
	Inappropriée	(conversation impossible)	**3**
	Incompréhensible	(conversation incompréhensible, gémissements, grognements)	**2**
	Absente		**1**
M (réponse motrice)	Obéit	(obéit à l'ordre oral)	**6**
	Adaptée	(mouvement de flexion du membre supérieur, localise le stimulus douloureux et le fait disparaître)	**5**
	Orientée	(mouvement de flexion du membre supérieur, se dirige seulement vers le stimulus douloureux)	**4**
	Flexion réflexe	(réponse stéréotypée en triple flexion du membre supérieur)	**3**
	Extension réflexe	(réponse stéréotypée en rotation interne et hyper-extension du membre supérieur)	**2**
	Absente		**1**

Diagnostic étiologique

Le diagnostic étiologique est orienté par l'examen et la reconstitution aussi précise que possible de l'histoire (circonstances de survenue, mode d'apparition et évolution du coma, antécédents médicaux...).

Schématiquement, deux grands cas de figure se dégagent :

- **les comas traumatiques ;**
- **les comas non traumatiques.**

Comas traumatiques

Le contexte est habituellement évocateur, le neurotraumatisme s'intègre volontiers dans le cadre d'un polytraumatisme. Le problème essentiel est de ne pas laisser passer une lésion chirurgicale, type hématome extra- ou sous-dural, qui met en jeu à très court terme le pronostic vital du patient. Il ne faut plus attendre l'apparition d'une mydriase et ou d'un déficit moteur pour porter le diagnostic d'hématome compressif. Le maître examen est la tomodensitométrie cérébrale ou scanner qui doit être réalisée le plus rapidement possible devant tout traumatisme crânien grave. Dans les cas où le scanner est considéré comme normal, ou montrant les signes d'une hypertension intracrânienne secondaire à un œdème cérébral, le patient relève alors de la réanimation, dont l'objectif prioritaire est la prévention ou le traitement de l'hypertension intracrânienne. Il s'agit d'une prise en charge hautement spécialisée, de patients sédatés, ventilés artificiellement, sous monitorage, comprenant en particulier la surveillance continue de la pression artérielle par voie sanglante, et de la pression intracrânienne. Les objectifs de la neuro-réanimation sont actuellement bien codifiés et doivent être parfaitement connus du personnel soignant.

À distance du traumatisme initial, lorsque les critères tomodensitométriques et les chiffres de pression intracrânienne autorisent le réveil du patient, la charge de travail va se trouver accrue, car cette phase critique peut être émaillée de multiples complications au cours des phases d'agitation notamment.

Comas non traumatiques

Les étiologies sont très nombreuses mais en pratique, schématiquement, trois mécanismes dominent.

- **les comas neurologiques ;**
- **les comas toxiques ;**
- **les comas métaboliques.**

▶ COMAS NEUROLOGIQUES

- **Un début brutal** fait suspecter une origine vasculaire :

– une hémorragie cérébrale chez un patient hypertendu et/ou sous anticoagulant ;

– une rupture d'anévrysme chez un sujet jeune, au cours d'un effort ;

– un accident ischémique chez un patient athéroscléreux ou souffrant d'une cardiopathie ou d'un trouble du rythme cardiaque réputé emboligène (fibrillation auriculaire sur valvulopathie mitrale par exemple).

Le scanner cérébral fait le diagnostic ; l'artériographie recherche dans les accidents hémorragiques une malformation chirurgicalement curable.

- **Une installation progressive** dans un contexte fébrile doit faire évoquer une méningite ou un neuropaludisme (au retour d'une zone d'endémie, même sous chimioprophylaxie bien conduite) et ce jusqu'à preuve du contraire. Une ponction lombaire doit être réalisée sans délai ainsi qu'un frottis sanguin, et une goutte épaisse si le paludisme est suspecté.

▶ COMAS TOXIQUES. Ils sont dominés par les surdosages médicamenteux volontaires dans un but suicidaire. La liste des produits incriminés est longue et non exhaustive. Les benzodiazépines sont souvent utilisées, associées ou non à d'autres molécules. L'enquête toxicologique doit être systématique devant tout coma.

Le dosage de l'alcoolémie ne sera pas omis.

L'existence d'un coma avec myosis serré, fréquence respiratoire basse et grande amplitude, voire pauses respiratoires ou apnée, doit faire évoquer une overdose aux opiacés ; ce d'autant qu'il existe des traces de ponctions intraveineuses au niveau des membres.

Enfin, l'intoxication oxycarbonée doit rester à l'esprit.

▶ COMAS MÉTABOLIQUES. En tout premier lieu, devant tout coma, rechercher une *hypoglycémie*. L'existence de sueurs, d'une tachycardie sont en faveur. Chez le diabétique en particulier, tout coma est une hypoglycémie jusqu'à preuve du contraire.

L'encéphalopathie respiratoire secondaire à l'hypoxie et à l'hypercapnie apparaît dans un contexte de décompensation respiratoire progressive ou aiguë. Elle est souvent précédée d'une phase d'agitation. Dès lors que le diagnostic à ce stade n'est pas suspecté, il est fréquent qu'un sédatif soit prescrit à tort, ne faisant que précipiter l'apparition du coma. La gazométrie artérielle doit être réalisée dans tous les cas.

L'hyponatrémie est extrêmement fréquente, soit au décours d'une déshydratation aiguë avec perte de sel prédominante soit au contraire au cours d'états d'inflation hydrique. Cette anomalie biologique est responsable d'un transfert d'eau à l'intérieur des cellules, en particulier cérébrales, à l'origine du trouble de conscience.

L'hyperazotémie rencontrée au décours des insuffisances rénales peut aboutir à un coma. L'acidose constante est responsable d'une hyperventilation. Devant cet état, en dehors d'un contexte évocateur ou de résultats biologiques, il est bien difficile de faire le diagnostic.

Il existe beaucoup d'autres étiologies (encéphalopathie hépatique, hypercalcémie…). Nous avons cité les plus fréquentes.

Prise en charge d'un patient comateux

Au stade initial

Le diagnostic positif de coma étant retenu (Glasgow Score ≤ 7), et dans l'attente d'un diagnostic étiologique lorsque l'histoire n'est pas évocatrice, le but du traitement est d'assurer la survie. Conjointement, plusieurs mesures vont être systématiquement mises en œuvre :

- **Liberté des voies aériennes supérieures.**
- **Oxygénation.**
- **Prise en charge éventuelle de la ventilation.**
- **Pose d'une voie veineuse périphérique** (soluté vecteur Ringer-Lactate).
- **Détermination de la glycémie capillaire** et injection de 20 mL glucosé 30 %.
- **Antagonisation d'une éventuelle intoxication par benzodiazépines** par injection de flumazénil *(Anexate)* 1 amp. = 1 mg = 5 mL, ramenée à 10 mL, par bolus de 1 mL.
- **Antagonisation d'une overdose** quand le contexte est évocateur par injection de naxolone *(Narcan)* (1 amp. = 1 mL = 0,4 mg en IVD).
- **Le flumazénil et la naxolone** sont d'abord utilisés à visée diagnostique. La demi-vie de ces produits est inférieure à celle des molécules antagonisées. Une administration continue est donc nécessaire, au pousse-seringue électrique (PSE).

Dans tous les autres cas, le traitement sera fonction de l'étiologie.

À distance du stade aigu

Il s'agit de poursuivre le traitement étiologique et d'y associer les mesures symptomatiques de prise en charge des grandes fonctions, et les soins inhérents à l'état de coma. L'existence ou non d'une cause curable domine l'évolution pendant cette période qui est plus ou moins prolongée. Hormis les conséquences directes liées à la cause, les problèmes sont dominés par le nursing, les risques de surinfections nosocomiales et de maladie thrombo-embolique.

Coma prolongé

Il est bien difficile de définir le moment où l'on peut parler de coma prolongé évoluant vers un état végétatif. Il s'agit d'un patient qui ne présente aucune réaction volontaire, n'obéissant à aucun ordre simple, en ventilation spontanée, sur canule de trachéotomie, nourri par l'intermédiaire d'une sonde naso-gastrique ou par une gastrotomie per-cutanée. L'électroencéphalogramme montre une activité cérébrale pauvre et aréactive, les potentiels évoqués du tronc cérébral objectivent, soit une activité déstructurée, soit une absence totale de réactivité aux stimuli auditifs ou douloureux.

Ces cas sont très fréquents et se rencontrent soit dans les suites de traumatismes crâniens graves, soit d'anoxie cérébrale prolongée. Le pronostic vital est en général mauvais.

Coma dépassé

C'est un terme qui doit être exclusivement réservé à l'état de mort cérébrale.

Dans ce cas, l'EEG est plat en dehors de toute sédation et le patient peut être légalement déclaré décédé.

Traumatisme crânien

Il s'agit d'un **problème de santé publique** touchant majoritairement les **hommes jeunes** chez qui il représente la **1re cause de mortalité** (12 000 décès/an en France sur les 200 000 traumatismes crâniens).

DÉMARCHE INFIRMIÈRE

SPÉCIFICITÉ DES SOINS INHÉRENTS AU COMA

Ils doivent permettre au patient de conserver son intégrité physique et de maintenir sa dignité.
Ils s'articulent dans le plan de soins, en s'appuyant sur les fiches de protocoles, en fonction de l'environnement du patient.

Nursing

Soins d'hygiène corporelle et en particulier :
• ***Soins des yeux*** : car examens fréquents, danger pour la cornée, risques infectieux.
• ***Soins de bouche*** : car encombrée par la sonde d'intubation, sonde gastrique, canule de Guedel, stase pharyngée fréquente propice aux surinfections (décontamination pharyngée difficile).
• ***Prévention des troubles trophiques***
– changements de position programmés en fonction de l'état clinique et du monitorage ;
– large utilisation de lits avec matelas à air pulsé, ne se substituant en aucun cas au nursing.
• ***Mesures de sécurité à respecter*** lors des mobilisations pour un patient ventilé :
1. Avant chaque changement de position ou mobilisation :
– mettre en oxygène pur ;
– auscultation des champs pulmonaires ;
– vérification constantes ventilatoires, hémodynamiques et SpO_2 (ne jamais mobiliser si instables) ;
– approfondir la narcose si nécessaire sur prescription médicale ;
– aspiration soigneuse, aseptique et non traumatique, bouche et trachée ;
– vérification bonne fixation prothèse ventilatoire (sonde + raccords) et dispositifs invasifs (cathéters, perfusions, prolongateurs, PIC, sondes naso-gastrique vésicale, drains, seringues électriques) ;
– nécessité de la présence de matériel d'intubation et d'un circuit de ventilation manuelle prêt à l'emploi ;
– vérification état des pupilles ;
– vérification ultime des constantes hémodynamiques, SpO_2, auscultation pulmonaire.
2. Au changement de position :
– être au moins deux personnes entraînées aux manipulations ;
– tenir soigneusement et faire suivre l'ensemble de la prothèse ventilatoire de manière à ne pas altérer cette fonction (pas de pliure, de coudure, ne pas tirer sur les tuyaux → risque d'extubation) ;
– faire suivre les dispositifs invasifs.
3. Après le changement de position :
– auscultation pulmonaire ;
– vérifications constantes hémodynamiques, ventilatoires, SpO_2 ;
– surveiller et protéger les points de compression, attention à la possibilité de traumatisme des membres (étirements, chute d'un membre avec possibilité luxation et fracture).
• ***Le transit intestinal***
– surveiller quotidiennement les selles et les noter sur le dossier de soins (consistance, couleur, odeur, fréquence d'émission) ;
– surveillance très importante qui permet de détecter et de prévenir toute constipation pouvant entraîner un syndrome occlusif aggravant le pronostic vital.

Soins de l'abord trachéal

• Nécessité d'aspirations fréquentes.
• Aspiration trachéale très réflexogène, source d'hypertension intracrânienne.
• Patient totalement dépendant de l'abord trachéal, et dans certains cas de la prothèse ventilatoire (si sédaté).

En phase de réveil

Soit état d'agitation :
– nécessité de contention, barrières...
– charge de travail accrue.
Soit absence de réveil : totale dépendance du personnel soignant.

La morbidité est lourde avec **30 % de séquelles** empêchant la reprise d'une autonomie.

En plus du **drame familial**, l'**impact socio-économique** est considérable en raison du nombre d'années de travail perdues par cette classe active et des dépenses de santé occasionnées pour les soins et le placement des états neurovégétatifs.

La compréhension récente des mécanismes physiopathologiques n'a pas permis la découverte d'un protecteur cérébral mais a montré l'importance de la lutte précoce et continue contre les facteurs aggravant l'ischémie cérébrale, avec une réanimation préhospitalière et une orientation d'emblée sur des centres spécialisés en neuroradiologie, neurochirurgie et neuroréanimation.

Les traumatismes crâniens graves se définissent par un **coma profond avec un score de Glasgow initial < à 8.**

Mécanismes physiopathologiques

Les mécanismes lésionnels

Les lésions non pénétrantes sont les plus fréquentes, **leur gravité** comme dans tout traumatisme dépend :

– de la ***violence du choc*** (chute de grande hauteur, absence de casque, grande vitesse ou chocs frontaux) ;

– de la ***localisation de l'impact*** (chocs latéraux temporaux).

L'effet traumatique est direct ou par effet de contrecoup avec rebond du cerveau mobile sur les rebords osseux de la boîte crânienne. Les mouvements en rotation ou en translation entraînent des cisaillements fréquents à la jonction entre le cerveau (mobile) et le tronc cérébral (fixe).

Les lésions résultantes

Ce sont de l'extérieur vers l'intérieur :

- les **plaies du scalp** (très hémorragiques si elles sont méconnues) ;
- les **fractures osseuses** et les **embarrures** avec compression des tissus sous-jacents, **brèche ostéo-méningée** avec risque infectieux ultérieur ;
- **l'hématome extradural** (HED) rare (2 % des TC graves) par dilacération de l'artère méningée et des veines durales qu'il faut toujours suspecter car il s'agit d'une extrême urgence non pas neurochirurgicale mais chirurgicale. Le tableau clinique est caractéristique avec une perte de connaissance initiale suivie d'un intervalle libre avant une aggravation neurologique liée à la compression par l'HED ;
- les **hématomes sous-duraux** (HSD), plus fréquents, parfois à l'origine d'un processus expansif proche de l'HED mais surtout associés à des lésions parenchymateuses ;
- les **lésions du parenchyme cérébral** avec des lésions axonales et gliales, des foyers hémorragiques après cisaillement de petits vaisseaux correspondent aux lésions primaires irréversibles entourées d'une zone d'œdème avec des cellules en souffrance : la pénombre.

En fonction de la localisation et de l'étendue des lésions la gravité initiale est variable. Les lésions diffuses touchant les structures centrales et le tronc cérébral sont très sévères mais rarement décelables au scanner.

Les processus d'autoaggravation des lésions

Le cerveau a des besoins métaboliques particuliers autorégulant lui-même son débit sanguin cérébral (DSC) en faisant varier le diamètre de ses vaisseaux mais il reste très dépendant d'une pression de perfusion cérébrale artérielle (PPC) suffisante.

À partir des lésions existantes, l'œdème périlésionnel est susceptible de s'étendre. Mais ce processus intracrânien se crée dans une boîte inextensible avec des volumes fixés (cerveau 80 %, liquide céphalo-rachidien 18 %) (loi de Monroe-Kelly) aboutissant surtout lorsque le phénomène est rapide à l'hypertension intracrânienne (HTIC). La pression intracrânienne (PIC) normale est de 10 mmHg ; l'HTIC se définit au-dessus de 20 mmHg. Cette HTIC en comprimant les vaisseaux compromet la circulation cérébrale et entraîne une chute de la PPC. La chute de la PPC et du DSC entraîne une ischémie tissulaire qui aggrave l'œdème cérébral et majore les lésions. Un cercle vicieux s'instaure aboutissant à la mort cérébrale (cercle de Rossner).

Par ailleurs l'HTIC refoule les structures cérébrales vers des zones anatomiques non déformables : il s'agit des phénomènes d'engagement qui créent de nouvelles lésions majeures.

En outre toutes les agressions extracérébrales qui compromettent les apports en oxygène aggravent l'ischémie cérébrale : il s'agit des agressions cérébrales secondaires d'origine systémique (ACSOS). Au 1er rang on retrouve l'hypotension artérielle conséquence d'un choc hémorragique associé, les troubles ventilatoires (hypoxie, hypercapnie), conséquence du coma avec obstruction des voies aériennes supérieures ou d'un traumatisme thoracique associé.

Principes de prise en charge des TC graves

L'objectif est d'éviter de rentrer dans le cercle de l'autoaggravation. Cette lutte commence dès la prise en charge préhospitalière et se poursuit sans discontinuité lors du bilan au déchocage et au scanner puis en réanimation.

Il faut chercher à :

- **limiter l'œdème périlésionnel** en luttant à tout prix contre l'HTIC (chirurgie de décompression d'un hématome, vidange du LCR, anti-œdémateux ou osmothérapie) ;
- **favoriser le maintien de la PPC cérébrale** (stabilité de la pression artérielle, recherche et traitement des lésions traumatiques associées) ;
- obtenir une **bonne oxygénation cérébrale** (oxygénation au masque, ventilation artificielle après contrôle des voies aériennes) ;
- **éviter un déséquilibre** entre les apports et les besoins cérébraux en diminuant la consommation d'oxygène cérébrale ($CMRO_2$) par la sédation et l'hypothermie.

PROTOCOLE DE SOINS

OBJECTIFS DE LA RÉANIMATION D'UN NEUROTRAUMATISÉ GRAVE

Biologie	Clinique
Normoxie.	Pression artérielle moyenne (PAM) ≥ à 90 mmHg.
Normocapnie.	Pression intracrânienne (PIC) < à 15 mmHg.
Normoglycémie.	Pression de perfusion cérébrale (PPC) ≥ à 80 mmHg.
Natrémie ≥ à 140 mmol/L.	Pression veineuse centrale (PVC) > à 5 cm d'eau.
Hémoglobine > à 8 g/100 mL.	Diurèse horaire voisine de 1 mL/kg.
	Normothermie.
	Absence d'agitation et de convulsion.
	Adaptation au ventilateur.
	Pupilles égales et réactives.

Prise en charge préhospitalière

Elle doit permettre :

– d'établir l'examen neurologique initial avant toute altération liée à la sédation ;

– de maintenir une stabilité ventilatoire et hémodynamique ;

– de limiter l'HTIC en présence de signes évidents de gravité ;

– d'orienter la victime sur une structure adaptée (neuroréanimation, neurochirurgie).

Le bilan clinique

▶ L'EXAMEN NEUROLOGIQUE. Le score de Glasgow (GCS) évalue le niveau de conscience en quantifiant des réactions spontanées ou provoquée oculaires, motrices et verbales. Un score < 8 correspond à un coma profond. Ce score de référence s'effectue après normalisation de l'état hémodynamique et ventilatoire et avant toute sédation. Les stimuli sont bilatéraux, faciaux (pression articulation mandibulaire) permettant d'éviter une erreur en cas de lésions médullaires associées (8 %).

L'examen pupillaire permet d'apprécier l'atteinte du tronc cérébral avec une valeur pronostic péjorative lors d'anomalies (myosis, mydriase, aréactivité).

La recherche de signes de localisation (hémiplégie, convulsions) doit être effectuée.

La présence de signes d'engagement doit être recherchée :

– temporal avec anisocorie (mydriase unilatérale), hypertonie de décérébration avec extension et enroulement des membres ;

– cérébelleux avec bradycardie, troubles du rythme et pause ventilatoire.

▶ L'EXAMEN LOCAL RECHERCHE :

– une plaie hémorragique du cuir chevelu, de la face, une otorragie ;

– un écoulement clair (LCR avec glucotest positif) nasal ou auriculaire ;

– une plaie pénétrante avec issue de matière cérébrale.

▶ L'EXAMEN GÉNÉRAL RECHERCHE :

– un collapsus : s'il persiste après un remplissage vasculaire, il doit laisser suspecter une lésion hémorragique associée (abdomen distendu, déformation du bassin avec ecchymoses et fractures des membres);

– une obstruction des voies aériennes supérieures;

– une inhalation bronchique après des vomissements;

– une hypoventilation.

Les mesures immédiates

- Mise en place d'un **abord veineux périphérique** pour **corriger l'hypotension** (remplissage vasculaire par sérum salé à 0,9 % ou hydroxy-éthyl-amidon (HEA) pour maintenir une PAM > 70 mmHg) et permettre l'administration de médicaments d'urgence.
- **Maintien d'une ventilation efficace** par :

– *la protection des VAS* : intubation orotrachéale avec anesthésie à séquence rapide (estomac plein), et maintien de l'axe rachidien par un aide (suspicion de lésion cervicale);

– *ventilation contrôlée* avec objectif de SpO_2 > 95 %;

– *pose d'une sonde oro-gastrique* assurant la vidange et diminuant la pression abdominale;

- **La sédation** avec des produits réversibles diminue les stimuli agressifs lors de la mobilisation et facilite l'adaptation du patient à la ventilation mécanique.
- **En présence de signe d'engagement :** osmothérapie avec un bolus de mannitol à 20 % (0,25 g/kg), position proclive à 30°, hyperventilation.

L'orientation

L'orientation du patient doit se faire sur le centre hospitalier le plus adapté aux lésions et le plus proche.

- **En présence de lésions traumatiques associées prioritaires,** le transport est assuré sur le plateau chirurgical le plus proche pouvant assurer un geste d'hémostase (laparotomie) ou d'aérostase (drainage thoracique) de sauvetage. Puis cet hôpital « généraliste » bénéficie de l'assistance d'un centre spécialisé : système de télétransmission des images TDM, transfert du patient ou déplacement de l'équipe neurochirurgicale (organisation des urgences neurotraumatologiques en réseau).
- **S'il s'agit d'un TC isolé,** le choix se porte sur un centre de neurotraumatologie possédant un plateau technique complet d'imagerie (scanner), de neurochirurgie et de neuroréanimation.

Ce qu'il faut faire à l'admission

Les objectifs

- **Établir un bilan lésionnel** le plus complet possible sans omission de lésions associées tout en ne perdant pas de temps.
- **Élaborer une stratégie initiale de traitement** en présence de lésions associées et devant une indication neurochirurgicale.
- **Poursuivre la lutte contre l'HTIC et les ACSOS** afin de ne pas voir s'instaurer le cercle de l'autoaggravation ischémique.

L'imagerie

- **Un bilan de débrouillage immédiat,** à l'arrivée, sur le brancard à la recherche de lésions associées, si la cinétique du choc a été violente, d'autant que l'examen clinique d'un patient comateux, sédaté est peu contributif (radiographie du thorax de face et du bassin, échographie abdominale).
- **Le scanner cérébral** est l'examen *indispensable prioritaire* car il permet de détecter *un hématome extradural* de forme biconvexe, *indication neurochirurgicale d'extrême urgence*. Il permet de mettre en évidence une fracture, détecte la présence d'air (pneumencéphale) témoin d'une brèche ostéoméningée, confirme la présence de lésions hémorragiques parenchymateuses avec de l'*œdème* dont on évalue l'*importance* initiale par la déviation et la compression des ventricules cérébraux et des citernes du tronc cérébral (effet de masse). On effectue toujours un scanner du rachis cervical pour éliminer des lésions associées peu évidente cliniquement chez un patient comateux.

Attention

Le transport au scanner est une période à haut risque (extubation accidentelle lors du passage du brancard sur la table, débranchements lors des mouvements de la table si les tuyaux du respirateur sont trop courts, hypotension...). Il faut un monitorage continu, un accompagnant avec le patient et un médecin avec le matériel d'urgence de réa. Le patient TC est un traumatisé du rachis potentiel jusqu'à preuve scanographique du contraire donc il porte une minerve et les mobilisations se font en respectant la rectitude de l'axe rachidien nécessitant au moins 5 personnes (le réanimateur à la tête).

La stratégie thérapeutique

Elle s'organise autour de deux axes :

▶ UN GESTE CHIRURGICAL. Il peut s'imposer d'emblée avec :

- **une craniotomie** d'extrême urgence pour évacuer un hématome extradural ;
- **l'hémostase** des rares plaies craniocérébrales pénétrantes hémorragiques de pronostic redoutable ;
- **la mise en place d'une dérivation ventriculaire externe** en présence d'une hémorragie intraventriculaire ;
- **un geste de sauvetage sur des lésions associées** (laparotomie avec splénectomie d'hémostase, drainage thoracique…) mais il faut impérativement reporter tout geste sur des lésions ne mettant pas en jeu le pronostic vital.

Pendant l'intervention il ne faut pas oublier les objectifs de lutte contre l'ischémie cérébrale.

▶ LA NEURORÉANIMATION. Elle consiste à poursuivre la lutte contre la cascade ischémique en agissant de manière précise sur les éléments directement impliqués (HTIC, PPC, $CMRO_2$…) grâce au monitorage multimodal.

- **La surveillance clinique** d'un patient sédaté est difficile même si l'examen pupillaire régulier reste fondamental.
- **Le contrôle de l'œdème et des poussées d'HTIC nécessite l'installation d'une mesure continue de la PIC** lorsque les lésions cérébrales sont majeures avec risque de processus expansif. Le choix se porte :

– sur un *capteur par fibres optiques intraparenchymateux* simple à poser avec peu de complications mais dont la fiabilité de la mesure diminue dans le temps ;

– sur une *dérivation ventriculaire externe* (DVE) permettant une mesure très fiable et utilisable comme arme thérapeutique lors d'HTIC pour extraire du LCR. Mais elle doit être posée au bloc par un neurochirurgien, elle nécessite l'absence de compression ventriculaire et présente un risque infectieux de méningite imposant des manipulations stériles et une surveillance avec des prélèvements bactériologiques quotidiens.

La courbe est pulsatile avec un niveau de base < 20 mmHg, une alarme des poussées.

PROTOCOLE DE SOINS

MONITORAGE DE LA PRESSION INTRACRÂNIENNE

Aspects techniques

- **3 types de capteurs :**

– intraventriculaire ;
– extradural ;
– intraparenchymateux (fibre optique).

- ***Choix du capteur en fonction :***

– des lésions ;
– des équipes.

- ***Le capteur idéal n'existe pas :***

– risques infectieux (intraventriculaire) ;
– dérive (extradural) ;
– coûteux, non recalibrable (fibre optique).

- ***Asepsie chirurgicale lors de la pose.***
- ***Mise en place au lit du malade.***

Intérêt

Définir le seuil critique de pression intracrânienne pour un malade donné à un temps donné.
Valeur normale de la PIC < à 15 mmHg.
Tenir compte de la pression de perfusion cérébrale (PPC).
PPC = pression artérielle moyenne - PIC.
Maintenir la PPC > 80 mmHg.
Permet d'adapter le traitement des poussées d'hypertension intracrânienne en tenant compte de la pression artérielle et de la pression de perfusion cérébrale.

- **Le bon positionnement du patient en proclive** à + 30°, tête dans l'axe sans compression jugulaire limite l'œdème.
- **Le maintien d'une PPC** nécessite pour surveiller la PPC le couplage du monitorage de la pression artérielle sanglante et de la PIC (PPC = PAM-PIC). L'objectif est de maintenir à tout prix une PPC > 60 mmHg :

– *Remplissage vasculaire par produit normotonique* n'aggravant pas l'œdème, NaCl à 0,9 %, gélatines fluides modifiées, hydroxy-éthyl-amidons, mais pas de Ringer Lactate ou de sérum glucosé hypotonique.

– *Vasopresseurs* comme la noradrénaline

- **Le maintien d'une oxygénation tissulaire**

– *Normoxie et normocapnie* grâce à une ventilation optimale en monitorant la SpO_2 (> 95 %) et l'$ETCO_2$ (35-38 mmHg) après étalonnage gazométrique.

– *Transfusion* si Hb < 8 g/dL.

- **La diminution de la consommation d'oxygène cérébrale** par une sédation adaptée, l'absence d'hyperthermie (monitorage de la température), l'absence de troubles métaboliques (mesures de la glycémie capillaire répétées, lactatémie cérébrale) et l'absence de convulsions (anticomitiaux).

- Parallèlement à ces mesures protectrices, **la détection des troubles circulatoires cérébraux et le maintien d'un équilibre entre besoin et apports cérébraux** sont fondamentaux pour différencier les oligémies par hypoperfusion cérébrale des hyperémies par hyperdébit dont les traitements sont opposés.

- **Le Doppler transcrânien** permet de manière non invasive de mesurer dès l'admission puis de manière répétitive les vitesses des vaisseaux cérébraux reflets des débits sanguins cérébraux. La vélocité moyenne de l'artère cérébrale moyenne (sylvienne) est de 80 cm/s, elle baisse parallèlement au DSC traduisant l'ischémie, elle est augmentée lors d'hyperémie.

- **La mesure de la saturation veineuse jugulaire en oxygène** renseigne sur l'extraction d'oxygène par le cerveau donc reflète l'adéquation entre apport et besoin. La SjO_2 normale est de 75 %, lors d'ischémie elle baisse en dessous de 50 %, au-dessus de 80 % l'excès d'apport est lié à la perte de l'autorégulation du débit (atteinte très sévère) soit à une baisse de la consommation (infarctus cérébral). La mesure continue de la SjO_2 est indiquée lors d'HTIC sévères avec échec des mesures préventives initiales.

- **Les traitements spécifiques :**

– En présence d'une PIC > 20 mmHg, d'une Vm abaissée et d'une SjO_2 < 50 % : situation d'ischémie, il faut en priorité maintenir une PPC > 70 mmHg (RV et vasopresseurs).

S'il existe une hydrocéphalie au scanner on soustrait du LCR (DVE ou dérivation lombaire) à raison de 10 à 20 mL/h.

S'il existe un œdème important il faut le combattre par un traitement osmotique : mannitol 0,5 à 1 g/kg en bolus (attention aux conséquences hydroélectrolytiques : hypernatrémie et hypokaliémie) en première intention, sérum salé hypertonique à 7,5 % 4 mL/kg sur 30 minutes en cas d'échec.

Diminution de la $CMRO_2$ en approfondissant l'anesthésie, en relayant les benzodiazépines par le thiopental jusqu'à l'obtention d'une suppression de l'activité électrique EEG.

– En présence d'une augmentation de la Vm avec SjO_2 > 75 % il s'agit d'une situation d'hyperhémie liée à une baisse de la capacité d'autorégulation cérébrale pour laquelle le traitement consiste à réaliser un bon drainage veineux (position proclive + 30°), à assurer une hyperventilation contrôlée : l'hypocapnie entraînant une vasoconstriction artérielle cérébrale (sous contrôle de l'$ETCO_2$ calibrée régulièrement par la $PaCO_2$).

Ce qu'il ne faut pas faire

- **Inadaptation du patient au ventilateur** en raison d'un encombrement bronchique, d'une mauvaise sédation, de convulsions, ce qui entraîne un risque d'hypoxie, d'hypercapnie et d'aggravation de l'œdème cérébral.

- **Gestes nociceptifs avec poussée brutale de PIC :**

– *aspirations :* elles doivent se faire sous anesthésie (lidocaïne locale ou intraveineuse) ;

– *mobilisation lors des nursing :* respecter une progressivité, contrôler en permanence la PIC ;

– *mauvaise position céphalique :* respecter une position proclive 30° ;

– *gêne au retour veineux due à une compression jugulaire :* surveiller l'absence de rotation de la tête et la position de sonde d'intubation ne compromettant pas le retour veineux.

L'évolution

L'œdème cérébral est préoccupant avec un risque d'HTIC difficilement contrôlable pendant une dizaine de jours nécessitant une surveillance constante.

▶ La place de l'imagerie

- En présence de toute aggravation brutale (poussée) ou d'une persistance d'une HTIC après mise en œuvre des mesures adaptées dès la 12e heure il faut réaliser un nouveau scanner pour vérifier l'absence de lésions nécessitant un geste neurochirurgical. Devant un œdème expansif ne répondant pas aux thérapeutiques médicales un volet osseux avec hémicrâniectomie permet d'obtenir une décompression.

- **L'imagerie par résonance magnétique** (IRM) trouve sa place secondairement devant un coma persistant sans lésions encéphaliques TDM afin d'apprécier l'atteinte de structures profondes : microhémorragies et cisaillement des noyaux gris centraux, des corps calleux, du tronc cérébral.

▶ **Le doppler transcrânien.** Il présente un intérêt particulier tout au long de l'évolution car il permet de détecter des atteintes de la circulation cérébrale : ischémie, hyperhémie mais aussi spasmes entraînant la mise en route de traitements spécifiques (angiographie avec geste de reperméabilisation) et en présence d'une abolition voire d'une inversion des flux en fin de systole d'évoquer la mort encéphalique (voir chapitre *Comas*).

▶ **L'évaluation de l'état du patient.** À partir du 15e jour il faut arrêter la sédation pour estimer s'il existe une amélioration de l'état neurologique avec une ébauche de réveil permettant d'espérer une restauration progressive de la vie de relation ou la stagnation dans un état végétatif prolongé dont les séquelles définitives ne seront évaluables qu'après plusieurs mois (intérêt des potentiels évoqués auditifs, somesthésiques, visuels).

En dehors des complications neurologiques les soins de réanimation sont orientés sur la lutte contre les infections (les pneumopathies représentent un risque important chez le TC grave), la maladie thrombo-embolique, la dénutrition, les escarres et les déformations tendineuses liées aux malpositions.

Mort encéphalique et dons d'organes

Depuis 1994, date de la création de l'Établissement français des greffes, le nombre annuel de sujets recensés en état de mort encéphalique et celui des patients décédés prélevés progressent. En 2000, 1 016 sujets en état de mort encéphalique ont été prélevés sur 2 004 recensés permettant ainsi de réaliser 3 211 greffes d'organes. Malgré ces progrès le nombre de patients en liste d'attente de greffe s'accroît chaque année et dépasse actuellement les 6 000.

Cette situation est la conséquence d'un manque de sensibilisation et d'informations sur la notion de mort encéphalique, sur l'organisation du prélèvement ou le choix des receveurs et ceci aussi bien auprès du public (32 % d'opposition au prélèvement) qu'auprès des professionnels de santé (au moins 2 000 états de mort encéphalique non déclarés). Cet exposé s'attachera à répondre à ces interrogations pour permettre au personnel paramédical d'être un « relais » éclairé face à ces questions sensibles.

La mort

De nombreux tabous existants vont devoir être levés lors de l'utilisation du corps d'un individu pour en sauver un autre : ce sont principalement le problème de la réalité de la mort, de la commercialisation toujours possible d'un organe ou d'un tissu prélevé, du respect de la personne décédée. Le développement des greffes a suscité de nombreuses réflexions entraînant l'élaboration de lois. En juillet 1994 ont été promulguées les *« lois de bioéthique »*, dont la loi 94-653 relative au respect du corps humain, et la loi 94-654 relative au don et à l'utilisation des éléments et produits du corps humain. Cette question prend donc en compte ce nouveau cadre législatif.

La mort encéphalique est un état irréversible, expression particulière et exceptionnelle « d'entrée » dans la mort. Il existe une destruction des cellules cérébrales, confirmée par l'absence de vascularisation au niveau du cerveau. Elle s'oppose au coma profond végétatif où persiste une vascularisation cérébrale; cette dernière situation pouvant être réversible, le terme de coma dépassé n'est plus utilisé pour lever toute ambiguïté.

Diagnostic de la mort encéphalique

▶ **Le constat de la mort encéphalique** fait l'objet d'un décret en Conseil d'État publié au *Journal officiel* le 2 décembre 1996. Le diagnostic repose sur un examen clinique confirmé par un examen complémentaire qui peut être, soit deux électroencéphalogrammes (EEG) nuls et aréactifs pendant 30 minutes et effectués à quatre heures d'intervalle, soit une angiographie cérébrale des 4 axes objectivant l'absence de flux.

Le constat de mort doit être signé par deux médecins appartenant à une équipe distincte de l'équipe de transplantation. Ce prélèvement ne peut se faire qu'au niveau d'un centre hospitalier préalablement accrédité pour cet acte médical.

● **Il est facile** lorsque vous recevez un sujet Glasgow = 3 avec un battement cardiaque, devant l'absence de réflexe (cornéen, photomoteur, de déviation des yeux à la mobilisation de la tête, pharyngé, toux à la bronchoaspiration), l'absence de respiration spontanée (test de débranchement

DÉMARCHE INFIRMIÈRE

PRISE EN CHARGE D'UN DONNEUR EN ÉTAT DE MORT ENCÉPHALIQUE

Dans le diagnostic de mort encéphalique

Prévoir l'organisation de deux électroencéphalogrammes (EEG) : s'assurer de la présence d'infirmier(e)s spécialisé(e)s dans la pratique de cet examen ou de neurologues habilités à la lecture, et établir les bons correspondants.

Éventuellement penser à l'organisation d'une artériographie (service de radiologie et médecins à prévenir).

Dans la mise en condition organique du sujet décédé

S'assurer de la mise en place d'au moins 2 voies veineuses périphériques pour le remplissage vasculaire, de gros calibre 14 G.

S'assurer de l'asepsie des points de ponction et maintenir une hygiène absolue de ces points par action adaptée (nettoyage à base de solution antiseptique : polivinyl-pitrolydone : bétadiné ou à base de chlorhexidine : *Hibitane*)

Surveiller le remplissage vasculaire en fonction du protocole établi par le réanimateur (SG 5 % + KCl + macromolécules et gélatines; si inefficacité du remplissage, prévoir amines pressives, dopamine, adrénaline ou noradrénaline).

Surveillance de l'ionogramme sanguin, de l'hématocrite, si inférieur à 25 % prévoir concentrés globulaires.

Mettre en place selon protocole infirmier, une sonde vésicale (sondage clos et respect de l'asepsie) pour la surveillance de la diurèse horaire (polyurie).

Organiser la mise en place du matériel nécessaire pour la pose d'une voie veineuse centrale de gros calibre, qui servira à la mesure de la pression veineuse centrale (PVC inférieur à 10) et l'apport de catécholamines.

Prévoir le matériel nécessaire pour la pose d'un cathétérisme radial (étude de la pression artérielle sanguine inférieur à 100 mmHg et prélèvement de sang artériel : gazométrie).

Poser un monitoring : étude de la capnométrie, SpO_2, scope et PAS et température.

Prévoir le matériel de réchauffement du sujet mort (couverture chauffante, la température ne doit pas être en dessous de 35 °C).

Prévoir à porter de mains un défibrillateur.

Continuer à pratiquer un nursing adapté, matelas alternatif, soins oculaires, massages, changements de positions.

Remplir correctement la fiche de liaison destinée au bloc opératoire.

Effectuer la traçabilité des différentes étapes de l'organisation inhérente au service.

Rôle relationnel : l'entretien avec la famille ou « Le dialogue avec la famille du décédé »

De la qualité de ce **soin** dépendra la décision ultime de la famille (il est souhaitable que le sujet du prélèvement multi-organes (PMO) ait été appréhendé du vivant du patient, la décision se prend de façon plus sereine et la démarche auprès de la famille n'apparaît pas inopportune).

Il ne faut pas banaliser la situation. Il faut être vrai, parler de ce que l'on va faire; le prélèvement et son but; la greffe.

Ce **soin relationnel** est une aide psychologique, une prise en charge du patient, globale, car au-delà de la vie; c'est aussi une prise en charge de la famille.

du respirateur), l'absence de tonus et la présence des signes paracliniques confirmant la mort cérébrale.

- **Il est difficile** lorsqu'il existe la notion d'une hypothermie accidentelle ou provoquée, un coma médicamenteux, alcoolique, ou métabolique. Dans ce cas, les dosages sanguins médicamenteux et essentiellement l'artériographie cérébrale des 4 axes prennent toute leur valeur.

▶ **AVANT TOUTE INFORMATION EN VUE D'UN PRÉLÈVEMENT,** il est nécessaire de rechercher une **contre-indication formelle** à celui-ci par une recherche minutieuse des antécédents et un bilan biologique complet :

- **présence de maladie néoplasique** à l'exception de certaines tumeurs cérébrales;
- **présence de maladie transmissible** (Sida, hépatite virale…).

Recueil du témoignage familial

▶ LE DIAGNOSTIC ÉTANT POSÉ, il est nécessaire de vérifier l'absence d'opposition sur le registre de l'hôpital jusqu'à la mise en place du registre national des refus (décret 97-704 du 30 mai 1997). Le Conseil d'État va prochainement définir les conditions de fonctionnement de ce registre. La loi de bioéthique du 29 juillet 1994 réaffirme :

- **la notion de « consentement présumé » :** *« ce prélèvement peut être effectué dès lors que la personne concernée n'a pas fait connaître de son vivant, son refus d'un tel prélèvement »* ;
- **la notion de « témoignage familial » :** si le médecin n'a pas directement connaissance de la volonté du défunt, il doit s'efforcer de recueillir le témoignage de sa famille ;
- **dans le cas des mineurs ou d'un majeur faisant l'objet d'une mesure de protection légale,** le prélèvement en vue d'un don ne peut avoir lieu qu'après consentement écrit des titulaires de l'autorité parentale ou du représentant légal.

▶ L'APPROCHE FAMILIALE se pratique toujours face à une situation aiguë et douloureuse. L'anesthésiste-réanimateur, qui se sent en position d'échec, annonce le plus souvent la mort à la famille, puis l'informe d'une possibilité de prélèvement. Ce dialogue doit se pratiquer dans un lieu isolé, permettant un délai de réflexion. Le coordinateur local de prélèvement a un rôle nécessaire et utile pour ce type d'information. Il pourra être appelé pour donner l'information et prévenir le procureur si la mort est suspecte. La plupart des centres de prélèvements possèdent des structures de garde de coordination 24 h/24.

Au terme de cette étape, et en l'absence d'opposition familiale, ces structures seront alertées.

Organisation d'un prélèvement multi-organes (PMO)

« La mort encéphalique d'un individu », la non-opposition familiale au prélèvement, vont conduire à l'organisation d'un prélèvement multiorganes, chaîne de solidarité pluridisciplinaire nécessitant une organisation rigoureuse dont l'un des principaux acteurs se trouve être le coordinateur hospitalier. Cette organisation est résumée dans les figures 5.20 et 5.21.

Choix du receveur

L'Établissement français des greffes, établissement public national à caractère administratif placé

PROTOCOLE JURIDIQUE

PRÉVENTION DE LA TRANSMISSION DE CERTAINES MALADIES INFECTIEUSES

Depuis l'arrêté du 24 juillet 1996, nécessité de pratiquer l'antigénémie P24.
Le décret 94-416 du 24 mai 1994 modifie le décret 92-174 du 25 février 1992 relatif à la prévention de la transmission de certaines maladies infectieuses.

« À l'occasion de tout prélèvement d'organes, de tissus ou de cellules d'origine humaine, il est obligatoire de rechercher chez le ou les donneurs... »

VIH 1 et VIH 2 - HTLV I - HTLV II
HÉPATITES B et C
CYTOMÉGALOVIRUS
SYPHILIS
TOXOPLASMOSE
VIRUS D'EPSTEIN-BARR

Décret Sécurité sanitaire 97-928 du 9 octobre 1997 (*JO* du 12 octobre 1997)

À l'occasion de tout prélèvement d'éléments du corps humain à finalité thérapeutique, le médecin responsable s'assure de la sélection clinique du donneur et de l'exécution des analyses biologiques suivantes (art. R 665-80-3) :

VIH 1 et VIH 2 - HTLV I - HÉPATITES B et C - SYPHILIS

La greffe d'organe, de moelle osseuse, de tissu ou de cellules, est interdite lorsque le résultat d'une des analyses fait ressortir un risque de transmission.

En complément de l'article R 665-80-3, lorsqu'il s'agit d'un prélèvement d'organes, de moelle osseuse ou de cellules, des marqueurs doivent être réalisés pour le diagnostic de maladies transmissibles (art. R 665-80-4) :

INFECTION À CYTOMÉGALOVIRUS
INFECTION PAR LE VIRUS EPSTEIN-BARR
INFECTION PAR LE VIRUS DE LA TOXOPLASMOSE

Toutefois, en cas d'urgence vitale, des dérogations sont possibles si le bénéfice est supérieur au risque pour certains organes et cellules (art. R 665-80-8).

PROTOCOLE JURIDIQUE

FORMALITÉS À ACCOMPLIR

Législatives :
- recueil du témoignage de la famille ;
- recueil du consentement écrit des deux parents ou tutelle si mineur ;
- vérifier l'absence d'opposition sur le registre national automatique ;
- mort suspecte : téléphoner au procureur.

Administratives :
- signature de la mort par les deux médecins ;
- déclaration du décès au bureau des entrées (loi des 24 heures) ;
- accord et signature du directeur de l'hôpital ;
- nom du procureur si accord.

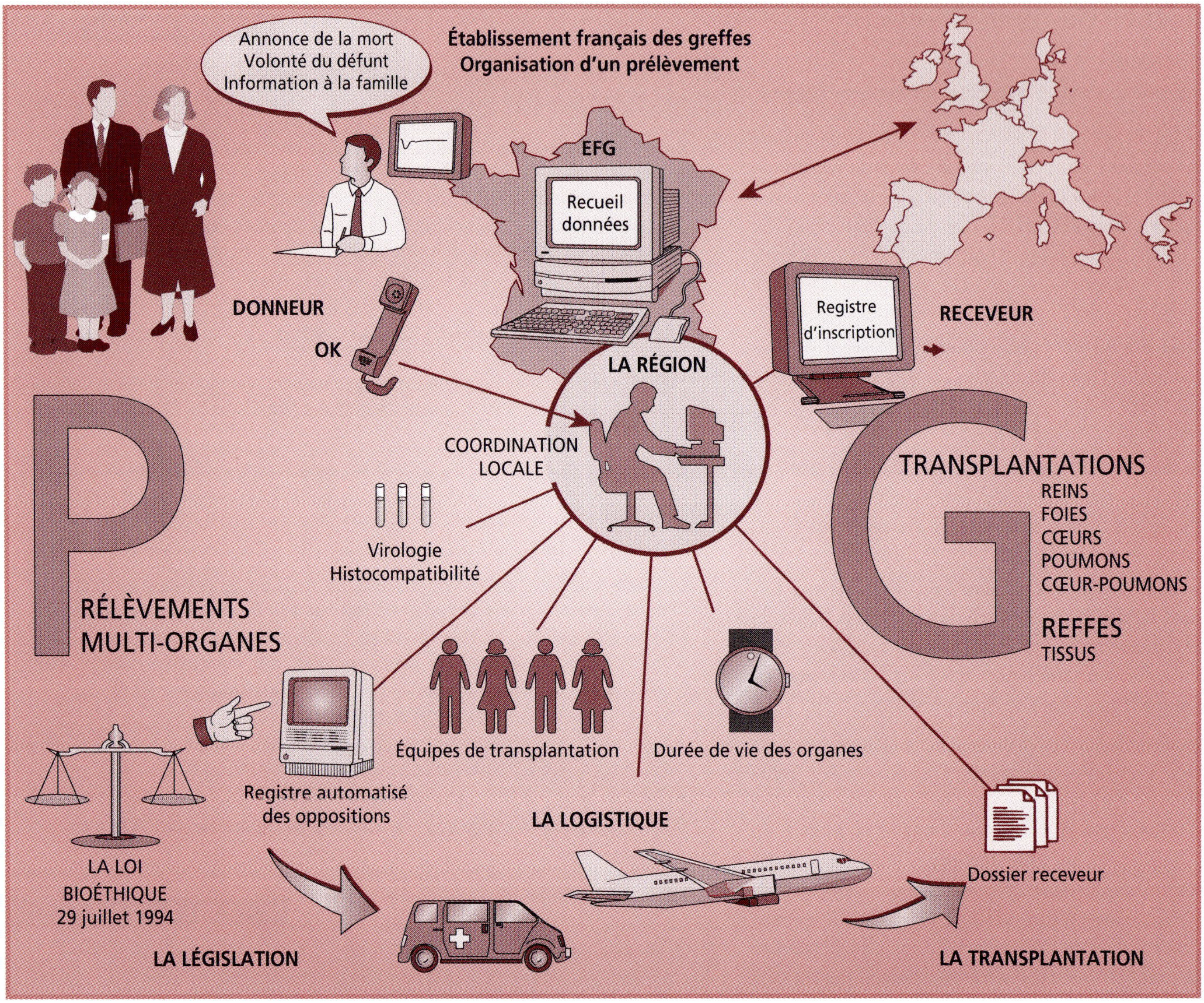

Fig. 5.20. Établissement français des greffes. Organisation d'un prélèvement.

sous la protection vigilante et permanente de l'État, a été créé par l'article 56 de la loi 94-43 du 18 janvier 1994.

Il a notamment pour mission la répartition des greffons à l'aide d'une régulation régionale (découpage géographique de la France en 6 régions) et de la régulation nationale. Tous les patients voulant bénéficier d'une greffe d'organe doivent obligatoirement être inscrits sur une liste d'attente. La gestion de cette liste est informatisée par le réseau « Cristal », gage de transparence et d'efficacité.

La répartition des greffons se fait selon des règles préétablies parues au *Journal officiel* par arrêté du 6 novembre 1996. En dehors des priorités nationales — la super-urgence hépatique (hépatite fulminante), la retransplantation et l'hyper-immunisé H3 pour le rein —, les propositions sont locales puis régionales, nationales et enfin internationales en l'absence de receveur compatible en France. Les principaux critères de compatibilité sont le groupage sanguin ABO, le groupage tissulaire HLA *(Human Leucocyte Antigen)* et la morphologie (périmètre thoracique, abdominal, hauteur sternale, taille, poids...).

Le don reste gratuit et anonyme.

Prise en charge du donneur potentiel

▶ LA DISPARITION TOTALE DE LA RÉGULATION DU SYSTÈME NERVEUX CENTRAL agit sur :

- **circulation** : vasoplégie → hypovolémie ;
- **ventilation** : hypoxie ;
- **système endocrinien** : ADH ↘ → diabète insipide ;
- **perturbation hydro-électrolytique** → correction ionique ;
- **thermorégulation** : hypothermie.

Le transport et l'installation du sujet en état de mort encéphalique au bloc opératoire seront des instants difficiles du fait de l'instabilité hémodynamique. Une **mise en condition rigoureuse** aura pour objectif la viabilité des greffons.

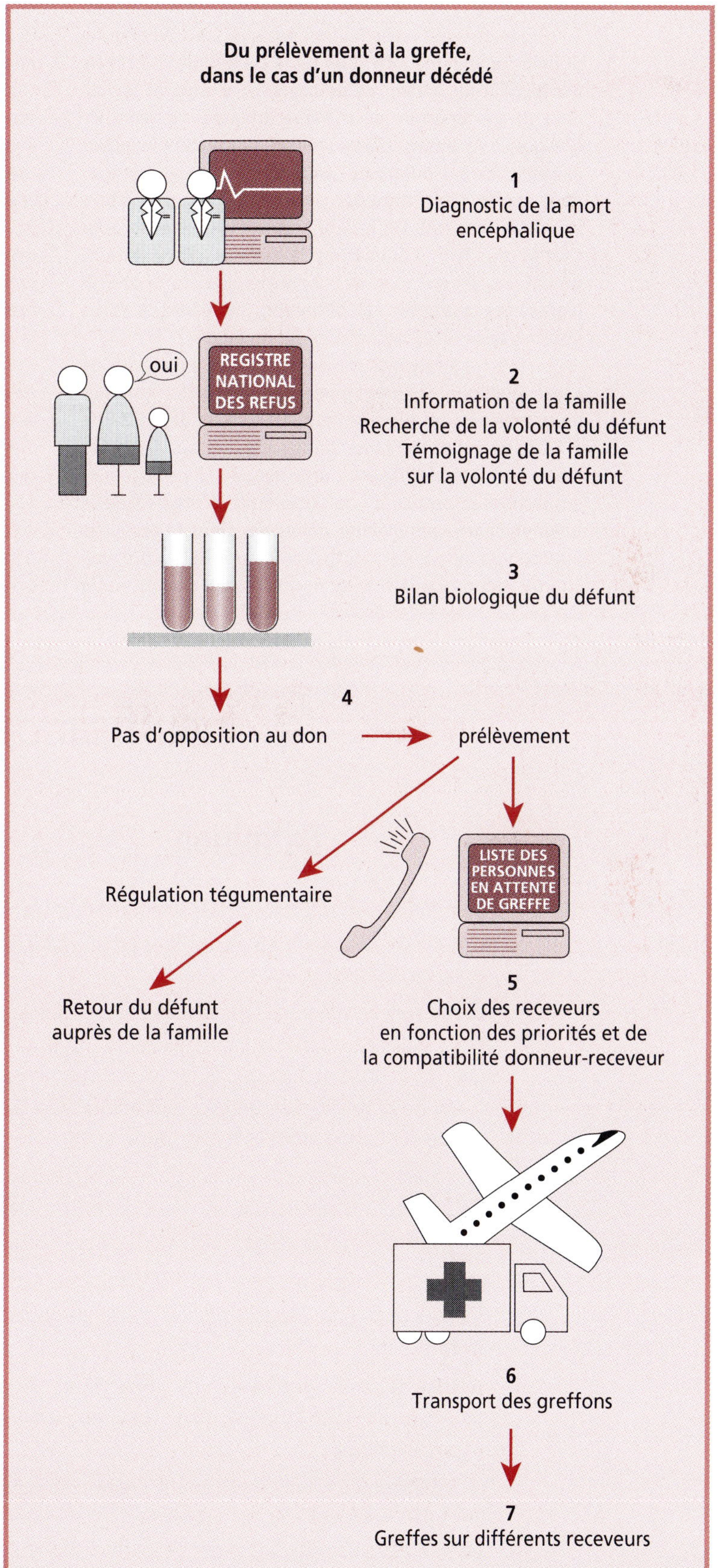

Fig. 5.21. Organisation des prélèvements et greffes.

POINTS CLÉS

1. ▶ Le coma est une situation pathologique fréquente, définie comme une altération de la conscience avec incapacité pour un patient de percevoir et d'intégrer les stimuli et d'y répondre de manière adaptée. Le score de Glasgow a l'avantage d'être objectif, reproductible, précis et applicable par différents observateurs. Il faut apprécier dans l'ordre, l'ouverture des yeux (E), la réponse verbale (V), et motrice (M). On retient la meilleure réponse pour chacun des trois paramètres, la somme des cotations définit le score qui varie de 3 (coma le plus profond) à 15 (conscience normale). Par définition, on parle de coma pour un score de Glasgow inférieur ou égal à 7.

2. ▶ Les traumatismes crâniens sont un problème de santé publique touchant majoritairement les hommes jeunes chez qui ils représentent la 1re cause de mortalité (12 000 décès/an en France sur les 200 000 traumatismes crâniens). La morbidité est lourde avec 30 % de séquelles empêchant la reprise d'une autonomie. L'objectif de la prise en charge est d'éviter de rentrer dans le cercle de l'autoaggravation. Cette lutte commence dès la prise en charge préhospitalière et se poursuit sans discontinuité lors du bilan au déchocage et au scanner puis en réanimation. Il faut limiter l'œdème périlésionnel en luttant à tout prix contre l'HTIC; favoriser le maintien de la PPC cérébrale; obtenir une bonne oxygénation cérébrale; éviter un déséquilibre entre les apports et les besoins cérébraux en diminuant la consommation d'oxygène cérébrale par la sédation et l'hypothermie.

3. ▶ La mort encéphalique est un état irréversible, expression particulière et exceptionnelle « d'entrée » dans la mort. Il existe une destruction des cellules cérébrales, confirmée par l'absence de vascularisation au niveau du cerveau. Elle s'oppose au coma profond végétatif où persiste une vascularisation cérébrale; cette dernière situation pouvant être réversible, le terme de coma dépassé n'est plus utilisé pour lever toute ambiguïté. Le diagnostic de mort encéphalique repose sur un examen clinique confirmé par un examen complémentaire qui peut être, soit deux électroencéphalogrammes nuls et aréactifs pendant 30 minutes et effectués à quatre heures d'intervalle, soit une angiographie cérébrale des 4 axes objectivant l'absence de flux.

Insuffisance rénale aiguë

Définition

Le rein joue un rôle capital dans l'équilibre hydro-électrolytique, l'équilibre acido-basique et l'excrétion des déchets azotés.

L'insuffisance rénale aiguë correspond à la faillite brutale des fonctions de l'appareil rénal. En pratique, la définition habituelle est biologique avec comme critère le plus simple, une augmentation rapide des taux d'urée et de créatinine.

Plus pragmatiquement, on définit une altération de la fonction rénale par un taux de créatinine ≥ 170 µmol/L.

▶ TROIS MÉCANISMES ÉTIOPATHOGÉNIQUES sont décrits pour engendrer un dysfonctionnement rénal :

- **Insuffisance prérénale ou fonctionnelle** : réduction du flux sanguin rénal (état de choc - hypovolémie…).
- **Insuffisance rénale intrinsèque ou organique** : atteinte primitive du parenchyme (glomérulopathie, nécrose tubulaire, néphropathie interstitielle…).
- **Insuffisance postrénale ou obstructive** : obstruction des voies urinaires.

Conduite à tenir

Le traitement de l'insuffisance rénale consiste à assurer la suppléance du rein en attendant la récupération des fonctions rénales : c'est l'épuration extrarénale.

▶ CE TRAITEMENT PALLIATIF doit être rapidement entrepris lorsqu'il existe un déséquilibre biologique tel qu'il peut menacer le pronostic vital. Certains paramètres sont donc à surveiller particulièrement :

– hyperkaliémie > 6,5 mmol/L ;

– acidose métabolique (bicarbonate < 12 mmol/L) ;

– surcharge hydrosodée sévère avec répercussion pulmonaire ou cardio-vasculaire (OAP-HTA) ;

– urée > 35 mmol/L ;

– créatinémie > 800 mmol/L.

Protocole de soins

Définitions

Hémodialyse

- **Technique d'épuration extrarénale** qui met en contact le sang du malade, par l'intermédiaire d'une membrane semi-perméable, avec une solution de dialyse, circulant à contre-courant.
- **Le principal mécanisme épurateur** dans l'hémodialyse est le transfert par diffusion : électrolytes et molécules de petit poids moléculaire (urée, créatinine…) diffusent à travers la membrane, du milieu le plus concentré vers le milieu le moins concentré.

C'est une technique d'épuration intermittente (durée : 4 h) : voir figure 5.22.

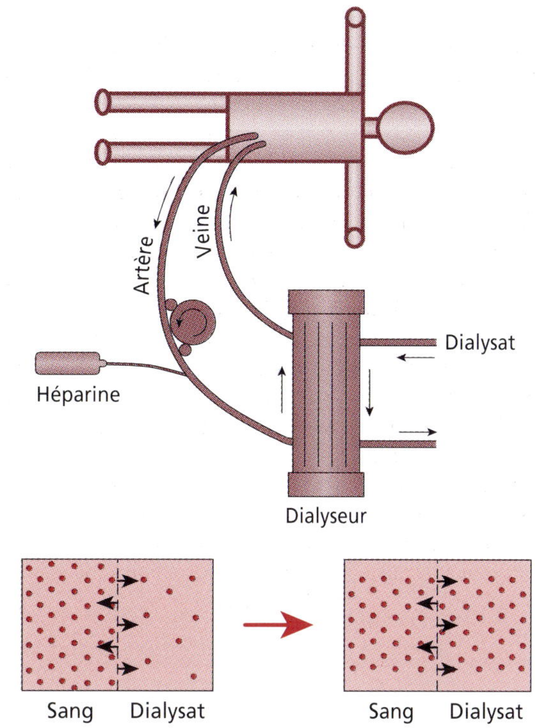

Fig. 5.22. Principe de fonctionnement de l'hémodialyse.

Hémofiltration

Technique d'épuration extrarénale basée sur le transfert par convection (= ultrafiltration) : une pression hydrostatique exercée sur une membrane semi-perméable assure le transfert d'une partie du plasma (= ultrafiltrat). Cette technique reproduit la filtration glomérulaire au niveau du rein et permet l'élimination de 10 à 20 litres d'eau par jour. Il y a donc une nécessaire compensation hydrique qui est assurée par un liquide réinjecté de composition adéquate, ce qui contribue à une stabilisation hémodynamique plus grande qu'avec l'hémodialyse. En effet, c'est une technique d'épuration continue et le débit de la pompe à sang y est minimum (100 mL/min) : voir figure 5.23.

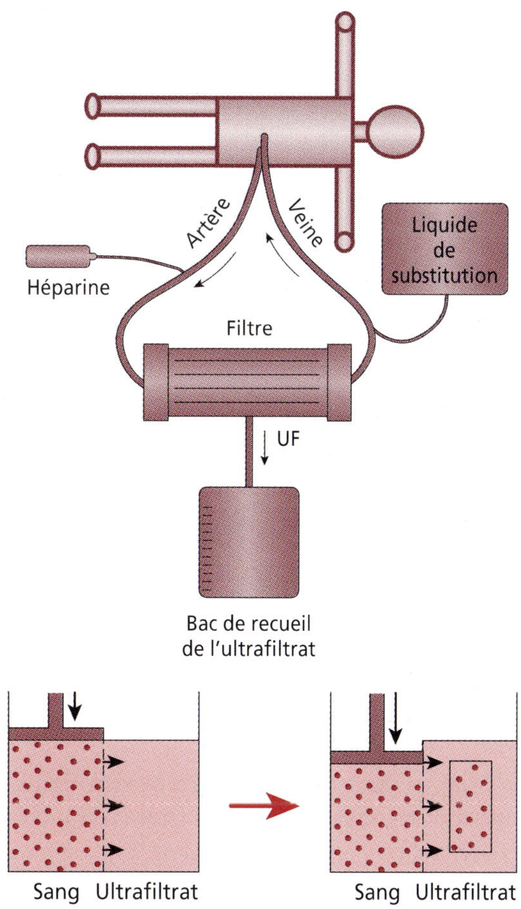

Fig. 5.23. Principe de fonctionnement de l'ultrafiltration.

Hémodiafiltration

C'est une technique d'épuration extrarénale continue qui associe les échanges par diffusion (dialyse) et les échanges par convection (ultrafiltration).

Déroulement de la dialyse

Préparation

- **L'état hémodynamique** va guider le choix de la technique d'épuration extrarénale la plus adaptée : techniques d'épuration continue en cas de défaillance hémodynamique.
- **La surcharge hydrique,** évaluée par l'évolution du poids, sera le paramètre qui va déterminer le

DÉMARCHE INFIRMIÈRE

HÉMODIALYSE ET ULTRAFILTRATION

Le comportement infirmier sera spécifique dans la préparation du matériel et la surveillance du patient, et adapté aux autres soins que requiert le patient. La durée de l'épuration est variable : 4 heures pour l'hémodialyse, continue pendant plusieurs jours pour les techniques d'ultrafiltration.

Préparation du matériel

- *Nécessaire au cathétérisme* (voir protocoles Cathéter).
- *Nécessaire à l'épuration extrarénale*

– vérification de la stérilité et du fonctionnement du générateur de dialyse (alarmes...);
– préparation du dialysat choisi (prévoir la quantité suffisante) et envoyer un échantillon prélevé de dialysat au laboratoire, pour ultime vérification de sa composition chimique;
– préparation des lignes de dialyse et purge du circuit extracorporel (bien éliminer les bulles dans la bobine).

Actions et surveillance

- *Avant branchement*

– assurer les soins d'hygiène et de confort;
– planifier les soins pendant la durée de la dialyse (la surveillance doit être continue, malgré les alarmes);
– effectuer le bilan sanguin et peser le malade.

- *Branchement*

– assister le personnel qui effectue le branchement;
– surveiller la tolérance du patient à l'initiation de la dialyse (Fc, PA, PVC, SpO_2);
– surveiller le fonctionnement correct de la dialyse :
  - absence de complications : occlusion, admission d'air, fuite dans le circuit de dialyse;
– s'assurer de l'efficacité de l'épuration extrarénale :
  - quantité de sang épuré;
  - quantité d'ultrafiltration;
  - bilan sanguin à mi-dialyse.

- *Débranchement*

– réaliser un pansement occlusif sur le double accès veineux; ce pansement sera changé dès la moindre souillure;
– procéder à l'entretien du générateur de dialyse (rinçage et stérilisation);
– consigner sur le dossier de soins :
  - la quantité globale de sang épuré;
  - la quantité totale d'ultrafiltration;
  - la perte pondérale réalisée.

débit d'ultrafiltration (= quantité d'eau à perdre pendant la dialyse).

- **L'ionogramme sanguin** va guider le choix du dialysat (dialysat à 0 mEq ou 2 mEq de potassium, etc.).
- **La qualité du bilan d'hémostase** va déterminer le choix d'une anticoagulation, nécessaire pour éviter la présence de caillot dans la ligne de dialyse.

Branchement

- **Mise en place d'un double accès veineux** (ou mieux d'un cathéter double lumière) (voir protocole cathéter).
- **Montage et purge du circuit.**
- **Le raccordement à l'accès veineux** est réalisé par un personnel médical ou infirmier, en tenue stérile, en commençant par la ligne « artérielle » de la dialyse.
- **Le débit de la pompe à sang** doit être progressivement augmenté (100 mL/h → 300 mL/h) pour éviter une instabilité hémodynamique brutale. Un collapsus tensionnel est souvent le témoin d'une hypovolémie intravasculaire brutale et pourra répondre à un traitement initial comprenant un remplissage vasculaire par macromolécules (amidons-gélatines…) ou l'injection de 2 à 4 g de NaCl. L'absence d'amélioration sera le prétexte à l'utilisation d'un support hémodynamique par les catécolamines ou à l'arrêt de la dialyse.

- **Un bilan de milieu de dialyse** permettra de vérifier l'efficacité de l'épuration extrarénale (urée, créatinine, ionogramme), l'absence d'hypoglycémie (le glucose traverse par diffusion et convection la membrane semi-perméable) et permettra d'effectuer les réajustements thérapeutiques nécessaires.

Débranchement

- **Le sang contenu dans le circuit extracorporel** est restitué au patient.
- **Les accès veineux** sont fermés par des bouchons Luer-Lock, après héparinisation.
- **Un bilan sanguin et pondéral** est réalisé à nouveau.

Complications

Elles surviennent au décours de la dialyse :

- **Occlusion de la ligne de dialyse,** le plus souvent secondaire à la présence de caillots dans le filtre (nécessité d'une héparinisation préventive).
- **Admission d'air,** pouvant être responsable d'une embolie gazeuse sévère. D'où l'intérêt d'un dialyseur muni de système de détection d'air et de clamps interrompant instantanément la ligne de dialyse.
- **Désadaptation d'un raccord** avec fuite hémorragique importante.

POINTS CLÉS

1. ▶ **L'insuffisance rénale aiguë correspond à la faillite brutale des fonctions de l'appareil rénal. En pratique, la définition habituelle est biologique avec comme critère le plus simple, une augmentation rapide des taux d'urée et de créatinine. Cette insuffisance rénale peut être prérénale ou fonctionnelle, organique, postrénale ou obstructive.**
2. ▶ **Le traitement de l'insuffisance rénale consiste à assurer la suppléance du rein en attendant la récupération des fonctions rénales : c'est l'épuration extrarénale. Elle doit être rapidement entreprise lorsqu'il existe un déséquilibre biologique susceptible de menacer le pronostic vital : hyperkaliémie > 6,5 mmol.L^{-1}, acidose métabolique (bicarbonate < 12 mmol.L^{-1}), surcharge hydrosodée sévère avec répercussion pulmonaire ou cardio-vasculaire (OAP-HTA), urée > 35 mmol.L^{-1}, créatinémie > 800 mmol.L^{-1}.**

Prise en charge du patient polytraumatisé

6

Problèmes généraux

▶ **LE POLYTRAUMATISÉ** est un blessé présentant des lésions traumatiques mettant en jeu le pronostic vital, soit chacune par elle-même soit par leur association.

Cette définition permet de souligner les difficultés de prise en charge de ces blessés.

- **le pronostic vital est engagé** : il faut être rapide et efficace ;
- **les lésions sont multiples,** il faut les reconnaître ;
- **enfin il faut hiérarchiser la prise en charge** de ces lésions.

▶ **LES ACCIDENTS DE LA VOIE PUBLIQUE** sont responsables chaque année de 300 000 blessés dont 60 000 polytraumatisés avec une prédominance d'adultes jeunes.

Les accidents domestiques, notamment les chutes (défenestrations), les accidents de sports, les catastrophes naturelles, les actes de terrorisme et les conflits armés sont les autres grandes causes.

▶ **LA MORTALITÉ** va de 10 à 50 % selon les séries. La moitié des décès a lieu avant l'hospitalisation, un quart avant la chirurgie, un quart en phase per- et postopératoire. Ces chiffres soulignent l'importance de la réanimation initiale :

- **les décès immédiats** sont dus à des lésions cérébrales majeures, des traumatismes médullaires, des atteintes du cœur et des gros vaisseaux ;
- **les décès précoces** sont dus à l'hémorragie, l'hypoxie ;
- **les décès tardifs** sont dus à l'infection et aux complications métaboliques.

Physiopathologie

L'association lésionnelle est le problème essentiel du polytraumatisé.

▶ **LA GRAVITÉ** du polytraumatisé n'est pas la simple addition de la gravité de chaque lésion. Les lésions se potentialisent entre elles par un triple effet :

- **effet de sommation** : la perte de sang entraînée par chaque lésion (par exemple fracture du fémur, lésion de la rate, hémothorax) va entraîner un choc hémorragique grave ;
- **effet d'occultation** : un coma peut masquer un déficit médullaire dû à une fracture du rachis ;
- **effet d'amplification** : le coma d'un traumatisme crânien diminue les possibilités d'adaptation d'un traumatisme thoracique et l'hypoxie va aggraver les lésions cérébrales.

▶ **DE MÊME, LES TRAITEMENTS** des différentes lésions seront parfois incompatibles.

De tout ceci, il faut déduire la nécessité absolue d'un diagnostic lésionnel complet et l'importance de la hiérarchisation des lésions afin de dégager des priorités thérapeutiques.

Prise en charge

La difficulté de la prise en charge d'un polytraumatisé vient du télescopage des différentes étapes. L'examen clinique se fait simultanément avec les premiers gestes thérapeutiques, la mise en condition peut se continuer sur une table de radiographie, enfin on pourra être amené à compléter un bilan radiologique après un passage au bloc opératoire afin de réaliser l'hémostase d'un blessé hémorragique…

Dans un souci de clarté, nous n'envisagerons pas le problème du ramassage et nous ne différencierons pas la prise en charge préhospitalière de la prise en charge hospitalière, les gestes effectués étant les mêmes et les problèmes posés étant sensiblement identiques, cependant majorés sur le terrain par des conditions techniques difficiles (nuits, intempéries) et par un personnel et un matériel limités.

▶ **SCHÉMATIQUEMENT, LA PRISE EN CHARGE S'EFFECTUE EN 3 ÉTAPES :**

- **la prise en charge initiale** où l'on pratique un examen clinique qui doit détecter les détresses vitales (hémodynamique, respiratoire, neurologique) et qui débouche sur la pratique de gestes d'urgences ;

- **la stratégie diagnostique** qui aboutit à un bilan lésionnel précis ;
- **le traitement définitif** chirurgical ou médical.

Prise en charge initiale

Elle doit être stéréotypée, pratiquée par une équipe entraînée dans laquelle le rôle de chacun est déterminé à l'avance. Elle comprend :

– le recueil des données anamnestiques ;

– l'évaluation clinique initiale à la recherche d'une détresse vitale ;

– la mise en condition initiale.

Recueil des données anamnestiques

Il est fait auprès de l'équipe préhospitalière : circonstances de l'accident, analyse du mécanisme lésionnel permettant de faire suspecter certaines lésions, état clinique lors du relevage, traitements mis en route, délais de prise en charge et de transport.

Évaluation clinique initiale à la recherche d'une détresse vitale

L'évaluation clinique initiale à la recherche d'une détresse vitale peut être :

- **Circulatoire** : recherchée par la palpation du pouls, la mesure de la PA, l'auscultation cardiaque.
- **Respiratoire** : par la mesure de la fréquence et de l'amplitude ventilatoire, l'auscultation pulmonaire, la recherche de signes de lutte d'un encombrement, la recherche d'une cyanose ou mieux la mesure de la SpO_2 par un saturomètre de pouls.
- **Neurologique** : par l'étude de la conscience, l'évaluation du score de Glasgow, la comparaison du diamètre et de la réactivité pupillaire, la recherche d'un déficit.

L'existence d'une détresse vitale impose des gestes de réanimation immédiats et simultanément la mise en place d'une surveillance clinique et d'un monitorage, c'est la mise en condition.

Mise en condition

- **Déshabillage** (c'est-à-dire découpage aux ciseaux afin de limiter les mobilisations).
- **Oxygénothérapie systématique,** à fort débit au masque à haute concentration, éventuellement pose d'une canule de Guedel, surveillance de la SpO_2 rendue souvent difficile par l'état de choc.
- **Pose de 2 voies veineuses périphériques** au moins, de gros calibre (16 G ou plus), alimentées par du Ringer-Lactate et des macromolécules.
- **Prélèvements sanguins** pour le groupage et les examens biologiques d'entrée : gazométrie, hémogramme, coagulation, urée, créatinine, ionogramme, calcémie, glycémie, enzymes hépatiques, amylase, CPK, CPK MB, myoglobinémie, myoglobinurie, lactates, alcoolémie.
- **Mise en place du monitorage** : électrocardioscope, pression non invasive sur les zones indemnes, sonde vésicale et thermique, éventuellement sonde naso-gastrique, vérification du plateau d'intubation, du respirateur, des drogues d'urgence usuelles.
- **Simultanément, un seul examen radiologique** est systématiquement effectué : c'est le cliché thoracique.

▶ À L'ISSUE DE CETTE ÉVALUATION SOMMAIRE qui n'a duré que quelques minutes et de cette mise en condition initiale, on peut se trouver face à deux situations :

- **Le blessé ne présente pas de détresse vitale** ou celle-ci évolue rapidement favorablement ; un collapsus se corrige sous remplissage, une hypoxie régresse sous oxygénation, l'examen neurologique est normal dès que l'équilibre hémodynamique et respiratoire est rétabli : il s'agit d'un polyblessé qui justifie une surveillance pendant que l'on pratiquera les examens conduisant à un bilan lésionnel précis.
- **Il existe une ou plusieurs détresses vitales** nécessitant un traitement immédiat.

Dans tous les cas, si l'on dispose d'une tomodensitométrie avec acquisition spiralée permettant un scanner corps entier en moins de 20 minutes, c'est cet examen qui devient l'examen initial, de référence. Il permet de diagnostiquer les lésions cérébrales, thoraciques, abdominales et pelviennes et même de localiser un saignement actif. Le but de la prise en charge initiale sera donc de rendre le patient transportable dès que possible en salle de TDM.

Détresses vitales

Détresse circulatoire

C'est la principale cause de mortalité en urgence.

▶ ELLE EST LE PLUS SOUVENT SECONDAIRE AUX PERTES SANGUINES PAR HÉMORRAGIES. Plus

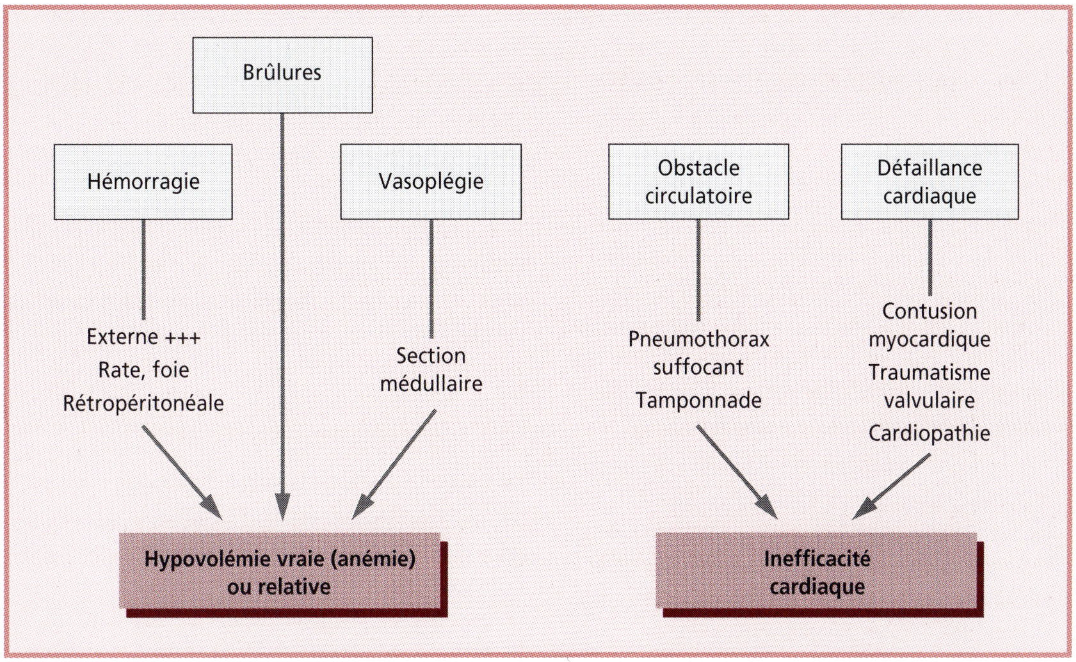

Fig. 6.1. Principaux mécanismes des détresses circulatoires.

rarement l'hypovolémie est relative, liée à la vasoplégie d'une section médullaire (figure 6.1). Enfin on peut être parfois confronté à une défaillance cardiaque.

La défaillance hémodynamique est caractérisée par un pouls rapide et filant, une pression artérielle basse avec pincement de la différentielle, une pâleur des téguments, des marbrures et une diminution du pouls capillaire, des extrémités froides, une oligurie.

- **Devant une situation très inquiétante avec une PA effondrée** (inférieure à 60 mmHg), ce qui prime c'est le remplissage vasculaire : on posera plusieurs voies veineuses périphériques de gros calibre en ponctionnant les veines les plus accessibles (plis du coude, saphène, jugulaire externe) si possible sur des zones saines ; si cela est insuffisant, on posera un gros désilet fémoral sous anesthésie locale. La difficulté que représente la prise de voies veineuses chez un patient hypovolémique en vasoconstriction justifie la nécessité de les poser précocement chez tout polytraumatisé, même en l'absence d'un collapsus qui peut survenir brutalement.

Le traitement initial est l'expansion volémique par perfusion rapide de solutés de remplissage cristalloïdes ou colloïdes.

– *Cristalloïdes* : Ringer-Lactate surtout, salé isotonique moins souvent et récemment salé hypertonique qui majore l'expansion volémique par un appel d'eau intracellulaire.

– *Colloïdes* : hydroxy-éthyl-amidons, gélatines fluides modifiées, plus rarement dextrans.

– *Enfin la transfusion sanguine* est rapidement indispensable. Elle est si possible isogroupe, isoRhésus mais dans certains cas extrêmes, on devra faire appel au O négatif. Dans certains cas, l'autotransfusion d'un épanchement (surtout hémothorax) peut être réalisée.

Le pantalon antichoc (surtout utilisé en phase préhospitalière) associe par une compression des membres et de l'abdomen un effet hémostatique et une autotransfusion importante et rapide.

L'utilisation d'amine vasoactive (adrénaline et noradrénaline) dans cette indication de choc hypovolémique est réservée au cas où l'expansion volémique ne suffit pas ou n'est pas suffisamment rapide (notamment « pour passer un cap » en cas de difficulté de pose de voie veineuse).

Mais toutes ces manœuvres de réanimation ne sont qu'un prélude au traitement étiologique qui passe par la recherche de l'origine du saignement.

– Celle ci est parfois évidente en cas d'hémorragie extériorisée dont on fera l'hémostase en urgence par une compression locale (pince, pansement compressif, garrot dont on connaît les dangers).

– Dans les autres cas :

- la recherche porte d'abord sur l'abdomen et, en dehors du cas évident d'un abdomen tendu dont le volume augmente, c'est l'échographie abdominale en salle d'urgence qui est devenue l'examen de référence pour le diagnostic des hémopéritoines et qui a remplacé la ponction lavage du péritoine. Elle permet de poser l'indication d'une laparotomie immédiate ;
- l'absence d'hémopéritoine conduit à rechercher une cause thoracique. Hémothorax abondant visible sur la radio et à l'échographie, atteinte des gros vaisseaux que l'on suspecte sur un élargissement du médiastin sur la radio et qui doit conduire à l'angiographie ou à l'angio-scanner ;
- en l'absence de cause évidente, on recherchera des fractures fermées dont la sommation des pertes sanguines peut conduire au choc, de même que l'association de plaies apparemment peu graves, mais qui peuvent beaucoup saigner (notamment au niveau du cuir chevelu).

● **Si la situation est moins catastrophique** ou si la stabilisation est obtenue avec une expansion volémique modérée et en l'absence d'autre détresse vitale, on prendra le temps de compléter le monitorage en posant une PA sanglante et une voie veineuse centrale qui permettra de surveiller la pression veineuse centrale et de suivre le remplissage. Le bilan sera poursuivi par la pratique d'un scanner thoraco-abdominal qui permet de visualiser une lésion des gros vaisseaux, une atteinte pulmonaire, une lésion des organes abdominaux, un épanchement non vus à l'échographie.

▶ MAIS LA DÉTRESSE CIRCULATOIRE PEUT ÊTRE SECONDAIRE À UN CHOC CARDIOGÉNIQUE dont le diagnostic est difficile dans le cadre de l'urgence d'autant plus qu'il sera masqué par une hypovolémie associée.

On en recherche les signes : turgescence des jugulaires, hépatomégalie, mauvaise réponse au remplissage, élévation de la pression veineuse centrale.

Cette inefficacité cardiaque peut être due à un épanchement compressif thoracique (hémo- ou pneumothorax, hémopéricarde) ou à une défaillance de la fonction pompe due à une atteinte valvulaire, une contusion myocardique, ou survenant sur un cœur préalablement altéré.

▶ DIFFÉRENTS EXAMENS RÉALISABLES EN URGENCE vont orienter le diagnostic :

● **La radiographie du thorax** permet de diagnostiquer un hémo- ou un pneumothorax.

● **L'ECG** permet d'évoquer une ischémie ou une contusion devant des troubles de repolarisation.

● **C'est surtout l'échographie cardiaque faite en urgence** qui permet de diagnostiquer un hémopéricarde, une atteinte valvulaire, une hypokinésie localisée. L'élévation des CPK MB est très évocatrice d'une contusion myocardique.

Le traitement sera si possible étiologique : drainage d'un hémopéricarde ou d'un hémothorax, ou symptomatique avec l'utilisation de substances inotropes.

Lorsque la situation hémodynamique est stabilisée, la surveillance porte sur la PA (> 100 mmHg), la fréquence cardiaque (< 100), le tracé ECG, la pression veineuse centrale et la diurèse (> 0,5 mL/kg/h).

Détresse respiratoire

▶ LES SIGNES DE LA DÉTRESSE RESPIRATOIRE sont principalement cliniques.

● **On recherche** : une polypnée ou une bradypnée, un tirage, un encombrement, l'immobilité d'un hémithorax, la respiration paradoxale d'un volet thoracique avec une dépression inspiratoire et un bombement à l'expiration, voire une plaie soufflante (figure 6.2)

● **On apprécie le retentissement en recherchant** : une cyanose, des sueurs, un trouble de la conscience qui peut être conséquence de l'hypoxie ou cause d'une détresse respiratoire ; tout blessé ayant un score de Glasgow inférieur à 8 ou qui ne répond pas à un ordre simple est potentiellement en détresse respiratoire et doit être intubé afin de protéger les voies aériennes et de contrôler la ventilation.

● **Le diagnostic est confirmé** par le chiffre de saturation artérielle puis les résultats de la gazométrie : $PaO_2 < 60$ mmHg ou $SaO_2 < 90$ % sous masque à haute concentration et/ou $PaCO_2 > 50$ mmHg.

● **Un emphysème sous-cutané important ou une hémoptysie** évoquent une lésion trachéo-bronchique et font demander une fibroscopie en urgence.

▶ LE TRAITEMENT DE LA DÉTRESSE RESPIRATOIRE A DEUX OBJECTIFS : assurer la liberté des voies aériennes et permettre le fonctionnement de l'échangeur pulmonaire.

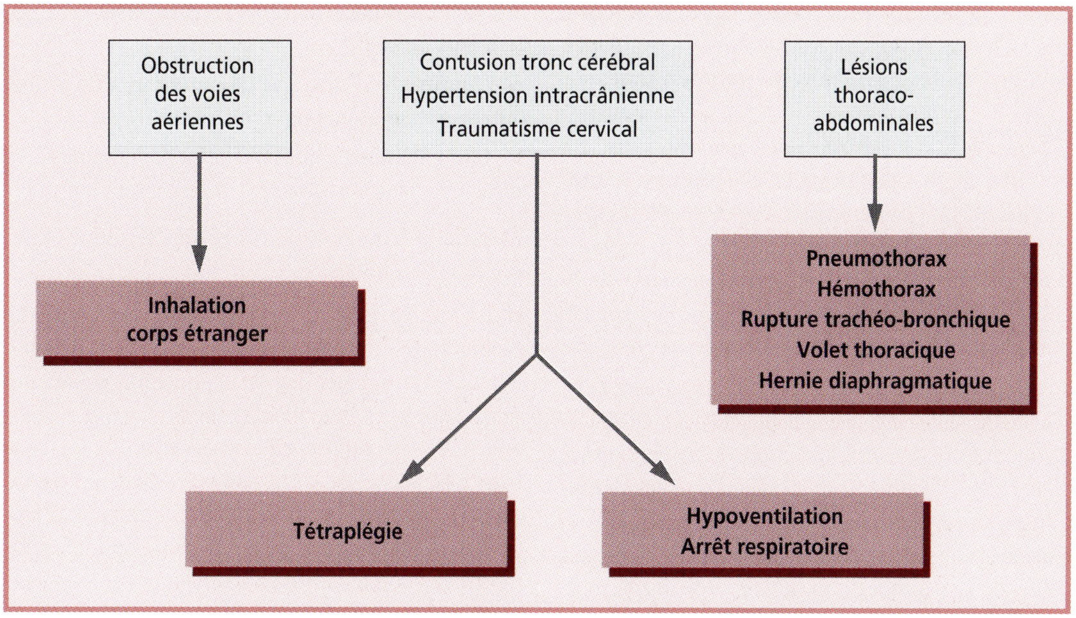

Fig. 6.2. Principaux mécanismes des détresses respiratoires.

● **L'obstruction des voies aériennes** peut être due à un traumatisme facial, à un corps étranger ou plus fréquemment à une inhalation après vomissement ou une chute de la langue en cas de coma.

Le rétablissement de la liberté des voies aériennes passe d'abord par le nettoyage de la cavité buccale et du carrefour pharyngé, la subluxation du maxillaire, la mise en place d'une canule de Guedel, mais le plus souvent chez le polytraumatisé il faudra réaliser une intubation endotrachéale et ventiler. L'intubation n'est pas sans risque chez un patient hypoxique qui risque de vomir et d'inhaler et chez qui on peut craindre une fracture du rachis cervical.

● **Assurer le fonctionnement de l'échangeur pulmonaire** nécessite de vérifier ou de rétablir la vacuité pleurale.

L'examen clinique permet d'évoquer le diagnostic d'épanchement thoracique devant une asymétrie de la cage thoracique, le silence auscultatoire, la matité en cas d'hémothorax ou le tympanisme en cas de pneumothorax. Mais, sauf cas de détresse majeure, on attendra la confirmation radiologique avant d'évacuer l'épanchement. Si le diagnostic radiologique de pneumothorax important est généralement facile, celui d'hémothorax évoqué devant une grisaille diffuse et homogène peut être difficile en cas d'inhalation ou une contusion pulmonaire associée. L'évacuation de l'épanchement est réalisée par la mise en place sur la ligne axillaire moyenne au niveau du 4e espace intercostal d'un gros drain thoracique relié à une source de vide.

Une nouvelle radio vérifie la position de la sonde d'intubation, la position et l'efficacité du drain, l'état du parenchyme, l'existence d'une ligne de fracture de côtes. On vérifie la position de la sonde gastrique et l'absence d'image aérique digestive thoracique est le signe d'une rupture diaphragmatique.

● **Dès que le patient est intubé et que l'on a vérifié ou rétabli la vacuité pleurale,** la ventilation contrôlée au ballon ou avec un respirateur est mise en route. Le but recherché est de maintenir une PaO_2 supérieure à 80 mmHg et une $PaCO_2$ entre 30 et 40 mmHg. En cas de contusion pulmonaire, on sera souvent amené à ajouter une pression positive de fin d'expiration (PEP) qui recrute des alvéoles en maintenant une pression positive permanente dans les voies aériennes. Mais la ventilation artificielle peut majorer un pneumothorax, décompenser un état hémodynamique précaire et peut aggraver l'état neurologique en élevant la pression intracrânienne. Pour adapter le malade au respirateur, on sera donc souvent obligé de prescrire un sédatif, ce qui peut altérer l'état hémodynamique.

La persistance d'une détresse respiratoire ou d'un saignement thoracique abondant, chez un patient drainé, intubé et ventilé, conduit généralement à poser l'indication d'une thoracotomie en urgence pour une chirurgie d'hémostase ou d'aérostase.

Détresse neurologique

▶ **CHEZ LE POLYTRAUMATISÉ,** l'atteinte neurologique est une cause importante de mortalité à la phase initiale et ultérieurement peut être responsable de lourdes séquelles. Le maître signe de la détresse neurologique est l'existence ou l'apparition d'un coma avec ou sans signes de localisation.

▶ **PLUSIEURS MÉCANISMES SONT SUSCEPTIBLES D'ENTRAÎNER UNE DÉTRESSE NEUROLOGIQUE.** Ils aboutissent tous à la création ou la majoration d'un œdème cérébral responsable d'une augmentation de la pression intracrânienne (PIC). Celle-ci entraîne une baisse de la pression de perfusion cérébrale (PPC) qui est la différence entre la pression artérielle moyenne et la PIC et qui représente la vascularisation du cerveau. La baisse de la PPC aboutit à l'arrêt de la vascularisation cérébrale et à la mort cérébrale (figure 6.3).

▶ **PLUSIEURS LÉSIONS SONT SUSCEPTIBLES D'ENTRAÎNER UNE ÉLÉVATION DE LA PIC.** Ce sont :

- **Un processus expansif intracrânien,** hémorragie ou hématome, qui occupe l'espace.
- **Une contusion cérébrale responsable d'un œdème cérébral.**
- **L'existence d'une anoxie cérébrale due à une détresse hémodynamique ou respiratoire.**
- **Toute gêne au retour veineux** par compression jugulaire ou augmentation de la pression thoracique.

Chez le polytraumatisé, on pourra retrouver tous ces éléments associés.

▶ **L'EXAMEN CLINIQUE INITIAL** consiste, outre la recherche d'un point d'impact crânien, à évaluer l'état de conscience par la réponse ou non à un ordre simple et l'établissement du score de Glasgow. Ce score repose sur l'observation de l'ouverture des yeux, de la réponse verbale et de la réponse motrice à un stimulus douloureux. On étudie ensuite la taille et la réactivité pupillaire, la motricité, la sensibilité et les réflexes ostéo-tendineux, et la symétrie de l'examen.

Devant une altération de la conscience, on prendra en compte l'existence d'une hypoxie, d'un collapsus, d'intoxications médicamenteuse ou éthylique associées.

La répétition de cet examen clinique est un des éléments de surveillance essentiel.

Comme nous l'avons déjà vu, un score de Glasgow ≤ à 7 conduit à intuber le blessé.

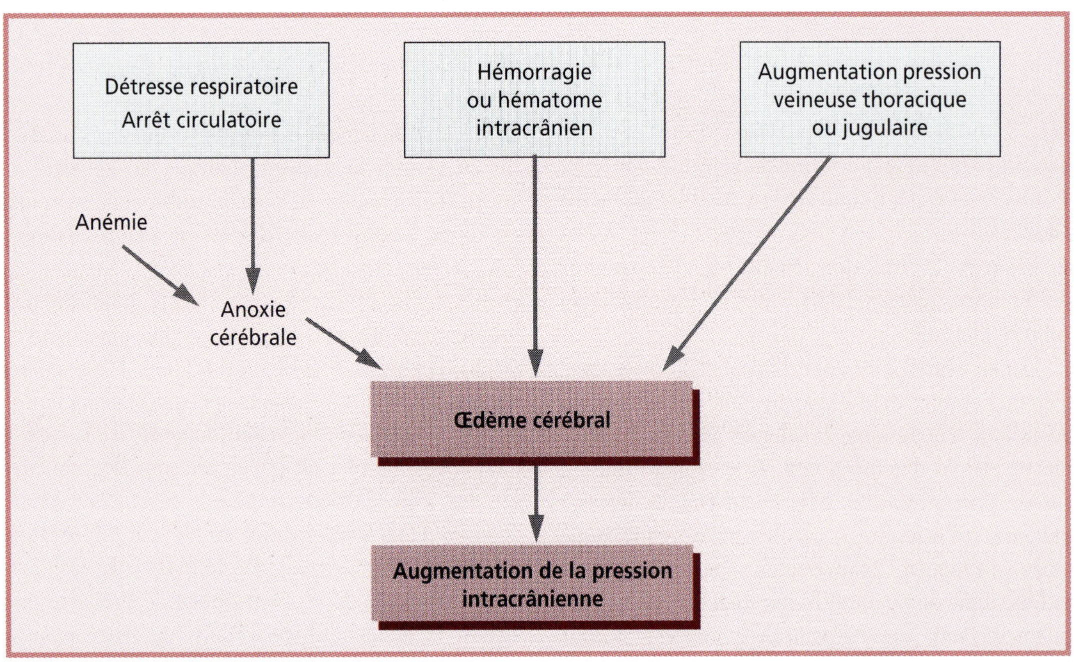

Fig. 6.3. Principaux mécanismes des détresses neurologiques.

▶ **INDICATIONS DU SCANNER CÉRÉBRAL :**

– un score de Glasgow < à 8 lors de l'examen initial;

– tout polytraumatisé sédaté à l'arrivée à l'hôpital quelle que soit la raison de la sédation;

– toute altération secondaire de la conscience et toute apparition d'un signe de focalisation;

– l'existence d'un trait de fracture sur la radiographie du crâne.

En fait, l'indication du scanner cérébral doit être large et doit supplanter les radios du crâne devenues inutiles chez le polytraumatisé. Tout traumatisé présentant un trouble de conscience doit avoir un scanner cérébral le plus tôt possible, dans le cadre d'un scanner corps entier.

Le scanner permet de détecter :

– *Des lésions chirurgicales expansives intracrâniennes* faisant poser une indication opératoire immédiate : hématome extradural, hématome sous-dural aigu compressif, hématome intracérébral.

– *Des lésions médicales* : contusion hémorragique, hématomes multiples, œdème cérébral.

▶ **DU POINT DE VUE THÉRAPEUTIQUE,** il faut éviter l'aggravation des lésions en prescrivant un sédatif au malade, en maintenant une ventilation correcte et une stabilité hémodynamique en évitant les épisodes hypotensifs (le but est de maintenir une PPC > 70 mmHg). Le monitorage de la pression intracrânienne chez un neuro-traumatisé grave est indispensable. Il faut éviter toute augmentation de la pression veineuse (absence de compression jugulaire, position proclive, limiter les pressions d'insufflation).

▶ **L'AUTRE POINT IMPORTANT DE L'EXAMEN NEUROLOGIQUE** initial est l'étude de la motricité et de la force musculaire des 4 membres, à la recherche d'une atteinte médullaire. En cas de suspicion de lésion du rachis, le blessé doit être placé sur matelas coquille, radio-transparent, et le rachis cervical doit être immobilisé dans un collier, jusqu'à la réalisation des clichés radiologiques ou scanographiques.

▶ **AU TERME DE CET EXAMEN RADIO-CLINIQUE,** on a assuré le maintien des grandes fonctions, on a réalisé les gestes d'urgence, les indications opératoires d'urgence ont été posées ou réalisées : intervention visant à réaliser une hémostase (laparotomie pour hémopéritoine, thoracotomie pour rupture des gros vaisseaux) ou une trépanation pour évacuer une hématome extradural ou sous-dural aigu. Même ces lésions prioritaires, si elles sont associées, doivent être hiérarchisées (mais le pronostic est alors bien fâcheux) : une intervention d'hémostase sur un état de choc hémorragique décompensé est prioritaire sur toute autre chirurgie. En second lieu vient la neurochirurgie.

L'état du patient est stable, on va pouvoir compléter le bilan lésionnel et terminer la mise en condition tout en continuant le traitement médical.

PROTOCOLE DE SOINS

LES SOINS EN SERVICE DE RÉANIMATION

- L'installation du polytraumatisé dans le service de réanimation est sensiblement la même qu'il vienne du bloc opératoire ou du service de radiologie.
- Le personnel de réanimation est prévenu, attend le patient et prépare sa chambre avec :
  – un respirateur préréglé;
  – l'installation des appareils de monitorage des différents paramètres de surveillance;
  – la vérification des systèmes d'aspiration.
- Dès son arrivée en réanimation, le patient est immédiatement branché au respirateur, le monitorage est mis en place : hémodynamique, ventilatoire, température, pression intracrânienne, diurèse horaire...
  – le drainage thoracique par valve de Heimlich est remplacé par un système aspiratif;
  – souvent un nouveau bilan biologique, gazométrique, un cliché thoracique, sont réalisés.
- Le patient est réchauffé et on poursuit la réanimation.

Stratégie diagnostique et orientations thérapeutiques

▶ **LE BILAN LÉSIONNEL COMPLET** est long à réaliser. Au préalable, le patient doit donc être correctement monitoré pour être efficacement surveillé tout au long de ce bilan qui s'effectue en partie en dehors du service de réanimation.

- **Les résultats des examens biologiques demandés à l'arrivée du malade** sont collationnés, éventuellement redemandés pour juger de l'évolution (hémogramme - gazométrie).

- **La mise en condition est complétée :** les abords vasculaires posés lors du ramassage ou dans le cadre de l'urgence dans des conditions d'asepsie douteuses seront enlevés ou remplacés, les plaies seront nettoyées, les pansements seront refaits :

– un traitement antalgique est commencé;

DÉMARCHE INFIRMIÈRE

RÔLE DE L'INFIRMIER(E) DANS LA PRISE EN CHARGE DU POLYTRAUMATISÉ DANS LE SERVICE DE RÉANIMATION

Il s'agit d'assurer la surveillance et les soins de ce patient. Les principaux problèmes auxquels il/elle va être confronté(e) peuvent être ventilatoires, hémodynamiques, neurologiques, infectieux et les problèmes de manutention.

Sur le plan ventilatoire

• **La surveillance des constantes du ventilateur** préviendra :

– une augmentation des pressions d'insufflation qui peut être due : au réveil du patient qui lutte contre la machine, à une obstruction des voies aériennes (bouchon, bronchospasme), à une augmentation de la pression intrathoracique due à un épanchement pleural (pneumothorax);

– une diminution des pressions ou des volumes due à une fuite, généralement au niveau du ballonnet de la sonde d'intubation ou de la canule de trachéotomie, plus rarement sur le circuit.

• **L'oxymètre de pouls préviendra une hypoxie.**

• **La surveillance du drainage thoracique** permet de détecter une augmentation du bullage, une aggravation de l'hémorragie, une inefficacité du dispositif due à une fuite sur le circuit.

Sur le plan hémodynamique

La surveillance va porter sur le pouls, la pression artérielle, éventuellement sur la pression veineuse centrale et la diurèse horaire :

– une hypertension, une tachycardie sont des signes de réveil;

– une hypotension avec tachycardie évoque une hypovolémie confirmée par une PVC basse, une oligurie;

– une élévation de la PVC signe un excès de remplissage ou une défaillance cardiaque;

– une bradycardie chez un polytraumatisé est toujours un signe de gravité : hypoxie grave, trouble neurovégétatif, engagement cérébral (elle est alors associée à une hypertension).

La surveillance neurologique

– Du point du vue clinique, c'est la surveillance de l'état de conscience (score de Glasgow) et des pupilles. Chez un patient sous sédatif, on détectera les signes de réveil : mouvements spontanés, effort de toux, hypertension, tachycardie.

– En cas de monitorage de la pression intracrânienne, l'élévation de celle-ci est toujours un signe d'alerte (voir Détresse neurologique).

Sur le plan infectieux

Le rôle de l'infirmier(e) est primordial.

Le polytraumatisé est un patient qui va s'infecter :

– les portes d'entrées sont multiples (plaies, chirurgie avec mise en place de matériel, intubation, ventilation, cathéters veineux ou artériel, sondage urinaire);

– il y a en outre probablement une sidération des défenses de l'organisme.

On fait donc des prélèvements systématiques à visée diagnostique : prélèvement bronchique protégé, cyto-batériologie des urines, et des prélèvements orientés par la clinique : hémocultures en cas de fièvre ou de frissons, prélèvements au niveau des plaies...

Le rôle de l'infirmier(e) est essentiel au niveau de la prévention des infections nosocomiales, en respectant des règles d'asepsie rigoureuses lors de la mise en place des cathéters, des sondages, lors de la manipulation des tubulures et des injections, lors des aspirations trachéales, lors de la pratique de soins spécifiques (soins de bouche, soins oculaires, pansements).

Il est aussi essentiel dans la détection des premiers signes d'infection : surveillance des plaies, des points de ponction, mise en culture de tous les cathéters, sondes, drains, capteurs lors de leur ablation. Mais aussi quantité et aspect des aspirations trachéales, aspect des urines, etc.

Sur le plan de la manutention

La manipulation du polytraumatisé est toujours difficile, du fait des lésions (fractures non ostéosynthésées des membres, atteinte du rachis), du fait des thérapeutiques de ces lésions (matériel de traction, fixateur externe), du fait de « l'environnement » de la réanimation : tuyaux, sondes, drains, capteurs...

Le personnel doit être nombreux, les gestes doivent obéir à un protocole préétabli.

Le nursing d'un traumatisé du rachis demande au moins 6 personnes : 2 pour la traction, 3 pour le soulever, 1 ou 2 pour la toilette et le change du lit.

En outre, pendant les soins, la surveillance doit être encore plus rigoureuse au niveau hémodynamique (risque de collapsus, ou hypertension due à la douleur), au niveau respiratoire (risque de débranchement, de décanulation aux conséquences dramatiques), risque d'arrachage d'une voie veineuse, de cassure d'un capteur de PIC, etc. L'état de beaucoup de patients s'aggrave pendant la toilette, d'autant plus qu'on aura débranché le monitorage pour faciliter celle-ci, mais la toilette reste indispensable...

Problèmes trophiques

Le problème cutané est lié aux lésions existantes (plaie contuse, hématome...), à l'état du patient (dénutrition, obésité), à l'immobilité, aux difficultés de le mobiliser, accentuées par la sédation voire la curarisation.

Les problèmes trophiques (escarres) doivent donc être prévenus par :

– la surveillance des points d'appuis;

– les nursings répétés dont nous avons vu les difficultés;

– l'utilisation de dispositifs particuliers (matelas, lits à pulsion d'air).

Autres problèmes

– Lutte contre l'hypothermie.

– Surveillance des débits de perfusion, du branchement, du bon fonctionnement et du bon réglage des pompes des pousse-seringues (en particuliers de ceux contenant des amines).

– Lutte contre la douleur par la douceur des gestes, le confort de l'installation, la surveillance de l'analgésie (renforcement avant le nursing).

– Aide psychologique.

– la surinfection du polytraumatisé étant la règle, on mettra en route une antibiothérapie;

– la sérothérapie antitétanique est indispensable;

– la prévention d'un ulcère de stress est commencée;

– la lutte contre l'hypothermie souvent passée au second plan dans le cadre de l'urgence doit être une obsession (couvertures de survie, matelas chauffant, réchauffeur de perfusion, réchauffeur de gaz).

▶ ON REPREND ENSUITE L'EXAMEN DU MALADE de façon systématique, appareil par appareil, en demandant tous les examens nécessaires et en prenant l'avis de tous les médecins spécialistes : chirurgiens orthopédistes et des viscères, neurochirurgien, ORL, ophtalmologiste, stomatologiste voire cardiologue, pneumologue ou gastro-entérologue. Une étude portant sur 399 polytraumatisés fait état de 9 % de lésions passées inaperçues parce qu'occultées par une lésion plus grave, d'où la nécessité d'être exhaustif.

● **L'examen du segment céphalique** s'attardera sur le rachis cervical avec analyse soigneuse des radiographies et, en cas de doute, demande d'un scanner. L'examen des nerfs crâniens est refait. On recherchera une fuite de LCR par le nez signant une fracture de la base du crâne.

● **Le thorax.** L'examen clinique sera refait ainsi qu'une nouvelle analyse du cliché thoracique à la recherche d'un emphysème sous-cutané, d'une fracture de côte passée inaperçue. L'indication du scanner thoracique est large, surtout si le blessé doit être anesthésié. Il permet de visualiser un épanchement gazeux minime mais susceptible de décompenser sous ventilation, une contusion pulmonaire non visualisée sur la radiographie. Si le patient est drainé, on vérifiera l'efficacité du drainage et la position des drains (parfois intraparenchymateux).

● **Outre l'examen clinique de l'abdomen, des fosses lombaires et du bassin, on réalisera les touchers pelviens à la recherche d'une lésion du rectum ou du vagin.** Sur un cliché demi-assis, on recherchera la présence d'air sous les coupoles signant la perforation d'un organe creux. On n'hésitera pas à faire ou à refaire une échographie abdominale et un scanner abdominal pour juger de l'évolution d'un hématome périsplénique ou périhépatique minime, pour vérifier l'intégrité du duodénum et du pancréas dont les lésions passent souvent inaperçues, pour rechercher un hématome rétropéritonéal ou une lésion du rein. L'existence d'une hématurie conduit à pratiquer un scanner avec injection de produit de contraste à la recherche d'une lésion de l'arbre urinaire.

● **Tous les segments de membre** présentant une déformation ou un hématome seront radiographiés et toutes les lésions osseuses seront immobilisées par attelle en attendant la chirurgie qui peut être retardée en cas de problèmes vitaux.

▶ AU TERME DE CE BILAN LÉSIONNEL COMPLET, on peut poser les indications opératoires.

● **Le but est d'essayer de traiter précocement,** toutes les lésions grâce à une coordination interdisciplinaire. Outre le problème du nursing d'un patient dont les fractures ne sont pas stabilisées, l'expérience montre que les interventions non pratiquées à la 48e heure posent plus de problèmes du fait des lésions surajoutées (infection, maladie thrombo-embolique, escarres, embolie graisseuse).

● **En dehors des indications opératoires d'urgences** déjà envisagées, l'ordre des interventions est donné par des impératifs parfois divergents, tel le problème de l'état septique. Mieux vaut d'abord traiter les lésions propres (neurochirurgicale par exemple) que les lésions contaminées (fractures ouvertes), mais une fracture ouverte doit être stabilisée et surtout parée avant la 6e ou 8e heure...

● **Les équipes chirurgicales multiples** permettent de réduire le temps du traitement chirurgical, les délais préopératoires sont diminués, améliorant ainsi le pronostic fonctionnel de chacune des lésions.

Conclusion

Le polytraumatisé est l'exemple type du patient médico-chirurgical lourd dont l'accueil doit se faire dans le cadre de structures rodées à ce genre de patients complexes, disposant d'un plateau technique complet et d'équipes pluridisciplinaires.

Après rétablissement des grandes fonctions vitales, il est indispensable d'établir un bilan lésionnel complet afin de hiérarchiser les lésions et leur traitement.

Exemple de procédure mise en place pour organiser l'accueil en réanimation d'un polytraumatisé annoncé par le SAMU et arrivant soit par ambulance médicalisée soit par hélicoptère.

I. PRÉVENIR

- IDE (heures ouvrables) → Surveillante ❑
- En l'absence de la surveillante
  - → La secrétaire (heures ouvrables) ❑
  - → L'officier de garde (nuit, WE, jour férié) ❑

....

- → **Médecin anesthésiste réanimateur** ❑
  - ↓ **Chirurgien de garde au SATU** ❑
    - → Chirurgien orthopédiste ❑
    - → Chirurgien viscéraliste ❑
    - → Autres spécialistes ❑
  - ↓ **Le bloc opératoire** ❑

....

- → **Manipulateur radio** ❑ → **Radiologue** ❑
  - → Laboratoire de biologie ❑
  - → Banque de sang ❑
  - → Laboratoire de biochimie ❑
  - ↓ **IADE de garde (nuit et WE)** ❑

II. AMENER

- **IDE** → Boîte à curares ❑
- **AS**
  - → Chariot d'urgence ❑
  - → Pantalon antichoc ❑
  - → Électrocardiographe ❑
  - → Clefs porte accès ambulances ❑
  - → Bip barrière ❑ Test de fonctionnement ❑

II. CONTRÔLER

1. Aspiration :

Régulateur de dépression entre 200 et 40 Mbars

Test d'aspiration ❑ Flacon de rinçage plein ❑

2. Ventilation :

Mise en fonction du ventilateur sur le ballon test ❑

Préréglage validés par médecin ❑ Docteur ....

3. Monitorage :

Batteries ❑ Contrôles de charge ❑ Mise en mode attente ❑

4. Autres :

Médicaments d'urgence + Fentanyl prêts ❑

Bilan standard/spécifique prêts ❑ Couverture chauffante ❑

Absence de fuite manodétenteur d'O_2 ❑

Exemple de protocole d'ouverture journalière de salle de déchocage

1. ASPIRATION :

Régulateur de dépression branché ❑ Flacon de rinçage vide ❑

Poche réceptable neuve ❑ Sonde d'aspiration ❑

Valve ❑ Tubulure réceptacle/valve ❑

Tubulure régulateur de dépression/réceptacle ❑

FONCTIONNELLE ❑ ■

2. INTUBATION :

Laryngoscope ❑ 2 canules Guédel n° 3 ❑

Lumière blanche ❑ Sondes d'intubation ❑

Lames n° 3 ❑ n° 4 ❑ Pinces Magill ❑

Mandrin métallique gainé ❑ Mandrin orientable ❑

FONCTIONNELLE ❑ ■

3. OXYGÉNATION :

Insufflateur manuel ❑ Débilitre sur d'oxygène branché ❑

Valve unidirectionnelle ❑ Olive ❑

Filtre antibactérien ❑ Tubulure d'O2 entre débilitre et insufflateur ❑

Réservoir d'oxygène ❑ Absence de fuite ❑

Masques : 1 MM ❑ 1 GM ❑

FONCTIONNELLE ❑ ■

4. VENTILATION :

T.Bird ❑ Autre ventilateur ❑ Branchement sur onduleur ❑

Remonté par .... le ....../....../......

Vérifié par .... le ....../....../......

Filtre humidificateur antibactérien ❑ Rotule ❑

Agencement respirateur conforme à la fiche technique ❑

FONCTIONNELLE ❑ ■

5. CHARIOT D'URGENCE :

Défibrillateur ❑ Fiche de contrôle à jour ❑

Voyant secteur ❑ Réassort conforme à la fiche technique ❑

Plan du MCE ❑ Tubulure régulateur de dépresssion/réceptacle ❑

6. MONITORAGE :

Monitorage SC 9000 ❑ Moniteur SC 6000 ❑

Verrouillage sur base ❑ Branchement sur onduleur ❑

Hémopodes : 2 voies ❑ 4 voies ❑ Abott ❑ Baxter ❑

Batterie ❑ Contrôle de charge ❑

Câble T° ❑ Câble ECG ❑ Câble SpO_2 ❑

Tuyau PNI ❑ Brassard PNI ❑ Adulte fort ❑

Câble hémopode/moniteur ❑ En mode de sortie ❑

FONCTIONNEL ❑ ■

7. PERFUSION :

Pompe à perfusion ❑ PSE 4 voies ❑

Voyant secteur ❑ Voyant secteur ❑

Agencement conforme aux fiches techniques n° ...... ❑ et n° ...... ❑

2 accélérateurs de sang ❑

Exemple de procédure mise en place pour organiser l'accueil en réanimation d'un polytraumatisé annoncé par le SAMU et arrivant soit par ambulance médicalisée soit par hélicoptère (suite).

8. AUTRES MATÉRIELS :

Appareil à hématocrite ❑ Pieds à sérum ❑
Table adaptablee ❑ Chariot brancard ❑
Pression obus O2 < 150 bars : .... ❑
Agencement brancard/bras technique conforme fiche n° ...... ❑

9. RÉASSORT :

Conforme aux fiches techniques de la salle de déchocage ❑

Pack cathétérisme vésical	❑	Pack VVC monolumière	❑
Pack lavage gastrique	❑	Pack VVC bilumière	❑
Pack autotransfusion	❑	Poste lavage des mains	❑

10. DÉCHETS :

Sac à linge rose ❑ bleu ❑
Containers à aiguilles ❑ Containers à déchets contaminés ❑
Bac sur roulettes ❑

10. DOSSIER PATIENT :

Complet ❑ Conforme fiche technique ❑

POINTS CLÉS

1. ▶ Le polytraumatisé est un blessé présentant des lésions traumatiques mettant en jeu le pronostic vital, soit chacune par elle-même, soit par leur association. Cette définition permet de souligner les difficultés de prise en charge de ces blessés.

2. ▶ Le pronostic vital est engagé, il faut être rapide et efficace; les lésions sont multiples, il faut les reconnaître; enfin il faut hiérarchiser la prise en charge de ces lésions. La mortalité va de 10 à 50 % selon les séries.

3. ▶ La moitié des décès a lieu avant l'hospitalisation, un quart avant la chirurgie, un quart en phase per- et post-opératoire. Ces chiffres soulignent l'importance de la réanimation initiale : les décès immédiats sont dus à des lésions cérébrales majeures, des traumatismes médullaires, des atteintes du cœur et des gros vaisseaux; les décès précoces sont dus à l'hémorragie, l'hypoxie; les décès tardifs sont dus à l'infection et aux complications métaboliques.

Les grands désordres en réanimation

7

Désordres hydro-électrolytiques

Les déséquilibres hydro-électrolytiques sont fréquents en réanimation et en médecine d'urgence, qu'ils soient la cause ou bien une complication de l'hospitalisation. La compréhension de leurs mécanismes de constitution, parfois complexes, est indispensable à la bonne conduite du traitement.

Équilibre hydro-électrolytique

L'équilibre hydro-électrolytique est indispensable à la vie et dépend d'un bilan équilibré entre les apports et les pertes de l'organisme, en particulier en ce qui concerne l'eau et le sodium dont l'étude est indissociable

Bilan de l'eau et du sodium

Bilan de l'eau

L'eau corporelle totale représente 60 % du poids du corps (soit 42 litres pour un adulte de 70 kg); elle diminue avec l'âge et avec la proportion en tissus graisseux de l'organisme. L'hydratation se maintient constante grâce à un bilan équilibré entre les entrées et les sorties d'eau :

▶ LES ENTRÉES

- **L'eau endogène** provenant du métabolisme cellulaire (200 à 300 mL/j).
- **L'eau des aliments et des boissons** représentant la portion ajustable des entrées par la soif (environ 1 000 mL/j).

▶ LES SORTIES

- **Les pertes extrarénales** sont cutanées, pulmonaires (pertes insensibles, environ 10 mL/kg/j) et digestives. Elles sont d'importance variable, pouvant atteindre 1 à 2 litres/j, voire plus en fonction de la présence de dyspnée ou de sueurs, de vomissements, d'aspiration digestive ou de diarrhées, de l'installation du patient sur un lit fluidisé.
- **Les pertes rénales** représentent la portion ajustable par le rein.

Bilan du sodium

- **L'apport quotidien** varie selon le régime alimentaire entre 6 à 12 g/j.
- **Les pertes sodées** se font en petite quantité par les selles et la sueur mais surtout par les urines où le sodium est éliminé en fonction des apports avec un certain retard. Les vomissements, les diarrhées et les fistules digestives sont responsables d'importantes pertes sodées.

Compartiments liquidiens de l'organisme

L'eau corporelle totale est répartie en 3 grands secteurs :

▶ LE SECTEUR INTRACELLULAIRE représente 55 % de l'eau totale, soit 30 % du poids du corps, riche en potassium, pauvre en sodium. Il existe en effet des pompes ioniques consommant de l'énergie, localisées dans la membrane cellulaire, qui rejettent le sodium et maintiennent le potassium dans la cellule.

▶ LE SECTEUR EXTRACELLULAIRE représente 20 % du poids du corps, divisé en 2 parties :

- **Le secteur plasmatique ou vasculaire** représente 5 % du poids du corps, riche en sodium et en protéines.
- **Le secteur interstitiel** représente 15 % du poids du corps, dont la composition est identique au plasma, sans les protéines.

▶ LE SECTEUR TRANSCELLULAIRE, constitué par les liquides du tube digestif, des voies biliaires, des séreuses, de la lymphe et du liquide céphalo-rachidien, représente 1,5 % du poids du corps. Ce dernier secteur peut devenir très important dans certaines circonstances pathologiques (ascite, péritonite, occlusion intestinale) constituant alors un véritable « troisième secteur ».

Échanges entre les différents secteurs

Les échanges entre ces différents secteurs sont incessants et la répartition de l'eau dépend de deux mécanismes différents :

▶ **Entre les secteurs vasculaire et interstitiel**, les échanges se font au travers de la membrane capillaire, imperméable aux protéines. Ces dernières sont responsables d'une pression dite oncotique qui retient l'eau dans les vaisseaux, alors que la pression hydrostatique vasculaire s'y oppose, selon la loi de Starling. Ainsi, en cas de baisse de la protidémie ou d'augmentation de la pression capillaire, on peut observer un œdème interstitiel (par exemple : œdème de carence dans le premier cas, œdème pulmonaire dans le deuxième cas).

▶ **Entre les secteurs cellulaire et extracellulaire,** les échanges se font au travers de la membrane cellulaire en fonction des lois de l'osmose, l'eau diffusant passivement du milieu hypotonique (le moins concentré) au milieu hypertonique (le plus concentré). L'eau totale se répartit de part et d'autre des membranes cellulaires pour maintenir une osmolalité égale dans les secteurs cellulaire et extracellulaire. L'osmolalité qui est le pouvoir osmotique des substances dissoutes par kilogramme de solvant est de l'ordre de 290 mOsm/kg d'eau dans les 2 secteurs. L'osmolarité plasmatique qui s'exprime en mOsm/L de plasma, est le terme le plus employé, puisque les valeurs de l'osmolarité plasmatique et interstitielle sont voisines.

L'osmolalité est la concentration cellulaire de toutes les particules osmotiquement actives contenues dans une solution, exprimée en mOsm/kg de solvant, alors que l'osmolarité est exprimée en mOsm/L de solvant.

Rôle du rein

Le rein joue un rôle majeur dans le contrôle de l'hydratation puisqu'il est le siège de la réabsorption hydrosodée qui dépend de facteurs comme l'aldostérone et l'ADH (mis en jeu par les variations de natrémie et de volémie *via* le système rénine-angiotensine) ou d'un autre facteur comme le facteur atrial natriurétique.

Troubles de l'équilibre hydro-électrolytique

Généralités

Que ce soit par le déficit ou par l'inflation de tel ou tel secteur, les désordres hydro-électrolytiques sont le résultat d'inégalités entre les entrées et les sorties d'eau et de sodium.

Quand on est confronté à une perte ou un excès hydrosodé isotonique (c'est-à-dire équilibré en eau et en sodium), les troubles de l'hydratation ne concernent que le secteur extracellulaire sans variation de la natrémie.

À l'inverse, si le déséquilibre est dissocié (pertes ou inflation en eau et en sodium non équivalentes), le trouble initial portant sur le secteur extracellulaire va entraîner un retentissement immédiat sur le secteur intracellulaire.

Troubles de l'hydratation extracellulaire

Les troubles de l'hydratation extracellulaire sont dus à des perturbations conjointes des bilans hydrique et sodé.

La variation de la courbe de poids est le premier signe clinique à rechercher; c'est un signe essentiel pour adapter la réanimation, en particulier chez le nouveau-né et le nourrisson.

La recherche de la cause des troubles de l'hydratation extracellulaire est simple : il y a soit défaut d'excrétion du sodium (et donc d'eau) par le rein entraînant une hyperhydratation extracellulaire (HEC) soit une fuite de sodium (et donc d'eau) d'origine rénale, digestive ou cutanée entraînant une déshydratation extracellulaire (DEC).

Le traitement des troubles de l'hydratation extracellulaire dépend surtout de la gravité de l'état du patient et va associer dans tous les cas un traitement symptomatique au traitement de la cause, chaque fois que c'est possible.

Déshydratation extracellulaire

Elle associe une perte de poids, un pli cutané, une hypotonie des globes oculaires, la présence de cernes, l'absence de soif, une hypotension orthostatique, une tachycardie, un pincement de la différentielle. Sur le plan biologique, on peut observer des signes d'hémoconcentration (augmentation de l'hématocrite et de la protidémie) ainsi qu'une natrémie normale, en l'absence de trouble associé de l'hydratation intracellulaire.

▶ LES CAUSES DE DEC peuvent être :

- **d'origine rénale** avec une natriurèse élevée dans les néphropathies, l'insuffisance surrénale, les traitements par diurétiques ou en cas de polyurie osmotique ;
- **ou bien d'origine extrarénale** avec une natriurèse basse en cas de vomissement, d'aspiration digestive, de diarrhée, de fistule, de brûlures ou de coup de chaleur.

▶ LE TRAITEMENT DE CES DEC repose sur :

- **la restauration de la volémie** en cas de perturbation hémodynamique sévère par des solutés de remplissage vasculaire (gélatine ou hydroxy-éthylamidon), une compensation hydrosodée équilibrée par du sérum salé isotonique à 0,9 %.
- **ainsi que sur le traitement de la cause** (minéralocorticoïdes, arrêt des diurétiques, insulinothérapie...).

Hyperhydratation extracellulaire

Elle associe sur le plan clinique une prise de poids, des œdèmes déclives puis des épanchements séreux, un œdème pulmonaire ou cérébral, une pression artérielle normale ou augmentée. Sur le plan biologique, on note des signes d'hémodilution avec baisse de l'hématocrite et de la protidémie sans variation de la natrémie en l'absence de trouble associé de l'hydratation intracellulaire.

▶ LES CAUSES D'HEC sont représentées par les glomérulonéphrites, les syndromes néphrotiques, l'insuffisance cardiaque, la cirrhose ascitique, les œdèmes carentiels.

▶ LE TRAITEMENT DES HEC repose sur la diminution des apports en sodium dans l'alimentation ou les perfusions et sur l'augmentation des pertes en sodium par l'utilisation de diurétiques, ou de l'épuration extrarénale.

Troubles de l'hydratation intracellulaire

Les troubles de l'hydratation intracellulaire sont dus à une modification de l'osmolarité extracellulaire dont la valeur est proche de l'osmolarité plasmatique qui dépend essentiellement de la natrémie mais également de l'urée et de la glycémie. Le sodium étant le principal cation du secteur extracellulaire, sa concentration conditionne donc l'osmolarité extracellulaire dont les variations provoquent des modifications en sens inverse de l'hydratation intracellulaire par mouvement d'eau.

▶ LA NATRÉMIE renseigne donc généralement sur l'état d'hydratation du secteur intracellulaire :

- **une hypernatrémie** correspond à une augmentation de l'osmolarité extracellulaire qui va entraîner un appel d'eau du secteur intracellulaire et donc une déshydratation intracellulaire.
- **une hyponatrémie** correspond le plus souvent à une diminution de l'osmolarité extracellulaire qui va entraîner une fuite d'eau vers le secteur intracellulaire et donc une hyperhydratation intracellulaire.

Il est donc plus simple d'étudier les variations de l'hydratation intracellulaire par une valeur facilement accessible comme la natrémie. En pratique, l'osmolarité plasmatique peut être calculée en rajoutant 10 au double de la natrémie en mmol/L (formule d'Hedelman simplifiée).

Osmolarité plasmatique calculée =
(Na) × 2 + (glycémie) + (urée)

Osmolarité simplifiée =
(Na) × 2 + 10

Les cellules les plus sensibles aux variations d'hydratation étant les cellules nerveuses, les signes cliniques des troubles de l'hydratation intracellulaire sont essentiellement neurologiques, d'autant plus graves que leur constitution aura été rapide. La recherche de la cause des troubles de l'hydratation intracellulaire passe par l'interprétation de l'état d'hydratation du secteur extracellulaire. Le traitement doit être progressif, une correction trop brutale pouvant devenir gravissime.

Hyponatrémies

L'hyponatrémie définie par une valeur inférieure à 140 mmol/L, doit être interprétée en fonction de l'osmolarité plasmatique pour distinguer les pseudo-hyponatrémies dues à la présence de protides ou de lipides en excès ou les hyponatrémies hypertoniques secondaires à une hyperglycémie par exemple.

$$\text{Natrémie corrigée} = \frac{(\text{Na})\ \text{observée} + (\text{glycémie} - 5)}{3}$$

L'hyponatrémie entraîne donc, lorsqu'elle est hypotonique (osmolarité mesurée inférieure à 280 mOsm/L), une hyperhydratation intracellulaire qui se traduit sur le plan clinique par une anorexie, des nausées, des vomissements, un dégoût de l'eau, des muqueuses humides, des signes neurologiques associant asthénie, crampes, céphalées, convulsions, coma.

La recherche de la cause de cette hyponatrémie nécessite l'analyse de l'hydratation extracellulaire, permettant un traitement adapté.

▶ ON DISTINGUE 3 TYPES D'HYPONATRÉMIES :

- **Les hyponatrémies avec hypovolémie** sont associées à des signes de DEC. Elles sont dues à une perte liquidienne riche en sodium, compensée par une rétention ou des apports pauvres en sodium. Il s'agit des hypovolémies de déplétion d'origine rénale ou extrarénale. Cette carence en sodium prédominante doit être traitée par des apports sodés sous forme de soluté salé, de façon progressive, la quantité à apporter pouvant être calculée par une formule :

$$(140 - \text{natrémie corrigée}) \times (\text{poids} \times 60\ \%) = \text{Na à apporter en mmol}$$

$$\frac{(140 - \text{natrémie corrigée}) \times (\text{poids} \times 60\ \%)}{17} = \text{Na à apporter en g}$$

(1 g de NaCl = 17 mmol de Na^+)

- **Les hyponatrémies avec hypervolémie** sont associées à des signes d'HEC constituant une hyperhydratation globale associant de façon caractéristique hyponatrémie et œdèmes. Elles sont dues à une rétention de l'eau ingérée malgré l'HEC avec natriurèse et diurèse basses. Il s'agit des hyponatrémies de rétention secondaires à une insuffisance cardiaque, une insuffisance hépatique ou un syndrome néphrotique. Leur traitement difficile repose sur la restauration de conditions hémodynamiques satisfaisantes.
- **Les hyponatrémies sans trouble de la volémie** décelable correspondent à une rétention d'eau pure. Il s'agit des hyponatrémies de dilution secondaires à une anomalie de la régulation de la soif (potomanie), de la sécrétion de l'ADH (syndrome de sécrétion inappropriée de l'ADH, dont les causes sont nombreuses) ou de la fonction rénale (insuffisance rénale, déplétion potassique). Leur traitement est constitué par une restriction hydrique exclusive sans apport sodé.

Hypernatrémies

L'hypernatrémie, définie par une valeur supérieure à 145 mmol/L, est toujours associée à une hyperosmolarité plasmatique et donc à une déshydratation intracellulaire qui entraîne sur le plan clinique une soif majeure, des muqueuses sèches, une hyperthermie, des signes neurologiques à type de somnolence, délire, agitation, convulsions, coma avec notamment chez le nourrisson un risque d'hématome sous-dural.

Les hypernatrémies sont dues soit à une surcharge sodée, le rein étant incapable de l'éliminer, soit à une déplétion hydrique prédominante qui constitue le cas le plus fréquent.

▶ LA RECHERCHE DE LA CAUSE DE L'HYPERNATRÉMIE nécessite aussi l'étude de l'hydratation extracellulaire permettant de distinguer trois types d'hypernatrémies :

- **Les hypernatrémies hypovolémiques** sont dues à des pertes hypotoniques d'origine digestives, cutanées mais le plus souvent rénales par polyurie osmotique aux diurétiques ou en cas d'hyperglycémie, d'hypercalcémie. Le tableau clinique est une déshydratation globale (DEC + DIC).
- **Les hypernatrémies hypervolémiques** sont dues le plus souvent à des apports excessifs en sodium d'origine iatrogène comme la perfusion massive de solutés bicarbonatés, la dilution insuffisante de lait en poudre chez l'enfant ou aux effets secondaires des corticoïdes. Le tableau clinique associe les signes de DIC et de HEC.
- **Les hypernatrémies isovolémiques** sont dues à des pertes d'eau prédominantes en cas de polyurie osmotique ou de diabète insipide central ou néphrogénique.

Troubles électrolytiques

La composition du plasma en électrolytes est une constante biologique essentielle que l'organisme doit maintenir sous peine de présenter de graves troubles. L'ionogramme sanguin, qui exprime la concentration des électrolytes en mmol/L, n'est utilisé en pratique courante que pour le dosage du sodium (Na^+), du potassium (K^+), du chlore (Cl^-) et des bicarbonates (HCO_3^-). D'autres électrolytes peuvent être dosés comme le calcium (Ca^{2+}), le phosphore (P) ou le magnésium (Mg^{2+}). Enfin, certains constituants du plasma, les indosés anioniques représentés par les phosphates, les sulfates ou les acides organiques, peuvent être calculés en faisant la différence entre la somme du Na^+ et du K^+ et la somme du Cl^- et des HCO_3^-.

Valeurs plasmatiques habituelles des électrolytes :

Na = 140 mmol/L
K = 4 mmol/L
Cl = 100 mmol/L
HCO_3 = 26 mmol/L
Ca = 2,4 mmol/L
P = 1 mmol/L
Mg = 0,8 mmol/L

Dyskaliémies

Le potassium est le principal cation du secteur intracellulaire qui contient 98 % du stock potassique total de l'homme adulte, essentiellement au niveau musculaire. La kaliémie n'est donc pas un bon reflet du potassium total et c'est le rapport entre le K intracellulaire et le K extracellulaire qui régit la contraction musculaire, l'excitabilité myocardique et neuronale par modification de la polarisation de la membrane cellulaire.

Les entrées de potassium sont alimentaires (4 à 8 g/j) avec une faible source endogène produit du catabolisme cellulaire et de l'hémolyse physiologique. Les sorties sont essentiellement urinaires, les pertes extrarénales habituellement négligeables pouvant devenir très importantes en cas de vomissements ou de diarrhées.

La kaliémie (comprise entre 3,5 et 4,5 mmol/L) est maintenue constante par un phénomène rapide de transfert intramembranaire et par d'autres mécanismes plus lents d'origine rénale, le rein répondant en quelques heures à une surcharge potassique alors que l'adaptation rénale à une déplétion potassique peut demander plusieurs jours.

Les causes des dyskaliémies sont représentées par des troubles de la répartition transmembranaire dépendants de l'équilibre acido-basique et de l'insuline, et par des déplétions ou des surcharges en potassium.

Si les manifestations cliniques sont essentiellement neuro-musculaires, leur gravité est cardiaque, imposant la réalisation systématique d'un électrocardiogramme devant un trouble de la kaliémie dont le traitement peut être une véritable urgence.

▶ Hypokaliémies

Définies par une valeur inférieure à 3,5 mmol/L, elles sont plutôt dues à des pertes digestives ou rénales qu'à une carence d'apport. Elles peuvent être majorées par une alcalose ou un excès d'insuline qui tendent à faire rentrer le K dans la cellule. Les déplétions potassiques entraînent une altération sévère de la fonction rénale qui les aggravent.

Devant toute hypokaliémie, il faut rechercher un abus de laxatif.

Les signes cliniques associent une asthénie, des crampes, une diminution des réflexes ostéo-tendineux, une dilatation gastrique, un ralentissement du transit. L'ECG montre un aplatissement des

PROTOCOLE DE SOINS

LE PRÉLÈVEMENT SANGUIN SANS GARROT POUR DOSAGE DE LA KALIÉMIE

Objectif

Doser le potassium en éliminant une fausse hyperkaliémie causée par la pose puis la levée brutale du garrot.

Les dispositions législatives

Décret 2002-194, article 6. *— L'infirmier est habilité à pratiquer les actes suivants soit en application d'une prescription médicale..., soit en application d'un protocole... :*
– prélèvements de sang veineux ou capillaire.

Matériel nécessaire

– désinfectant cutané ;
– nécessaire à prélèvement sanguin ;
– tube à ionogramme.

Technique de prélèvement

On peut utiliser un brassard à tension pneumatique que l'on gonfle jusqu'à percevoir les pulsations diastoliques de l'artère. On dégonfle alors le brassard et après une désinfection cutanée on pratique le prélèvement.

ondes T, l'apparition d'une onde U entraînant un faux allongement du segment QT, la survenue d'extrasystoles ventriculaires précédant l'arrêt cardiaque.

Le traitement repose sur l'arrêt de la cause et des apports de potassium soit par voie orale (en apportant une alimentation riche en K comme les fruits, la viande ou du KCl sous forme de sirop ou de comprimés), soit par voie intraveineuse en cas d'urgence, sous surveillance ECG, sans dépasser 1 g/h à la seringue électrique ou des concentrations de 4 g/L dans les perfusions. Il faut éviter également la prescription de Ca ou de digitaliques.

▶ Hyperkaliémies

Elles sont définies par une kaliémie supérieure à 5 mmol/L. C'est sans doute le plus grave des troubles électrolytiques, du fait du risque de troubles du rythme cardiaque de survenue brutale, souvent irréversibles.

Il n'existe pas de parallélisme strict entre la kaliémie et la gravité des troubles ECG.

Devant une hyperkaliémie, il faut effectuer immédiatement un ECG et recontrôler le prélèvement sans garrot qui peut être faussé par une hémolyse ou une ponction difficile et prolongée.

- **Les causes d'hyperkaliémies** peuvent être de trois types :

– *par défaut d'élimination*, essentiellement au cours de l'insuffisance rénale, mais également lors de l'insuffisance surrénalienne ou de l'abus de diurétiques épargnant le potassium (anti-aldostérone) ;

– *par excès d'apport*, soit exogène en cas de perfusion rapide de solutés trop concentrés en K, soit et surtout endogène au cours de lyses cellulaires massives telles qu'on peut les rencontrer en cas de crush syndrome ;

– *enfin par transfert cellulaire* pouvant s'associer à une déplétion potassique en cas d'acidose ou de paralysie périodique familiale.

- **Les signes cliniques** d'hyperkaliémie associent des paresthésies (fourmillements des extrémités et de la face), une abolition des réflexes, rarement des paralysies. L'ECG montre de grandes ondes T pointues et symétriques, un élargissement des QRS et de l'espace PR, précédant l'arrêt cardiaque par fibrillation ventriculaire.

- **Le traitement** dépend de la gravité de l'hyperkaliémie, jugée sur l'existence des troubles ECG.

– *en cas d'hyperkaliémie modérée*, sans modification ECG menaçante, il faut utiliser une résine échangeuse d'ions de délai d'action retardé, le kayéxalate, que l'on peut administrer par voie orale ou à l'aide d'une sonde naso-gastrique, ou bien encore en lavement à la dose de 50 à 100 g à renouveler toute les 4 à 6 h ;

– *en cas d'hyperkaliémie menaçante*, le traitement d'urgence repose sur le transfert intracellulaire du K par l'administration de 2 g de gluconate de Ca, d'action rapide mais contre-indiqué en cas de traitement par digitaliques, par l'administration de bicarbonate de Na (50 mmol soit 50 mL de bicarbonate à 8,4 %) avec un risque d'OAP, ou par l'administration de glucose hypertonique et d'insuline (500 mL de SG 30 % + 15 unités d'insuline ordinaire). Dans certains cas, il faut avoir recours à l'épuration extrarénale.

Troubles de la calcémie

99 % du Ca de l'organisme est situé dans le squelette qui joue un rôle de réservoir lentement disponible (environ 1 000 g chez un adulte). La concentration plasmatique du Ca est de 2,4 mmol/L pour une albuminémie de 40 g/L, soit une protidémie de 60 à 70 g/L. Il faut en effet considérer la calcémie corrigée en fonction de l'albuminémie (et de l'équilibre acido-basique), dont les variations influencent la fraction ionisée du Ca, seule efficace, qui règle les échanges ioniques entre le milieu intracellulaire et le milieu extracellulaire, faisant varier l'excitabilité des cellules neuro-musculaires.

$$\text{Ca corrigé} = \text{Ca mesuré} \left(\frac{0{,}55 + 29}{\text{protidémie}}\right)$$

Toute variation de 10 g/L de la protidémie s'accompagne d'une variation dans le même sens de la calcémie de 0,25 mmol/L.

Pour protéger la conduction neuro-musculaire, le calcium ionisé est la grandeur régulée par la parathormone, la calcitonine et la vitamine D. Ces hormones contrôlent l'absorption intestinale (1 g/j par les apports alimentaires journaliers, essentiellement par les produits laitiers), le transfert entre l'os et le liquide extracellulaire (résorption osseuse), la réabsorption tubulaire rénale, l'élimination urinaire et digestive.

Ca ionisé =1,2-1,5 mmol/L

DÉMARCHE INFIRMIÈRE

SURVEILLANCE CLINIQUE D'UN MALADE HOSPITALISÉ POUR DES TROUBLES HYDRO-ÉLECTROLYTIQUES ET/OU ACIDO-BASIQUES

Surveillance hémodynamique

- *Pouls.*
- *TA.*
- *État des téguments.*

➨ Une augmentation du pouls, une TA pincée accompagnée d'une systolique basse signent une hypovolémie.

Des marbrures aux genoux, aux coudes ou oreilles apparaissent.

- *Diurèse.*

– Relevés fréquents et réguliers.

➨ Faciliter l'appréciation de la diurèse par l'établissement d'une courbe de diurèse horaire, voire bihoraire.

– Test avec les bandelettes avec selon prescription médicale :
  - mesure de la densité et du pH;
  - appréciation de l'acétonurie et glucosurie.

- *ECG.*

Patient sous monitorage électroscopique.

TOUTE MODIFICATION DU TRACÉ IMPOSE LA RÉALISATION D'UN ECG.

Décret 2002-194, article 13. *— En l'absence du médecin, l'infirmier est habilité, après avoir reconnu une situation comme relevant de l'urgence... à mettre en œuvre des protocoles de soins d'urgence, préalablement écrits, datés et signés par le médecin responsable. Dans ce cas, l'infirmier accomplit les actes conservatoires nécessaires jusqu'à l'intervention d'un médecin. Ces actes doivent obligatoirement faire l'objet, de sa part, d'un compte rendu écrit, daté, signé et remis au médecin et annexé au dossier du patient. En cas d'urgence et en dehors de la mise en œuvre du protocole, l'infirmier décide des gestes à pratiquer en attendant que puisse intervenir un médecin.*

Surveillance de la ventilation

- *Malade en ventilation spontanée*

– type de respiration;
– fréquence respiratoire.

➨ Noter l'hyperventilation due à l'acidose métabolique.

– téguments cyanose, sueurs.

➨ La cyanose peut être absente en cas d'anémie.

- *Malade sous assistance ventilatoire (voir Ventilation artificielle).*

État d'hydratation

Noter l'existence ou non de :

- *Signes de déshydratation*

– muqueuses sèches et langue « rôtie »;
– pli cutané.

➨ Difficiles à mettre en évidence chez le vieillard.

– orbites creusées;
– fontanelle déprimée chez le nouveau-né.

- *Signes d'hyperhydratation*

– signe du godet cutané;
– œdèmes lombaires déclives.

Température

– relever régulièrement la température;
– établir une courbe;
– considérer la température ambiante;
– le lit fluidisé favorise l'hyperthermie et la déshydratation.

Poids

À partir du poids de référence établir une courbe pondérale quotidienne.

▶ Hypocalcémies

Définies par une calcémie corrigée inférieure à 2,2 mmol/L, les hypocalcémies présentent des signes cliniques essentiellement neuro-musculaires associant paresthésies, signe de Chvosteck ou de Trousseau, crise de tétanie, allongement du segment QT à l'ECC.

● **Les causes** des hypocalcémies sont à rechercher en fonction du contexte clinique : insuffisance rénale, hyperphosphorémie, pancréatite aiguë, rachitisme (carence en vitamine D), suites de chirurgie thyroïdienne ou parathyroïdienne, transfusion massive de sang citraté, intoxication par antirouille.

● **Le traitement** repose sur l'administration de calcium par voie orale en cas d'hypocalcémie chronique bien supportée, ou par voie IV en utilisant du gluconate de calcium (10 mL = 1 g) en évitant toute prescription de digitalique.

▶ Hypercalcémies

Beaucoup plus graves, elles sont définies par une calcémie corrigée supérieure à 2,6 mmol/L. Les signes cliniques digestifs, neurologiques, rénaux et cardio-vasculaires ne sont pas spécifiques mais leur association doit être évocatrice. On peut noter des nausées, des vomissements, des douleurs abdominales pseudo-chirurgicales, une asthénie, une confusion, un coma, une polyurie osmotique, des lithiases rénales, une insuffisance rénale, une tachycardie avec hypertension. À l'ECG, il existe un raccourcissement du segment QT, et la mort peut survenir brutalement par fibrillation ventriculaire, en particulier si la calcémie dépasse 3 mmol/L, si elle augmente rapidement ou si elle est associée à un traitement digitalique ou à une hypokaliémie.

● **Les causes** sont dominées par les cancers et l'hyperparathyroïdie. D'autres causes plus rares

PROTOCOLE DE SOINS

BILAN DES ENTRÉES ET SORTIES

Entrées

- ***Perfusions***

– prévues pour la réanimation des 24 heures;
– à titre de compensation des pertes enregistrées (SNG, drains, stomies);
– les ampoules d'électrolytes;
– les pousse-seringues électriques;
➡ noter précisément les quantités de liquides employées pour les dilutions des produits;
– les flacons d'antibiotiques prêts à l'emploi.

- ***Alimentation et boissons***

– orale;
– entérale par sonde d'alimentation;
➡ sont notées exactement sur des feuilles spécifiques d'alimentation quotidienne.

Sorties

– les pertes insensibles;
– les urines;
– les selles;
– l'aspiration naso-gastrique;
– les drains et lames;
– les stomies et drainages divers.

Pour tous ces paramètres, il est essentiel :
– de noter les quantités;
– d'étudier leur composition chimique (notamment Na, K, CO_3H^-, protides);
– de demander une analyse bactériologique.

Poids

La pesée quotidienne est le reflet *immédiat et fiable* du contrôle des entrées et sorties par rapport au *poids de référence.*

sont représentées par l'immobilisation prolongée ou le syndrome des buveurs de lait.

● **Le traitement** repose sur le régime et la réhydratation en cas d'hypercalcémie modérée associés à du phosphore en cas de phosphorémie basse ou à de la calcitonine en cas de phosphorémie élevée. Devant une hypercalcémie grave (Ca 3 mmol/L), le traitement en unité de soins intensifs associe un diurétique, le furosémide *(Lasilix)*, avec compensation des pertes hydro-électrolytiques, de la mithramycine remplacée actuellement par les diphosphonates (*Didronel*, *Arédia* ou *Castoban*), ou l'épuration extrarénale, en particulier en cas d'insuffisance rénale sévère. Le traitement étiologique, lorsqu'il est possible, peut comporter par exemple le traitement chirurgical en urgence d'un adénome parathyroïdien.

POINTS CLÉS

1. ▶ L'hyperkaliémie est sans doute le plus grave des troubles électrolytiques, du fait du risque de troubles du rythme cardiaque de survenue brutale, souvent irréversibles. Il faut effectuer immédiatement un ECG et recontrôler le prélèvement sans garrot qui peut être faussé par une hémolyse ou une ponction difficile et prolongée.

2. ▶ En cas d'hyperkaliémie menaçante, le traitement d'urgence repose sur le transfert intracellulaire du K par l'administration de 2 g de gluconate de Ca, d'action rapide mais contre-indiqué en cas de traitement par digitaliques, par l'administration de bicarbonate de Na (50 mmol soit 50 mL de bicarbonate à 8,4 %) avec un risque d'OAP, ou par l'administration de glucose hypertonique et d'insuline (500 mL de SG 30 % + 15 unités d'insuline ordinaire). Dans certains cas, il faut avoir recours à l'épuration extrarénale.

Désordres acido-basiques

Un acide est une substance capable de donner des ions hydrogène (H^+), alors qu'une base est une substance capable de capter des ions H^+.

La concentration en ions H^+ d'une solution correspond à son acidité, indirectement appréciée par la mesure du pH.

La concentration en ions H^+ de l'organisme est normalement maintenue entre des limites très étroites : le pH artériel est de 7,38 à 7,42.

Équilibre acido-basique

L'équilibre acido-basique résulte d'un bilan équilibré entre les entrées et les sorties d'ion H^+.

Entrées

Elles sont assurées par :

- **des apports exogènes d'origine alimentaire** : phospholipides, protéines, soit 50 à 80 mmol/j.
- **des apports endogènes** : le métabolisme glucido-lipidique anaérobie aboutit à la formation d'acides fixes (non volatils), acide lactique, corps cétoniques et le métabolisme aérobie à la formation d'un acide volatil, l'acide carbonique.

Transport

Le transport de ces acides entre le site de production et d'élimination est assuré par des substances dites tampons :

▶ IL S'AGIT DE COUPLES ACIDE FAIBLE-BASE FORTE conjugués dont le rôle est de garder stable le pH de l'organisme en cas d'excès ou de carence en base ou en acide. Il en existe plusieurs, plasmatiques ou intracellulaires :

- bicarbonate/acide carbonique ;
- phosphate disodique/phosphate monosodique ;
- protéinate/protéine ;
- hémoglobinate/hémoglobine.

▶ LE PLUS IMPORTANT D'ENTRE EUX EST LE SYSTÈME DES BICARBONATES, malgré son faible pouvoir tampon, du fait de sa concentration plasmatique et de son caractère volatil lui assurant une grande rapidité d'action. Les bicarbonates constituent la réserve alcaline et leur concentration plasmatique est de 27 mmol/L.

Élimination

L'élimination de ces acides se fait au niveau du rein et du poumon dont les rôles diffèrent mais se complètent :

- **Le poumon** permet une élimination rapide et massive d'acide carbonique assurant le maintien de la $PaCO_2$. Son rôle est capital en cas de désordre d'origine métabolique, surtout en cas d'acidose.
- **Le rein** a une double fonction :

– d'une part, il assure la réabsorption et la régénération des bicarbonates en échange d'ions H^+ pour maintenir une concentration plasmatique en bicarbonates normale ;

– d'autre part, il permet l'élimination des ions H^+ liés aux acides fixes (non volatils) soit par l'intermédiaire des phosphates sous forme d'acidité titrable appréciée par le pH urinaire, soit sous forme d'ammoniaque.

Cette régulation rénale n'est pas instantanée et permet une compensation à long terme des désordres d'origine respiratoire.

▶ LES TROUBLES DE L'ÉQUILIBRE ACIDO-BASIQUE résultent donc d'une inadéquation entre les entrées et les sorties d'ions H^+ dont les mécanismes de constitution sont nombreux, complexes et parfois intriqués. Leur interprétation nécessite des dosages sanguins artériels mesurant les 3 variables de l'équation d'Henderson-Hasselbach : pH, $PaCO_2$, HCO_3^-.

Équation d'Henderson-Hasselbach :

$$pH = 6,10 + \log HCO_3^-/PaCO_2$$

Les modifications de $PaCO_2$ ou des HCO_3^- permettent d'orienter l'origine gazeuse (respiratoire) ou métabolique (intoxication ou désordre organique) de ces troubles et d'en apprécier le degré de compensation par l'organisme.

▶ EN CAS DE DÉSORDRES MIXTES, l'interprétation de ces chiffres est facilitée par leur comparaison à des relations statistiques données par des abaques comme le diagramme de Davenport.

PROTOCOLE DE SOINS

PRÉLÈVEMENT POUR GAZOMÉTRIE ARTÉRIELLE

Objectif

Prélever une faible quantité de sang artériel pour évaluer les gaz du sang et l'équilibre acido-basique.

Dispositions législatives

Décret 2002-194, article 6. *— L'infirmier est habilité à pratiquer les actes suivants soit en application d'une prescription médicale..., soit en application d'un protocole... :*

– prélèvement de sang artériel pour gazométrie.

Matériel nécessaire

- calot;
- masque;
- gants;
- désinfectant cutané;
- champ troué stérile;
- compresses stériles;
- seringue de 2 mL héparinée;
- aiguille 25 G, 0,5 × 16;
- *sachet plastique + glace pilée.*

Technique du prélèvement

- lavage médical des mains;
- large désinfection cutanée du site de prélèvement;
- *l'artère radiale* est la plus facilement accessible. La ponction se fera après pratique du *test d'Allen* destiné à vérifier la perméabilité de l'artère cubitale devant assurer la suppléance en cas de thrombose radiale;
- repérer du bout de l'index et du majeur les battements de l'artère radiale;
- piquer perpendiculairement à l'axe de l'artère entre ces deux doigts;
- laisser remonter le sang dans la seringue héparinée (environ 2 mL) sans aspirer;
- retirer l'aiguille + seringue;
- comprimer avec un tampon de compresses le point de ponction pendant au moins 5 minutes, plus longtemps si nécessaire;
- fermer hermétiquement la seringue contenant le prélèvement;
- la mettre dans le sachet plastique contenant la glace pilée;
- la faire parvenir *le plus rapidement possible* au laboratoire accompagnée d'un bon dûment rempli;
  - identité du malade;
  - constantes ventilatoires :
    - mode de ventilation;
    - FiO_2 ou débit d'O_2.

Acidoses

On parle d'acidose lorsque le pH artériel est inférieur à 7,38.

Acidoses métaboliques

L'acidose métabolique est un trouble de l'équilibre acido-basique fréquent en réanimation puisqu'il est contemporain de la plupart des grandes situations d'agression dont il est de plus un facteur aggravant redoutable.

L'acidose métabolique est définie par un bilan positif en ions H^+ par excès d'acides fixes (non volatils), et caractérisée par une baisse des bicarbonates plasmatiques. Le mécanisme de compensation de l'organisme est représenté par l'hyperventilation qui va entraîner une hypocapnie. Lorsque les limites de cette compensation respiratoire sont atteintes (soit pour une $PaCO_2$ entre 10 et 15 mmHg), le pH plasmatique, jusque-là conservé, va commencer à chuter.

▶ LES SIGNES CLINIQUES SPÉCIFIQUES de l'acidose métabolique sont pauvres et noyés dans les signes de la maladie causale. Chez le patient en ventilation spontanée, l'hyperventilation décrite par Küssmaul est caractéristique alors que chez le patient ventilé, l'acidose peut se manifester par une désadaptation du respirateur. En cas d'acidose majeure, on voit apparaître des signes cardio-vasculaires de type tachycardie, troubles du rythme pouvant évoluer vers l'arrêt cardiaque. De même, les signes neurologiques sont tardifs, pouvant aller jusqu'au coma quand le pH est inférieur à 7,15.

▶ LA RECHERCHE DES 2 CAUSES DES ACIDOSES MÉTABOLIQUES nécessite le dosage de l'ionogramme sanguin, en particulier de la chlorémie et le calcul du trou anionique; on distingue :

● **les acidoses métaboliques à chlorémie normale ou basse** et à trou anionique élevé c'est-à-dire :

$$TA = (Na^+ + K^+) - (Cl^- + HCO_3^-) > 16 \text{ mmol/L}$$

Ces acidoses sont dues à une surcharge en acides fixes soit d'origine exogène par intoxication à l'antigel, au méthanol ou à l'aspirine, soit d'origine endogène lors d'acido-cétose diabétique, d'insuffisance rénale ou d'acidose lactique (états de choc, diabétique traité par biguanides).

- **les acidoses métaboliques hyperchlorémiques,** avec trou anionique normal, témoignant d'une fuite de bicarbonates d'origine digestive ou rénale.

▶ LE TRAITEMENT DES ACIDOSES MÉTABOLIQUES est actuellement bien codifié :

- **En cas d'excès d'acides fixes,** le traitement de la cause est indispensable : par exemple insuline pour l'acido-cétose, rétablissement de conditions hémodynamiques satisfaisantes en cas de choc, épuration extrarénale en cas d'insuffisance rénale. L'alcalinisation est inutile, sauf en réanimation en cas d'acidose très sévère (pH < 7).

- **En cas de fuite de bicarbonates,** il faut compenser les pertes par l'administration de bicarbonate de sodium, de façon lente et progressive sur 24 heures, en n'apportant que 30 à 50 % des pertes calculées, en se méfiant de l'apport sodé, du risque d'alcalose mixte et surtout de l'hypokaliémie qu'il faudra prévenir systématiquement même en cas de kaliémie normale ou augmentée.

Le déficit en bases (BD) peut être calculé par différentes formules, dont voici un exemple :

$$\text{BD en mmol} = (25 - HCO_3^-) \times \text{poids}/2$$

Le bicarbonate de sodium peut être administré sous plusieurs formes :
– l'eau de Vichy Célestins apporte 50 mmol/L ;
– le sérum bicarbonaté à 1,4 %, isotonique, est 1/6 molaire et apporte 166 mmol/L d'HCO_3^- (et 10 g/L de Na) ;
– le sérum bicarbonaté à 4,2 %, hypertonique, 1/2 molaire, apporte 500 mmol/L d'HCO_3^- (et 30 g/L de Na) ;
– le sérum bicarbonaté à 8,4 %, molaire, apporte 1 000 mmol/L d'HCO_3^- (et 30 g/L de Na).

DÉMARCHE INFIRMIÈRE

LA SURVEILLANCE DU TRAITEMENT

Surveillance des grandes fonctions

- Surveillance rapprochée à intervalles réguliers.
- S'assurer de la fiabilité de la mesure des appareils de prise de constantes automatiques.
  ➨ – brassard en rapport avec l'anatomie du patient, correctement mis en place ;
  – niveau de la colonne de PVC, des têtes de pressions ;
  – réglage adéquat des alarmes (sur prescription médicale écrite si nécessaire).
- Mesure de la glycémie capillaire.

➨ Sur prescription médicale (voir décret 2002-194, article 5).
Perméabilité de la sonde urinaire, de la sonde naso-gastrique, des drains.
Vérifier les dilutions et les vitesses des pousse-seringues électriques.
➨ Attention au débit des perfusions, surtout si elles contiennent plusieurs grammes de KCl.
- Respect rigoureux de la *prescription médicale écrite.*

La visualisation des courbes

D'après les relevés des constantes : Fc, PA, diurèse, drains, poids… Choisir un protocole de transcription des constantes qui doit être utilisé et respecté par toute l'équipe soignante. Les courbes sont nettes et totalement différenciées.

Les supports de transmissions

Ou le suivi du malade à travers le dossier de soins.
***Décret 2002-194, article 3.** — L'infirmier est chargé de la conception, de l'utilisation et de la gestion du dossier de soins infirmiers.*
- *Les transmissions écrites :*
– feuilles de prescriptions médicales ;
– feuilles de planifications journalières ;
– feuilles de compensation des pertes hydrosodées ;
– feuilles d'alimentation + boissons ;
– feuilles de surveillance horaire ;
– feuilles de suivi infirmier.
- *Les transmissions orales :*

Y accorder la plus grande importance. L'observation de l'évolution du malade est décrite avec minutie. L'anecdote n'est pas à négliger mais ne doit jamais prendre le pas sur l'essentiel.

Acidoses respiratoires

Il s'agit d'excès en ions H^+ par impossibilité d'élimination du CO_2 par le poumon, entraînant une hypercapnie (avec souvent une hypoxémie associée). Le mécanisme compensateur est une réabsorption accrue des bicarbonates par le rein. Cette compensation est lente et insuffisante au cours des insuffisances respiratoires aiguës, entraînant une baisse du pH, alors que les insuffisances respiratoires chroniques ont un pH normal au prix d'un taux de bicarbonates très élevé.

Les causes, les signes cliniques et le traitement des acidoses respiratoires sont ceux de l'insuffisance respiratoire.

Acidoses mixtes

L'association de pathologies métaboliques et respiratoires peut se rencontrer par exemple chez l'insuffisant rénal où l'acidose métabolique peut être compliquée d'acidose respiratoire en cas d'OAP de surcharge. De même, l'acidose respiratoire d'un asthme aigu grave peut être associée à une acidose métabolique en cas de survenue d'une défaillance hémodynamique.

Alcaloses

L'alcalose est définie par un pH artériel supérieur à 7,42.

Alcaloses métaboliques

Elles sont définies par un bilan négatif en ions H^+ issus d'acides non volatils et caractérisées par une augmentation du taux plasmatique des bicarbonates. Le mécanisme de correction de l'organisme est limité puisqu'il repose sur une hypoventilation, source d'hypercapnie ne s'élevant généralement pas au-delà de 45 mmHg. Elles sont associées le plus souvent à une diminution du Cl, du K et du Ca.

▶ LEURS CAUSES sont représentées par :

- **des fuites d'ions H^+** soit d'origine digestive secondaires à des vomissements ou à une aspiration gastrique prolongée, soit d'origine rénale par diurétiques ou lors de la correction d'une hypercapnie (alcalose de reventilation) ;
- **les états de déshydratation extracellulaire extrêmes** peuvent s'accompagner d'alcalose de contraction ;
- **des apports excessifs d'alcalins** comme dans les transfusions sanguines massives par l'ion citrate ou lors de traitement anti-acide.

▶ LES SIGNES CLINIQUES de l'alcalose ne sont pas spécifiques.

Le traitement des alcaloses métaboliques ne doit plus faire appel aux acidifiants (chlorure d'ammonium, chlorhydrate d'arginine) en raison de leurs effets secondaires, mais repose sur la correction de la déshydratation extracellulaire associée et par l'apport de chlore sous forme de sérum salé isotonique à 0,9 %. Chez l'insuffisant respiratoire chronique, l'alcalose métabolique peut être menaçante et justifier l'administration d'acétazolamide (*Diamox*). Dans tous les cas, il faut supprimer le mécanisme causal par l'arrêt des apports alcalins (le *Ringer-Lactate*, le *Plasmion* contiennent des bases), l'arrêt des aspirations digestives injustifiées, la surveillance des traitements diurétiques ou par le traitement chirurgical d'une cause de vomissements.

Alcaloses respiratoires

Elles sont dues à un bilan négatif en ion H^+, secondaire à une élimination accrue d'acide carbonique et caractérisées par une hypocapnie.

▶ LA CAUSE la plus fréquente en réanimation est représentée par l'hyperventilation entraînée par des réglages excessifs de la ventilation artificielle. Une hyperventilation modérée peut être volontairement recherchée pour participer au traitement d'une hypertension intracrânienne, l'hypocapnie entraînant une baisse de la pression intracrânienne par vasoconstriction cérébrale. On peut également rencontrer des alcaloses respiratoires au cours des crises de tétanie par hypocalcémie, lors de l'intoxication à l'acide salicylique, ou lors de la phase initiale des hypoxies.

▶ IL N'Y A PAS DE TRAITEMENT SPÉCIFIQUE des alcaloses respiratoires en dehors du traitement de la cause et du réglage des constantes respiratoires des respirateurs à adapter aux résultats de la mesure des gaz du sang artériels.

POINTS CLÉS

1. ▶ La prise en charge d'un désordre acido-basique nécessite d'en connaître le mécanisme.

2. ▶ Il n'y a pas de traitement symptomatique, seul le traitement de la cause est efficace.

Dénutrition et nutrition artificielle

Pour subsister, l'organisme a besoin d'un substrat énergétique qui lui permette de couvrir ses besoins. L'alimentation apporte les nutriments :

- **Trois sont d'origine chimique** et permettent le bon fonctionnement des réactions chimiques générant de l'énergie : eau, sels minéraux, vitamines.
- **Trois sont d'origine organique** : glucides et lipides fournissent l'apport énergétique, les protides constituent l'apport plastique et sont nécessaires à la lutte contre le catabolisme musculaire.

L'absorption de ces différents composés est appelée **nutrition.**

Elle peut être réalisée :
- par la bouche : *per os* ;
- par voie digestive sans passer par la filière buccale : « alimentation entérale » ;
- par voie intraveineuse stricte : « alimentation parentérale ».

Besoins nutritionnels du sujet sain

Besoins énergétiques

Le métabolisme consomme de l'énergie, mesurée en joules (J) ou en kilocalories (Kcal ou Cal). 1 Kcal = 4 185,5 J.

▶ LES BESOINS MÉTABOLIQUES de base sont de 30 kcal/kg/24 h et se répartissent entre :
- les glucides 50 à 60 % de la ration quotidienne soit 200 g/j ;
- les lipides 35 à 40 % soit 1 g à 1,5 g/kg/24 h ;
- les protides 10 à 15 % soit 1 g/kg/24 h.

- **Le glucide le plus utilisé est le glucose,** parfois le fructose ou le sorbitol. 1 g de glucide fournit 4 kcal ou 16,7 kJ.
- **Les lipides fournissent des acides gras essentiels** (car non synthétisés par l'organisme : acide linoléique et acide alpha-linoléique). D'autres sont présents dans l'organisme. Ils se scindent tous en triglycérides. 1 g de lipide fournit 9 Kcal ou 37,7 KJ.
- **Les protides sont constitués d'acides aminés** : les acides aminés non essentiels et essentiels (ceux-ci ne sont pas synthétisés par l'organisme et doivent donc être apportés par l'alimentation). Ils apportent de l'azote : 1 g d'azote = 6,25 g de protéine.

1 g de protide est transformé en 4 kcal ou en 17,5 kJ, mais l'assimilation d'un gramme d'azote nécessite 100 à 200 kcal non protidique (« concept calorico-azoté »).

Les calories d'origine protidique ne doivent pas être prises en compte dans le calcul de la ration calorique quotidienne car le rôle des protides est essentiellement plastique.

Besoins hydriques

Ils sont de 30 mL/kg/j. Ils sont couverts par l'eau de boisson, les aliments, et l'eau endogène produite par les différents métabolismes (300 mL/24 h chez le sujet sain).

Besoins en sels minéraux, oligo-éléments et vitamines

Une nutrition équilibrée nécessite l'apport quotidien des sels minéraux suivants : sodium, potassium, chlore sans oublier magnésium, calcium et phosphore. De même, de nombreux oligo-éléments (chrome, cuivre, fer, manganèse…) sont nécessaires à l'équilibre alimentaire.

Les compléments vitaminiques se répartissent entre les vitamines hydrosolubles et liposolubles ainsi que la vitamine K.

L'immunonutrition apporte des nutriments qui agissent favorablement sur l'immunité, la cicatrisation et la réponse inflammatoire (glutamine, arginine, nucléotides, taurines…). Elle est essentiellement réalisée avec des produits destinés à la voie parentérale et concerne les patients les plus agressés (brûlés, réanimation).

Besoins nutritionnels du sujet malade ou dénutri

Ils sont variables en quantité et en qualité selon la pathologie. Le métabolisme de base peut être doublé lors d'un sepsis grave ou de brûlure étendue.

Les besoins en lipides et glucides sont très augmentés et on observe une meilleure tolérance du glucose.

Les besoins en acides aminés essentiels sont augmentés. Certains acides aminés sont plus importants que d'autres : la glutamine est le premier transporteur d'azote chez l'homme et son stock s'épuise très vite lors d'une agression. De plus, l'arginine pourrait avoir une action immunomodulatrice.

Du point de vue hydro-électrolytique, la consommation en eau est plus importante lors d'une agression mais la fabrication d'eau endogène est elle aussi accélérée et peut atteindre 800 mL/24 h.

Les apports en sels minéraux, en vitamines et en oligo-éléments seront adaptés aux besoins accrus.

Alimentation entérale

Principes

L'alimentation entérale consiste à introduire les aliments dans l'estomac ou l'intestin grêle au moyen d'une sonde.

Après l'alimentation orale, c'est le moyen le plus naturel d'alimenter des patients. En outre, elle assure le tamponnement de l'acidité gastrique et la réduction du risque d'hémorragie digestive.

Indications et contre-indications

Les indications doivent être larges : elles consistent en une assistance nutritionnelle totale ou de complément chez les patients ne pouvant ingérer la totalité de leur ration alimentaire. Mais elle impose l'intégrité du tube digestif et est donc contre-indiquée en cas de troubles du transit.

▶ CERTAINES CONTRE-INDICATIONS sont moins absolues ou temporaires.

– la période postopératoire immédiate (après reprise du transit audible à l'auscultation abdominale, sans attendre l'exonération des premières selles) ;

– les troubles de la conscience avec risque de fausse route. Les troubles de la déglutition peuvent être prévenus par protection des voies aériennes supérieures (sonde d'intubation ou de trachéotomie avec ballonnet gonflé) ou par la mise en place d'une sonde gastrique ou de gastrostomie.

▶ EN CAS D'ATTEINTE DU TUBE DIGESTIF, le lieu ou la nature des apports peuvent être modulés :

– en cas de résection du grêle, l'absorption est suffisante avec 60 cm de grêle ;

– en cas de chirurgie sus-mésocolique, l'alimentation peut être assurée par une sonde jéjunale ou une jéjunostomie.

▶ LES SYNDROMES DE MALABSORPTION, UN TRAITEMENT PAR RADIOTHÉRAPIE, UN DÉFICIT EN SELS BILIAIRES demandent des adaptations du type de régime alimentaire. L'avis d'un spécialiste en diététique est nécessaire.

Technique de l'alimentation entérale

Sondes

L'alimentation entérale est possible par l'estomac, le duodénum, le jéjunum.

Pour cela on dispose de **:**

- **Sondes naso-gastriques** : autrefois en caoutchouc elles sont actuellement en polyéthylène ou mieux siliconées, ce qui permet une meilleure tolérance. Ces sondes doivent être adaptées à l'anatomie du patient, bien lubrifiées avant introduction dans la narine.

Deux types principaux : la sonde de Salem et la sonde lestée. La sonde de Salem à double courant permet la nutrition mais aussi l'aspiration gastrique. La sonde lestée, spécifique pour l'alimentation est plus souple et de plus petit diamètre, et bien mieux supportée. Elle contient un guide métallique qui facilite la mise en place. La position de ces sondes doit être vérifiée radiologiquement avant de débuter l'alimentation.

- **Sonde de jéjunostomie :** la sonde est directement dans le jéjunum. Cette technique nécessite un abord chirurgical et est souvent réalisée lors d'un acte chirurgical digestif.
- **Sonde de gastrotomie :** la sonde est directement placée dans l'estomac lors d'une endoscopie digestive. Cette technique est adaptée à une alimentation entérale au long cours ou à domicile.

Mélanges nutritifs

Ils doivent fournir :

- **Les éléments nutritifs de base** : 15 % de protéines, 20 à 30 % de lipides et 50 % de glucides (peu de lactose ou gluten).

● **Les apports hydriques et électrolytique**s avec les vitamines et les oligo-éléments. De plus, ils doivent avoir certaines qualités physiques : pH neutre ou légèrement acide, viscosité moyenne. Ils doivent pouvoir être stérilisés. L'idéal est un produit liquide prêt à l'emploi en flacon stérile.

On distingue :

● **Les préparations industrielles** : bien équilibrées, elles sont d'une qualité bactériologique irréprochable (tableau 7.1).

● **Les aliments mixés** : ils sont abandonnés, sauf cas particulier, au profit des précédents.

On distingue dans ces préparations :

● **Les produits de poids moléculaire élevé** : à base de protéines de lait ou de soja, de glucides et de lipides (tableau 7.2). Ils nécessitent une digestion complète sans trouble de la fonction digestive. Ils peuvent être enrichis en fibres (pour faciliter le transit) ou en protéines (pour des régimes hypercaloriques et hyperprotidiques).

● **Les produits de bas poids moléculaire** : contiennent des oligo-peptides (petits fragments protéiques) spécifiques et des oligo- ou disaccharides (petits fragments glucidiques) ainsi que des lipides (tableau 7.3). Ils ne nécessitent pas de digestion par les sécrétions gastriques et pancréatiques mais diminuent le transit intestinal. Ils sont dits « sans résidus », la quantité et la fréquence des selles sont très diminuées.

Modes d'administration

● **Continue** : par gravité ou par pompes à vitesse variable réfrigérée (« nutripompe »). C'est le mode d'alimentation le mieux supportée par le malade.

Dans les deux cas le débit doit être lent et l'on doit éviter au maximum les manipulations.

● **Discontinue** : ce sont des bolus de 200 à 500 mL en 1 à 2 h, parfois mal supportés par le malade mais permettant de vérifier la vacuité de l'estomac entre deux administrations.

Complications de l'alimentation entérale

Complications digestives

▶ Vomissements, régurgitations

Ils sont fréquents et peuvent être dus à de nombreuses causes organiques ou fonctionnelles.

Tableau 7.1. Mélanges nutritifs industriels.

Mélanges polymériques (digestion + absorption)		*Mélanges oligomériques (intermédiaire)*	*Mélanges monomériques (absorption)*
Complets Glucides + Lipides + Protides	modulaires	modulaires	complets
Renutryl ***Réalmentyl*** *Shak*	Protides ***Alburone*** *Protéofon* *Protil* ***Hyperprotidine***		*Vivonex* *Vivonex HN*
Végébaby *Tricéryl* *Dripsol*	Lipides ***Tricène*** *Lipidoral*	***Liprocil***	***Entéronutril***
Nutrigyl *Flexinutryl* *Nutrison*	Glucides ***Caril*** *Caloreen* *Dextrine Maltose*	*Maltrinex*	*Flexical*

Tableau 7.2. Exemples de produits complets.

	Renutryl	Realmentyl	Enteronutril
Calories par unité	500 Kcal = 2 090 kJ	500 kcal = 2 090 kJ	520 cal = 2 173 g
Protides en grammes % calories totales Origine	30 g 24 % caséine de lait	22 g 18 % poule œuf soja	29 g 16 % AA purs cristallisés
Lipides en grammes % calories totales Origine	11 % 20 %	15 g 27 % 5 % ac. linoléique	2 g 4 % pas d'acide gras essentiels
Glucides % calories totales Composition	70 g 56 % lactose plus gluten	69 g 55 %	200 g 80 % glucose plus maltose + polysaccharides
Na par 100 mg	16 mEq	7 mEq	
Vitamines	+	+	0
Oligoéléments	0	0	+
Osmolarité	810	665 à 720	660
Laboratoire	Sopharga	Sopharga	Roger Bellon
Remarques		sans lactose, sans gluten régime hyposodé	riche en acides aminés

Tableau 7.3. Exemples de produits modulaires. Protides, lipides, glucides.

	Alburone	Hyperprotidine	Tricene	Caril	Liprocil
Calories (g/100 g)	370 kcal = 1 548 ks	380 Kcal = 1 588 ks	830 kcal = 3474 kJ	370 kcal = 1 550 kJ	900 kcal = 3 766 kJ
Protides (g/100 g) % des calories totales protéines d'origine	88 g 95 % Protides du lait	92 g 95 % Caséine - Lactalbumine	0 0	5,5 g 8,6 %	0 0
Glucides (g/100 g) % des cal totales d'origine	1,3 g 2 %	0 0	0 0	83 g 90 %	0 0
Lipide (g/100 g) % des calories totales Composition	1,3 g 3 %	0 0	100 g 100 % TCM* 99,9 %	0,9 g 1,5 %	100 g 100 % TCM* 67 % ACE** 16 %
Na pour 100 g	9 mEq	1,5 mEq	0	11 Meq	0
Laboratoire	Sopharga	Dietina	Sopharga	Sopharga	Sopharga
Remarques		pas de lactose	enrichi en vit. A et vit. E	riche en fibres prévention et traitement des diarrhées de nourrisson	

* = Triglycérides à chaîne moyenne.

** = Acides gras essentiels.

La conduite à tenir consiste à :

- **Maintenir le patient demi-assis** : proclive.
- **Effectuer un contrôle radiologique** de la sonde après sa pose.
- **Contrôler le débit** : s'il est trop rapide le ralentir.
- **Rechercher une lésion œso-gastro-duodénale.**
- **Utiliser les médicaments accélérateurs du transit.**

▶ TROUBLES DU TRANSIT

- **Les selles** obtenues avec une alimentation entérale sont en général pâteuses et assez abondantes. En cas de diarrhée, rechercher : un débit d'administration trop rapide, un apport lipidique trop abondant ou inapproprié, avec diarrhée graisseuse (stéatorrhée), un liquide trop « froid », une hyperosmolarité ou une infection du mélange.

Si toutes les causes ont été éliminées, certaines mesures peuvent réduire la diarrhée : régime pâteux, adjonction de ralentisseurs du transit.

- **Constipation** due à un ralentissement du transit du patient ou à un fécalome.

Complications mécaniques

– Escarre nasale due au frottement de la sonde naso-gastrique.
– Otalgies par irritation de la trompe d'Eustache : elles disparaissent en changeant la sonde de narine. Le changement de sonde doit s'effectuer tous les mois pour l'adulte, toutes les semaines pour l'enfant.
– Dyspnée par œdème pharyngo-laryngé (irritatif) cédant à l'ablation de la sonde.
– Rejet de la sonde lors de vomissements si celle-ci est mal placée.
– Inhalations et micro-inhalations.
– Rétention gastrique si la quantité administrée est trop importante ou si le maximum des quantités tolérables est dépassé.

Œsophagites

Elles sont évoquées par des vomissements répétés associés à une douleur épigastrique parfois avec hémorragie digestive. Elles sont confirmées par l'endoscopie qui montre une régurgitation du contenu acide de l'estomac dans l'œsophage.

Surveillance de la nutrition

Surveillance technique

– Vérifier la bonne position de la sonde d'alimentation par une radiographie.
– Étalonnage de la nutripompe par rapport à la viscosité du mélange.
– Débuter progressivement et atteindre en quelques jours seulement la quantité voulue. Éviter de donner « trop et trop tôt ».

Surveillance clinique et biologique

– Tolérance de la sonde (localement et manifestations d'intolérance).
– État d'hydratation : ***pesée.***
– Équilibre hydroélectrique et acido-basique (ionogrammes sanguin et urinaire).
– Tolérances aux hydrates de carbone : glycémie/glycosurie répétées.
– Surveillance du transit.

Surveillance de l'efficacité

– Prise de poids si patient dénutri, stabilisation chez patient en bon état général.
– Amélioration clinique, biologique.
– Cicatrisation des plaies et des escarres.

Conclusion

Les techniques de nutrition par voie digestive s'imposent chaque fois que possible, car pour le malade, c'est la solution la plus confortable et la plus physiologique.

Alimentation parentérale

C'est une alimentation intraveineuse stricte, permettant d'apporter l'eau, les électrolytes, les calories et les substances énergétiques nécessaires à la vie, pour maintenir l'état métabolique du patient ou le restaurer en cas de dénutrition, sans utiliser la voie digestive.

Indications

L'alimentation parentérale n'est indiquée que lorsque l'alimentation par voie orale ou entérale est impossible ou qu'il existe d'importants troubles de la digestion et de l'absorption.

Elle s'impose donc dans trois grandes situations :

▶ LES TROUBLES DU TRANSIT DIGESTIF

- **En période postopératoire,** après une intervention chirurgicale abdominale importante, si la reprise du transit n'est pas attendue dans les 7 jours suivant la chirurgie. Une nutrition préopératoire est envisageable si le patient présente d'emblée une dénutrition importante (en cas de néoplasie par exemple).

- **Lors d'atteintes du tube digestif** : brûlures chimiques, hémorragie digestive, pancréatite, occlusion, péritonite.

▶ LES SYNDROMES DE MALABSORPTION. Maladie de Crohn, résections digestives étendues, grêle radique, chimiothérapie ou anorexie prolongée.

▶ LES ÉTATS D'HYPERCATABOLISME. Ce sont les cas de dégradation protidique majeure chez des patients souffrant d'insuffisance respiratoire, rénale, d'infection aiguë ou de coma (cas des patients en réanimation).

Moyens

Solutés glucidiques

Ils fournissent de l'eau et des glucides. Les solutés glucosés sont dosés de 5 g/L à 30 g/L.

L'intérêt des solutions hypertoniques de glucides (> à 5 %) est d'apporter des calories en grande quantité dans un petit volume. Mais l'utilisation de ces solutions est limitée par leur hyperosmolarité qui impose l'utilisation d'une voie veineuse centrale pour les solutions à 20 g/L et plus; la capacité d'assimilation du glucose par l'organisme (c'est-à-dire la quantité qui peut être administrée sans entraîner d'hyperglycémie [> 2 g/L] ni de glycosurie). Cette capacité d'assimilation est d'environ 7,5 g/kg/j mais peut être augmentée par l'administration d'insuline.

Solutés lipidiques

Ce sont des émulsions à base d'huile de soja. Elles sont dosées à 10 ou 20 % et permettent un apport calorique important (1 g de lipides = 9 kcal) mais ne doivent pas dépasser habituellement 40 % de la ration alimentaire sous peine de voir apparaître une hypertriglycéridémie ou une hyperthermie.

Solutés protidiques

Ils fournissent de l'eau, et des protéines. Ces solutions d'acides aminés sont utilisées pour leur effet plastique plus qu'énergétique. Les préparations conventionnelles contiennent des mélanges d'acides aminés essentiels et non essentiels pour être proches de la protéine idéale, leur teneur en azote varie entre 9 % et 20 %. Certaines préparations sont adaptées et leur composition permet de répondre à certaines carences spécifiques. Ces solutés sont tous hypertoniques.

Solutés d'électrolytes

Ils existent sous forme d'ampoules de 10 mL contenant du chlorure de sodium (Na), de potassium (K), du calcium, du magnésium ou du phosphore. Le potassium doit être administré en perfusion ou, en cas de nécessité absolue, au pousse-seringue électrique sans dépasser la dose de 1 g/h. L'injection intraveineuse directe est strictement interdite (risque d'arrêt cardiaque).

Le Ringer-Lactate dont la composition en électrolytes est proche du plasma (les bicarbonates sont remplacés par des lactates) est largement utilisé comme soluté d'apport hydro-électrolytique de remplacement, de même que le chlorure de sodium isotonique (NaCl 0,9 % ou « sérum physiologique ») et le sérum glucosé à 5 % additionné d'ions.

Le bicarbonate de sodium existe en flacon de 125, 250 ou 500 mL, sous forme isotonique (14 %), hypertonique semi-molaire ou molaire.

Modes d'administration

La nutrition parentérale peut se faire par voie veineuse périphérique pour une courte durée avec des solutés isotoniques, à condition d'utiliser un cathéter veineux de gros calibre : 14 à 18 gauges.

Le réseau veineux profond doit être utilisé préférentiellement si les solutés sont hypertoniques ou si l'alimentation parentérale totale nécessite un apport calorique azoté important durant plus de cinq jours (voir figure 7.1).

Techniques d'apport calorique

▶ POUR UNE NUTRITION PARENTÉRALE DE COURTE DURÉE (INFÉRIEURE À 5 JOURS), NE NÉCESSITANT PAS D'APPORTS IMPORTANTS.

Il est nécessaire d'apporter : de l'eau, des électrolytes principaux (Na, KCl), des calories sous forme de glucides (environ 1 000 cal/j) sous forme de G 5 % ou G 10 %.

Il est inutile de rajouter des protéines ou des lipides. Les apports doivent tenir compte des pertes

ALIMENTATION ENTÉRALE (digestive)

ALIMENTATION PARENTALE (intraveineuse)

POSE

Alimentation entérale :

- **Sonde naso-gastrique**
À placer par la narine dans l'estomac, bien la siliconer + + +.
- Vérification de sa place : auscultation pendant injection d'air à l'aide d'une seringue.
Contrôle radiologique.
- Fixation pour éviter la mobilisation.
- Position du malade : demi-assis.

Alimentation parentale :

- Cathéter périphérique gros calibre (14 G, 16 G ou 18 G) avec bon débit, reflux franc.
- Pansement occlusif.
- Asepsie + + +.
- Si **KT central** : posé par le médecin.

SURVEILLANCE

Alimentation entérale :

1. **Digestive**
   - vomissements régurgitations + +
     vérifier le débit : trop rapide ?
   - troubles du transit
     - diarrhée : débit trop rapide, hyperosmolarité, infection
     - constipation : rajouter des fibres
     - œsophagites : douleur + reflux.
2. **Mécanique**
   - Escarres nasales.
   - Otalgies.
   - Rejet de la sonde.

Alimentation parentale :

- **Locale** : complications infectieuses.
- **Mécanique** : pneumothorax, embolie gazeuse.
- **Surcharge** volumique :
  - poids + + +;
  - surcharge lipides glucides;
  - troubles de l'hydratation (patient sec, ayant soif).

BILAN

- **Pesée** : prise de poids régulière sans œdèmes.
- **Équilibre hydroélectrique et acido-basique** (ionogrammes sanguin et urinaire).
- Tolérance aux hydrates de carbone : glycémie, glycosurie.
- **Cicatrisation** des plaies et escarres.

Fig. 7.1. Pose, surveillance, et bilan de l'alimentation entérale et parentérale.

hydriques (diurèse, pertes essentielles) sans oublier les pertes anormales (sueurs, vomissements, larmes…).

À court terme le capital veineux reste bien protégé si l'on utilise des solutés dont l'osmolarité est de 600/800 mOsml/L.

▶ Moyenne ou longue durée ou nécessité d'apport calorico-azoté important.

L'apport énergétique est assuré par les lipides et les glucides. Les règles concernant l'apport d'eau et d'électrolytes sont les mêmes que précédemment.

Le remplacement des protéines détruites (notion de « bilan azoté ») est effectué par l'apport d'acides aminés en solution en respectant la nécessité d'avoir de 100 à 150 calories non protidiques pour intégrer 1 g d'azote. Cela nécessite de calculer les pertes azotées dans les urines et les selles et de calculer le bilan azoté.

Les besoins en vitamines et oligo-éléments doivent être comblés précocement par les vitamines du groupe : B (200 à 600 mg/j), C (500 mg/j), PP (250 mg/j) sans oublier la vitamine K, les vitamines hydrosolubles et les folates. Au-delà de dix jours, l'apport d'oligo-éléments s'impose.

Toutes ces nutriments seront perfusés soit par gravité, soit à l'aide de pompes délivrant un débit continu constant pour les lipides et les glucides.

Surveillance et complications

Complications précoces

▶ **Complications liées au cathéter.** Elles sont essentiellement infectieuses et nécessitent une asepsie soigneuse lors de la pose comme lors des différentes manipulations.

Par la suite, la vérification régulière du point de ponction doit rechercher des signes locaux d'inflammation ou de thrombo-phlébite.

Les complications mécaniques sont dominées par le pneumothorax et la malposition. Les autres incidents sont l'embolie gazeuse, les ruptures ou migrations de cathéter.

● **Quelques mesures simples** permettent d'éviter ces complications.

– *Utilisation de cathéters radio-opaques* et contrôle de leur bonne place par un cliché thoracique (position en territoire cave supérieur).

– *Vérification soigneuse du reflux* qui doit être franc et massif.

– *Surveillance de la ligne et de la vitesse de perfusion*, de manière pluriquotidienne.

▶ **Complications liées aux produits**

● **Exceptionnellement on peut rencontrer des bactériémies** dues à une contamination des produits de perfusion. Celles-ci sont presque toujours dues à des erreurs de manipulation.

● **Surcharge volémique.** L'alimentation parentérale doit se faire de manière précise avec calcul journalier des entrées et des sorties sans oublier d'estimer les pertes essentielles des malades avec une pesée journalière. On restreindra les apports en liquides de l'insuffisant rénal oligo-anurique.

▶ **Déséquilibres causés par les différentes solutions**

● **Surcharge glucidique.** Les glucides représentent la principale source d'énergie et imposent une administration continue sur 24 heures par pompe pour éviter les hypo- ou hyperglycémies. On surveillera régulièrement la glycosurie, la glycémie pour apprécier la tolérance de la perfusion. Une hyperglycémie non corrigée peut être à l'origine d'une diurèse osmotique. S'il s'agit d'une carence d'insuline, il sera nécessaire d'ajouter de l'insuline en sous-cutané ou au pousse-seringue électrique selon un protocole prescrit par le médecin (le but étant d'obtenir une glycémie entre 5 et 10 mmol/L). À l'inverse, l'arrêt de la perfusion de glucose ne doit pas être brutale, car il y a risque d'hypoglycémie. Il faut donc remplacer les solutés hypertoniques par un soluté de glucose à 5 % lors du passage à l'alimentation entérale.

● **Troubles lipidiques.** Le débit de perfusion doit être lent : la vitesse d'administration maximale est de 4 à 6 heures pour 500 mL d'intralipide à 10 %, ou 250 mL d'intralipide à 20 %, sinon on risque de petites embolies graisseuses se traduisant par une détresse respiratoire et un aspect lactescent du sérum. La ligne de perfusion peut être utilisée pour les protides et les glucides mais ne doit pas être empruntée par d'autres produits injectables qui risquent de casser les émulsions. Enfin, les lipides doivent être conservés entre 4 et 25 °C sous peine de se dénaturer.

▶ **Déséquilibre de l'apport hydrosodé.** L'apport d'eau et de sel (NaCl) équilibre la balance hydrosodée. La surveillance clinique régulière du poids, de l'état cutané (existence ou non d'un pli cutané), de l'apparition d'œdèmes ou de troubles neuropsychiatriques (désorientation temporo-spatiale, agitation, apathie) sont des éléments d'alerte qui pourront faire évoquer une dysrégulation et demander un ionogramme sanguin à la recherche d'une hypo- ou hypernatrémie. Une hypovolémie peut-être responsable d'une instabilité hémodynamique.

La surveillance régulière des ionogrammes sanguin et urinaire permet d'adapter les apports d'électrolytes.

Complications tardives

▶ **Lors d'une alimentation parentérale de longue durée** des désordres des fonctions hépato-biliaires peuvent apparaître. Cliniquement, le malade présentera un ictère, au départ conjonctival, puis généralisé.

▶ DES SIGNES NEUROLOGIQUES peuvent aussi traduire un début d'encéphalopathie métabolique.

Surveillance de l'efficacité

Lors de la mise en place d'une alimentation parentérale, la pesée devra être journalière en sachant que celle-ci n'est pas toujours fiable :
– une prise de poids peut être due à une inflation hydrosodée ;
– une perte de poids, à une déshydratation.

Le bilan azoté (calcul des entrées et des sorties d'azote) est un bon reflet de l'efficacité de la nutrition. Il faut éviter qu'il devienne négatif. Mais surtout, l'appréciation clinique du bon état général du malade est fondamentale, ainsi que la non-apparition d'escarres ou la régression de celles-ci.

Diagnostics infirmiers prévalents

▶ NUTRITION ET MÉTABOLISME

- Altération de la perception sensorielle gustative.
- Incapacité partielle ou totale d'avaler.
- Incapacité partielle ou totale de s'alimenter.
- Déficit nutritionnel ou excès.
- Déficit de volume liquidien ou excès.
- Risque d'atteinte à l'intégrité de la peau.

▶ ÉLIMINATION

- Constipation/pseudo-constipation.
- Diarrhée.

POINTS CLÉS

1. ▶ Les besoins nutritionnels du sujet malade, dénutri et/ou agressé sont variables en quantité et en qualité selon la pathologie. Le métabolisme de base peut être doublé lors d'un sepsis grave ou de brûlure étendue. Les besoins en lipides et glucides sont très augmentés et on observe une meilleure tolérance du glucose. Les besoins en acides aminés essentiels sont augmentés.

2. ▶ Certains acides aminés sont plus importants que d'autres : la glutamine est le premier transporteur d'azote chez l'homme et son stock s'épuise très vite lors d'une agression. De plus, l'arginine pourrait avoir une action immunomodulatrice. Les apports en sels minéraux, en vitamines et en oligo-éléments sont adaptés aux besoins accrus.

Pathologies infectieuses et circonstancielles

8

Brûlures et gelures

Gravité des brûlures

Les brûlures font peur : de surface limitée, elles forment des plaies dont on redoute les douleurs pénibles et l'évolution traînante et capricieuse; lorsqu'elles sont étendues, la survie est en jeu et les séquelles dégradantes sont lourdes. On sait qu'il existe des centres spécialisés à qui confier les plus graves. Mais, à quoi reconnaître la gravité ? Dans quels délais évacuer ? Comment soigner les moins sévères ?

▶ EXEMPLE 1. Les brûlures des mains sont fréquentes. L'évolution spontanée conduit à une cicatrisation en 3 à 4 semaines, d'aspect rassurant et rose clair, mais fragile et prurigineuse. Cependant, au deuxième mois, la main est rétractée, immobilisée dans une gangue fibreuse invalidante. La chirurgie réparatrice fonctionnelle est décevante. Ce « petit » blessé est un grand invalide à vie. En ce sens, une brûlure de la main est grave. C'est pourquoi elle doit être confiée à un centre de brûlés; dès les premiers jours, une chirurgie spécialisée d'excision-greffe précoce permet une cicatrisation en deux semaines et une récupération fonctionnelle intégrale et non douloureuse.

▶ EXEMPLE 2. Les brûlures de la face sont presque aussi fréquentes que celles des mains. Le risque évolutif à moyen terme est identique et la chirurgie d'excision-greffe précoce est également salvatrice. Mais un danger vital précède cette évolution : une atteinte du cou ou du pharynx, même superficielle, peut être la cause d'un œdème bucco-pharyngo-laryngé, maximal entre la sixième et la dixième heures et capable d'obstruer complètement les voies aériennes supérieures. L'asphyxie et la mort sont possibles, le plus souvent très brutalement. La seule prévention est l'intubation trachéale au moindre doute.

▶ LES BRÛLURES SONT DONC TRÈS SOUVENT L'AFFAIRE DU SPÉCIALISTE. Un centre de traitement des brûlés doit être consulté, au moins par téléphone, pour toute brûlure suspecte.

Histoire naturelle d'une brûlure

La peau est un organe

Ses fonctions sont régulatrices (la température), protectrices (la douleur), défensives (l'infection) et stabilisatrices (le milieu intérieur).

Cet organe est très vascularisé, donc riche d'un vaste endothélium, capable de produire, en cas d'agression étendue, des produits inflammatoires, des thrombogènes, des inhibiteurs de la formation sanguine et des molécules altérant l'immunité.

Ces désordres expliquent la *fuite initiale du plasma hors des vaisseaux*, formant des œdèmes qui peuvent comprimer les voies aériennes ou les vaisseaux des membres. Dès le huitième jour, la plaie s'infecte : l'organisme est incapable de réagir et le blessé *peut mourir de septicémie*. Lorsqu'il survit, après des mois d'évolution douloureuse, *l'inflammation favorise une cicatrisation fibreuse, non fonctionnelle*, laissant des *séquelles invalidantes et inesthétiques* ainsi que de graves perturbations psychiques.

▶ POUR ÉVITER CETTE ÉVOLUTION CATASTROPHIQUE, le traitement comporte :

- **Une réanimation hydro-électrique immédiate**, pendant 48 heures, prévenant le choc.
- **Une chirurgie précoce** d'exérèse des brûlures les plus profondes, suivie de greffe (avec la propre peau restante du blessé). En retirant la cause des désordres inflammatoires et immunitaires, et en fermant rapidement la plaie, cette attitude évite l'infection et les séquelles fonctionnelles, et raccourcit l'évolution à deux semaines (brûlure localisée) ou à huit semaines (brûlure étendue).

Mise en culture de peau ?

La greffe de peau provenant du blessé est la seule guérison possible et valable des brûlures profondes.

DÉMARCHE INFIRMIÈRE

SUR LES LIEUX D'UNE BRÛLURE

La priorité est d'arrêter la combustion

- Retirer aussitôt tous les vêtements (les synthétiques, les habits imprégnés de produits chimiques ou en combustion inapparente continuent à entretenir et approfondir la brûlure).
- Étouffer les flammes, par couverture spéciale *Brulstop* ou par liquide d'extinction à mousse.
- Retirer mécaniquement les corps gras brûlants.
- Arroser à l'eau, longtemps (1 heure !) les brûlures chimiques.
- Couper le courant en cas d'accident électrique.
- Si la victime est dans une pièce fermée :

– aérer (fumées toxiques ?) ;
– ne pas allumer l'électricité (oxyde de carbone explosif !).

- Refroidir la brûlure : règle des 3×15 :

– avant la 15e minute/pendant 15 minutes/à environ 15 °C.

Le premier pansement

Emballer sommairement (ne pas utiliser de pommades ni de colorants).
Ne donner ni à boire ni à manger.

Qui et où évacuer ?

➨ Vers un centre spécialisé :
– adulte (plus de 20 %) ;
– enfant (plus de 10 %) ;

Brûlures électriques, chimiques, en zone fonctionnelle (main, cou, visage) ;
Risque de brûlure pulmonaire (fumées, explosions).

Complications à craindre

- Le choc hypovolémique : prévenu par le remplissage.
- L'obstruction des voies aériennes : prévenue par intubation trachéale si lésions de face et cou.
- L'obstruction des voies urinaires : prévenue par sondage si lésions péri-néales.
- L'obstruction vasculaire des extrémités : prévenue par incisions de décharge avant la 6e heure, en cas de brûlure circulaire des membres.

Attention à la sous-estimation initiale des brûlures : prévenue par le réexamen systématique à la 12e heure (extension et approfondissement sont la règle !).

DÉMARCHE INFIRMIÈRE

PATIENT ATTEINT DE GELURES

M. C., âgé de 52 ans, SDF, est hospitalisé pour des douleurs cuisantes et la sensation de milliers de piqûres d'épingles dans les orteils des deux pieds. Il fait froid et humide et ses chaussures prennent l'eau. À l'entrée, les douleurs ont cessé mais, à l'examen, les orteils sont insensibles et cartonnés.

Explication de la maladie au patient

C'est une gelure. Elle vient de se produire (la douleur est récente) et devrait donc être curable. On s'attend, lors du réchauffement, à voir apparaître un aspect rouge foncé de la peau avec un œdème, pendant 3 à 5 jours, suivi d'une desquamation avec retour à la normale, signalant le 1er degré de la gelure. Des paresthésies douloureuses apparaîtront dans la semaine, puis des accès de transpiration excessive pendant quelques mois et une hypersensibilité au froid ultérieurement.

Les facteurs favorisant la maladie

Le froid, mais surtout la macération humide.

Expliquer les principes du traitement

– Réchauffer rapidement dans l'eau à 40 °C pendant 30 minutes (sans frotter pour éviter d'abîmer la peau).
– Réaliser la prophylaxie du tétanos.
– Surélever les régions atteintes et mise au repos pendant 3 à 5 jours.

Les formes compliquées

- **Le 2e degré** de la gelure : dès la 4e heure apparaissent des phlyctènes puis une escarre noirâtre qui disparaît en 3 semaines, laissant une cicatrice rose et viable. Mais les douleurs sont vives dès le 3e jour et des paresthésies définitives sont attendues. Les soins sont identiques au 1er degré + pansements locaux de type brûlé.
- **Le 3e degré** : il n'y a pas de phlyctènes, les plaies restent cyaniques, froides, insensibles (ou hyperesthésiques). La peau devient noirâtre ; après chute de l'escarre, la plaie ne peut guérir : il faut greffer comme chez le brûlé. Les séquelles sont les mêmes que pour le 2e degré.
- **Le 4e degré** : le réchauffement ne change rien à l'aspect de la peau qui devient noire et sèche. Il faut attendre 8 à 12 semaines pour distinguer ce qui est définitivement nécrosé et amputer.

La sympathectomie chirurgicale ou médicamenteuse peut réduire les séquelles des 3e et 4e degrés.

Quand l'étendue de la brûlure ne laisse plus assez de peau disponible, la greffe n'est plus réalisable. Mais un procédé complexe et coûteux permet de cultiver de l'épithélium en laboratoire, à partir de quelques cm^2 de peau saine seulement. Trois semaines plus tard, de fragiles étendues d'épithélium cultivé sont greffées. La plaie est préalablement préparée par excision précoce puis couverte de peau de cadavre constituant un excellent pansement transitoire.

Facteurs de gravité d'une brûlure

Profondeur

▶ Superficielle

- **1er degré** : très douloureux, peau rose mais solide et sèche.
- **2e degré** : très douloureux, phlyctènes facilement déchirés, qui laissent apparaître une peau humide et rose, saignant au grattage.

PROTOCOLE DE SOINS

LE PANSEMENT DU BRÛLÉ

Un homme de 30 ans s'est brûlé le dos de la main et de l'avant-bras droits en manipulant de l'essence alors qu'il fumait. La surface atteint 3 % et la brûlure paraît profonde (couleur cireuse, indolore, ne saignant pas). Une chirurgie d'excision-greffe s'impose. Avant évacuation, le blessé doit être pansé.

Objectif

Nettoyer/panser/emballer pour réduire la douleur.

Matériel nécessaire

- Serveuse de soins :

Recouverte d'un champ stérile.

Plateau à pansements :

- 20 grandes compresses stériles;
- 1 bac stérile empli de chlorhexidine;
- 4 sondes d'aspiration trachéale ch. 16;
- bandes Velpeau de 6 cm de large;
- filet tubulaire à pansement n° 5;
- 1 paire de ciseaux;
- 1 pince sans griffes.

- Nécessaire d'habillage chirurgical

Calot, masque, blouson, gants.

- Médicaments

Temgésic 0,15 mg SC.

- Les pansements de brûlures :
  - 1er pansement avant décision chirurgicale →pas de gras ni colorant
  - Pansement de brûlure superficielle : →*Flammazine* (antalgique + désinfectant)
  - Pansements détersifs → *Flammazine* + Elase

Analgésie préalable

Malgré l'absence apparente de douleur, il est probable que certaines zones moins profondes seront très douloureuses et vont gêner la réalisation correcte du pansement : 1/2 ampoule de *Temgésic* est injectée en SC avant de préparer le matériel. L'effet est obtenu en une demi-heure et dure 4 à 6 heures.

Technique

- Nettoyer à la compresse imbibée de chlorhexidine : ne laisser aucun débris, aucune trace de substance étrangère.
- Exciser les phlyctènes et les morceaux de peau qui se détachent.
- Palper le pouls au poignet, examiner la couleur des ongles et vérifier que les tissus restent bien perfusés malgré l'œdème. Sinon, chirurgie en urgence !
- Tremper les compresses de chlorhexidine et les répartir sur la plaie pour former un matelas épais et continu. Les recouvrir de plusieurs épaisseurs de compresses sèches.
- Disposer les sondes d'aspiration trachéale sur les compresses et emballer le tout de bandes Velpeau de sorte que les embouts des sondes émergent : on pourra, toutes les trois heures, réhumidifier les pansements à la chlorhexidine jusqu'au lendemain.
- Enserrer solidement les pansements d'un filet tubulaire non serré.
- Placer le membre en surélévation, sur un coussin doux.

Ces lésions sont bénignes et guérissent spontanément.

▶ PROFONDE. Peu ou pas douloureux, d'aspect rouge sombre à blanc gris, ne saignant plus au grattage. Au maximum, aspect carbonisé.

Ces lésions ne guérissent jamais spontanément ou forment des cicatrices fragiles et rétractiles (séquelles esthétiques et fonctionnelles).

Surface

- **Adulte** → plus de 20 %.
- **Enfant** → plus de 10 %.
-

Voir figure 8.1.

PROTOCOLE DE SOINS

L'ENFANT BRÛLÉ

Philippe a 2 ans. Il a reçu du café bouillant sur les deux jambes et les deux cuisses, uniquement sur les faces antérieures. L'accident a eu lieu une heure plus tôt. L'enfant crie, pleure et se débat. Il pèse 12 kg.

Objectif

Calmer la douleur et l'agitation. Examiner l'enfant. Évaluer la surface. Commencer les perfusions. Prévoir l'évacuation que pourrait décider le médecin.

Matériel nécessaire

- Table de soins avec barres antichutes et recouverte d'un champ stérile.
- Nécessaire à perfusion :

– Ringer-Lactate ;
– lignes de perfusion avec système « métrisette » ;
– cathlons n° 22 G ;
– crème anesthésique *Emla* : 1 tube ;
– garrot, petites compresses, alcool à 70 %, sparadrap, petite bande Velpeau pour « gant de boxe » autour du cathlon et de la main.

- Médicaments sédatifs

– *Dafalgan 150 mg* suppositoire : 1 ;
– *Nubain 0,25 mg* (à donner par voie IM, dans une seringue identifiée) ;

Calmer l'agitation

– En admettant la mère dans la salle de soins, si nécessaire.
– En expliquant que le pansement va faire du bien.
– En mettant en place un suppositoire de *Dafalgan 150 mg*.
– Si l'enfant n'est pas raisonnable, injecter le *Nubain*.
– En attendant l'effet des sédatifs, badigeonner de crème *Emla* les faces dorsales des mains et des deux poignets et couvrir d'une compresse et d'un pansement étanche. Cet anesthésique local permettra, dans une heure, l'abord veineux et la perfusion.

Apports volémiques chez l'enfant :
– *le 1er jour :*
5 000 mL/m^2 brûlé
+ 2 000 mL/m^2 cutané
(besoins de base)
dont la moitié dans les 8 premières heures.
– *le 2e jour :*
la moitié environ de la quantité nécessaire la veille.

Diagnostic

– De la surface : ici > 10 %, donc une perfusion est nécessaire pour prévenir le choc.
– De la profondeur.

Perfusion

Peser l'enfant. Calculer la surface corporelle totale :
– Pour Philippe, la SCT est 0,5 m^2. La surface brûlée est de 15 %.
– Il reçoit dans les 8 premières heures :
(5 000 mL × 0,5 × 15/100) + 2 000 mL × 0,5 = 1 375/2 = 687,5 mL.
– Et 687,5 mL les 16 heures suivantes.

- Pansement.

- Évacuation vers le centre des brûlés le plus proche :

– Évitant une température < 36° ou > 39°.
– En surveillant la diurèse (environ 10 mL/h) grâce à un système autocollant de recueil de la miction.

Localisation

– la face et le cou (asphyxie, fonction esthétique) ;
– les mains, les articulations, l'œil (fonction) ;
– les poumons (asphyxie, infection) ;
– circulaires des membres (ischémie).

Cause

– les flammes (brûlures profondes) ;
– les explosions (blast) ;
– l'électricité (nécrose musculaire) ;
– les produits chimiques (brûlures évolutives tant qu'il reste une molécule chimique sur la peau) ;
– les fumées denses, la vapeur (brûlures respiratoires).

Terrain

Tares, vieillard, nourrisson, fractures associées.

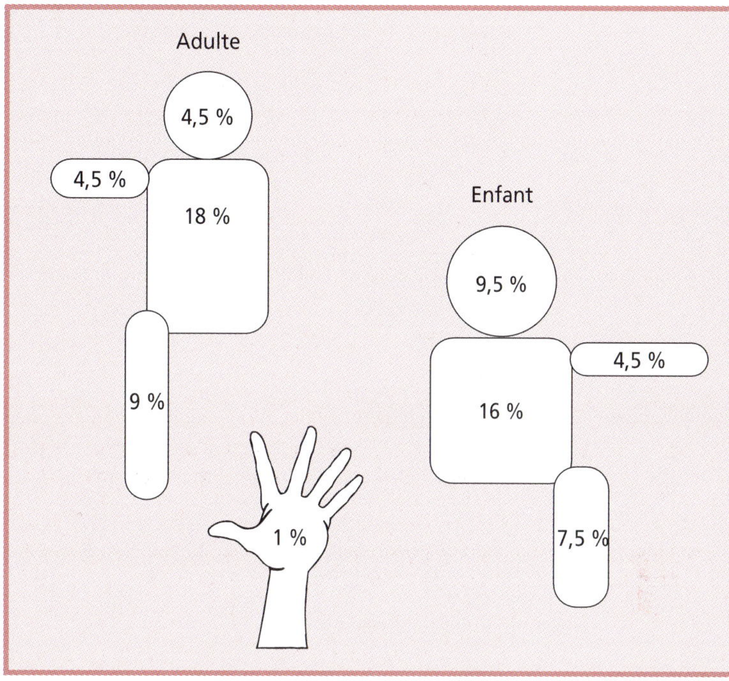

Fig. 8.1. Étendue des brûlures chez l'adulte et l'enfant. La main représente à peu près 1 % de la surface cutanée. On peut l'appliquer en pensée sur les diverses zones atteintes pour servir d'étalon de mesure.

POINTS CLÉS

1. ▶ La gravité d'une brûlure dépend essentiellement de sa profondeur, de sa superficie et de sa localisation. Sa prise en charge doit être précoce pour limiter les complications hémodynamiques précoces, le risque infectieux et les séquelles fonctionnelles tardives.

PROTOCOLE DE SOINS

PRÉVENTION DU CHOC ET TRAITEMENT DE LA DOULEUR CHEZ LE BRÛLÉ

La brûlure est la cause d'une plasmorragie dès qu'elle dépasse 10 % chez l'enfant et 20 % chez l'adulte. Non prévenue, elle aboutit à un choc avec oligurie et hypotension artérielle. La douleur n'est pas toujours présente. Lorsqu'elle existe, elle est intolérable. L'impérieuse nécessité de surveiller le remplissage vasculaire par la diurèse horaire et l'interférence des analgésiques sur la miction imposent le sondage urinaire.

Les médicaments nécessaires

Solutés de remplissage

Ringer-Lactate, hydroxy-éthyl-amidon (HEA).

Analgésiques

• Buprénorphine *(Temgésic)* : morphinique, durée d'action 6 h. Effet en 5 min par voie IV, en 15 min par voie IM, en 30 min par voie SC. Puissance = morphine × 20. Effets secondaires : nausées, prévenues par les neuroleptiques.

• Morphine : voie IM ou SC. Effet à 15 ou 30 min, durée 4 heures. Voie IV : effet en 5 min, durée 1 à 2 h. Effets secondaires : nausées (prévenues par les neuroleptiques), dépression respiratoire (seulement par voie IV, prévenue par « titration »).

La « titration » de la morphine :

– Par voie IM ou SC, un adulte a besoin de 1 ampoule de morphine toutes les 4 à 6 heures (soit 40 à 60 mg par jour).

– Par voie IV : on dilue une ampoule de morphine (10 mg), pour obtenir 10 mL de solution salée (soit 1 mg/mL). On injecte mL par mL jusqu'à obtenir l'analgésie : soit 6 à 12 mg en général ; ensuite, *systématiquement*, la moitié de cette dose toutes les 2 h (soit 24 à 48 mg/j).

Technique

Prévention du choc

– peser le blessé ;
– estimer la surface brûlée ;
– poser 2 veines périphériques ;
– calculer les besoins en Ringer-Lactate :
  - soit le 1er jour : 4 mg/kg par % brûlé, passer la moitié dans les 8 premières heures (H 0 = instant de l'accident) ;
  - soit le 2e jour : la moitié du volume réellement perfusé le 1er jour.

Si la TA est trop basse au début, la restaurer avec un HEA.

Ajuster quantité et débit aux objectifs :
– pression artérielle = 120 mmHg ;
– diurèse = 1 mL/kg/h.

Analgésie

D'emblée, dès les perfusions installées. Choisir morphine (ou *Temgésic*) + un neuroleptique pour prévenir les nausées.

Tétanos

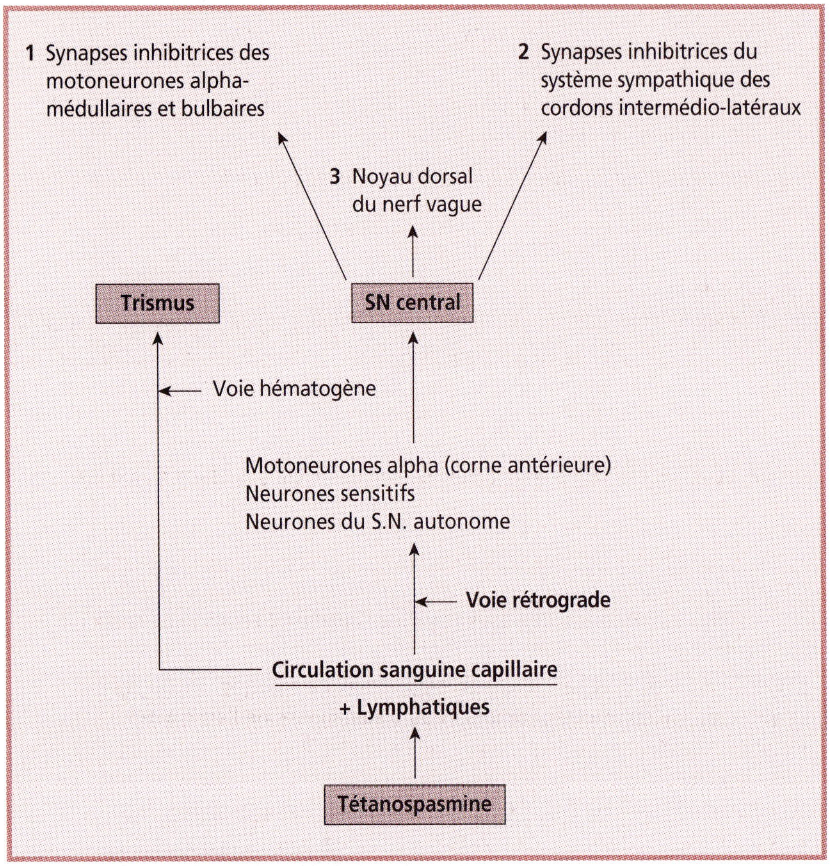

Fig. 8.2. Progression de la tétanospasmie par voie rétrograde au niveau du système nerveux et par voie hématogène.

Introduction

Le tétanos est une toxi-infection non contagieuse, non immunisante, due à un bacille tellurique, anaérobie strict, le *Clostridium tetani* ou bacille de Nicolaïer.

L'OMS estime à 1 million le nombre de cas de tétanos et à 500 000 le nombre des décès par an dans le monde. Dans les pays en voie de développement, le tétanos est une véritable endémie qui touche tout particulièrement les nouveau-nés et les nourrissons. En France, 200 à 400 cas sont déclarés par an, essentiellement chez des sujets âgés de plus de 65 ans avec une prédominance féminine. Malgré des moyens de réanimation importants, la mortalité reste lourde, autour de 20 à 30 %.

Bases

Bactériologiques

C'est un bacille gram positif de 3 à 4 microns de longueur et 0,5 micron de large avec des extrémités carrées et ciliées.

Sporulé, il est résistant 5 minutes à 100 °C. Sous forme végétative, il produit une exotoxine neurotrope composée de trois éléments : la tétanolysine, un principe non spasminogène, et surtout la tétanospasmine.

Épidémiologiques

C'est une bactérie commensale que l'on retrouve dans le tube digestif et les selles des herbivores mais aussi de l'homme. Déposée sur la terre (forme sporulée), elle pénètre dans l'organisme par une effraction cutanéo-muqueuse ou viscérale puis, après germination elle se transforme en forme végétative et sécrète la toxine.

▶ LES PORTES D'ENTRÉE sont multiples :

- **superficielles accidentelles** (70 %) : plaie négligée de la vie courante ;
- **plaies chirurgicales** (20 %), ulcère de jambe ;
- **lésions post-obstétricales ;**
- **injections IV ou IM,** rares.

Dans 5 % des cas, la porte d'entrée n'est pas identifiée (plaie minime déjà cicatrisée).

Physiopathologiques

La tétanospasmine sécrétée au niveau de la porte d'entrée se fixe sur les nerfs périphériques (inaccessibles à tout traitement spécifique), progresse par voie rétrograde vers la racine et la corne antérieure de la moelle et gagne les structures du système nerveux central (figure 8.2). L'action de la tétanospasmine permet de comprendre les signes cliniques du tétanos (figure 8.3).

Symptomatologie

Incubation

C'est la période qui s'étend de l'inoculation à l'apparition du premier signe, qui est habituellement un trismus. Cette incubation dure en moyenne 7 à 15 jours.

Invasion (début de la maladie)

C'est la période qui s'étend de l'apparition du premier signe à la généralisation des contractions.

▶ LE TRISMUS est une contraction unilatérale des muscles masséters. Il débute par une gêne à la mastication et à l'ouverture de la bouche, renforcée lors des essais d'ouverture forcée. Cette contracture devient irréductible, invincible, douloureuse, et permanente (signe de l'abaisse-langue captif).

À ce stade le diagnostic différentiel est capital (figure 8.4)
Tout trismus est un tétanos jusqu'à preuve du contraire.

▶ CETTE CONTRACTION UNILATÉRALE CARACTÉRISTIQUE S'ÉTEND :

- **Au pharynx :** dysphagie non douloureuse avec stase salivaire.

Danger de fausse route :
stopper toute alimentation et boisson.

- **À la face :** accentuation des rides du visage, commissure labiale tirée en dehors, lèvres serrées, sourcil froncé, fente palpébrale réduite et pli nasogénien marqué réalisant le « faciès tétanique » uni- ou bilatéral.

Tétanos généralisé

Le trismus reste rarement isolé, en quelques heures ou jours les contractures vont atteindre le tronc et les membres.

▶ CONTRACTURES

La nuque est raide, la tête rejetée en arrière, il existe une hyperlordose lombaire permettant de passer la main sous le corps du patient couché (opistotonos). Le ventre est de bois, la dysphagie est complète et les contractures des muscles respiratoires diminuent la ventilation.

▶ PAROXYSMES

Ils apparaissent sur un fond de contractures permanentes, sous forme de spasmes toniques spontanés ou déclenchés par des stimulations nociceptives. Leur apparition met en jeu le pronostic vital et impose l'hospitalisation immédiate dans un service de réanimation.

Au cours des paroxysmes, un arrêt respiratoire peut survenir à tout moment par spasme de la glotte.

▶ SYNDROME DE DYSAUTONOMIE

Plus tardif, il apparaît au cours de l'évolution du tétanos dans ses formes graves. Il se caractérise par des accès de tachycardie, d'hypertension artérielle,

ACTION TÉTANOSPASMINE

I. **Bloque la libération des neurotransmetteurs inhibiteurs** (GABA, Glycine)
   - Augmentation de l'activité des muscles antagonistes
   - SPASMES

II. **Perturbation de la transmission des synapses excitatrices cholinergiques SNA**
   - Hyperactivité sympathique (HTA, augmentation Fc)

III. **Hyperactivité parasympathique** (nerf pneumogastrique)

AU TOTAL

- Signes musculaires
  - Contractures
  - Spasmes
- Signes cardio-vasculaires
  - TA augmentée ou diminuée
  - Fc augmentée ou diminuée
  - Dysautonomie

Fig. 8.3. Action de la tétanospasmine au niveau du système nerveux.

Tétanos :

« Tout trismus est dû à un tétanos jusqu'à preuve du contraire. »

Causes locales

Angine, accident de dent de sagesse, phlegmon de l'amygdale, lésions infectieuses, rhumatismales, tumorales ou traumatiques de l'articulation temporo-maxillaire. *Le trismus est unilatéral ou prédomine d'un côté.*

Neuroleptiques

Phénothiazine, butyrophénone, métoclopramide. Le trismus est le plus souvent associé à des manifestations extrapyramidales, des myoclonies, des spasmes de torsion, des crises oculo-céphalogyres. *Il n'est pas invincible, ne s'exacerbe pas lors des stimulations nociceptives.*

Neurologiques

Au cours des lésions bulbo-protubérantielles d'origine vasculaire ou tumorale, des comas vasculaires, méningés ou toxiques. *Le trismus n'est pas invincible et cède par intermittence.*

Trismus hystérique

Disparaît lors du sommeil.

Fig. 8.4. Causes d'un trismus.

Tableau 8.1. Score de Dakar (d'après Vakil).

Éléments du pronostic	Score 1	Score 0
Incubation	< 7 jours	> 7 jours ou inconnue
Invasion	< 2 jours	> 2 jours ou inconnue
Porte d'entrée	Ombilicale Utérine Brûlure Fracture ouverte Période chirurgicale Injection intramusculaire	Autre(s) ou inconnue
Paroxysmes	Présence	Absence
Température	> 38,4 °C	< 38,4 °C
Fréquence cardiaque (battements/min) *– adulte* *– nouveau-né*	 > 120 > 150	 < 120 < 150

de sueurs abondantes et une hyperthermie en dehors de tout syndrome septique.

Évolution et pronostic

La durée d'évolution est de 3 à 4 semaines, mais les patients décèdent plus souvent d'infection nosocomiale, de décompensation d'une maladie sous-jacente ou de complications liées au décubitus, que du tétanos lui-même.

Plusieurs classifications pour évaluer la gravité et le pronostic du tétanos ont été proposées. Jusqu'au début des années 80, les scores de Mollaret, de Cole et Youngman étaient les plus utilisés. Actuellement, le score de Dakar proposé par Vakil et coll. (tableau 8.1), permet de classer le tétanos en 7 classes de 0 à 6 en utilisant 6 éléments notés 0 ou 1, évalués à la 48e heure de la maladie.

Traitement du tétanos déclaré

Il associe un traitement étiologique et symptomatique mais aussi un traitement préventif car le tétanos ne confère pas d'immunité. Les principes sont exposés ci-dessous.

Lutter contre le *Clostridium tetani* qui secrète la toxine

Ce traitement comporte deux volets indissociables :

- **traiter la porte d'entrée le plus tôt possible** : exploration chirurgicale de la plaie, excision des tissus nécrosés, ablation d'un corps étranger et antisepsie locale;
- **antibiothérapie par voie générale pendant 10 jours** : pénicilline G 4 à 5 millions d'unités par jour chez l'adulte ou 100 000 UI/kg/j. En cas d'allergie aux pénicillines : vibramycine 200 mg/j.

Lutter contre la toxine non encore fixée

La sérothérapie permet de neutraliser la toxine encore circulante et d'empêcher sa fixation sur le système nerveux. Actuellement, ce traitement utilise des gamma-globulines de sujets hyper-immunisés à la posologie de 2 500 à 5 000 UI réparties en plusieurs injections intramusculaires, au cours du premier jour. L'administration intrathécale par voie sous-occipitale ou lombaire, peut être utilisée à la posologie de 45 UI/kg associée à 25 mg d'hémisuccynate d'hydrocortisone.

Lutter contre les effets de la toxine déjà fixée

Sédation et myorésolution

Le diazépam *(Valium)* pour ses effets relaxants musculaires est administré les premiers jours par voie intraveineuse en continu (pousse-seringue électrique) à la posologie de 2 à 10 mg/kg/j en fonction de la gravité du tétanos, puis dès que possible par voie entérale (sonde gastrique).

Les barbituriques permettent de diminuer les effets des paroxysmes et des stimulations nociceptives. Le phénobarbital peut être prescrit, les premiers jours à la dose de 400 à 800 mg/j.

La phénopéridine, puissant analgésique central peut être utilisé à la posologie de 1 à 2 mg par voie intraveineuse lors des paroxysmes.

DÉMARCHE INFIRMIÈRE

DEVANT UN PATIENT ATTEINT DE TÉTANOS

M. P., agriculteur âgé de 67 ans, entre dans le service d'urgences pour un trismus. Cinq jours auparavant, il a marché sur une pointe plantée dans une planche. Son dernier rappel antitétanique remonte à 1950.

Expliquer la maladie au patient et à la famille

– Maladie due à un bacille qui existe dans la terre. Ce bacille pénètre dans l'organisme habituellement par une plaie. Il sécrète une toxine qui se fixe sur le système nerveux.
– Maladie grave mais dont le traitement est efficace lorsqu'il est débuté rapidement.
– Maladie non contagieuse.

Recherche des facteurs favorisants

• *Portes d'entrée multiples :*
– plaies accidentelles (70 %) ;
– plaies chroniques (20 %).
• ***Vaccination : date du dernier rappel antitétanique*** (plus de 5 ans ou moins de 5 ans ?)

Expliquer les principes du traitement au patient et à la famille

• ***Lutter contre le bacille qui sécrète la toxine au niveau de la plaie :***
– parage de la plaie, antibiothérapie (pénicilline G).
• ***Neutraliser et empêcher la fixation de la toxine sur le système nerveux*** par la sérothérapie :
– gamma-globulines de sujets hyper-immunisés, 2 500 à 5 000 UI en intramusculaire.
• ***Lutter contre l'action de la toxine fixée :***
– sédation et myorésolution par diazépam *(Valium)* 2 à 10 mg/kg/j ;
– assistance ventilatoire ;
– trachéotomie.
• ***Prévenir et lutter contre les conséquences de l'action de la toxine.***
– apports hydro-électrolytiques (voie veineuse périphérique, voie veineuse centrale, sonde gastrique) ;
– prévenir les complications du décubitus ;
– prévenir les complications nosocomiales (asepsie des gestes infirmiers).

Conduite pratique

– tout patient atteint de tétanos doit être placé en unité de réanimation, au calme, sous monitorage cardio-respiratoire (scope, SpO_2...) ;
– déshabillage prudent ;
– toute alimentation orale et boissons doivent être proscrites (pas de sonde gastrique dans les premiers jours, car elle risque de déclencher un spasme de la glotte) ;
– pose de voies veineuses indispensable pour assurer les besoins liquidiens et nutritionnels ;
– pose d'une sonde vésicale indispensable en raison des rétentions urinaires fréquentes ;
– prévenir les escarres, les morsures de langue et de sondes d'intubation lors des spasmes (canule de Guedel) ;
– prévenir les para-ostéo-arthropathies et les positions vicieuses par une kinésithérapie prudente.

Les gestes infirmiers doivent être organisés et rapides pour limiter, voire éviter les stimulations sensorielles et nociceptives qui sont à l'origine des spasmes.
Ces gestes (bilan sanguin, kinésithérapie, toilette, mobilisation, aspiration, etc.) doivent être réalisés sous sédation renforcée.

La curarisation est réservée aux formes sévères avec paroxysmes persistants.

Réanimation respiratoire

Les contractures, les paroxysmes et l'utilisation de thérapeutiques sédatives et myorelaxantes imposent le recours à une ventilation artificielle en raison des risques d'hypoxie. Le contrôle des voies aériennes nécessite souvent la réalisation d'une trachéotomie pour éviter les conséquences du laryngospasme, des fausses routes, d'obstruction de la sonde lors des spasmes.

Autres thérapeutiques encore à l'étude

• **Contre la dysautonomie,** divers traitements ont été proposés : les bêta-bloquants, les neuroleptiques, l'anesthésie intrarachidienne continue avec bupivacaïne, le sulfate de magnésium et la clonidine.

● **Le baclofène** utilisé par voie intrathécale a montré son efficacité sur les paroxysmes et les contractures dans les formes sévères. Son utilisation permettrait de diminuer la durée de ventilation artificielle.

Lutter contre les conséquences de l'action de la toxine

● **Les apports hydro-électrolytiques, nutritionnels et énergétiques** sont indispensables (2 500 à 3 500 kcal/j et au minimum 150 à 200 g/j de protides) par voie parentérale puis entérale en continu sur 24 heures par sonde gastrique.

Prévention des complications du décubitus

Il s'agit de prévenir :

– les para-ostéo-arthropathies, rétractions tendineuses, par une kinésithérapie prudente ;

– les escarres, par la mise en place d'une sonde vésicale et le nursing ;

– les complications infectieuses nosocomiales par une asepsie rigoureuse de tous les gestes et la suppression rigide de toutes les portes d'entrée potentielles.

Prévenir le tétanos

Prévenir le tétanos, qui est une maladie non immunisante, par la vaccination antitétanique.

Prévention

La prévention du tétanos repose sur la vaccination antitétanique et sur la sérothérapie par antitoxine tétanique.

Vaccination antitétanique

La vaccination par l'anatoxine tétanique découverte par Ramon s'effectue chez l'enfant de plus de 3 mois, par 3 injections sous-cutanées à 1 mois d'intervalle. Un rappel est pratiqué 1 an et 5 ans plus tard puis tous les 10 ans. Chez l'adulte non ou partiellement immunisé, un calendrier simplifié a été proposé : 2 injections à 1 mois d'intervalle, 1 rappel entre le 6ᵉ et le 12ᵉ mois puis tous les 10 ans.

Sérothérapie par antitoxine tétanique

Elle correspond, en dehors du tétanos déclaré, à une prophylaxie d'urgence. L'injection intramusculaire de 2 500 à 5 000 UI de gamma-globulines

Tableau 8.2. Conduite à tenir en présence d'une plaie.

Situation vaccinale du patient	*Nature de l'exposition* — *Plaies minimes* (a)	*Plaies graves* (b)
• Vaccination antérieure certaine et complète (au moins 2 injections de vaccin suivies d'un rappel, quelle que soit leur ancienneté). Date du dernier rappel :		
– moins de 5 ans	rien	rien
– 5 à 10 ans	rien	vaccin (rappel)
– plus de 10 ans	vaccin (rappel)	vaccin (rappel) + sérum (1)
• Vaccination antérieure certaine mais incomplète (au moins une injection de vaccin)	vaccin (2)	vaccin (2) + sérum (1)
• Vaccination absente ou douteuse	vaccin (2) + sérum (1)	vaccin (2) + sérum (1) (double dose)

(a) *plaies minimes y compris piqûres, coupures, excoriations* : peu pénétrantes, non souillées, sans corps étranger. On peut placer dans cette catégorie certaines plaies non traumatiques (ulcère de jambe), toutes les interventions chirurgicales sur le pied, le tube digestif, l'utérus et les fractures ouvertes (récentes ou anciennes).

(b) *plaies graves* : plaies traumatiques étendues, pénétrantes, avec corps étrangers, souillées, ou traitées tardivement (après 24 h), état de choc avec forte hémorragie, délabrement ostéo-musculaire. Expositions non traumatiques : brûlures étendues, avortements septiques, accouchements septiques, gelures, ulcères nécrotiques, gangrènes.

(1) Sérum hétérologue d'origine animale (au moins 1 500 UI) ou immunoglobulines humaines antitétaniques (au moins 250 UI, soit 1 ampoule). La dose sera doublée en cas de risque (b) lorsque la vaccination antérieure est douteuse ou inexistante.

(2) La vaccination sera complétée *ultérieurement* selon le schéma simplifié conseillé actuellement. S'il s'agit de la 1ʳᵉ injection vaccinale reçue par le patient, prévoir la 2ᵉ injection après 4 semaines, et le rappel 6 mois à un an plus tard. S'il s'agit de la 2ᵉ injection vaccinale reçue par le patient, seul le rappel est nécessaire, 6 mois à un an plus tard.

spécifiques humaines assure une protection non absolue de 1 mois et met à l'abri de la maladie sérique (produit d'origine humaine) en attendant l'installation de l'immunisation spécifique engendrée par la vaccination qui doit être simultanée.

La conduite face à une plaie comprend dans tous les cas la mise à plat, le nettoyage et la désinfection de la plaie. Les indications respectives de la séroprophylaxie et d'un rappel de la vaccination antitétanique sont rapportées dans le tableau 8.2 (recommandations du ministère de la Santé du 25 juin 1980).

Conclusion

Le tétanos, maladie à déclaration obligatoire, nécessite encore un traitement long, lourd et coûteux alors que la prévention est simple, efficace et peu chère. La vaccination de tous les sujets est impérative et il faut insister sur la nécessité de poursuivre cette vaccination après 40 ans et sur la prévention chez tous les patients présentant une plaie.

POINTS CLÉS

1. ▶ Le tétanos est une toxi-infection due au bacille de Nicolaïer. Heureusement rare en France, la mortalité est de 20 à 30 %.

2. ▶ Le seul traitement efficace reste le traitement préventif qui repose sur la vaccination antitétanique et la sérothérapie par antitoxine tétanique.

3. ▶ La conduite à tenir en présence d'une plaie est maintenant bien codifiée. Elle associe : mise à plat, nettoyage, désinfection de la plaie, sérothérapie et vaccination en fonction de la gravité de la plaie et de la situation vaccinale du patient.

La ventilation artificielle

9

La ventilation artificielle (VA) est une des techniques fondamentales de réanimation. Elle nécessite la mise en œuvre d'un appareillage complexe et de moyens invasifs (sonde d'intubation, canule de trachéotomie) qui peuvent être source de complications potentiellement mortelles.

L'infirmier(e) a un rôle capital lors de l'instauration de la VA, dans la surveillance du patient et le dépistage précoce des complications. Le décret n° 2002-194 du 11 février 2002 définit la compétence infirmier(e) pour la surveillance de la VA.

Apparue dans les années 1950, sa première application a été la paralysie respiratoire de la poliomyélite. Le premier de ces ventilateurs a été le poumon d'acier : le patient été placé dans le ventilateur dont les mouvements entraînent la cage thoracique solidaire de l'appareil. À cette époque, les appareils étaient robustes, très simples, sans monitorage sophistiqué, et ne permettaient qu'un contrôle de la ventilation. En 50 ans, l'évolution a été fulgurante, allant du gros ventilateur *Engström* des années 1960, en passant par le *RPR* d'une fiabilité à toute épreuve mais dépourvus de la moindre alarme, pour arriver à des ventilateurs de plus en plus sophistiqués, à l'électronique toujours plus performante, permettant une miniaturisation des matériels. Les progrès ont surtout porté sur le développement du monitorage et l'introduction de nouveaux modes ventilatoires.

Le but de la VA est double : suppléer la défaillance de la fonction pompe et l'insuffisance de la fonction d'oxygénation du poumon. En pratique la VA commence à l'assistance ventilatoire réalisée au masque et à l'insufflateur manuel et va jusqu'à la ventilation mécanique à l'aide d'un ventilateur. Il existe deux grands groupes d'indications :

- **les indications de nécessité en présence d'une détresse respiratoire** menaçante, au cours d'une pneumopathie, d'une décompensation aiguë chez un broncho-pneumopathe chronique infecté mais aussi chez le traumatisé du thorax avec fractures de côtes douloureuses et/ou contusion pulmonaire par exemple, et en présence d'un arrêt cardio-circulatoire. Les principaux signes cliniques sont respiratoires (dyspnée, polypnée, bradypnée, respiration irrégulière, respiration abdominale paradoxale, mise en jeu des muscles respiratoires accessoires, distension thoracique uni ou bilatérale, cyanose, sueurs, encombrement des voies aériennes, arrêt respiratoire), mais aussi cardio-vasculaires (tachycardie, bradycardie, hypertension artérielle, collapsus) et neurologiques (agitation, flapping, somnolence, coma). Deux examens viennent compléter ce diagnostic clinique de détresse respiratoire, à condition qu'ils ne retardent pas la mise en œuvre du traitement : une gazométrie artérielle réalisée au besoin sous oxygène (enlever l'oxygène à un patient pour faire une gazométrie en air ambiant est une grosse erreur) objective une hypoxie inférieure à 70 mmHg, et le plus souvent une hypercapnie supérieure à 50 mmHg ; une radiographie thoracique en urgence, de face, couchée, visualise l'état du parenchyme pulmonaire, des plèvres et de la cage thoracique.
- **les indications « prophylactiques »** par exemple au cours d'un état de choc pour améliorer l'oxygénation tissulaire ou lorsqu'une sédation est justifiée chez un traumatisé crânien.

Comment ventiler un patient ?

Le ventilateur

Un appareil pneumatique ou électrique fournit, par un système de soufflets ou de valves électroniques, un mélange d'air et d'oxygène. Ce mélange est délivré à une fréquence donnée sous forme d'un volume qui détermine la ventilation par minute. S'ajoutent à ces principes de base des alarmes plus ou moins perfectionnées et différents réglages du mode ventilatoire. Les ventilateurs de réanimation nécessitent de l'énergie électrique et des gaz médicaux pour fonctionner. À titre d'exemple, l'ancien ventilateur Siemens *Servo 900* est toujours utilisé. Simple, précis et fiable, il ne dispose que de quelques modes ventilatoires. Il peut être utilisé en pédiatrie, mais il ne visualise pas les courbes de pression ou de volumes pourtant didactiques. Le ventilateur Siemens *Servo 300*, plus moderne, visualise les courbes de pression et volume, dispose de nombreux modes ventilatoires et de valves très sensibles. Le ventilateur *Evita 4*, didactique et convivial, permet également de nombreux modes ventilatoires et dispose de valves très performantes. Il existe bien sûr d'autres modèles; le principe de fonctionnement reste le même, le coût qui ne cesse d'augmenter doit être pris en compte. Il est du rôle de l'infirmier(e) de vérifier le bon remontage de pièces stérilisables et le bon fonctionnement de l'ensemble de l'appareil avant le branchement au patient, vérifications qui seront datées, signées et apposées sur le ventilateur.

*Mais il ne faut pas oublier que le ventilateur le plus simple reste la **ventilation manuelle** avec le ballon autogonflable équipé d'une valve unidirectionnelle, de type Ambu, qui ne tombe jamais en panne.*

Les différents modes de ventilation artificielle

Les VA actuelles sont toutes réalisées selon le même principe : un ventilateur transforme une énergie pneumatique ou le plus souvent électrique en énergie mécanique destinée à assister totalement ou en partie le travail respiratoire du patient. Une pression positive est créée à la bouche du patient, permettant ou facilitant l'admission du volume courant (Vt) pendant l'insufflation. Si le principe est simple et unique, les modalités de réalisation sont multiples. Elles doivent permettre d'optimiser la ventilation, le but étant d'obtenir une oxygénation tissulaire satisfaisante.

Les modes ventilatoires peuvent être classés en 2 groupes : les modes en ventilation contrôlée et totale, et les modes en ventilation partielle.

La ventilation contrôlée

Le respirateur effectue l'intégralité du travail respiratoire, gérant l'ensemble des paramètres de la ventilation.

▶ **VOLUME CONTRÔLÉ.** Le ventilateur délivre un Vt à fréquence fixe selon des caractéristiques de débit et de temps parfaitement définies. Les réglages possibles sont la fréquence respiratoire (Fr), le Vt ou la ventilation minute (Vmin), le temps d'insufflation et d'exsufflation (ou rapport I/E), la forme du débit d'insufflation (débit constant, sinusoïdal ou décélérant) et la FiO_2.

Certaines mesures permettent d'optimiser la ventilation :

- **L'hypercapnie permissive** se justifie par la volonté de limiter le volotraumatisme induit par la ventilation contrôlée.
- **Le traitement postural** permet le recrutement d'alvéoles : on citera les ventilations en décubitus latéral et en décubitus ventral
- **La ventilation à poumon séparée** dont les 2 indications sont la fistule broncho-pleurale et la présence d'une lésion pulmonaire exclusivement ou à prédominance unilatérale.
- **Des traitements pharmacologiques associés,** le monoxyde d'azote (NO) et/ou l'almitrine (*Vectarion*) permettent d'agir sur la circulation pulmonaire et le rapport ventilation/perfusion du poumon.

▶ **PRESSION CONTRÔLÉE.** Les cycles ventilatoires sont déclenchés à fréquence fixe, contrôlés en pression et de durée limitée par le ventilateur. Les paramètres à régler sont le niveau de pression pendant l'insufflation, la Fr minimale, le temps d'insufflation (I/E), le niveau de pression expiratoire positive (PEP), la FiO_2. Si le cycle peut être déclenché par un effort inspiratoire du patient, il faut fixer la valeur du seuil de déclenchement.

Certaines techniques sont uniquement pratiqués dans certains centres, c'est le cas:

▶ **De l'épuration extracorporelle du CO_2.** Pour éviter volo- et barotraumatisme, le poumon est mis au repos, l'oxygénation est assurée par une sonde à oxygène et le CO_2 produit est éliminé par circulation extracorporelle qui nécessite des abords vasculaires de très gros calibre, nécessitant une anticoagulation efficace source de complication potentielle.

▶ **Techniques de ventilation à haute fréquence.** Le terme de ventilation à haute fréquence recouvre 3 méthodes différentes par leurs modes d'administration : la ventilation à haute fréquence en pression positive, la jet ventilation à haute fréquence et la ventilation par oscillations. Elles sont caractérisées par un Vt proche de l'espace mort, voire inférieur à celui-ci. Cet espace comprend les voies aériennes supérieures (fosses nasales et pharynx), la trachée et les 16 premières divisions bronchiques. L'air qu'il contient ne participe pas aux échanges gazeux. Le transport de gaz est assuré selon une triple modalité : une convection classique dans les gros troncs aériens, une diffusion moléculaire dans les unités alvéolaires, et entre les deux, un phénomène de « dispersion augmentée » induit par la nature turbulente du flux. La fréquence d'insufflation se situe autour de 100 c/min. Il existe une augmentation du volume télé-expiratoire dont l'amplitude dépend du réglage de la modalité ventilatoire. La pression des gaz est élevée et modulable. Les conséquences sont un effet de PEP et une augmentation de la capacité résiduelle fonctionnelle (CRF) et du volume pulmonaire moyen. On comprendra la nécessité de surveiller les pressions intrathoraciques lors de l'utilisation de ces techniques ventilatoires.

Les modes d'assistance ventilatoire partielle

La caractéristique essentielle de l'assistance ventilatoire partielle est de laisser le patient participer activement à sa ventilation. La charge ventilatoire du patient est diminuée. Les effets délétères de la ventilation mécanique sont potentiellement diminués comparativement à la ventilation contrôlée.

Il existe plusieurs modalités d'assistance ventilatoire partielle.

▶ **Les modes délivrant un Vt**

- **La ventilation assistée contrôlée.** Elle permet au patient de déclencher l'insufflation d'un Vt fixé, à son propre rythme. Une fréquence minimale est prédéterminée.
- **La ventilation assistée contrôlée intermittente (VACI).** Ce mode ventilatoire est la synchronisation de cycles respiratoires imposés avec l'effort inspiratoire du patient. Les cycles mécaniques sont proches de ceux de la VAC, mais le temps laissé à la ventilation spontanée permet l'adaptation des centres respiratoires. Les cycles obligatoires peuvent être provoqués par le patient ou être dus à la machine. On peut y ajouter une aide inspiratoire (AI).

▶ **Les modes assurant une pression constante au cours de l'inspiration**

- **L'aide inspiratoire.** Chaque cycle est déclenché par le patient, et est assisté par une pression délivrée jusqu'à la fin de l'inspiration. Le patient détermine seul la Fr, la durée de l'inspiration et le Vt.

La mise en œuvre de cette assistance nécessite successivement :

– la reconnaissance du début de l'effort inspiratoire ;

– l'adéquation du débit délivré par le respirateur à la demande du patient ;

– la reconnaissance de la fin de l'inspiration.

La diminution du travail respiratoire consécutive à cette aide en pression est démontrée.

- **La BIPAP.** Il s'agit d'une ventilation à deux niveaux de pression positive.
- **La ventilation spontanée avec PEP ou CPAP.** Elle se caractérise par une pression positive de valeur constante au cours de l'inspiration et de l'expiration égale à la PEP.

La ventilation non invasive

Elle est proposée comme une alternative à l'intubation trachéale ou la trachéotomie chez des patients insuffisants respiratoires pour éviter les complications de l'intubation ou la retarder et assurer une ventilation correcte. Elle permet parfois de passer un cap sans avoir recours à la ventilation invasive.

L'interface patient-ventilateur est un embout buccal, un masque facial ou un masque nasal. Ces méthodes nécessitent une bonne coopération et compréhension du patient, une commande normale de la ventilation. Elles sont parfois mal tolérées du fait de l'inconfort, de l'inflation gastrique et de l'absence de drainage des sécrétions bronchiques. L'effet principal est une diminution du travail respiratoire.

Les modalités possibles sont :

- **La ventilation spontanée-PEP** (VS-PEP) ou CPAP (*continuous positive airway pressure*) qui augmente la CRF par un phénomène de recrutement, et l'oxygénation. Cette technique est intéressante dans les syndromes d'apnée de sommeil ou dans les bronchopneumopathies chroniques obstructives (BPCO).
- **La VAC ou l'AI.**

Aspects pratiques

La surveillance du « couple patient-ventilateur » doit être effectuée scrupuleusement car la survie du patient en dépend. La haute technicité des appareils réclame des connaissances très pointues, une maintenance par les techniciens du service biomédical d'une part, ainsi qu'une prise en charge globale et sans faille par les personnels du service de réanimation d'autre part.

Mise en condition du ventilateur

La maintenance concernant le nettoyage, la stérilisation et/ou la décontamination ainsi que le remontage des ventilateurs peuvent être confiés à l'équipe aide-soignante. Le remplacement de circuits, les contrôles et les préréglages sont effectués par l'équipe infirmière. Pour ce faire, il y a nécessité d'établir des fiches techniques, des protocoles de préparation fournis lors de la mise en service du respirateur.

Chaque personnel ayant réalisé une de ces opérations doit inscrire son nom et la date sur une étiquette collée sur l'appareil en guise de validation. Le médecin pratique une ultime vérification avant de brancher le patient.

L'infirmier(e) doit vérifier le respirateur au niveau :

- **du branchement électrique**, qui doit toujours être sur onduleur, et des fluides sur les prises d'air et oxygène ;
- **du montage interne**, circuits inspiratoire et expiratoire, valves ainsi que le bon positionnement du transducteur de débit inspiratoire et expiratoire ;
- **du montage externe**, longueur des tuyaux définie par les protocoles du service et leur étanchéité, du respirateur en raccord en Y ;
- **du fonctionnement sur ballon témoin :**
  - réglage des différents paramètres standards :
    - Vt = 0,5 L ;
    - Fr = 16 c/min ;
    - Vmin = 7,5 L/min ;
    - I/E = 1/2 ;
    - FiO_2 = 40 % ;
  - réglage des alarmes :
    - alarme de défaut électrique ;
    - alarme de défaut de gaz (O_2) ;
    - alarme de volume inspiratoire minimum = 0,4 L ;
    - alarme de surpression = 40 cmH_2O ;
    - la fraction inspirée en oxygène (FiO_2) minimale est de 21 % ;
  - mise en fonctionnement 10 minutes sur ballon témoin (largement suffisant pour détecter une anomalie) ;
- **du matériel relié au patient**. Montage d'un filtre humidificateur et antibactérien, d'un petit tuyau de raccordement annelé (souvent livré avec le filtre). Montage d'une rotule de jonction à la sonde d'intubation ou à la canule de trachéotomie et pourvue d'un accès pour le fibroscope. Ces trois éléments sont changés tous les jours à la même heure et davantage s'ils sont saturés par des sécrétions abondantes.

Mise en marche du ventilateur

Lorsqu'un patient doit être ventilé, le réglage du ventilateur avant le raccordement au patient est sous la responsabilité du médecin. Le choix initial

FICHE TECHNIQUE

MAINTENANCE PRIMAIRE DES APPAREILS

Aide-soignant(e)	*Infirmier(e)*
Avant utilisation	
• remplir l'humidificateur d'eau stérile (?)	• mettre un filtre humidificateur et antibactérien • mettre un raccord intermédiaire pour relier le patient au ventilateur
Quotidiennement	
• nettoyer extérieurement le ventilateur	• vérifier le circuit patient • vider les pièges à eau • changer le filtre humidificateur réchauffeur • vérifier le fonctionnement du ventilateur • vérifier le fonctionnement de la spirométrie • étalonner les capteurs • régler et noter les paramètres ventilatoires • régler les alarmes
Périodiquement	
	• changer le circuit patient • changer le ventilateur – soit toutes les semaines – soit s'il est contaminé
En fin d'utilisation	
• démonter le ventilateur • nettoyer et stériliser le module/la ligne expiratoire • nettoyer extérieurement le ventilateur • désinfecter les capteurs • remonter le ventilateur • monter un circuit patient stérile • inscrire le nom du responsable du remontage	• vérifier le fonctionnement du ventilateur remonté • vérifier l'étanchéité du circuit • vérifier le fonctionnement des alarmes • régler les paramètres ventilatoires standards : – Vt = 0,5 L – Fr = 15 c/min – Vmin = 7,5 L/min – Pression maximum = 40 cmH_2O – I/E = 1/2 – FiO_2 = 40 % • faire fonctionner le ventilateur sur ballon pendant 10 min pour dépister une anomalie • protéger le circuit au niveau du raccord en Y • inscrire la date de contrôle et le nom du responsable

des différents paramètres ventilatoires se fait en fonction du patient et de la pathologie qui conduit à cette ventilation.

Les principaux paramètres sont :

– le choix du mode ventilatoire : ventilation contrôlée ou assistance ventilatoire partielle ;

– le Vt qui est le volume insufflé à chaque inspiration. Il est compris entre 6 et 10 mL/kg selon le type de pathologie ;

– la Fr qui conditionne avec le Vt le volume insufflé par minute (Vmin) ;

– le débit d'insufflation qui est le plus souvent compris entre 40 et 100 L/min. Un débit important (60 à 100 L/min) permet d'allonger le temps expiratoire, un débit faible (< 40 L/min) allonge le temps inspiratoire ;

– les temps d'insufflation (TI) et d'exsufflation (TE) ou rapport I/E. Pour un sujet normal, ce rapport se situe à 1/2 (TI = 33 % du temps total du cycle ventilatoire). Le TE peut être augmenté dans certaines pathologies comme la BPCO (rapport I/E = 1/3), égal à TI (rapport I/E = 1/1) ou inférieur à TI par exemple dans le SDRA (rapport I/E inversé) ;

– la FiO_2 va de 21 % (air ambiant) à 100 % (oxygène pur) ;

– l'introduction éventuelle d'une PEP.

Vérification du matériel relié au patient

Il est impératif qu'avant tout branchement, l'infirmier(e) s'assure :

– de l'étanchéité de la sonde d'intubation ou de la canule de trachéotomie en vérifiant la pression du ballonnet avec le manomètre prévu à cet effet ;

– du bon positionnement de la sonde d'intubation et du marquage témoin par un ruban adhésif au niveau de l'arcade dentaire ;

– du positionnement dans l'axe de la trachée de la canule de trachéotomie ;

– de la protection de la sonde d'intubation par une canule de Guedel pour l'intubation buccale ;

– de la fixation efficace de la sonde d'intubation ou de la canule de trachéotomie ;

– de l'auscultation des 2 champs pulmonaires lors d'une ventilation au ballon.

Branchement du ventilateur au patient

Le branchement doit être un geste précis et rapide (temps inférieur à 1 minute).

Pour ce faire, quelques dernières vérifications élémentaires s'imposent :

– le système d'aspiration est prêt à l'emploi ;

– l'insufflateur manuel est fonctionnel. Celui-ci interviendra au cas où le patient ne supporte pas la VA ;

– le bon fonctionnement de la valve expiratoire de surpression doit être impérativement vérifié par obstruction du circuit respiratoire avant le branchement.

Enfin, le patient branché, l'infirmier(e) doit vérifier la conformité des paramètres ventilatoires prescrits :

– le mode ventilatoire ;

– les alarmes des pressions maximales ;

– les alarmes des volumes ;

– la fréquence ;

– la FiO_2 ;

– la PEP ;

– l'AI ;

– la capnométrie éventuellement.

L'infirmier(e) doit consigner tous ces paramètres sur la feuille de surveillance spécifique du patient et les contrôler toutes les 3 à 4 heures par rapport aux constantes du patient. Durant les dix premières minutes qui suivent le branchement, l'infirmier(e) doit observer la qualité et l'efficacité de la VA.

La sédation

La sédation est effectuée soit à titre préventif pour le confort et le sommeil du patient, soit à titre curatif pour contrôler un désordre neurovégétatif, des convulsions, une hypertension intracrânienne ou faciliter l'adaptation du patient au ventilateur.

L'utilisation d'une sédation associant un narcotique, un analgésique morphinique et parfois un curare chez un patient sous VA amène deux remarques :

- La sédation ne doit pas être une solution de facilité devant un patient agité ou qui ne s'adapte pas au ventilateur. Avant de mettre en route une « contention pharmacologique », il faut éliminer une rétention d'urine par obstruction d'une sonde vésicale, un encombrement trachéo-bronchique, une obstruction de sonde ou un pneumothorax.
- La sédation expose le patient à plusieurs risques : un risque hémodynamique souvent proportionnel à la profondeur de la sédation qui vient se surajouter aux conséquences hémodynamiques de la VA ; un risque ventilatoire lié à l'endormissement, à la dépression respiratoire et à la paralysie respiratoire. La disparition des signes cliniques de lutte ou de désadaptation fait qu'une extubation, une obstruction de sonde, un arrêt du ventilateur sont difficiles à dépister. La surveillance d'un patient ventilé et sédaté doit être renforcée.

Surveillance du patient et de l'efficacité de la ventilation artificielle

Le monitorage de la VA n'a pas toujours besoin d'un appareillage sophistiqué et la clinique est sans aucun doute la base de cette surveillance. Elle est double, surveillance du ventilateur, mais aussi et surtout du patient sous ventilateur, le couple patient-ventilateur étant indissociable.

Chez tout patient ventilé, il faut s'assurer régulièrement que la sonde d'intubation est bien en place (symétrie à l'auscultation des deux champs pulmonaires), qu'elle n'a pas bougé (repère sur la sonde par rapport à la commissure des lèvres), qu'elle est bien fixée (attention aux patients agités) et que le ballonnet est correctement gonflé (ni trop peu avec des fuites, ni trop élevé avec risque de nécrose de la muqueuse trachéale). La présence d'un ballonnet de contrôle sur les sondes permet, outre une sensation tactile de cette pression, d'avoir une mesure de cette pression grâce à un manomètre (20 à 25 cmH_2O).

L'efficacité de la ventilation peut être évaluée sur des critères cliniques, biologiques, radiologiques et mécaniques.

Surveillance clinique

Elle s'organise autour de différents éléments :

▶ **ÉTAT CUTANÉ.** On observe la coloration des lèvres et des extrémités qui doivent être roses et chaudes. Une cyanose parfois accompagnée de sueurs caractérise l'association hypoxie-hypercapnie.

▶ **SIGNES RESPIRATOIRES.** Leur surveillance portera sur cinq critères essentiels :

- **Adaptation au respirateur :**
  - patient calme ;
  - pas de tirage thoracique ;
  - pas de balancement thoraco-abdominal ;
  - amplitude thoracique régulière, symétrique et synchrone avec les insufflations du ventilateur.
- **Fr** entre 12 et 18 c/min.
- **SpO_2.** Le monitorage en continu de SpO_2 est un bon moyen pour surveiller la ventilation, celle-ci devant être $\geq$ à 95 %.
- **Auscultation pulmonaire symétrique** : l'infirmier(e) doit savoir détecter des râles sibilants (témoins d'un bronchospasme) et des râles crépitants (témoins d'un comblement alvéolaire par du liquide).
- **Capnométrie** ($EtCO_2$) comprise entre 35 et 45 mmHg.

▶ **SIGNES CARDIO-VASCULAIRES.** Une hypertension artérielle, une tachycardie ou une bradycardie peuvent être les témoins d'une hypoxie, d'une hypercapnie, d'un pneumothorax. Une hypotension, des troubles du rythme, une bradycardie peuvent être annonciateurs d'une hypoxie précédant de quelques instants l'arrêt cardio-respiratoire et la mort du patient.

▶ **SIGNES NEUROLOGIQUES.** Une agitation et/ou une confusion mentale peuvent traduire un début d'hypoxie avant qu'apparaissent coma et convulsions.

Mais au moindre signe anormal ou dès qu'on ne comprend pas ce qui se passe, il faut obligatoirement reprendre le patient au ballon et refaire le point.

Surveillance biologique

▶ **LA GAZOMÉTRIE.** La réalisation de gazométries artérielles est le seul moyen fiable pour évaluer l'efficacité de la ventilation. Les gazométries permettent d'apprécier : l'oxygénation (PaO_2 > à 90 mmHg pour une FiO_2 < à 55 %), l'adaptation du mode ventilatoire ($PaCO_2$ compris entre 35 et 45 mmHg) et le retentissement sur l'équilibre acido-basique (pH compris entre 7,35 et 7,45). En pratique les gazométries sont rarement réalisables. La fréquence des prélèvements dépend de l'affection et de l'état du patient. Le prélèvement doit s'effectuer 15 à 30 minutes après une aspiration trachéobronchique et/ou après un changement des paramètres du respirateur. Première gazométrie 30 à 40 minutes après la mise sous respirateur.

▶ **LE DOSAGE DES LACTATES ET LA NUMÉRATION SANGUINE** sont un complément utile, le taux des lactates étant un reflet de l'oxygénation périphérique.

Surveillance radiologique et bactériologique

▶ **Radiologique.** Tout patient ventilé subit au moins une radiographie thoracique par jour. Au moindre doute, elle doit être renouvelée, afin de confirmer l'impression clinique (elle doit alors être réalisée dans les 30 minutes). La radiographie du thorax de face permet de vérifier la bonne position de la sonde, d'apprécier l'aspect du parenchyme pulmonaire et de rechercher un pneumothorax.

▶ **Bactériologique.** Fréquence et aspect des sécrétions, perméabilité de la sonde d'intubation ou de la canule de trachéotomie. Un prélèvement bronchique par cathéter protégé (PBP) est effectué le plus souvent possible; atraumatique, fiable, sensible et spécifique, il permet de dépister au plus tôt l'apparition de germes.

La vigilance de l'infirmier(e) est d'autant plus sollicitée que le patient est souvent sédaté et qu'une hypoxie ne nécessite que trois minutes pour entraîner des lésions cérébrales irréversibles.

Surveillance mécanique

▶ **Fonctionnement du ventilateur.** Les paramètres suivants doivent être mesurés et notés régulièrement :

- **pression d'alimentation** (> à 5 bars);
- **pression dans le circuit** patient minimale > à 5 cmH_2O, maximale < à 35 cmH_2O. La pression maximale ne doit pas dépasser 40 cmH_2O. Une pression > à 50 cmH_2O peut être le témoin d'un pneumothorax, d'un bronchospasme, d'une obstruction de la sonde (morsure, coudure, bouchon). En fin d'expiration, la pression dans les voies aériennes doit être égale à 0, sauf si une PEP a été instituée;
- **Vt**;
- **valeur de l'AI et de la PEP**;
- fonctionnement de la **valve expiratoire de surpression** au moins quotidiennement.

▶ **Contrôle spirométrique.** La spirométrie est un moyen utile de surveillance de la ventilation. La plupart des respirateurs actuels en sont équipés, et les alarmes doivent être réglées avant toute utilisation (Vt affiché + 20 %, Fr entre 12 et 20 c/min, Vmin affichée + 20 %). Un spiromètre de Wright branché sur la partie expiratoire du circuit permet de mesurer de façon itérative le Vt et la Vmin. Les constantes affichées et les valeurs mesurées de spirométrie doivent être comparées régulièrement. En règle générale, la spirométrie doit être supérieure ou égale aux valeurs préréglées, mais attention car on peut obtenir la même valeur de Vmin avec une Fr de 40 c/min et un Vt de 0,2 L/min ou avec une Fr de 10 c/min et un Vt de 0,8 L/min. Dans le premier cas le patient est épuisé et hypercapnique alors qu'il est parfaitement ventilé dans le second.

▶ **Adaptation des paramètres ventilatoires** en fonction de la pression maximale qui règne dans le circuit inspiratoire et les voies aériennes en fonction du patient.

Dépistage des complications et conduite à tenir

La surveillance et les soins du patient ventilé visent à vérifier l'efficacité de la ventilation mécanique mais aussi à diminuer les risques de barotraumatisme et à limiter les risques de surinfection pulmonaire.

Les complications ventilatoires peuvent se situer à deux niveaux :

– au niveau du montage ou réglage du respirateur;
– au niveau du patient.

Enfin pour éviter tout problème infectieux, les soins au patient sont prodigués avec une asepsie rigoureuse.

Les complications ventilatoires

Les causes

Les causes de détresse respiratoire chez le patient sous VA sont nombreuses (voir tableau 9.1).

▶ **Liées au ventilateur.** Il convient avant tout d'éliminer une cause liée à un dysfonctionnement au niveau du ventilateur ou à une fuite sur le circuit en analysant les alarmes de volume expiré, de pression, de FiO_2, pour identifier un problème au niveau de la cellule du ventilateur ou du mélangeur de gaz :

- **capteur de débit** mal monté, humide, défectueux, membrane perforée, filament sectionné ;
- fuite au niveau du **circuit inspiratoire** : petits raccords, raccords en Y, filtre humidificateur antibactérien et rotule disjoints entre eux ; tuyaux annelés mal raccordés ou percés ; piège à eau mal vissé ;
- un mauvais montage peut aussi se voir sur le **circuit expiratoire ;**
- un mauvais fonctionnement du ventilateur par **défectuosité de l'électronique**.

▶ LIÉES AU RÉGLAGE DU VENTILATEUR. Le mode ventilatoire peut être mal adapté ou les paramètres ventilatoires non adaptés (FiO_2 insuffisante, Vt, Fr, niveau de pression…). Ces anomalies se traduisent par une hyperventilation, des sudations, une agitation, une tachypnée, un tirage intercostal, un balancement thoraco-abdominal. Des pressions ou des volumes trop importants peuvent être à l'origine de baro ou de volotraumatismes, qui se traduisent par un pneumothorax ou plus rarement un pneumomédiastin. On les dépistera devant une détresse respiratoire brutale avec hypoxie, désaturation, augmentation des pressions d'insufflation, asymétrie thoracique, voire emphysème sous-cutané. Un tel accident, s'il est bilatéral, devient rapidement dramatique.

▶ LIÉES AU MATÉRIEL :

- **Sonde d'intubation ou canule de trachéotomie :**

– débranchée, section du raccord ;

– trop haute, risque d'extubation ;

– sélective, détectée par une asymétrie auscultatoire, risque d'atélectasie ;

– la bonne position de la canule est à 2,5 cm au-dessus de la carène sur un cliché du thorax de face ;

– coudée, mordue se traduisant par une augmentation des pressions ;

– canule de trachéotomie luxée ou mal serrée au niveau de l'anneau de fixation.

- **Ballonnet :**

– ballonnet mal gonflé, percé ou poreux, source de fuite et responsable d'une spirométrie effondrée ;

– ballonnet surgonflé responsable de toux, avec risque de pneumothorax.

Tableau 9.1. Les causes de détresse respiratoire au cours d'une VA.

Au niveau du ventilateur	*Au niveau du patient*
– fuites au niveau du circuit – mauvais fonctionnement du ventilateur – FiO_2 non adaptée – mode ventilatoire non adapté	– obstruction de sonde ou de canule – pneumothorax – bronchospasme – hyperventilation – distension abdominale – infection à un stade précoce – œdème pulmonaire – embolie pulmonaire – hyperventilation neurologique – ischémie myocardique

- **Lien de fixation de la sonde ou canule**. Ce lien risque de se détendre, voire de se défaire, avec risque d'extubation ou de décanulation, entraînant une détresse respiratoire immédiate. On préconise donc de faire deux nœuds plats plutôt qu'une ganse, avec un lien en sergé tressé ou bien d'utiliser un lien de fixation spécifique pour canule de trachéotomie. Il faut toujours avoir prêt dans la chambre une sonde d'intubation/canule de même diamètre et une de calibre juste inférieur, ainsi que le ballon d'insufflation prêt à oxygéner le patient avec le masque.

▶ LIÉES AU PATIENT :

- **Encombrement de la sonde ou de la canule** par des sécrétions épaisses, purulentes ou hémorragiques avec risque de bouchon muqueux, de clapet par défaut d'expiration et au bout du compte détresse respiratoire. Si les aspirations restent inefficaces, il faut en urgence réintuber ou recanuler le patient et envisager une fibro-aspiration bronchique.
- **Épanchement gazeux dans la cavité pleurale**. Un pneumothorax se traduit par une détresse brutale avec hypoxie, désaturation, augmentation des pressions d'insufflation, asymétrie thoracique, voire emphysème sous-cutané. Il faut immédiatement faire une radiographie du thorax (délai maxi 30 minutes) et drainer l'épanchement.

La conduite diagnostique

Le dépistage des complications ventilatoires responsables d'une détresse respiratoire sous VA passent par la surveillance et l'analyse rigoureuse des signes cliniques, des modifications spirométriques et des pressions dans les voies aériennes (tableaux 9.2 et 9.3).

Tableau 9.2. Principales causes de modification spirométrique au cours de la VA.

Spirométrie basse	*Spirométrie haute*
Au niveau du ventilateur	
• fuites au niveau du circuit : – tuyaux – raccords • mauvais fonctionnement du capteur : – perforation de la membrane – condensation – section du filament	• dérèglement du capteur de spirométrie : – condensation – noyade du circuit expiratoire • désadaptation du patient au ventilateur
Au niveau du patient	
• ballonnet pas assez gonflé ou percé • sonde dans la bouche (fuites) • sonde coudée ou mordue obstruée • sonde obstruée (sécrétions, sang)	• désadaptation du patient au ventilateur : – mauvais réglage – mode ventilatoire inadapté – douleur, angoisse – lésion du tronc cérébral – état de choc – acidose métabolique

Tableau 9.3. Principales causes de modification de la pression dans les voies aériennes supérieures au cours de la VA.

Pressions basses	*Pressions hautes*
• extubation • désadaptation entre sonde et circuit • fuites sur le circuit	• augmentation des résistances dans les tuyaux : – obstruction de sonde – mauvaise position de sonde • augmentation des résistances bronchiques : – asthme – bronchospasme – œdème pulmonaire – atélectasies – encombrement bronchique – inhalation après vomissements – pneumothorax – épanchement pleural – toux, hoquet – angoisse, douleur – mauvais réglage, PEP – désadaptation

La conduite pratique

Le principe de base de la prise en charge d'un patient désadapté qui lutte contre le ventilateur est de préserver l'oxygénation et la ventilation tout en recherchant la cause. Débrancher le patient du ventilateur est le premier geste à faire (voir figure 9.1). Une ventilation manuelle doit être débutée à l'aide d'un ballon avec une FiO_2 élevée. Si la détresse respiratoire disparaît, cela signifie que le problème était dû au ventilateur. Si la détresse se prolonge, c'est le signe de la présence d'un problème lié au patient. Il faut alors procéder à un examen clinique rapide et à une évaluation des paramètres ventilatoires. Une obstruction des voies aériennes du patient doit être recherchée et le passage d'une sonde d'aspiration aidera à déceler la présence d'une obstruction ou de sécrétions bronchiques importantes. Si le pronostic vital est menacé, il faut identifier et traiter les causes les plus vraisemblables, comme l'obstruction des voies aériennes (aspiration, changement de sonde) ou un pneumothorax sous tension (mise en place d'une aiguille ou d'un drain thoracique dans le 2e espace intercostal (EIC) sur la ligne mamelonnaire ou dans le 4e EIC sur la ligne axillaire moyenne) avant d'entreprendre d'autres recherches diagnostiques. Après stabilisation de l'état du patient, une évaluation et une prise en charge plus précise pourront être envisagées.

Les complications infectieuses

Les complications infectieuses représentées par les broncho-pneumopathies nosocomiales (BPN) sont l'une des principales causes de complications de la VA. Leur fréquence augmente avec la durée de la ventilation (60 % des patients au-delà de 3 semaines de VA). Le matériel utilisé en matière synthétique où s'agrègent les germes, l'inversion du régime de pression de la ventilation, la suppression de la toux et de la motricité des cils bronchiques sont autant de facteurs de risque infectieux.

Elles posent deux types de problèmes :

– la surinfection pulmonaire est obligatoirement un facteur aggravant du pronostic initial ;

– la résistance de plus en plus importante des germes rencontrés aux antibiotiques.

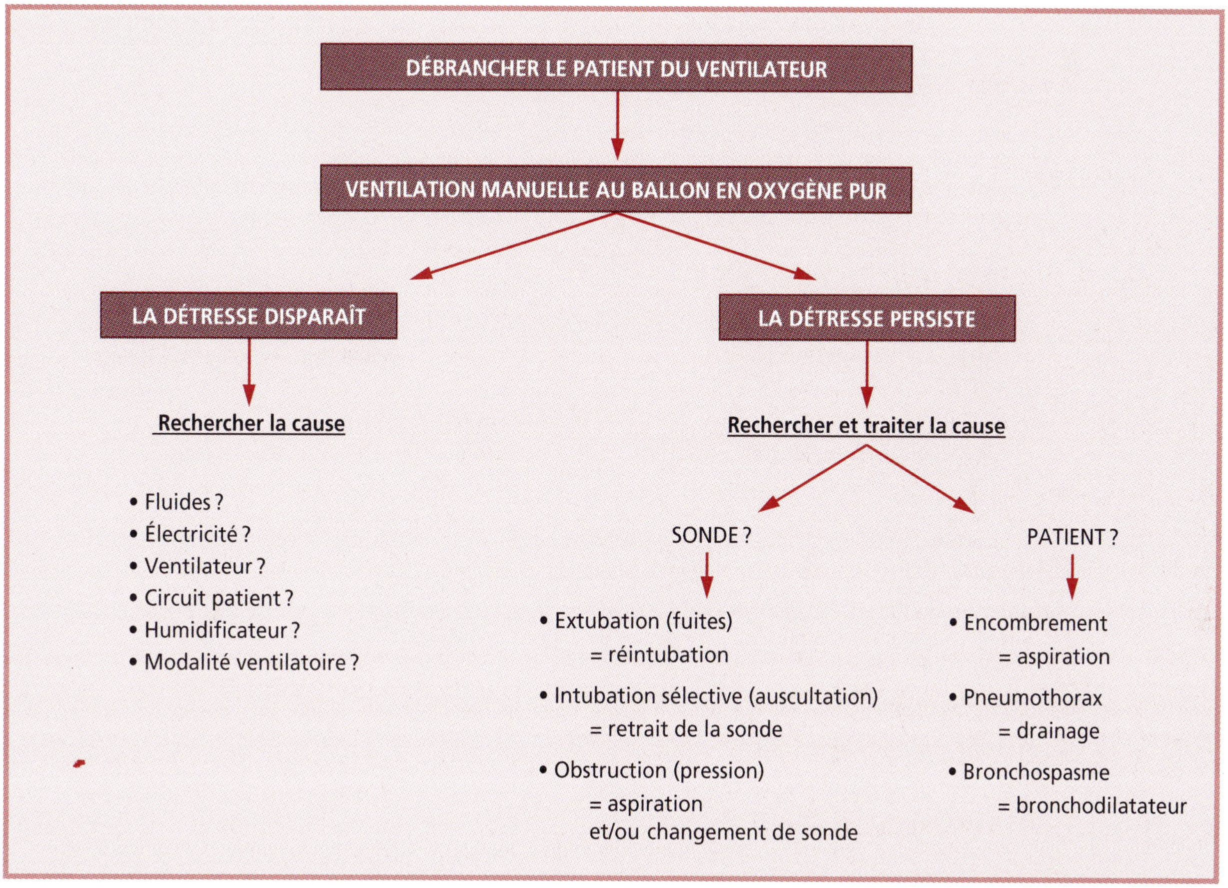

Fig. 9.1. Attitude thérapeutique devant une détresse respiratoire chez un patient sous VA.

Les BPN vont augmenter la durée de ventilation (fluides médicaux, matériels consommables), la durée d'hospitalisation (soins, personnels) et les dépenses en antibiotiques.

▶ LES SIGNES ÉVOCATEURS de leur survenue sont l'hyperthermie, l'hyperleucocytose, des sécrétions abondantes, sales, purulentes, des prélèvements bronchiques protégés (PBP) positifs, des modifications radiologiques.

▶ LA PRÉVENTION doit être une préoccupation constante, basée sur la compréhension des mécanismes de contamination du circuit. Elle repose essentiellement sur la bonne pratique des gestes et soins infirmiers.

● **L'asepsie** doit être respectée quel que soit le contexte. Un lavage des mains avant et après toute intervention au niveau du patient, du circuit et du ventilateur doit être systématique, sans oublier la désinfection du stéthoscope après chaque auscultation. Le port de blouses à usage unique pour les soins de patients porteurs de germes producteurs de bêta-lactamase à spectre élargi est obligatoire.

● **Hygiène et décontamination des matériels.** Les circuits extérieurs du ventilateur doivent être stériles à usage unique ou autoclavables. Ils sont changés stérilement autant de fois que prévu dans le protocole du service. La sonde d'intubation doit être changée tous les 4 à 5 jours environ, sauf si une trachéotomie est réalisée au 5e ou 6e jour. La canule de trachéotomie est changée 48 heures après sa mise en place puis une fois par semaine, et dès qu'il y a un bouchon muqueux. Tout dégonflage du ballonnet de la sonde ou de la canule doit être précédé d'une aspiration des sécrétions au niveau de l'oro-pharynx pour éviter une inhalation. Une VA avec des gaz secs et/ou froids favorise l'apparition de lésions de l'épithélium ciliaire et d'ulcérations de la muqueuse trachéo-bronchique, l'épaississement des sécrétions bronchiques, l'encombrement et les atélectasies. Pour ces raisons, l'humidification des gaz au cours

PROTOCOLE DE SOINS

VENTILATION ARTIFICIELLE

La ventilation artificielle a pour but de maintenir ou de restaurer l'hématose en cas d'incapacité ventilatoire totale ou partielle pendant une durée variable.
Il existe une étroite dépendance du patient avec la « machine » qui impose la compréhension des principes généraux de fonctionnement d'un respirateur et la vigilance du personnel soignant.

Quelques comparaisons

VENTILATION SPONTANÉE	VENTILATION ASSISTÉE (bouche-à-bouche ; insufflateur manuel ; ventilateur électro-pneumatique)
L'air inspiré est : filtré, réchauffé, humidifié } par les fosses nasales	Le mélange gazeux insufflé est : filtré, réchauffé, humidifié } par filtre antibactérien
Inspiration : phénomène actif	***Insufflation :*** imposée selon fréquence, volume et/ou pression.
Expiration : phénomène passif	***Expiration :*** totale ou limitée
L'expansion thoraco-pulmonaire est liée à la dépression régnant dans l'espace pleural	***L'expansion thoraco-pulmonaire*** est provoquée par une augmentation de la pression pulmonaire
PRESSION NÉGATIVE	Ventilation en PRESSION POSITIVE

Principe de fonctionnement

Voir figures du chapitre.

Principes de ventilation

L'utilisation de différents modes ventilatoires doit permettre d'obtenir une oxygénation tissulaire minimale. Cet objectif doit être atteint en évitant cependant la iatrogénicité ventilatoire secondaire à des volumes, pressions ou concentrations d'oxygène trop élevés. Cela nécessitera parfois d'avoir recours à une sédation (morphiniques, hypnotiques) voire une curarisation, pour obtenir une adaptation optimale du patient à sa prothèse ventilatoire.
De la prise en charge totale — VC (ventilation contrôlée) —, à l'assistance ventilatoire partielle — VS + AI (ventilation spontanée + aide inspiratoire) —, beaucoup d'intermédiaires sont actuellement possibles, impliquant une participation plus ou moins importante du patient à sa ventilation.
Différents artifices permettent d'accroître l'efficacité de la ventilation assistée :
- pression expiratoire positive;
- modification du rapport temps inspiratoire sur temps expiratoire;
- ventilation en décubitus latéral ou ventral;
- adjonction de NO;
- extraction extracorporelle de CO_2.

d'une VA est nécessaire. Cependant un juste milieu doit être trouvé entre le risque d'une humidification insuffisante et celui d'une humidification excessive avec inondation du circuit et des voies aériennes. Les échangeurs de chaleur et d'humidité sont des filtres faisant fonction de nez artificiel. Ils humidifient et réchauffent les gaz inhalés mais aussi protègent le circuit, le respirateur et le patient de toute contamination croisée. Ils doivent être adaptés à l'âge (espace mort) et changés obligatoirement toutes les 24 heures. Ces filtres doivent être changés tous les jours.

- **Soins au niveau de la sonde d'intubation et de l'orifice trachéal.** L'intubation oro-trachéale nécessite une hygiène rigoureuse de la bouche avec application d'un protocole de décontamination oro-pharyngée. Ce soin est répété 3 à 4 fois par jour et s'inscrit dans les soins au patient intubé ou trachéotomisé. Une asepsie rigoureuse est nécessaire au niveau de l'orifice trachéal. La métalline ou la compresse doit être changée au moins une fois par jour.
- **Les aspirations trachéo-bronchiques** doivent être régulières pour éviter l'encombrement bron-

chique, les accidents de surpression et les obstructions de la sonde d'intubation. Ces aspirations doivent être atraumatiques, aseptiques, rapides (< 20 secondes) et peu fréquentes. Elles font l'objet d'un protocole spécifique à chaque service mais dont la base est : port du masque et de gants stériles par l'IDE, usage d'un champ stérile, utilisation de sondes stériles à usage unique jetées après chaque utilisation. En pratique, pour la cavité buccale et l'oropharynx, la sonde peut être introduite à travers la canule de Guédel, de part et d'autre de celle-ci, ou par voie nasale perpendiculairement au massif facial. Pour la trachée et les bronches, la sonde doit être introduite doucement dans la sonde d'intubation puis remontée en aspirant, sans mouvements de va-et-vient qui sont traumatisants. Des systèmes clos de type *Stéri-cath* placés entre la sonde ou la canule et le filtre permettent actuellement de limiter les contacts et les conséquences de multiples manipulations surtout chez les patients à haut risque infectieux.

▶ AUTRES RÈGLES DE PRÉVENTION :

- Le buste du patient est toujours légèrement surélevé (sauf contre-indication médicale) pour éviter les micro-inhalations de liquide digestif.
- Le siphonnage gastrique est systématique chez tout patient ventilé, en dehors des périodes de reprises de l'alimentation entérale. Dans ce dernier cas, le patient est en position demi-assise. Au début de la reprise alimentaire un contrôle du résidu gastrique se fera régulièrement pour s'assurer de la reprise du transit.
- La mobilisation des sécrétions par des changements posturaux, rotation latéralisée, voire mise en décubitus ventral (meilleur moyen d'aérer les zones déclives). Ces changements de position sont effectués manuellement (nombreux personnels) ou à l'aide de support à coussin d'air prévu à cet effet (type *Pulmonair*).
- La fluidification/aérosolisation disponible actuellement sur de nombreux ventilateurs peut faciliter la mobilisation de sécrétions épaisses.
- La kinésithérapie active et passive est incontournable, idéalement réalisée par un kinésithérapeute affecté dans le service de réanimation, mais aussi par le personnel infirmier du service.

▶ LE TRAITEMENT est essentiellement antibiotique, prescrit au vu de l'antibiogramme, à la suite des PBP itératifs et/ou des fibro-aspirations bronchiques avec lavage bronchoalvéolaire ou cytobrossage. Les antibiotiques devront être injectés à heure régulière, selon leur propre dilution, en des temps spécifiques, par voie intraveineuse ou parfois *in situ*.

Sevrage et extubation

Le sevrage est une phase de transition comprise entre la période de ventilation mécanique et la ventilation spontanée de façon permanente, conduisant à l'ablation de la prothèse endotrachéale. C'est une période difficile qui peut durer de plusieurs heures à plusieurs jours.

Le but est de passer d'une ventilation contrôlée à une VS en passant par des modes d'assistance ventilatoire partielle de type VS-AI avant une VS sur pièce en T. La pièce en T comprend un espace mort réduit, reproduisant quasiment la respiration physiologique ; il s'agit d'un véritable test d'endurance.

Cette phase de sevrage sera associée à des mesures non ventilatoires : kinésithérapie, aérosols de bêtamimétiques…

▶ QUAND DÉBUTER LA PHASE DE SEVRAGE ?

La pathologie responsable de la défaillance respiratoire est contrôlée, l'infection respiratoire en voie de guérison. La sédation est arrêtée ; le patient répond aux ordres simples.

- **Il est nécessaire de noter l'absence des signes suivants :**
  - pas d'insuffisance ventriculaire gauche ;
  - pas d'anémie ;
  - pas d'acidose métabolique ;
  - pas de trouble de la déglutition ;
  - pas de neuropathie de réanimation ;
  - pas de signes de dénutrition.
- **Les critères gazométriques suivants doivent être réunis :** PaO_2 > 60 mmHg, FiO_2 < 40 %, PEP < 5 cmH_2O.

DÉMARCHE INFIRMIÈRE

PATIENT VENTILÉ

Prévenir ou participer à la prise en charge de toute altération de l'état clinique du patient passe par une surveillance rigoureuse et des soins de qualité. L'environnement de haute technologie ne doit pas faire oublier l'importance de la relation humaine.

Vérification du respirateur dans son fonctionnement et ses alarmes

Les réglages minimaux de sécurité que permettent la majorité des respirateurs sont :
- l'alarme de volume inspiratoire minimal signalant un débranchement ou une fuite sur le circuit;
- l'alarme de surpression signalant un obstacle à l'écoulement des gaz; le flux gazeux est évacué vers l'extérieur par la valve de surpression;
- l'alarme de défaut de gaz (O_2) : en cas de défaut d'alimentation en O_2, le respirateur délivrera le volume programmé en prélevant de l'air ambiant par la valve d'air additionnelle;
- l'alarme de défaut électrique : nécessité d'avoir à proximité un insufflateur manuel pour suppléer à toute panne.

Contrôles réguliers des paramètres ventilatoires

Des spirométries comparatives entre valeurs inspiratoires programmées et valeurs expiratoires affichées seront réalisées périodiquement ainsi qu'après chaque mobilisation du patient. Elles permettront de vérifier les valeurs de volume, pression, fréquence, FiO_2, rapport I/E, PEP, mode ventilatoire.

• *Toute haute pression* fera rechercher :
- un obstacle sur le circuit : morsure de la sonde (IOT), obstruction par sécrétions, coudure d'un tuyau...
- un déplacement de la sonde d'intubation avec ventilation sélective à droite;
- un pneumothorax iatrogène.

• *Toute basse pression ou bas volume* sera le signe :
- de débranchement du patient;
- d'une fuite sur le circuit : piège à eau mal connecté, ballonnet insuffisamment gonflé.

• *Tout haut volume ou haute fréquence* sera souvent le témoin d'un malade désadapté du respirateur :
- sédation insuffisante;
- problème métabolique;
- besoins ventilatoires non satisfaits.

La surveillance des modifications de l'hématose sera souvent facilitée par le monitorage de la saturation en oxygène (SpO_2) et de la capnie ($FeCO_2$).

Surveillance clinique

La surveillance portera sur l'adaptation correcte du patient au respirateur (ampliation thoracique régulière et symétrique, absence de tirage, de balancement thoraco-abdominal) et la recherche des signes d'hypoxie (cyanose des extrémités) et d'hypercapnie (sueurs, HTA).
Toute modification notée au cours de la surveillance sera signalée au médecin qui, souvent, demandera une radiographie thoracique de contrôle et une analyse des gaz du sang artériels avant un réajustement thérapeutique.

Soins spécifiques

La cavité bucco-pharyngée sera aspirée et désinfectée régulièrement. La position et la fixation de la sonde sera contrôlée, en particulier après chaque mobilisation du patient (auscultation, distance arcade dentaire-extrémité de la sonde).
Le filtre antibactérien sera changé tous les jours ou selon son degré de saturation.
Le ballonnet de la sonde sera légèrement dégonflé de façon périodique après aspiration buccale et en dehors des épisodes d'alimentation entérale (risque de régurgitation et d'inhalation bronchique).
Les aspirations des sécrétions endotrachéales doivent être douces, aseptiques et atraumatiques : l'aspiration s'effectue en remontant. La fréquence des aspirations, ainsi que l'aspect des sécrétions seront notés.

Conclusion

La VA s'avère nécessaire dans la prise en charge d'une détresse respiratoire. Il s'agit d'une technique agressive dont il faut connaître les risques. La surveillance permet d'en juger l'efficacité mais aussi de dépister les complications. Comprendre le mécanisme de ces complications permet de mieux les prévenir.

POINTS CLÉS

1. ▶ La ventilation artificielle (VA) est une des techniques fondamentales de réanimation. Elle nécessite la mise en œuvre d'un appareillage complexe et de moyens invasifs (sonde d'intubation, canule de trachéotomie) qui peuvent être source de complications potentiellement mortelles.

2. ▶ Il existe deux grands groupes d'indications : les indications de nécessité en présence d'une détresse respiratoire menaçante; les indications « prophylactiques » par exemple au cours d'un état de choc pour améliorer l'oxygénation tissulaire ou lorsqu'une sédation est justifiée chez un traumatisé crânien par exemple.

3. ▶ Le but de la VA est double : suppléer la défaillance de la fonction pompe et l'insuffisance de la fonction d'oxygénation du poumon. En pratique, la VA commence à l'assistance ventilatoire réalisée au masque et à l'insufflateur manuel et va jusqu'à la ventilation mécanique à l'aide d'un ventilateur. Au cours d'une VA, la surveillance doit porter sur le patient et l'efficacité de la ventilation. Le dépistage des complications respiratoires et infectieuses doit être une préoccupation constante.

Transports intrahospitaliers 10

Le transport intrahospitalier d'un patient atteint d'une détresse vitale, qu'elle soit manifeste, latente ou imminente, ou au pronostic fonctionnel gravement menacé, est souvent nécessaire à la mise en œuvre d'une stratégie diagnostique (transfert vers le scanner, l'IRM ou l'angiographie) ou thérapeutique (transfert vers le bloc opératoire pour un acte chirurgical ou à partir d'un autre service de l'établissement pour une prise en charge en réanimation d'une détresse vitale).

C'est le cas du polytraumatisé qui inévitablement doit sortir du service pour compléter le bilan radiologique, réaliser un scanner, une angiographie ou être transporté vers le bloc opératoire.

Dans tous les cas, le transport doit respecter trois principes :

- **être compatible avec l'état du patient ;**
- **permettre la continuité de la surveillance et des soins du patient ;**
- **prévenir l'aggravation de lésions potentielles du patient.**

Les contraintes

Les contraintes de ces transports sont doubles.

▶ LIÉES À L'ÉTAT DU PATIENT :

- **instabilité hémodynamique** souvent aggravée par le transport ;
- **détresse ventilatoire et/ou neurologique** nécessitant le contrôle des voies aériennes et une assistance ventilatoire ;
- **utilisation d'amines vasopressives** pour maintenir une tension artérielle suffisante ;
- **sédation.**

▶ LIÉES AUX CONDITIONS TECHNIQUES :

- **éloignement des services,** nécessité d'utiliser un ascenseur, un véhicule ;
- **nécessité de manutentions répétées du patient** risquant d'aggraver les lésions ou de favoriser un accident à type d'extubation ou d'ablation d'une voie veineuse ;
- **durée du séjour en dehors du service pouvant se prolonger au-delà d'une heure** (scanner, artériographie…) ;
- **éventualité d'avoir à réaliser un geste technique dans un lieu qui ne s'y prête pas** (intuber dans un couloir, drainer un thorax au scanner…) ;
- **nécessité de prévoir et d'emporter le matériel et les médicaments indispensables** (perfusion, oxygène, amines).

Les recommandations

Face à ce problème, la Société française d'anesthésie et de réanimation (SFAR) a édité en 1994 des recommandations concernant les modalités de ces transports à risque, dans lesquelles les modalités d'organisation, les soins et surveillance au cours des transports, les matériels nécessaires, les moyens de transport, la composition de l'équipe de transport ainsi que le rôle de l'infirmier et/ou de l'infirmier-anesthésiste sont précisés.

Modalités d'organisation des transports

La décision de transfert est prise conjointement par les médecins du service de départ et du service receveur. Schématiquement, ce type de transfert intrahospitalier peut concerner des transports entre une unité d'anesthésie ou de réanimation et une unité ne relevant pas de ces spécialités. Dans le premier cas, la prise en charge du patient est assurée, conjointement par les deux équipes qui peuvent se transférer la responsabilité du patient. Dans le deuxième cas, c'est l'équipe d'anesthésie ou de réanimation qui en assure l'organisation et la réalisation.

Soins et surveillance au cours du transport

▶ AVANT LE TRANSPORT, le médecin responsable du patient et celui organisant le transport évaluent

DÉMARCHE INFIRMIÈRE

TRANSPORT ET VENTILATION ARTIFICIELLE

Ventilateurs de transport

– L'*Airox AXR 1* pneumatique, simple et robuste, n'est pas toujours adapté aux exigences des patients de réanimation; il est également très consommateur d'oxygène pour son fonctionnement (1 à 2 L/min en plus de la ventilation minute affichée).

– *L'Oxylog 1000* ou *2000*, plus moderne, plus précis, moins brutal, est aussi moins encombrant et dispose de plus de modes ventilatoires; il dépend néanmoins toujours d'une source d'oxygène.

– Le *T-Bird*, très performant avec une large possibilité de réglages, est un véritable ventilateur de réanimation. Lourd et encombrant, il fonctionne sur batterie et en prenant l'air de la pièce, il peut servir au transport du patient.

– Le *Breas*, dernier-né des ventilateurs de transport, particulièrement léger et performant, est amené à être de plus en plus utilisé.

Il existe bien sûr d'autres modèles dont le principe de fonctionnement reste le même. Il est du rôle de l'infirmier(e) de vérifier le bon remontage de pièces stérilisables et le bon fonctionnement de l'ensemble de l'appareil avant le branchement au patient, vérifications qui seront datées, signées et apposées sur le ventilateur.

Il ne faut pas oublier que les ventilateurs de réanimation peuvent être utilisés pour les transports chez certains patients dont les exigences ventilatoires ne peuvent être satisfaites par les ventilateurs de transport.

l'état du patient, adaptent les soins en cours et les éléments de surveillance aux circonstances.

▶ **Au cours du transport,** le patient est soumis à une surveillance constante et adaptée à son état. Elle porte sur des éléments cliniques permettant de détecter une détresse respiratoire, cardiovasculaire ou neurologique et sur les éléments spécifiques qui peuvent être nécessités par l'affection dont est atteint le patient ou par les thérapeutiques entreprises et poursuivies au cours du transport. Il est hautement souhaitable que la surveillance clinique soit complétée par une surveillance continue de la saturation artérielle en oxygène et de l'électrocardiogramme. Il est recommandé de renforcer la surveillance des paramètres vitaux et des éléments de soins et de monitorage au décours de différentes mobilisations des patients.

▶ **À l'arrivée dans l'unité** qui reçoit le patient et avant de la quitter, l'équipe de transport s'assure que la continuité des soins et de la surveillance est respectée, tout particulièrement lorsque le motif du transport est la réalisation d'un examen complémentaire.

Matériel nécessaire

L'équipe de transfert doit disposer du matériel permettant la prise en charge d'une détresse respiratoire, circulatoire ou neurologique. Ce matériel doit permettre en particulier de poursuivre dans de bonnes conditions l'assistance ventilatoire, la perfusion de solutés et l'administration de médicaments. Si des médicaments spécifiques sont nécessaires au traitement de la pathologie en cours de transport, ils doivent être disponibles.

Le matériel recommandé pour le transport intrahospitalier de courte durée d'un patient stable doit être portable, autonome en énergie et comprendre au minimum une quantité d'oxygène en bouteille adaptée à la durée du transport, un insufflateur manuel (avec un masque), un ventilateur de transport automatique muni d'une alarme de débranchement (si le patient est ventilé artificiellement); un oxymètre de pouls, un électrocardioscope de transport et un tensiomètre manuel.

Lorsque le transport est de longue durée ou que l'état du patient le nécessite, l'équipe doit pouvoir disposer en outre des éléments suivants : un capnomètre ou un capnographe, un spiromètre branché sur le respirateur, un système d'aspiration; un dispositif automatique non invasif de mesure de la pression artérielle par voie sanglante portable, si le patient est déjà monitoré par cette technique; un ou plusieurs dispositifs de perfusion à débit continu, tel qu'un pousse-seringue électrique portable; un défibrillateur; un système d'entraînement électrosystolique portable (le cas échéant); un lit ou un brancard adapté au transport du malade, ainsi que du matériel de surveillance et de traitement.

Moyen de transport

À l'intérieur de l'hôpital, le choix du moyen de transport est dicté par la distance, la durée, les circonstances du transport et l'état du patient. Il peut s'agir du lit du patient, d'un brancard spécial ou d'une ambulance. Le moyen de transport choisi doit permettre la disposition du matériel nécessaire à la thérapeutique et à la surveillance du patient.

Composition de l'équipe de transport

L'équipe de transport comprend : deux brancardiers; un médecin dont les compétences sont adaptées à l'état du patient et aux circonstances du transport. Lorsque l'état du patient l'autorise,

PROTOCOLE DE SOINS

MISE EN CONDITION D'UN PATIENT POUR UN TRANSPORT EN DEHORS DU SERVICE DE RÉANIMATION

Avant le transport

• *Appeler le service d'accueil (radiologie...)* afin d'éviter les attentes inutiles.
• *N'emporter que ce qui est indispensable* :
– enlever les flacons et les tubulures de perfusions vides;
– limiter le nombre de pousse-seringues;
– etc.
• *Vérifier la fixation et les raccords des différents tuyaux* :
– voies veineuses (renforcer leur fixation par une boucle de sécurité sur la tubulure);
– sonde d'intubation, pression du ballonnet;
– sonde naso-gastrique.
• *Vérifier qu'aucun tuyau « ne déborde du lit » et n'est susceptible d'être arraché lors du franchissement d'une porte :*
– un drain thoracique peut être mis sur valve de *Heimlich*;
– un sac à urine ou un sac de sonde gastrique plein est changé.
• *Refaire un pansement compressif souillé et inefficace.*
• *Mettre en place le monitorage portable, régler les alarmes.*
• *Régler les paramètres ventilatoires et les alarmes du ventilateur puis raccorder le patient.*
• *Vérifier l'adaptation du patient au nouveau mode respiratoire.*
• *Ultime vérification générale avant le départ.*

Pendant le transport et l'examen

• *Assurer une surveillance clinique adaptée à l'état du patient* (auscultation, surveillance des pupilles).
• *Poursuivre la surveillance des paramètres hémodynamiques et ventilatoires.*
• *Après chaque manutention d'un patient intubé :*
– vérifier la position de la sonde d'intubation;
– vérifier la symétrie de l'auscultation du thorax;
– vérifier les paramètres ventilatoires.
• *Limiter les pertes thermiques* (couverture pendant le transport, sur la table de radiographie, au scanner...).
• *Appeler le service de réanimation* afin d'être sûre que la chambre est prête et que les moyens nécessaire à la prise en charge du patient sont bien présents.

Au retour dans le service de réanimation

• *Installer le patient sur son lit s'il était sur un chariot brancard.*
• *Mettre en place le monitorage, régler les alarmes.*
• *Vérifier le réglage des paramètres ventilatoires et les alarmes du ventilateur puis raccorder le patient.*
• *Vérifier l'adaptation du patient au nouveau mode respiratoire.*
• *Mettre en route la réanimation prescrite.*

la responsabilité du transport peut être confiée de préférence à un(e) infirmier(e)-anesthésiste diplômé(e) d'État ou à un(e) infirmier(e) diplômé(e) d'État. Dans ce cas, le transport est effectué sous la responsabilité d'un médecin qui peut être appelé à intervenir à tout moment.

En pratique

L'équipe médicale en charge du transport doit adapter les soins en cours et les éléments de surveillance aux circonstances. Cette surveillance porte sur des éléments cliniques à la recherche d'une détresse respiratoire, cardio-vasculaire et neurologique, et sur des éléments spécifiques liés à l'affection. Elle est complétée par une surveillance continue de la saturation artérielle en oxygène (SpO_2) et de l'électrocardioscope, réalisées par des dispositifs portables et suffisamment autonomes en énergie. L'équipe médicale doit également disposer des moyens permettant la prise en charge d'une détresse respiratoire, circulatoire ou neurologique. À titre d'exemple la composition du sac d'urgence destiné aux transports intrahospitaliers du département d'anesthésie-réanimation-urgences de l'hôpital d'instruction des armées A. Laveran à Marseille vous est proposée en annexe (voir page 211.

Le matériel recommandé pour le transport intrahospitalier de courte durée d'un patient stable doit comprendre au minimum :

- **une quantité d'oxygène en bouteille adaptée à la durée du transport ;**
- **un insufflateur manuel** (avec un masque) ;
- **un ventilateur de transport automatique** muni d'une alarme de débranchement ;
- **un oxymètre de pouls ;**
- **un électrocardioscope de transport ;**
- **un tensiomètre manuel.**

Pour des transports de plus longue durée ou lorsque l'état du patient le nécessite, l'équipe doit pouvoir disposer en outre des éléments suivants :

- **un capnomètre ou un capnographe, un spiromètre branché sur le respirateur, un système d'aspiration ;**
- **un dispositif automatique non invasif de mesure de la pression artérielle** (ou un dispositif de mesure de la pression artérielle par voie sanglante portable, si le patient est déjà monitoré par cette technique) ;
- **un ou plusieurs dispositifs de perfusion à débit continu, tel qu'un pousse-seringue électrique portable ;**
- **un défibrillateur ;**
- **le cas échéant un système d'entraînement électrosystolique portable ;**
- **un dispositif de prévention de l'hypothermie,** au minimum une couverture de survie.

POINTS CLÉS

1. ▶ Le transport intrahospitalier d'un patient atteint d'une détresse vitale, qu'elle soit manifeste, latente ou imminente, est souvent nécessaire; mais déplacer un patient instable, sous amines vasopressives et ventilé n'est pas sans risque.

2. ▶ Trois principes doivent être respectés : être compatible avec l'état du patient, permettre la continuité de la surveillance et des soins, prévenir l'aggravation de lésions potentielles du patient.

3. ▶ Des recommandations, concernant les modalités de ces transports à risque, ont été édictées en 1994 par la Société française d'anesthésie-réanimation. Les modalités d'organisation, les soins et surveillance au cours des transports, les matériels nécessaires, les moyens de transport, la composition de l'équipe de transport ainsi que le rôle de l'infirmier(e) et/ou de l'infirmier(e) anesthésiste y sont précisés.

Annexe
Composition du sac d'urgence destiné aux transports intrahospitaliers

Intubation		*Oxygénation*	
Laryngoscope	1	Sonde d'intubation n° 7	1
Lames (n° 3 et 4)	1 + 1	Sonde d'intubation n° 7,5	2
Piles LR14	2	Sonde d'intubation n° 8	2
Pince de Magyl	1	Sonde d'intubation n° 8,5	1
Canule de Guedel (n°3 et 4)	1 + 1	Tuyau à O_2	1
Flacon de xylocaïne 5 %	1	Mini-Trach	1
Canule pour xylocaïne	1	Pleurocath	1
Lac de maintien	1	Sonde d'aspiration n° 14	2
Seringue de 10 mL	1	Sonde d'aspiration n° 16	2
Mandrin orientable	1	Valve de Heimlich	1
Rouleau de sparadrap (5 × 2 cm)	1	Sachet compresses stériles	3
Ventilation		*Sac à urines stérile*	
Insufflateur manuel	1	Gants stériles n° 7,5	2
Valve unidirectionnelle	1	Gants stériles n° 8	2
Réservoir enrichisseur d'O_2	1	*Perfusions*	
Masque n° 4	1	Cathlon n° 14 G	2
Masque n° 5	1	Cathlon n° 16 G	2
Filtre antibactérien	1	Cathlon n° 18 G	2
Médicaments d'urgence		Cathlon n° 20 G	2
Adrénaline 5 mg	5	Garrot	2
Atropine 1 mg	5	Perfuseur avec robinet à 3 voies	2
Diprivan seringue	2	Opsite 10 × 14 cm	4
Hypnomidate 20 mg	2	*Poche perfusion*	
Sérum physiologique 10 mL	10	Ringer lactate 500 mL	2
Hypnovel 5 mg	2	Hestéril poche 500 mL	2
Effortil 10 mg	2	*Seringues*	
Sérum glucosé 30 % 20 mL	2	Seringue 20 mL	2
Norcuron	2	Seringue 10 mL	4
Surveillance		Seringue 5 mL	2
Tensiomètre	1	Aiguille IV (bleue)	5
Stéthoscope	1	Trocard	5

Troisième partie

L'INFIRMIER(E) EN SALLE DE SURVEILLANCE POST-INTERVENTIONELLE

Salle de surveillance post-interventionnelle

11

Introduction

Le réveil anesthésique est la période qui s'étend de la fin de l'acte opératoire, diagnostique ou thérapeutique, à la disparition des effets des produits anesthésiques. Au cours de cette période, le patient cumule les effets liés à une récupération incomplète de l'anesthésie et les conséquences de l'acte opératoire, radiologique ou endoscopique.

Données épidémiologiques ou évaluation du risque

L'enquête de l'INSERM, réalisée sur près de 200 000 anesthésies entre 1978 et 1982, a clairement fait ressortir que :

– c'est au cours de cette période que survient la majorité des accidents liés à l'anesthésie (42 %) ;

– les accidents du réveil sont plus fréquemment graves (60 % sont à l'origine de décès ou de comas persistants) ;

– leur pronostic est habituellement plus sévère. La mortalité des accidents du réveil est de 37 % alors qu'elle n'est que de 16 % pour les accidents peranesthésiques ;

– le délai de survenue de ces accidents est généralement court. Ces accidents sont observés pour 50 % au cours de la première heure de la phase de réveil postanesthésique.

Durant la période de réveil, les accidents respiratoires et cardio-vasculaires sont les plus fréquents. Les accidents respiratoires sont à l'origine de 40 % des décès ou comas persistants, et sont d'autant plus dramatiques qu'ils touchent des patients ASA I (*American Society of Anesthesiology* : la norme ASA, graduée de I à V, permet de mesurer la gêne occasionnée et la gravité de l'atteinte). La dépression respiratoire qui survient dans 70 % des cas au cours de la première heure, est le principal mécanisme, suivi par l'inhalation de liquide gastrique. Les accidents cardio-vasculaires (hypotension, hypertension, arythmie, ischémie myocardique) constituent près de la moitié des accidents du réveil. Leur pronostic est plus sévère puisque la mortalité de ces accidents est de 50 %. Ces accidents surviennent principalement (80 % des cas) chez des patients ASA III et IV, porteurs de troubles cardio-vasculaires sévères. Chez les patients coronariens, le risque d'épisode d'ischémie myocardique atteint 41 % des patients opérés d'une chirurgie non cardiaque.

Solutions

L'analyse des accidents survenant au décours de l'anesthésie a poussé le législateur à édicter dès 1974 un certain nombre de règles. Les circulaires ministérielles n° 394 du 30 avril 1974, n° 340 DGS/POS 3A du 23 mars 1982 et n° 431/4B DGS/3A du 27 juin 1985 officialisent la nécessité d'une surveillance continue en phase de réveil du patient anesthésié et recommandent la création de salles de réveil. Les recommandations concernant la surveillance et les soins postanesthésiques ont été regroupées et précisées par la Société française d'anesthésie-réanimation en 1990. Le décret 94-1050 du 5 décembre 1994 rend obligatoire cette surveillance post-interventionnelle pour contrôler les effets résiduels de l'anesthésie et faire face aux complications liées non seulement à l'anesthésie, mais aussi à l'intervention. D'où le nom « salle de surveillance post-interventionnelle » (SSPI) qui remplace « salle de réveil ». Les études épidémiologiques récentes montrent une amélioration de la prise en charge des patients durant cette période. Dans l'étude de l'INSERM, 33,6 % des patients passaient en salle de réveil. Actuellement, plus de 90 % passent par la SSPI avant de rejoindre le service d'hospitalisation. En revanche, il est étonnant de constater qu'en dépit des progrès réalisés sur le plan technique et le développement du monitorage, les complications de la période postopératoire restent les mêmes.

Réglementation

Décret 94-1050

Décret 94-1050 du 5 décembre 1994 relatif aux conditions techniques de fonctionnement des établissements de santé en ce qui concerne la pratique de l'anesthésie et modifiant le code de la santé publique.

La surveillance continue post-interventionnelle a pour objet de contrôler les effets résiduels des médicaments anesthésiques et leur élimination et de faire face, en tenant compte de l'état de santé du patient, aux complications éventuelles liées à l'intervention ou à l'anesthésie (*article D. 712-45*). Cette surveillance commence en salle, dès la fin de l'intervention et de l'anesthésie. Elle ne s'interrompt pas pendant le transfert du patient et elle se poursuit jusqu'au retour et au maintien de l'autonomie respiratoire du patient, de son équilibre circulatoire et de sa récupération neurologique.

Sauf pour les patients dont l'état de santé nécessite une admission directe dans une unité de soins intensifs ou de réanimation, la surveillance qui suit le transfert du patient est mise en œuvre dans une salle de surveillance post-interventionnelle (SSPI) (*article D. 712-46*).

La SSPI est dotée de dispositifs médicaux permettant pour chaque poste installé : l'arrivée de fluides médicaux et l'aspiration par le vide; le contrôle continu du rythme cardiaque et l'affichage du tracé électrocardioscopique, l'affichage d'alarme et le contrôle de la saturation du sang en oxygène; la surveillance périodique de la pression artérielle; les moyens nécessaires au retour à un équilibre thermique normal pour le patient (*article D. 712-47*). Elle est en outre équipée : d'un dispositif d'alerte permettant de faire appel aux personnels nécessaires en cas de survenance de complications dans l'état d'un patient; d'un dispositif d'assistance ventilatoire, muni d'alarmes de surpression et de débranchement ainsi que d'arrêt de fonctionnement. Les personnels exerçant dans cette salle doivent pouvoir accéder sans délai au matériel approprié, permettant la défibrillation cardiaque des patients ainsi que l'appréciation du degré de leur éventuelle curarisation.

La SSPI doit être située à proximité d'un ou plusieurs sites où sont pratiquées les anesthésies et dont le regroupement doit être favorisé, notamment des secteurs opératoires et des secteurs où sont pratiqués les actes d'endoscopie ou de radiologie interventionnelle (*article D. 712-48*). Ses horaires d'ouverture doivent tenir compte du tableau fixant la programmation des interventions et de l'activité de l'établissement au titre de l'accueil et du traitement des urgences. Toute nouvelle SSPI, y compris lorsqu'elle est créée par regroupement de salles existantes afin notamment de respecter les normes de personnel paramédical, doit comporter une capacité minimale de quatre postes.

Les patients admis dans une SSPI sont pris en charge par un ou plusieurs agents paramédicaux, affectés exclusivement à ladite salle pendant sa durée d'utilisation et dont le nombre est fonction du nombre de patients présents (*article D. 712-49*). Pendant sa durée d'utilisation, toute SSPI doit comporter en permanence au moins un infirmier diplômé d'État formé à ce type de surveillance, si possible infirmier anesthésiste diplômé d'État. Lorsque la salle dispose d'une capacité égale ou supérieure à six postes occupés, l'équipe paramédicale doit comporter au moins deux agents présents dont l'un est obligatoirement un infirmier diplômé d'État formé à ce type de surveillance, si possible, infirmier anesthésiste diplômé d'État.

Le personnel paramédical est placé sous la responsabilité médicale d'un médecin anesthésiste-réanimateur qui doit pouvoir intervenir sans délai. Ce médecin décide du transfert du patient dans le secteur d'hospitalisation et des modalités dudit transfert et autorise, en accord avec le médecin ayant pratiqué l'intervention, la sortie du patient de l'établissement dans le cas d'une intervention effectuée dans une structure de soins alternative à l'hospitalisation pratiquant l'anesthésie ou la chirurgie ambulatoire.

Les recommandations concernant la surveillance et les soins postanesthésiques

(*SFAR septembre 1990*)

La SSPI

La SSPI est située à proximité du bloc opératoire pour limiter la durée de transport du patient et permettre l'intervention rapide d'un médecin anesthésiste. Elle est correctement ventilée et facile à désinfecter, et dispose d'un moyen de communication rapide avec le bloc opératoire (interphone par exemple) et le(s) médecin(s) anesthésiste(s).

Elle est en mesure d'accueillir l'ensemble des patients relevant d'une surveillance postanesthésique. Les horaires de fonctionnement sont adaptés au type d'activité de l'établissement. Dans ceux admettant jour et nuit des urgences, la structure et son personnel sont en mesure d'accueillir de façon permanente des patients en phase de réveil. La possibilité d'isolement des cas septiques doit exister.

La SSPI dispose de l'équipement nécessaire à la surveillance de l'opéré ainsi qu'au rétablissement et au maintien des fonctions vitales. Chaque emplacement de lit doit être équipé d'un nombre suffisant de prises électriques, de prises d'oxygène, d'air médical et de vide. En cas d'utilisation de chariots au lieu de lits, ceux-ci doivent offrir les conditions de sécurité et de confort indispensables. Tout patient doit pouvoir bénéficier d'une surveillance par moniteur ECG et oxymètre de pouls si son état le requiert. Le matériel nécessaire au traitement de l'arrêt circulatoire (défibrillateur), à la ventilation manuelle et instrumentale (ventilateur), est disponible. Tout ventilateur doit comporter une alarme de surpression, de débranchement et d'arrêt de fonctionnement. La SSPI dispose de moyens nécessaires au diagnostic et au traitement de l'hypothermie. Ce matériel de base est complété en fonction du type de patients et d'actes effectués. Le matériel d'usage occasionnel (moniteur de curarisation par exemple) peut être commun à la SSPI et au bloc opératoire si celui-ci lui est contigu.

Le personnel de la SSPI

En SSPI, le patient est surveillé par un personnel infirmier et qualifié, sous la direction d'un médecin anesthésiste-réanimateur. Celui-ci est soit spécialement chargé de la salle de réveil, soit présent au bloc opératoire ou dans l'établissement et en mesure d'intervenir rapidement. Le personnel infirmier est entraîné à reconnaître l'atteinte d'une fonction vitale et à pallier sa défaillance en attendant l'arrivée du médecin. En SSPI la présence d'au moins un(e) infirmier(e) spécialisé(e) en anesthésie-réanimation est recommandée. La présence d'au moins un(e) infirmier(e) pour trois patients est requise pour assurer la surveillance adéquate de trois patients simultanément. En tout état de cause, le nombre de personnes effectivement présentes en salle de réveil ne doit jamais être inférieur à deux.

Un médecin anesthésiste-réanimateur dirige la surveillance, prescrit le traitement, en particulier l'analgésie postopératoire, assure la liaison avec le(s) chirurgien(s) ou spécialiste(s), et décide du moment de sortie des patients. Hormis les cas d'urgence, une prescription médicamenteuse, faite pendant le séjour du patient en salle de réveil par un autre médecin, n'est exécutée qu'après accord du médecin-anesthésiste-réanimateur responsable.

Admission des patients en SSPI

À l'issue d'une anesthésie générale, locorégionale et/ou d'une sédation, susceptibles d'avoir des répercussions respiratoires, circulatoires, neuropsychiques, tout patient est soumis à une surveillance spécifique par un personnel compétent dans une salle de réveil adaptée à cet usage. Il y séjourne jusqu'à la récupération de fonctions vitales stables.

Pour des raisons d'ordre médical, certains patients sont immédiatement ou secondairement transférés dans une unité de réanimation. Ils doivent pouvoir y bénéficier d'une surveillance et de soins adaptés à l'état d'un sujet en phase de réveil, tels qu'ils sont précisés dans ce document.

Surveillance des patients en SSPI

À l'arrivée en SSPI, une transmission verbale et écrite est effectuée entre la personne accompagnante, l'infirmier(e) d'accueil et/ou le médecin anesthésiste responsable de la salle de réveil. Elle porte sur l'anesthésie et l'acte effectués ainsi que sur la surveillance et les soins particuliers à assurer. La personne accompagnante reste avec le patient jusqu'au moment où celui-ci est pris en charge.

En SSPI, le patient est soumis à une surveillance constante et adaptée à son état. Elle concerne en particulier l'oxygénation et la ventilation, la circulation, l'état de conscience, la température, les effets résiduels de l'anesthésie générale, de l'anesthésie locorégionale ou de la sédation, la fréquence cardiaque et la pression artérielle ainsi que l'état neurologique sont surveillés et notés régulièrement. Elle est renforcée lors d'un sevrage du ventilateur et dans les suites de l'extubation trachéale. La surveillance porte aussi sur les accès vasculaires, la zone opératoire (pansements, drains, installations particulières), les pertes sanguines et la diurèse, le ventilateur et les autres appareils utilisés. La surveillance clinique de base est complétée par un monitorage instrumental, en particulier un moniteur ECG et un oxymètre de pouls si l'état du patient le requiert.

La durée du séjour en SSPI dépend de l'état du patient, de l'anesthésie, de l'intervention et de ses suites. La sortie est décidée par un médecin anesthésiste quand le patient a récupéré ses réflexes de protection, un niveau de coopération proche de celui qu'il avait avant l'acte et quand la survenue à brève échéance de complications respiratoires et circulatoires est devenue improbable. La sortie de SSPI et le retour à domicile des patients ambulatoires obéissent à des critères particuliers.

Les principales informations, en particulier l'heure d'entrée et de sortie de la SSPI, l'état du patient et son évolution, le nom de l'IADE ayant assuré la surveillance et celui du médecin qui a décidé de la sortie ainsi que les prescriptions, sont inscrites sur une feuille de réveil ou sur la feuille d'anesthésie. Ces documents doivent être conservés.

En pratique

La législation et les recommandations concernant la surveillance et les soins postopératoires sont appliquées pour le fonctionnement de la SSPI et pour la prise en charge des patients en postopératoire immédiat.

Tous les patients ayant bénéficié d'une intervention chirurgicale, d'un acte diagnostique ou thérapeutique, sous anesthésie générale, sédation ou anesthésie locorégionale sont surveillés en SSPI. La seule exception est le patient dont l'état de santé nécessite une admission directe en réanimation.

Seule la SSPI peut être utilisée pour la surveillance des patients durant la période postopératoire. Aucune autre ne peut être utilisée à cet effet (salle de préanesthésie...), même si les moyens de surveillance sont adaptés.

À l'inverse, la SSPI ne peut être utilisée à d'autres fins. Elle ne doit pas servir : à la mise en condition d'urgence (intubation, ventilation, remplissage...) de patients en détresse venant de l'extérieur (SMUR, SAMU...) ou de l'hôpital; à la mise en place d'un abord vasculaire au profit d'un patient d'un service de l'hôpital, si celui-ci ne fait pas partie de la préparation à un acte opératoire programmé (une salle est prévue dans le service de réanimation); à la pratique d'un acte d'anesthésie, même de courte durée, tel qu'une réduction de luxation, un choc électrique externe (ces actes doivent être pratiqués en salle d'intervention); à la mise en place d'une anesthésie locorégionale (bloc périphérique, ALRIV, péridurale : ces actes doivent être réalisés en salle de préanesthésie).

Cette surveillance qui débute dès la fin de l'intervention, se poursuit jusqu'au retour et au maintien de l'autonomie respiratoire du patient, de son équilibre circulatoire et de sa récupération neurologique. Les horaires d'ouverture de la SSPI tiennent compte non seulement du programme opératoire, mais aussi de l'activité du SATU. Un IADE est affecté quotidiennement en SSPI. Celui-ci travaille sous la responsabilité du médecin anesthésiste-réanimateur qui a pris en charge le patient.

Le patient ne peut quitter la SSPI qu'après accord écrit du médecin anesthésie-réanimateur responsable sur la feuille de surveillance et de prescription pour 24 heures.

Rôle de l'IADE en salle de réveil

Le rôle de l'IADE et de l'IDE en SSPI est polyvalent. Il s'étend de la surveillance et de la prise en charge spécifique des patients, à des problèmes de gestion, en passant par une tâche administrative de grande importance.

Surveillance et prise en charge des patients

Cette surveillance en SSPI doit avoir pour priorité le maintien des grandes fonctions vitales (ventilation, circulation et pour corollaire, l'intégrité cérébrale), ainsi que la prévention et le traitement de toute complication. C'est d'abord sur la clinique par un personnel qualifié que repose une surveillance de qualité. Cependant, il serait absurde de repousser les moyens de surveillance instrumentale qui offrent des possibilités de détection plus performantes. Ces moyens, s'ils ne sont pas parfaits, doivent bien évidemment être associés à la surveillance clinique et non lui être substitués.

Cette surveillance est spécifiquement anesthésique à la recherche des critères de réveil (disparition de l'effet des narcotiques, des morphiniques et des curares), du retentissement ventilatoire, hémodynamique, rénal, digestif et métabolique de l'anesthésie. La prise en charge des patients en salle de réveil inclut un certain nombre d'actes infirmiers avec au premier rang la surveillance de la température, l'analgésie et la réanimation postopératoire (perfusions, transfusions, antibiothérapie, anticoagulation). La réalisation d'examens complémentaires (biologique, ECG, radiographique) et la surveillance spécifique des conséquences chirurgicales immédiates viennent compléter l'éventail des activités de l'IADE et de l'IDE en SSPI.

Surveillance et prise en charge spécifique

▶ Surveillance neurologique

La surveillance de la disparition des effets des produits anesthésiques se base pour une anesthésie loco-régionale sur la récupération de la motricité et de la sensibilité au niveau du territoire anesthésié. La qualité du réveil postanesthésique s'évalue sur la récupération de la conscience (réponse motrice et verbale aux ordres simples, mémorisation des événements), la réaction aux stimuli et les réflexes de déglutition et de toux. De nombreux tests de réveil ont été proposés, dont l'intérêt est essentiellement médico-légal surtout pour la sortie des patients opérés en ambulatoire.

- **Devant un retard de réveil,** il convient de faire la part entre une anesthésie résiduelle (prémédication lourde, relargage des produits anesthésiques), les conséquences d'un trouble ventilatoire ou circulatoire, d'un dérèglement thermique ou hydroélectrolytique et les séquelles d'une complication peropératoire (hypoxie, collapsus, accident vasculaire cérébral).

- **Les agitations postopératoires** sont d'étiologies multiples et, plutôt que de se précipiter pour donner un sédatif, il convient de rechercher et de traiter la cause : donner un antalgique à un patient qui a mal, traiter une détresse respiratoire, lever une distension gastrique ou un globe vésical. Ces agitations peuvent aussi être secondaires à l'administration de médicaments donnés en prémédication, à l'existence de facteurs psychotiques antérieurs (démence) ou à l'environnement anxiogène. L'utilisation de sédatifs ou d'anxiolytiques est alors licite.

▶ Surveillance ventilatoire

- **Si le patient est intubé et ventilé,** il convient de vérifier au niveau du respirateur, les pressions d'insufflation, la FiO_2, la fréquence, le volume courant, et au niveau du patient, la bonne position de la sonde d'intubation, l'intégrité du ballonnet, la fixation et l'adaptation au respirateur. En présence d'un encombrement, les sécrétions trachéales et/ou bronchiques seront aspirées et une radiographie du thorax permettra d'éliminer une inhalation. L'extubation se fera selon les critères habituels.

- **Si le patient est extubé,** il est installé en position latérale de sécurité avec une canule de Guedel si la liberté des voies aériennes n'est pas satisfaisante. L'oxygénation est réalisée par l'intermédiaire d'une sonde nasale, de lunettes ou d'un masque avec ou sans réservoir. Une surveillance attentive (amplitude et rythme ventilatoires, tirage inspiratoire, battements des ailes du nez, bruit inspiratoire, balancement thoraco-abdominal, coloration des téguments) doit permettre de dépister rapidement une dépression respiratoire.

- **Il faut éliminer une curarisation résiduelle** en recherchant les critères cliniques (ouverture des yeux, force de contraction des mains, paramètres ventilatoires, soulever la tête du plan du lit plus de 5 secondes et pression inspiratoire maximale > 45 cm d'H_2O) et électriques de décurarisation (au train de quatre ou TOF *(Train of Four)*[1], T4/T1 > 0,7). La décurarisation (néostigmine) ne se conçoit que si une décurarisation partielle spontanée existe (T4 > 40 %).

- **Il faut craindre une dépression respiratoire morphinique** sur la persistance ou la découverte d'un myosis. L'utilisation d'antidote ne doit pas être systématique, la suppression brutale de la douleur peut être source de complications cardiaques. La naloxone, seul antagoniste pur, doit être utilisée avec prudence à la dose de 0,5 à 1 µg/kg IV, la dose moyenne efficace étant de 0,2 à 0,4 mg.

▶ Surveillance cardio-circulatoire

L'incidence des accidents cardio-circulatoires justifie la mise en place d'une surveillance spécifique : fréquence cardiaque, prise de la tension

1. L'envoi de quatre stimulations nerveuses d'affilée permet de mesurer la curarisation encore présente, en fonction du nombre de réponses, représenté par le rapport T4/T1.

artérielle par méthode non invasive ou invasive, couleur des téguments (pâleur, marbrures), monitorage électrocardiographique, réalisation d'ECG, mesure des pressions de remplissage par cathétérisme veineux central ou cathéter de Swan-Ganz, mesure du débit cardiaque.

Cependant il convient de relativiser et de bien cerner les complications potentiellement péjoratives qui nécessitent un traitement. L'hypotension doit toujours être traitée quelle que soit son étiologie (hypovolémie, vasoplégie cardiogénique). Les pertes (sanguines, digestives, urinaires) doivent être quantifiées avec le plus de précision possible afin de les compenser. L'hypertension artérielle doit être surveillée (PA systolique > 50 mmHg par rapport à la PA préopératoire, PA systolique > 200 mmHg, PA diastolique > 100 mmHg) ; si elle fait craindre une hémorragie cérébro-méningée, la chute brutale de la tension est encore plus dangereuse (ischémie cardiaque ou cérébrale). La correction de tout accès hypertensif doit donc être prudente. En dehors d'une cause cardiaque souvent connue, la présence d'une arythmie doit faire rechercher une anomalie métabolique (hypokaliémie, hypoxie, acidose métabolique).

▶ SURVEILLANCE RÉNALE

La diurèse est souvent le reflet d'une bonne perfusion rénale et par conséquent d'une bonne perfusion tissulaire, témoignant d'un état cardio-circulatoire et respiratoire satisfaisant. Une diurèse normale est de 1 mL/kg/h et un patient, non sondé, doit uriner dans les 6 heures qui suivent sa sortie du bloc opératoire. De la même manière une polyurie anormale, supérieure à 150 mL/h, doit faire rechercher une hypervolémie par remplissage excessif, une hyperosmolarité (diabète sucré), un syndrome de levée d'obstacle par exemple.

▶ SURVEILLANCE DIGESTIVE

La surveillance digestive peut sembler secondaire en postopératoire chez un patient qui a souvent un iléus réflexe transitoire. Cependant, il faut se préserver du risque de vomissements et du syndrome de Mendelson par une sonde gastrique en aspiration. Les pertes digestives doivent être évaluées et compensées pour prévenir tout trouble hydro-électrolytique.

Surveillance et prise en charge non spécifique

▶ SURVEILLANCE DE LA TEMPÉRATURE

● **À la sortie de la salle d'opération,** le patient est souvent hypotherme et ce d'autant que l'intervention a été longue, qu'il s'agit d'une laparotomie et que celui-ci a été abondamment perfusé. Cette hypothermie favorise l'apparition de troubles de la conscience (< 33 °C) et de troubles du rythme cardiaque (< 31 °C). Le réchauffement entraîne une augmentation de la consommation d'oxygène et du débit cardiaque nocive chez le coronarien ou l'insuffisant cardiaque. Le réchauffement doit être prudent, habituellement par manœuvres externes. La prévention du frisson postopératoire passe par la poursuite de la ventilation et de la sédation.

● **L'hyperthermie est moins fréquente** et peut être secondaire à un syndrome infectieux ou inflammatoire ou encore à l'administration de médicaments comme l'atropine ou la scopolamine. En fait, le problème majeur est d'éliminer une éventuelle hyperthermie maligne postanesthésique.

▶ SURVEILLANCE DE LA DOULEUR

● **La douleur postopératoire est exacerbée pendant les 24 premières heures** après une intervention et décroît en général en 3 à 4 jours. Il ne faut pas attendre qu'elle apparaisse pour la traiter. L'analgésie doit débuter dès la fin de l'acte opératoire, voire en salle d'opération ou d'examen (service d'exploration fonctionnelle, par exemple) avant la fin du geste. En effet, l'utilisation en peropératoire de produits analgésiques puissants mais de courte durée d'action oblige à prendre en compte la douleur postopératoire le plus rapidement possible. En dehors des antalgiques habituels et des anti-inflammatoires non stéroïdiens, les produits les plus utilisés sont la morphine (par voie SC, IM, IV par pousse-seringue pour ACP (analgésie contrôlée par le patient, « pompe à morphine ») ou par voie péridurale), les morphiniques antagonistes partiels comme la buprénorphine et la nalbuphine (par voie IV ou SC) et les anesthésiques locaux comme la lidocaïne et la bupivacaïne (par voie péridurale).

● **Cette douleur a de multiples origines** et la demande du patient ne relève pas systématiquement des analgésiques. Il faut en effet prendre en compte l'anxiété liée à l'environnement, à la sensation de froid et aux facteurs psychologiques à traiter par des anxiolytiques ; la réaction inflammatoire et l'œdème ; la dilatation d'un organe creux et la gêne liée à la présence d'une sonde d'intubation trachéale, vésicale et gastrique ; le type d'intervention (thoracique, abdominale). Bon nombre de complications postopératoires se traduisent par des phénomènes douloureux aigus : un infarctus du myocarde, une embolie pulmonaire, une hémorragie interne, une hydronéphrose.

▶ SURVEILLANCE DE LA RÉANIMATION

● **À l'arrivée en SSPI,** la ou les voies veineuses doivent être vérifiées sur le plan fonctionnel (fixation, pansement) et toute voie veineuse centrale doit être contrôlée par un cliché radiographique du thorax avec ou sans opacification.

● **Le bilan biologique** (ionogramme sanguin, NFS, coagulation, gazométrie) prescrit doit être réalisé le plus rapidement possible et les résultats récupérés. Il permet d'adapter la quantité et le débit des perfusions, de prescrire une transfusion sanguine en respectant les impératifs de la sécurité transfusionnelle, d'instituer une anticoagulation. L'autotransfusion après hémodilution intentionnelle normovolémique préopératoire ou après récupération du sang épanché dans les drainages est de plus en plus utilisée.

Surveillance et prise en charge chirurgicale

● **Dès l'arrivée en SSPI, le site opératoire doit être inspecté.** Il est important de noter d'emblée la quantité de liquide dans les poches de drainage et les redons afin de suivre l'évolution secondaire.

● **Certaines chirurgies nécessitent une prise en charge spécifique.** C'est le cas de la chirurgie du cou dont le risque de saignement et d'asphyxie n'est pas négligeable. La surveillance doit porter sur le pansement et les drainages. Après une chirurgie d'exérèse de la prostate par voie endoscopique, il faut vérifier la nature du liquide d'irrigation (sérum salé), le débit de l'irrigation et l'aspect du liquide. Un débit trop lent est à l'origine de caillotage et de douleur. Un liquide sanglant malgré un débit d'irrigation important doit inciter à prévenir non seulement le réanimateur mais aussi le chirurgien. Après chirurgie thoracique, le patient arrive en salle de réveil avec un ou deux drains qui doivent rester en aspiration soit par l'intermédiaire de bocaux et d'une colonne de Jeanneret, soit par l'intermédiaire d'un système spécifique. La surveillance doit porter sur l'existence ou non d'un bullage, la quantité et l'aspect du liquide. La répétition des clichés radiographiques permet généralement de confirmer le retour du poumon à la paroi.

Gestion de la salle de réveil

Cette gestion s'exerce à différents niveaux.

Gestion du temps et de l'espace

Le personnel de la SSPI doit être informé du programme opératoire, de la technique anesthésique prévue, de toute modification d'horaire et des urgences qui viennent se rajouter. Seule cette information constante permettra d'éviter l'encombrement de la SSPI, de prévoir l'isolement d'un patient ou le monitorage nécessaire d'un patient coronarien par exemple.

Gestion des relations

La SSPI est une étape charnière entre le bloc opératoire et le service d'hospitalisation, par laquelle transitent un grand nombre d'informations nécessaires au suivi médical du patient. Mais il ne faut pas oublier qu'en SSPI, le patient a un état de conscience altéré, allant de la simple somnolence au coma et sa perception de l'environnement est souvent déformée. Être présent et répondre aux demandes permettent souvent de calmer l'angoisse et de faire la différence entre une douleur vraie et celle résultant de manifestations psychiques. Les proches sont souvent envahissants, ils doivent être canalisés et renseignés dans les limites du secret médical.

Gestion des matériels et des médicaments

Comme en salle d'opération, le matériel de la SSPI doit être en état et vérifié régulièrement. L'arrêté du 3 octobre 1995, relatif aux modalités d'utilisation et de contrôle des matériels et dispositifs médicaux, précise dans son article 4, que le bon état et le bon fonctionnement des matériels présents en SSPI doivent être vérifiés tous les matins à l'ouverture de celle-ci et avant le début de la surveillance de chaque patient. Les commandes et l'approvisionnement en petits matériels et en médicaments doivent être réguliers. Les dates de péremption doivent être contrôlées.

Administration en salle de réveil

Admission

Une fiche doit être établie ou la feuille d'anesthésie complétée. Doivent figurer : l'identité du patient, le type de l'intervention pratiquée, la technique anesthésique, les événements survenus au cours de l'intervention, les antécédents médicaux et chirurgicaux, les traitements en cours, les examens complémentaires déjà effectués.

La fiche de liaison du bloc opératoire (consignes postopératoires) et les prescriptions écrites du médecin anesthésique doivent être jointes.

Au cours du séjour

Une feuille de surveillance est ouverte sur laquelle doivent apparaître les données de la surveillance selon une fréquence prescrite par le médecin et adaptée suivant l'état du patient.

La prescription d'examens complémentaires radiologiques, électrocardiographiques et/ou biologiques conduit à compléter les bons d'examens et à donner des renseignements précis (si le médecin ne l'a pas fait lui-même), à étiqueter les tubes prélevés, à prévenir le manipulateur de radiologie, à collecter les résultats et à en aviser le médecin.

À la sortie

Une fiche de liaison ou de transmission est établie. Cette fiche est destinée au service receveur. Elle précise les informations établies à l'admission, les événements survenus en SSPI et les prescriptions médicales envisagées.

Conclusion

L'aboutissement du séjour en SSPI est le transfert du patient dans le service d'origine ou une sortie directe dans le cadre d'une chirurgie ambulatoire. Différents scores ont été proposés pour évaluer la capacité du patient à rejoindre son service d'origine : le score de Steward axé sur le bon fonctionnement respiratoire et neuropsychique coté de 0 à 6, le score simplifié de Thomas coté de 0 à 5 et le score d'Aldrete et Kronlik coté de 0 à 10 et plus récemment, les critères de l'hôpital de Bicêtre qui prend en compte 15 items cotés 0 ou 1. La décision finale appartient au médecin anesthésiste en fonction de l'intervention et de sa durée, du type de l'anesthésie et de l'état du patient (antécédents, pathologie en cours).

Après l'énumération des activités de l'IADE et de l'IDE en SSPI, il apparaît de toute évidence que ce rôle est primordial. L'IADE ou l'IDE doit être capable de dépister et de diagnostiquer la défaillance d'une grande fonction vitale, afin de ne pas retarder son traitement. Le rôle de l'IADE et de l'IDE est donc important et sa responsabilité grande, sur le plan médical. Le décret 2002-194 du 11 février 2002 relatif aux actes professionnels et à l'exercice de la profession d'infirmier engage la responsabilité juridique des IADE et des IDE. Selon l'article 3, l'infirmier(e) a compétence pour prendre les initiatives qu'il/elle juge nécessaires et accomplir les soins indispensables… L'article 13 de ce même décret précise qu'en l'absence du médecin, l'infirmier(e) est habilité(e) après avoir reconnu une situation comme relevant de l'urgence… à mettre en œuvre des protocoles de soins d'urgence, préalablement écrits, datés et signés par le médecin responsable… En cas d'urgence et en dehors de la mise en œuvre du protocole, l'infirmier(e) décide des gestes à pratiquer en attendant que puisse intervenir un médecin. L'IADE ou l'IDE, en SSPI comme en salle d'opération, doivent être tout particulièrement préparé(e)s à cette éventualité qui les oblige à agir seul(e)s en cas de nécessité.

POINTS CLÉS

1. ▶ Le réveil anesthésique est la période qui s'étend de la fin de l'acte opératoire, diagnostique ou thérapeutique, à la disparition des effets des produits anesthésiques.

2. ▶ Au cours de cette période, le patient cumule les effets liés à une récupération incomplète de l'anesthésie et les conséquences de l'acte opératoire, radiologique ou endoscopique.

3. ▶ Le rôle de l'IADE et de l'IDE en salle de surveillance post-interventionnelle (SSPI) est primordial. Ils doivent être capable de dépister et de diagnostiquer la défaillance d'une grande fonction vitale, afin de ne pas retarder son traitement.

4. ▶ L'activité en SSPI n'est pas réservée aux IADE, l'IDE y a sa place à condition d'être préparé et formé aux spécificités de la période post-opératoire.

Quatrième partie

L'INFIRMIER(E) ET LA DOULEUR

Prise en charge de la douleur

12

« La douleur est un parfait malheur, le pire des maux ; excessive, elle vient à bout de toute patience. »

John MILTON, *Le Paradis perdu* (1667).

L'association internationale d'étude de la douleur définit la douleur comme : « une expérience sensorielle et émotionnelle désagréable liée à une lésion tissulaire existante ou potentielle, ou décrite en terme d'une telle lésion ». La douleur n'est donc pas seulement une perception douloureuse (nociception), elle a également des dimensions affectives et cognitives.

La douleur aiguë, brève, est avant tout une fonction physiologique dont le rôle est de protéger notre corps des agressions environnementales. C'est aussi un symptôme permettant le diagnostic de nombreuses affections. Hélas lorsqu'elle se prolonge, elle devient une force maléfique, qui décourage le malade, l'affaiblit physiquement, le diminue dans sa vie de relation, ses capacités professionnelles et déstabilise la personnalité.

Le premier devoir de la médecine est de soulager les souffrances dès qu'elles n'ont pas d'utilité formelle.

« Je suis particulièrement attaché à ce que vous preniez toutes les mesures nécessaires pour que la douleur des malades soit réellement et efficacement prise en charge. »

B. KOUCHNER, secrétaire d'État à la Santé, le 24 septembre 1998.

▶ EXEMPLE N° 1 : une douleur brutalement installée, sous-costale droite, irradiant en bretelle à l'épaule, exacerbée par la palpation, extrêmement vive, permet le diagnostic de cholécystite aiguë, confirmé dès que possible par échographie. Cette douleur est donc indispensable au diagnostic. Mais, par la suite, elle n'a plus aucune utilité et doit être aussitôt traitée, *avant* la réalisation de l'échographie.

▶ EXEMPLE N° 2 : un malade *vient d'être opéré* sous anesthésie générale pour extraire 4 dents de sagesse. Dès son réveil et pendant 48 à 72 heures, il souffre de douleurs lancinantes, permanentes et fortes. *Ces douleurs parfaitement inutiles doivent être traitées*, mieux encore *prévenues avant même le réveil*, par les médicaments appropriés.

▶ EXEMPLE N° 3 : un patient est atteint d'un cancer. Les douleurs sont vives et continues ; le malade ne quitte plus son lit, s'alimente peu et ne dort pas. *Ces douleurs ne sont pas utiles et ne l'ont jamais été* : elles doivent être combattues activement pour rendre au malade une vie normale.

Physiologie de la douleur

C'est une *sensation d'origine périphérique* partant de la peau, des tendons, des os, des muscles, des viscères, *perçue par le cortex* (où se situe la conscience), mais dont l'intensité, les caractères, la perception même, sont *modulés par des niveaux inférieurs du système nerveux central*, tels que la moelle et le thalamus (figure 12.1).

Récepteurs de la douleur

▶ LES RÉCEPTEURS DE LA SUPERFICIE cutanéo-muqueuse concernent la peau, la cornée, les tympans, la pulpe dentaire.

▶ LES RÉCEPTEURS PROFONDS sont situés dans les *enveloppes des viscères pleins*, sensibles à l'étirement ; on les trouve aussi dans les *viscères creux* qui sont sensibles à la distension et à la contraction (les « coliques ») ; le péritoine en contient également.

Les *muscles* ont aussi des récepteurs, sensibles à l'ischémie.

Voies conductrices de la douleur

▶ UN PREMIER NEURONE *va des récepteurs à la moelle* où il entre par la racine postérieure du nerf rachidien. Il parvient à la corne postérieure de la substance grise de la moelle où il fait synapse avec :

▶ UN DEUXIÈME NEURONE *qui gagne le thalamus* ; il crée sur toute la hauteur de la réticulée du tronc cérébral des liaisons avec des neurones secondaires qui gagnent l'hypothalamus et le système limbique, c'est-à-dire les centres fondamentaux du comportement, de la mémoire, et de l'affectivité.

▶ **Un troisième neurone** part du thalamus et *rejoint le cortex fronto-pariétal*.

Voies inhibitrices de la douleur

▶ **Les neurones** sensibles à la position et à la tension des muscles, tendons et articulations, de type Aβ donnent des collatérales à leur entrée dans la corne postérieure de la moelle. Celles-ci gênent le fonctionnement des synapses des neurones de la douleur. Par exemple, on atténue la douleur d'un coup de poing en frottant la région sensible.

▶ **Le 3e ventricule,** situé dans le crâne à l'émergence du tronc cérébral, sécrète des endorphines, sous l'action de l'hypothalamus. Les β-endorphines sont emportées par le LCR.

▶ **Le tronc cérébral** émet des voies descendantes inhibitrices, en direction de la moelle.

Les voies de la douleur reflètent l'équilibre :
« Action /modulation/inhibition ».

Messages douloureux

Les messages douloureux transmis par ces voies sont modulés.

▶ **Soit facilités ou amplifiés :**

- **En périphérie,** par des hormones inflammatoires, les prostaglandines.
- **Dans la moelle et le cerveau,** par la *« substance P et le NMDA »*.

La persistance d'un signal douloureux abaisse le seuil de sensibilité des seconds neurones. Le système sympathique efférent entraîne une activation de l'inflammation locale au niveau des premiers neurones. La stimulation médullaire des motoneurones entraîne une contraction musculaire douloureuse. Les Contrôles Inhibiteurs Diffus (CIDN) permettent de supprimer le bruit de fond des fibres Aβ et de faire ressortir le message nociceptif.

▶ **Soit inhibés :**

- **En périphérie,** par l'activité des neurones Aβ : ceci explique l'efficacité relative de l'acupuncture.
- **Dans la moelle,** par le système nerveux sympathique qui, *via* la libération de noradrénaline, diminue l'activité douloureuse : ceci explique l'activité de la clonidine et du tramadol. Les fibres Aβ par leurs collatérales spinales postérieures inhibent le message douloureux du tact. Par exemple, le frottement de la zone douloureuse diminue la douleur. C'est l'explication théorique de la stimulation transcutanée et de l'acupuncture.
- **Dans le tronc cérébral,** par les *fibres inhibitrices descendantes* : ceci explique l'efficacité des stimulations péridurales. Le tronc cérébral émet des voies descendantes inhibitrices noradrénergiques et sérotoninergiques, provoquant au niveau médullaire la libération d'endorphines.

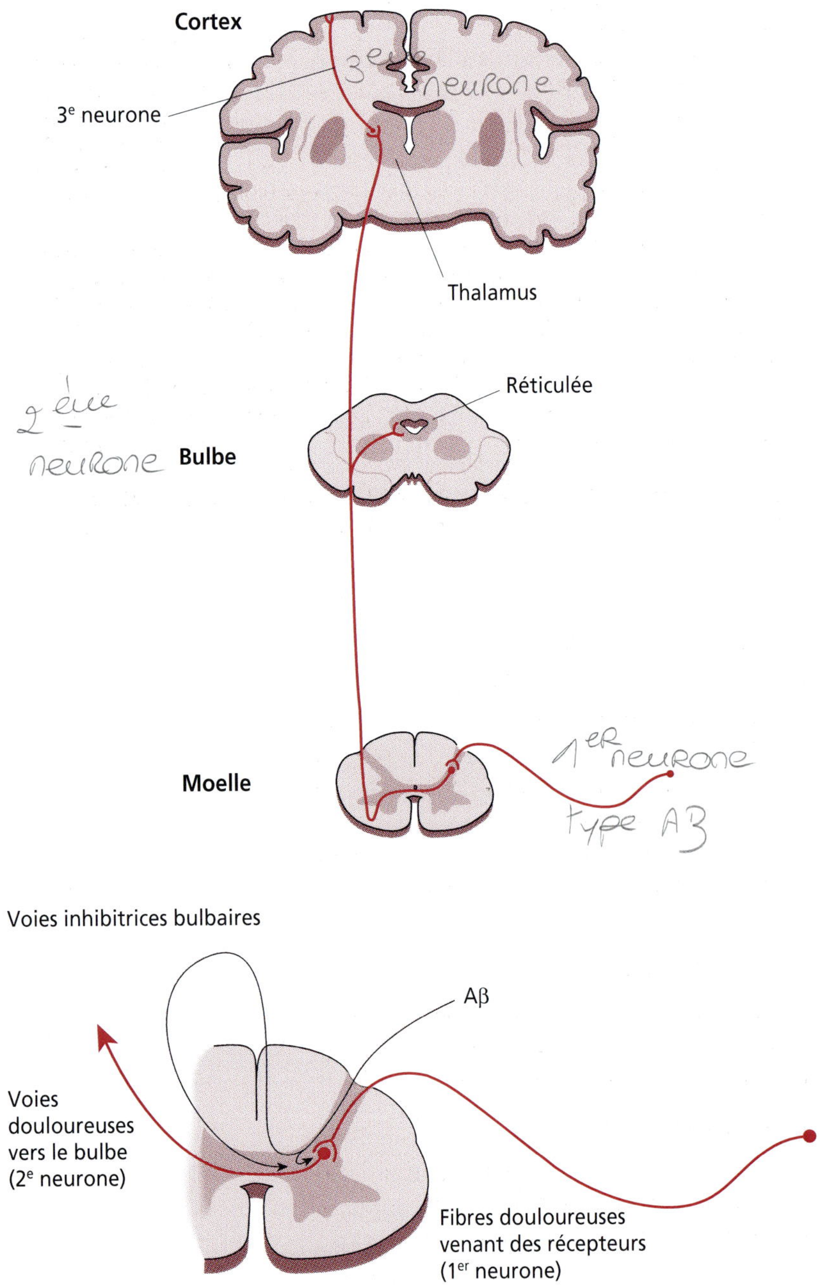

Fig. 12.1. Anatomie des voies de la douleur.

● **Dans le cerveau,** par les *encéphalines*, qui accroissent l'action des fibres inhibitrices, et par les *endorphines* qui agissent sur les récepteurs opiacés : ceci explique l'action des morphiniques. Un système de contrôle endogène de la douleur sous la dépendance de médiateurs chimiques (dopamine, noradrénaline, sérotonine et opiacés endogènes) vient par les voies inhibitrices descendantes moduler les interneurones de la corne postérieure.

Les récepteurs opiacés : *situés dans la moelle et le cerveau.*

µ : analgésie, euphorie, dépendance, dépression ventilatoire.

k : analgésie, sédation.

L'information douloureuse suit des voies multiples et entremêlées et parvient à des régions du cerveau très diverses. C'est pourquoi les techniques neurochirurgicales pour le traitement des douleurs chroniques rebelles, consistant à interrompre les voies médullaires et cérébrales, sont progressivement abandonnées. Elles sont remplacées par des techniques de stimulation transcutanée ou périmédullaire, destinées à renforcer les activités inhibitrices naturelles.

Différents types de douleur

Douleur somatique

Elle concerne la peau, les tendons, les muscles et les os.

● **Superficielle,** elle reflète fidèlement l'agression de la peau ; chaque nerf rachidien sensible innerve une bande cutanée précise appelée dermatome.

● **Profonde,** elle correspond aux muscles, tendons et os. Sa localisation correspond à peu près aux dermatomes.

Douleur viscérale

Elle concerne les *organes profonds*. Elle est *transmise par les nerfs végétatifs* qui rejoignent la racine postérieure du nerf rachidien.

Les très nombreuses collatérales expliquent le *caractère diffus et imprécis* de cette douleur : par exemple, un abcès appendiculaire est ressenti dans le flanc droit, mais aussi à l'épigastre et au toucher rectal ! *Seules les enveloppes viscérales sont sensibles*, en particulier les séreuses pleurales, péritonéales et méningées (alors que le cerveau est lui-même parfaitement insensible).

DÉMARCHE INFIRMIÈRE

DEVANT LA DOULEUR CANCÉREUSE

M. X., 65 ans, est traité depuis 8 ans pour cancer de la prostate. Des métastases ont envahi les os du petit bassin. Malgré la radiothérapie osseuse, les douleurs sont fréquentes, durables, et assez fortes pour altérer l'appétit et le sommeil. Le malade a cessé de lire et de s'occuper. Que peut faire l'infirmier(e) ?

- **Explication de la maladie au malade**

Les traitements antérieurs ont joué leur rôle sur la prostate. Des complications sont apparues dans les os de la région. Mais, si la radiothérapie a échoué, *d'autres moyens sont possibles et très efficaces*. Ils rendront au malade autonomie et appétit de la vie.

- **Expliquer les principes de ces traitements**

Ces moyens sont médicamenteux. Il s'agit de **morphine** *(Moscontin, Skenan)*, dont la *prise est simple* : *per os, 2 fois/jour,* à la dose suffisante pour *faire disparaître la douleur*. Le malade ne doit pas craindre d'en devenir *dépendant, ni intoxiqué* : quand il s'agit de traiter une douleur, ces complications n'apparaissent pas ; si la douleur disparaît, plus tard (toujours laisser espérer le malade cancéreux !...) la diminution progressive des doses évite toute dépendance. Les *nausées* éventuelles sont transitoires (les premières semaines) et sont *aisément prévenues par 4 gouttes d'Haldol*.

- **Prévenir le malade de la nécessité de noter l'efficacité du traitement** pour qu'il comprenne que les doses peuvent être adaptées à toute évolution, en plus ou en moins, *que d'autres voies sont possibles si la voie orale est insuffisante* (péridurale tunnelisée avec réservoir, par exemple).

Un cahier lui est présenté, où il peut noter l'heure des prises, l'heure du soulagement ou du retour de la douleur, l'intensité, les effets désagréables éventuels.

- **Prévenir le malade** de l'absolue nécessité de *prendre les médicaments régulièrement*, sans attendre le retour de la douleur, mais de *consulter sans délai* pour adapter les doses en cas de mauvaise efficacité.
- **Avertir le patient de la survenue inéluctable d'une constipation, à prévenir** par les accélérateurs du transit : *Duphalac* (3 sachets/jour) + *Péristaltine* (1 cp/jour).

Douleur neuropathique

Elles sont dues à une lésion du système nerveux central ou périphérique : lésion traumatique (section d'un nerf) ou lésion médicale (neuropathie diabétique). Ces douleurs sont décrites en terme de brûlures, écrasement, décharge électrique. Le mécanisme physiopathologique de ces douleurs est la perte du système de contrôle et de modulation du message douloureux.

Douleur psychogène

Elle traduit un profond malaise psychique. *Mais ici, la douleur est continue, invariable, étendue à plusieurs parties du corps, et respecte le sommeil et l'appétit !*

Douleurs neurogènes

▶ **LA MIGRAINE** est une algie soudaine d'un *hémicrâne* (le côté peut varier), pulsatile, apanage des *femmes dans une famille migraineuse*, survenant par crises.

▶ **L'ALGIE VASCULAIRE DE LA FACE** est *localisée à l'orbite* ; elle est très forte et s'accompagne de signes

PHARMACOLOGIE

LES MÉDICAMENTS DE LA DOULEUR

ANALGÉSIQUES DE PALIER 1 : Antalgiques de faible puissance

PARACÉTAMOL

Antalgique de choix chez l'enfant et la femme enceinte. Il possède une bonne biodisponibilité et est très bien toléré.

Voie orale et/ou voie rectale chez l'enfant : *Dafalgan, Efferalgan.*

- dose unique minimale : 12,5 mg/kg (soit 2 gélules de *Dafalgan*, par exemple);
- dose maximale journalière : 60 mg/kg en 4 prises (toutes les 6 h).

Voie IV : *Prodafalgan*

- mêmes doses, administrées en perfusion de 15 min, toutes les 6 h.

ATTENTION *:* surdosage aigu (>10 g adulte et > 125 mg/kg enfant) = **nécrose du foie.**

Traitement : **avant la 6e heure par *Fluimucil* IV.**

FLOCTAFÉNINE *(Idarac)* : 1 à 3 comp par jour chez l'adulte

ANALGÉSIQUES DE PALIER 2 : Antalgiques d'action centrale, les opioïdes mineurs et les associations d'antalgiques

NÉFOPAM (*Acupan*)

Antalgique d'action centrale

Voie IV : 1à 6 amp par jour

OPIOÏDES MINEURS

- Codéine
  Action antalgique de 5 à 10 fois plus faible que la morphine
  Voie orale : comp pour l'adulte (*Dicodion*), 1 à 2 comp, 1 à 3 fois par jour.
  sirop pour l'enfant (*Codenfant*) 5 à 10 mg/kg/jour en 6 prises.
- Dextropropoxyphène (*Antalvic*)
  Action antalgique inférieure à la codéine.
  Voie orale : comp pour adulte, 1 à 2 comp 3 fois par jour.

ASSOCIATIONS

- Paracétamol et Codéine (*Codoliprane*) : association synergique
  1 à 2 comp, 2 à 3 fois par jour.
- Paracétamol et Dextropropoxyphène (*Diantalvic*) :
  1 à 2 comp, 2 à 3 fois par jour.

TRAMADOL (*Topalgic*)

Effet opioïde et effet monoaminergique central.

Voie orale : sous forme retard (gélules de 100, 150 et 200 mg).

Voie IV : amp de 100 mg.

Posologie journalière est de 300 à 600 mg chez l'adulte.

Contre-indiqué chez l'enfant et l'allergique

visibles (*larmes, écoulement nasal, sueurs locales, œdème palpébral*). Elle se répète plusieurs fois par jour.

▶ LA NÉVRALGIE DU TRIJUMEAU, douleur en *éclair du quart supérieur de la face*, est déclenchée par une « *zone gâchette* » et cesse tout aussi brusquement.

▶ LE SYNDROME CAUSALGIQUE est une très *vive douleur, cuisante, exacerbée par le moindre effleurement*, avec important retentissement affectif. Elle correspond à une lésion nerveuse posttraumatique ou postchirurgicale.

▶ L'ALGODYSTROPHIE se voit *après une agression minime : alors que la guérison lésionnelle est déjà acquise*, une douleur apparaît, *permanente, accompagnée de signes locaux*. La stimulation nociceptive du premier neurone entraîne une réaction sympathique efférente créant sur le site lésionnel des troubles microvasculaires (*œdème, rougeur, sueurs*).

Douleur idiopathique

La description de la douleur évoque une douleur par excès de nociception. Elle peut trouver son

PHARMACOLOGIE

LES MÉDICAMENTS DE LA DOULEUR *(suite)*

ANALGÉSIQUES DE PALIER 3

Agonistes purs :

MORPHINE

Elle agit sur la corne dorsale de la moelle, (récepteurs opiacés μ et k) et sur le tronc cérébral (récepteurs opiacés μ).

Voie orale :

– solution de *Chlorhydrate de morphine* (réservée au traitement des douleurs cancéreuses sur la base de 1 à 2 mg/kg/j), une prise toutes les 4 h ;
– comp de Chlorhydrate de morphine (*Actiskenan, Sevredol*), posologie identique ;
– comp de Sulfate de morphine (*Moscantin, Skenan*), formes à libération prolongée, une prise de 10 à 100 mg toutes les 8 à 12 h. La plupart des douleurs cancéreuses sont abolies avec des doses de 60 à 240 mg/j, mais, parfois dépassant 400 mg/j.

Voie parentérale :

Chlorhydrate de morphine : amp de 1 mL à 10 mg/mL.

ATTENTION *:* l'injection IV de 10 mg entraîne un risque d'arrêt respiratoire.

On peut utiliser la voie SC et la voie IM : 5 à 10 mg toutes les 4 à 6 heures.

La voie IV est utilisée en postopératoire de chirurgie lourde, sous la forme autocontrôlée (technique de la PCA*)*. On doit prévenir nausées et vomissements par 4 gouttes d'*Haldol per os* ou 2 mg de *Droleptan* IVD.

FENTANYL

Produit d'anesthésie très puissant (50 fois la morphine)

Voie transdermique (patch de *Durogésic*) à 25, 50, 75 ou 100 μg par heure

Libération continue sur 72 heures.

Agonistes partiels :

BUPRÉNORPHINE (*Temgésic*)

Produit 20 fois plus puissant que la morphine

Voie orale : comp sublinguaux à 0.2 mg, 1 à 3 comprimés par jour

Voie IV : amp de 1 mL à 0.2 mg, 1 à 3 amp par 24 heures.

NALBUPHINE (*Nubain*)

Voie IV : actif en 2 min, mais avec une durée d'action < à 3 heures

Voie SC et IM

Posologie chez l'adulte de 40 à 80 mg par jour et chez l'enfant 3 à 4 injections de 0,25 mg/kg.

origine dans un traumatisme ancien dont l'expression dans le temps est altérée par une personnalité morbide. Parfois, elle n'est que l'expression de cette personnalité.

Évaluation de la douleur

L'évaluation de la douleur et de l'efficacité thérapeutique est indispensable car on ne peut prédire pour un patient le niveau de la douleur perçue et la consommation d'antalgiques nécessaire pour le soulager. Le but de cette évaluation est donc de quantifier l'intensité de la douleur et de vérifier l'efficacité de la thérapeutique entreprise. C'est aussi un moyen de communication pour le patient. Elle lui permet d'évoquer l'existence d'une douleur et de communiquer de façon concrète avec le prescripteur.

Il existe 2 types d'évaluation : l'autoévaluation (faite par le patient) et l'hétéroévalution (intervention d'un observateur).

Évaluation de la douleur « symptôme »

▶ ÉCHELLE ANALOGIQUE VISUELLE (AUTOÉVALUATION) :

● **Le patient** dispose d'une réglette dont le curseur peut être déplacé du point A (absence de douleur) au point B (douleur estimée intolérable). Il place le curseur au niveau correspondant à ce qu'il ressent.

PHARMACOLOGIE

LES MÉDICAMENTS DE LA DOULEUR *(suite)*

MEDICAMENTS DONT LA PROPRIÉTÉ PRINCIPALE N'EST PAS L'ANALGÉSIE ANTI-INFLAMMATOIRES NON STÉROÏDIENS (AINS ET ASPIRINE)

L'effet anti-inflammatoire peut réduire la douleur; mais ces médicaments ont aussi un effet analgésique pur indépendant. Leur puissance est faible. Ils peuvent potentialiser le paracétamol ou les morphiniques. Cependant, leurs effets indésirables sont majeurs : il ne faut donc pas les utiliser plus de 48 heures d'affilée. Ces effets sont surtout gastriques (ulcération), rénaux (insuffisance rénale aiguë), obstétricaux (ralentissement du travail, hémorragie du post-partum, fermeture du canal arté riel du nouveau-né), et antiagrégants plaquettaires (pour l'aspirine).

L'AINS de référence est le kétoprofène (*Profenid*), indiqué surtout en postopératoire de la chirurgie orthopédique bénigne et dans les douleurs des coliques néphrétiques, chez l'adulte, par voie IV : 100 mg en perfusion de 15 min, 2 fois/j, pendant 48 heures au maximum.

ANTIDÉPRESSEURS (*Laroxyl*, *Anafranil*)

Ils sont actifs dans les douleurs neurogènes, indépendamment de leur effet antidépresseur.

ANTIÉPILEPTIQUES (*Tégrétol*)

Ils sont actifs sur les douleurs neurogènes.

CLONIDINE (*Catapressan*)

C'est un complément majeur des morphiniques dans la douleur cancéreuse, et du *Laroxyl* ou du *Tégrétol* dans les douleurs neurogènes chroniques.

La vitamine B_{12}, souvent prescrite dans les douleurs chroniques, n'a aucune action analgésique.

PCA : ANALGÉSIE CONTRÔLÉE PAR LE PATIENT

Technique très pratique en *postopératoire* :

1. Titration de l'analgésie à la morphine pour déterminer la dose efficace (on peut s'aider de l'échelle visuelle analogique).

2. Relais par injections IV, déclenchées par le patient lui-même, qui, en poussant un bouton, met en route une pompe qui délivre des bolus de morphine. Une période réfractaire, définie par le médecin, évite tout surdosage intempestif.

3. La morphine est diluée à 1 mg/mL; les bolus sont généralement de 0,5 à 1 mg. La période réfractaire est de 15 à 20 min. La dose de chaque bolus et la durée de la période réfractaire est définie toutes les 4 h par le médecin.

PHARMACOLOGIE

LES AUTRES MOYENS DE LA LUTTE CONTRE LA DOULEUR

TRAITEMENTS PHYSIQUES

Immobilisation de la zone douloureuse

Application de froid sur la zone douloureuse

Massages cutanés

Neurostimulation transcutanée

Acupuncture

BLOCAGE NERVEUX DE LA TRANSMISSION DU MESSAGE NOCICEPTIF

Anesthésie locale de la zone douloureuse

Blocage nerveux périphérique (bloc plexiques)

Blocage nerveux médullaire au moyen d'une anesthésie péridurale à but analgésique

AUTRES TRAITEMENTS ADJUVANTS

Prise en charge psychologique

Sophrologie

Hypnose

● **L'observateur** lit sur la face cachée de la réglette le chiffre de 0 à 100 correspondant à la position du curseur. De 0 à 30 la douleur est dite modérée, de 30 à 50 la douleur est moyenne, de 50 à 70 la douleur est intense et de 70 à 100 la douleur est caractérisée comme extrême.

▶ AUTRES TYPES D'AUTOÉVALUATION

– *L'échelle numérique* (EN). Le patient cote sa douleur de 0 à 100.

– *L'échelle verbale simple* (EVS). Le patient évalue sa douleur selon les qualificatifs suivants : douleur absente = 0, douleur faible = 1, douleur modérée = 2, douleur intense = 3.

– *L'échelle multidimensionnelle* (ex : QDSA questionnaire de Saint-Antoine). C'est un test de vocabulaire prenant en compte les critères sensoriels et les critères affectifs. Cette échelle est utilisée surtout dans le cadre de la prise en charge de la douleur chronique.

▶ ÉCHELLE COMPORTEMENTALE (HÉTÉROÉVALUATION) adaptée à la douleur cancéreuse.

▶ ÉCHELLE DOLOPLUS 2, échelle comportementale de Bourrhis.

L'observateur repère et cote 3 types de comportements :

– fréquence des plaintes et envahissement du langage par les termes nommant la douleur ;

– retentissement des plaintes sur les activités (professionnelle, sociale, domestique, personnelle...) ;

– demande d'antalgiques.

Ces observations se font à intervalles réguliers pour apprécier le besoin de traiter, puis l'efficacité et la durée d'action des médicaments.

Évaluation de la douleur « maladie »

▶ ÉCHELLE COMPORTEMENTALE

● **Symptômes dépressifs :** fatigabilité, troubles de la concentration, perte d'intérêt, insomnie, humeur sombre.

● **Malade qui multiplie les consultations de médecins divers** : avec désir de chirurgie radicale et/ou recours à des méthodes extramédicales.

Cette évaluation sert à dégager les vraies douleurs des douleurs psychogènes puis à identifier les différentes composantes dont chacune mérite un traitement particulier.

FICHE TECHNIQUE

UTILISATION DE L'ÉCHELLE VISUELLE ANALOGIQUE : EVA

Méthode d'autoévaluation de la douleur chez un patient communiquant, afin d'instaurer un traitement antalgique approprié.

Documents de référence

- circulaire ministérielle du 11 février 1999 relative à la mise en place de protocoles d'évaluation de la douleur dans les services hospitaliers ;
- échelle visuelle analogique de la douleur agrée par l'OMS et recommandée par la circulaire du 11 février 1999.

Utilisation de l'échelle visuelle analogique

- présenter et expliquer le mode d'utilisation de la réglette au patient ;
- demander à ce dernier de déplacer le curseur de façon à situer l'intensité de sa douleur par rapport aux extrémités qui sont d'une part l'absence de douleur (0) et d'autre part la douleur maximale imaginable (100) ;
- reporter le chiffre dans un endroit prédéfini par toute l'équipe de l'unité de soins et faites des transmissions écrites sur l'évolution de la douleur.

Aspects thérapeutiques de la douleur

On peut lutter contre la douleur à chacun de ses étages :

À la périphérie

▶ AU NIVEAU DES RÉCEPTEURS

● **blocage par anesthésie locale, alcoolisation, ou réfrigération ;**

● **antagonistes des prostaglandines** (anti-inflammatoires) ;

● **mise au repos des récepteurs** (immobilisation).

▶ AU NIVEAU DES NERFS

● **bloc plexique, sympathectomie ;**

● **myorelaxants ;**

● **stimulation électrique cutanée, acupuncture.**

À l'étage médullaire

● **analgésie péridurale ;**

● **analgésie intrathécale ;**

● **médicaments actifs sur la corne postérieure** (morphiniques, par voies orale, parentérale ou médullaire).

À l'étage central

● **morphiniques** (par voie orale, parentérale ou ventriculaire cérébrale) ;

● **psychotropes ;**

- psychothérapie/hypnose.

C'est pourquoi il importe d'évaluer avec précision le siège, l'intensité et le mécanisme de la douleur pour choisir le type de traitement adéquat.

Dans le cas des « douleurs-maladie » malignes, il faut savoir utiliser plusieurs types de traitement associés et complémentaires.

PROTOCOLE DE SOINS

UTILISATION DE LA MORPHINE

La morphine est un analgésique opioïde puissant qui peut entraîner des effets indésirables :

Dépression respiratoire Sédation Nausées-vomissements Hypotension	Bronchospasme Bradycardie Rétention urinaire Constipation	Prurit Confusion Vertiges

Il est important de surveiller régulièrement :

- la fréquence respiratoire ;
- le score de sédation :
  - 0 : patient éveillé ;
  - 1 : patient assoupi s'éveillant aux stimulations verbales ;
  - 2 : patient assoupi s'éveillant aux stimulations tactiles ;
  - 3 : patient somnolent pas de réponses aux incitations ;
- l'intensité de la douleur :
  EVA ;
  EVS (0 = absente ; 1 = légère, 2 = supportable, 3 = sévère, 4 = insupportable) ;
  Autres échelles (Doloplus, etc.).

Que faire ?

- Si le score de sédation est = 2 (ou ronflements) :
  - Surveillance rapprochée.
  - Appel du médecin pour adapter la posologie.
- Si le score de sédation est = 3 et/ou la Fr < 10
  - Diluer une ampoule de *Narcan* (naloxone) à 0,4 mg dans 10 mL de sérum physiologique. Injecter en IVDL 2 mL par 2 mL toutes les minutes jusqu'à restauration de l'éveil du patient et d'une fréquence respiratoire supérieure à 10 cycles par minute.
  - Arrêter l'administration de la morphine.
  - Oxygénation du patient au masque.
  - Appel immédiat d'un médecin du service, de l'anesthésiste-réanimateur ou de l'infirmier anesthésiste de garde.

Attention

Pour tout patient sous morphine, il est **OBLIGATOIRE** de déposer près du patient, à l'abri de la lumière, une ampoule de *Narcan*, une seringue de 10 mL, une ampoule de sérum physiologique et un trocart.

POINTS CLÉS

1. ▶ La prise en charge de la douleur est devenue une priorité dans les services hospitaliers. L'appréciation de la douleur ne doit plus être subjective, le niveau de la douleur doit être évalué au même titre que la prise de la PA, de la T° et de la surveillance de la SpO_2.

2. ▶ La circulaire ministérielle du 11 février 1999 relative à la mise en place de protocoles d'évaluation de la douleur, préconise l'utilisation de l'échelle visuelle analogique (EVA).

Cinquième partie

TRANSFUSION SANGUINE

Transfusion sanguine 13

Exploration des constantes sanguines et de coagulation

Les prélèvements sanguins par voie veineuse se font sur tubes avec anticoagulants :
– tube avec EDTA (ou équivalent) pour les examens hématologiques ;
– tube citraté pour les examens d'exploration de la coagulation.

▶ UNE PONCTION VEINEUSE DIFFICILE peut activer les phénomènes de coagulation et perturber les résultats des tests *in vitro*. Pour pallier cet inconvénient et éviter une souillure par les anticoagulants des tubes destinés aux examens d'hémostase (et à certains examens biochimiques), dans le cadre de prélèvements multiples chez un malade, la séquence de prélèvement sera :
1. tubes sans anticoagulant (tube sec) ;
2. tubes citratés ;
3. tubes avec anticoagulant.

Bases en immuno-hématologie

Rappel immunologique

Définitions

▶ ANTIGÈNE : substance susceptible de provoquer dans un organisme une réaction immunitaire, puis de réagir de façon spécifique avec le produit de cette réaction (anticorps ou lymphocytes sensibilisés).

Il faut distinguer :

- **Les hétéro-antigènes** (xéno-) sont propres à une espèce et communs à tous les individus de cette espèce. Il sont responsables d'hétéro-immunisation quand ils sont introduits dans une espèce différente. La défense spécifique antibactérienne et antivirale repose sur eux.
- **Les allo-antigènes** sont propres à certains individus à l'intérieur d'une espèce. Ils sont capables de susciter une réponse immunitaire chez un individu appartenant à la même espèce (allo-immunisation). Localisés au niveau des constituants du sang, ce sont les *groupes sanguins* proprement dits.
- **Les auto-antigènes** sont, eux, capables de provoquer une réaction immune au sein même de l'organisme dont ils sont issus.

▶ ANTICORPS : médiateurs humoraux de la réponse immune (immuno-globulines) dont la production est déclenchée par l'administration d'un antigène et qui sont capables de se lier spécifiquement à lui. Les circonstances d'apparition sont variables :

- **Les anticorps naturels réguliers** sont toujours présents sans pré-immunisation apparente.
- **Les anticorps naturels irréguliers** sont parfois présents dans le plasma sans pré-immunisation apparente.
- **Les anticorps immuns** sont détectés à la suite d'une stimulation antigénique connue.

Réaction antigène-anticorps Application en immuno-hématologie

Les réactions antigènes-anticorps des globules rouges entraînent essentiellement des agglutinations (formation d'amas) ou des hémolyses.

Les anticorps agglutinants provoquent l'agglutination des hématies en solution saline physiologique (agglutination directe) mais la majorité des réactions entraînent une fixation spécifique de l'anticorps non suivie d'agglutination. Pour mettre en évidence ces anticorps non agglutinants on utilise des techniques d'agglutination artificielle (adjonction de macromolécule dans le milieu [albumine], traitement préalable des hématies par des enzymes protéolytiques [papaïne, bromeline], adjonction d'antiglobulines selon la technique de Coombs). Les techniques d'agglutination sont utilisées pour *déterminer les groupes sanguins* (phénotypes sanguins) et la *recherche des anticorps anti-érythrocytaires* (RAE ou RAI : recherche des agglutinines irrégulières).

La mise en évidence des réactions antigènes-anticorps des lymphocytes fait appel à la lyse des

Tableau 13.1. Groupage ABO.

	Antigène présent	Anticorps régulier présent	Fréquence en France
Groupe A	A	anti-B	45 %
Groupe B	B	anti-A	9 %
Groupe O	O	anti-AB	43 %
Groupe AB	AB	-	3 %

Tableau 13.2. Règles transfusionnelles.

Les règles transfusionnelles dans le groupe ABO sont à respecter impérativement.

TRANSFUSIONS IDENTIQUES

Il ne faut pas que les hématies du donneur soit agressées par les anticorps du receveur.

donneur		receveur
O	→	O
A	→	A
B	→	B
AB	→	AB

TRANSFUSIONS COMPATIBLES

Il ne faut pas que les hématies du donneur soit agressées par les anticorps du receveur.

Il ne faut pas que les hématies du receveur soit agressées par des anticorps du donneur (absence d'anticorps immuns)

donneur		receveur
O	→	A, B ou AB
A	→	AB
B	→	AB

Tableau 13.3. Phénotypes fréquents dans le système Rhésus.

Rhésus positif		Rhésus négatif	
D C c e	35 %	c e	15 %
D C e	20 %	–	–
D C c E e	13 %	–	–
D c E e	12 %	–	–

lymphocytes par action des anticorps en présence de complément (lympho-cyto-toxicité). Les anticorps les plus fréquemment observés sont les anti-HLA, responsables de réactions d'intolérance transfusionnelle (syndrome frisson-hyperthermie), d'inefficacité de transfusions de plaquettes.

Les réactions anticorps-antigènes des plaquettes et des polynucléaires sont utilisées pour déterminer des phénotypes et réaliser des épreuves de compatibilité chez des malades allo-immunisés.

Groupes sanguins

Les groupes sanguins sont des allo-antigènes génétiquement déterminés qui sont identifiables à la surface de la membrane des cellules du sang. Les plus anciennement connus, les plus fréquemment responsables de conflits en clinique sont les groupes érythrocytaires.

Systèmes de groupes sanguins érythrocytaires

Actuellement, environ vingt systèmes de groupes sanguins érythrocytaires sont définis. Un système de groupe se définit par des antigènes présents à la surface des hématies. Par ailleurs, le système ABO est aussi défini par la présence d'anticorps réguliers. D'autres systèmes comportent des anticorps irréguliers.

En pratique transfusionnelle, il sera tenu compte de la présence des antigènes et des anticorps.

▶ Système ABO

Le système se définit par ses antigènes érythrocytaires et ses anticorps réguliers naturels. La présence des uns exclut la présence des autres.

Le groupage dans le système ABO fait appel à l'identification des antigènes (*épreuve de Beth-Vincent* utilisant des sérums-tests) et des anticorps réguliers (*épreuve de Simonin* utilisant des hématies-tests). Le contrôle ultime au lit du malade est un test de Beth-Vincent sur carte (tableau 13.1).

Des anticorps immuns peuvent apparaître à la suite de stimulations antigéniques variées (en particulier allo-immunisation lors d'une grossesse : mère O et enfant A ou B). Ils sont le plus souvent présents chez les sujets de groupe O et définissent les « donneurs dangereux » (tableau 13.2).

▶ Système Rhésus (Rh)

Le système se définit par ses antigènes. Plus de quarante sont actuellement identifiés, mais en pratique courante, cinq sont à connaître : D, C, c, E, e. Les personnes possédant l'antigène D sont Rhésus positif. En France, 85 % des habitants sont Rh positif.

Tableau 13.4. Règles transfusionnelles dans le groupe Rhésus.

Les règles transfusionnelles dans le groupe Rhésus sont à respecter impérativement :
Il est interdit de transfuser du sang Rh* positif à un malade Rh* négatif.
La compatibilité s'impose vis-à-vis des antigènes E et c chez les patients à risque (enfant de sexe féminin, jeune femme et polytransfusés).
Recherche des anticorps immuns chez le receveur avant toute transfusion.

Tableau 13.5. Autres systèmes immunisants.

Système	*Antigènes immunisants*	*Fréquence dans la population française*	*Attitude transfusionnelle*
Kell	K	10 %	Ne pas provoquer d'allo-immunisation (transfusion d'hématies K^+ à un malade K^-) Prévenir l'accident transfusionnel par la recherche des anticorps et le choix des unités de sang.
Duffy	Fy^a	63 %	Prévenir l'accident transfusionnel par la recherche des anticorps et le choix des unités de sang.
Kidd	Jk^a	80 %	
MNSs	S	55 %	

Ces antigènes sont différemment associés sur la membrane des hématies :

– D est présent ou absent ;

– C et c peuvent être présents ensemble ou isolément, l'un des deux est toujours présent ;

– E et e peuvent être présents ensemble ou isolément, l'un des deux est toujours présent (tableau 13.3).

Les anticorps anti-Rhésus sont dans la quasi-totalité des cas des anticorps immuns. L'allo-immunisation est soit transfusionnelle soit fœto-maternelle. Les hématies du donneur sont porteuses d'un antigène dont est dépourvu le receveur (exemple : mère D^- et enfant D^+). Les antigènes les plus immunogènes sont par ordre décroissant : D, puis E, enfin c.

Les anticorps immuns dans le système Rh font du système Rh le groupe le plus important en clinique avec le système ABO (tableau 13.4).

▶ Autres systèmes immunisants

Voir tableau 13.5.

D'autres systèmes sont décrits dont certains, bien que moins immunogènes, peuvent avoir une importance en transfusion, tel le système Lewis.

Antigènes des autres cellules sanguines

Les polynucléaires, les plaquettes et les lymphocytes sont porteurs d'antigènes communs avec les hématies, en particulier le système ABO, qui imposent l'identité ABO entre donneur et receveur de ces cellules.

Ces éléments sont d'autre part porteurs de systèmes propres ayant parfois des implications transfusionnelles et d'un système très ubiquitaire, le système HLA (*Human Leucocyte Antigen* ou antigène d'histocompatibilité). L'allo-immunisation HLA post-transfusionnelle ou *post partum* est fréquente.

Règles et méthodes de détermination des groupes sanguins

La détermination des groupes sanguins érythrocytaires est l'un des éléments de la prévention des accidents d'allo-immunisation transfusionnelle. L'antigéno-compatibilité dans le système ABO s'impose en effet toujours pour les transfusions de produits sanguins labiles (transfusion de globules rouges, de plaquettes, de granulocytes et de plasma). Elle s'impose le plus souvent dans le système Rhésus.

Prélèvement

Le prélèvement doit être assuré selon des règles précises (circulaire DGS/3B/552 du 17 mai 1985 relative à la prévention des accidents transfusionnels et des accidents d'allo-immunisation) (voir *Démarche infirmière*).

Groupage sanguin

Le groupage sanguin comportera **au minimum** les éléments suivants (tableau 13.6).

▶ GROUPAGE ABO

Deux épreuves sont obligatoirement réalisées.

- **Épreuve de Beth-Vincent ou épreuve globulaire** qui met en évidence la présence des antigènes A et B à la surface des hématies à l'aide de trois réactifs : anti-A, anti-B et anti-AB.
- **Épreuve de Simonin ou épreuve sérique** qui met en évidence les anticorps anti-A et anti-B présents dans le plasma (ou le sérum) à l'aide d'hématies test A, B et O.

Les deux épreuves sont réalisées par deux techniciens différents à l'aide de deux lots de réactifs différents. L'ensemble de ces tests correspond à une détermination.

▶ DÉTERMINATION DU PHÉNOTYPE RH STANDARD (RH)

Cet examen est réalisé au moyen de deux réactifs anti-D de lots différents et par deux techniciens différents. L'ensemble de ces tests correspond à une détermination.

Les résultats de groupage sanguin ne seront considérés comme définitifs qu'après une seconde détermination réalisée à distance de la première et avec les mêmes modalités.

Tableau 13.6. Groupage sanguin.

Groupage sanguin standard	ABO Rh (D)
Groupage sanguin dans le cadre transfusionnel	ABO Rh (D) Kell (K)
Groupage sanguin chez un transfusé à risque (polytransfusé, enfant, jeune femme...) ou un donneur	ABO Rh (D, E, C) Kell (K)

DÉMARCHE INFIRMIÈRE

RÈGLES DU PRÉLÈVEMENT POUR GROUPAGE SANGUIN

Objectif

Faire établir une détermination de groupe sanguin érythrocytaire par un laboratoire agréé.

Matériel

Matériel pour ponction veineuse.
Tube à prélèvement sanguin avec anticoagulant (EDTA ou équivalent).

Fiche d'accompagnement

La fiche comporte :
- l'identité du sujet : nom (suivi éventuellement du nom marital), prénoms, sexe, date de naissance ;
- date de prélèvement (et lieu si possible) ;
- la nature de l'examen demandé (groupage standard, phénotype Kell et Rh...) ;
- les indications cliniques ou autres pouvant avoir des répercussions sur la détermination des tests à réaliser (en particulier : date et nombre de transfusions antérieures) ;
- le nom et la qualité de la personne ayant réalisé le prélèvement.

Méthode

- Contrôle de l'identité du sujet (par interrogatoire si possible).
- Effectuer le prélèvement.
- Étiqueter le prélèvement (les tubes ne doivent jamais être identifiés avant la réalisation du prélèvement) :
  - l'identité du sujet : nom (suivi éventuellement du nom marital), prénoms, sexe, date de naissance ;
  - date de prélèvement (et lieu si possible).
- Vérifier l'identité en la faisant lire au sujet (à défaut en la comparant aux pièces du dossier médical).
- Joindre la fiche d'accompagnement.
- Transmettre au laboratoire simultanément fiche et prélèvement.

Carte de groupe sanguin

Elle comporte :

- **l'identification complète du laboratoire ;**
- **l'identification complète du sujet** (nom, prénoms, date et lieu de naissance, domicile) ;
- **les groupes sanguins** (1re et 2e détermination, phénotype s'il a été réalisé).

Produits sanguins

Nomenclature

À partir d'un don du sang, il est possible d'obtenir des produits sanguins labiles et stables. Les **produits sanguins labiles** (PSL), préparés par les ETS, rentrent dans le cadre de la thérapeutique transfusionnelle qui est seule abordée ici.

« *Les produits sanguins stables préparés à partir du sang et de ses composants constituent des médicaments.* » (loi 93-5 du 4 janvier 1993 relative à la sécurité en matière de transfusion sanguine et de médicament modifié par l'article 53 de la loi 94-43 du 18 janvier 1994 relative à la santé publique et à la protection sociale). Ils sont préparés par le « Laboratoire français du fractionnement et des biotechnologie » à partir du sang collecté par les ETS. À compter du 1er janvier 1995, les règles de la distribution pharmaceutique leur sont applicables (tableau 13.7).

Tableau 13.7. Produits sanguins (liste non limitative).

Produits labiles	Produits stables
Sang humain total	Albumine humaine
Concentré de globules rouges humains	Immunoglobulines
Concentré de plaquettes	Facteurs de coagulation
Concentré de granulocytes	Biocolle chirurgicale

Caractéristiques complémentaires des PSL

À compter du 1er avril 1998, les concentrés de globules rouges et les concentrés de plaquettes homologues sont systématiquement déleucocytés afin de diminuer l'allo-immunisation HLA, de réduire la fréquence des réactions fébriles non hémolytiques et du risque de transmission des virus intraleucocytaires.

Caractéristiques

▶ PLASMA

– à risque viral atténué (traité par solvant-détergents) ;

– sécurisé par quarantaine (le plasma est conservé 120 jours ; passé ce délai, il n'est libéré qu'après une vérification lors d'un deuxième don des examens biologiques de qualification chez le donneur) ;

– solidarisé (le plasma est destiné au receveur du concentré de globules rouges issus du même don).

▶ CONCENTRÉ PLAQUETTAIRE

– issus de dons différents (mélange de 2 à 10 unités au maximum du même groupe ABO) ;

– d'aphérèse (recueilli à l'aide d'un séparateur de cellules lors d'un seul don).

Qualifications

▶ **« PHÉNOTYPÉ » :** PSL cellulaires pour lesquels des déterminations de groupes sanguins ont été effectuées en plus du groupe ABO et Rh (D).

▶ **« COMPATIBILISÉ » :** PSL cellulaires pour lesquels une épreuve de compatibilité entre le sérum du receveur et le sang du donneur a été réalisée et a établi que le produit est effectivement compatible.

▶ **« CMV NÉGATIF » :** la recherche des anticorps anti-CMV est négative chez le donneur au moment du don.

Transformations

▶ **« DÉLEUCOCYTÉ » - « APPAUVRI EN LEUCOCYTES » :** soustraction des leucocytes d'un PSL cellulaire.

▶ **« IRRADIATION » :** exposition du PSL cellulaire à une source de rayonnement ionisant (25 à 45 grays) en vue d'éliminer la population lymphocytaire résiduelle.

▶ **« CRYOCONSERVATION » :** congélation des PSL cellulaires et conservation (– 130 °C ou – 60 °C).

Organisation de la transfusion sanguine en France

La loi du 1er juillet 1998 a créé un opérateur unique : l'Établissement français du sang en charge pour l'essentiel, de cinq types d'activité :

– la collecte, incluant la promotion du don et la sélection médicale des donneurs ;

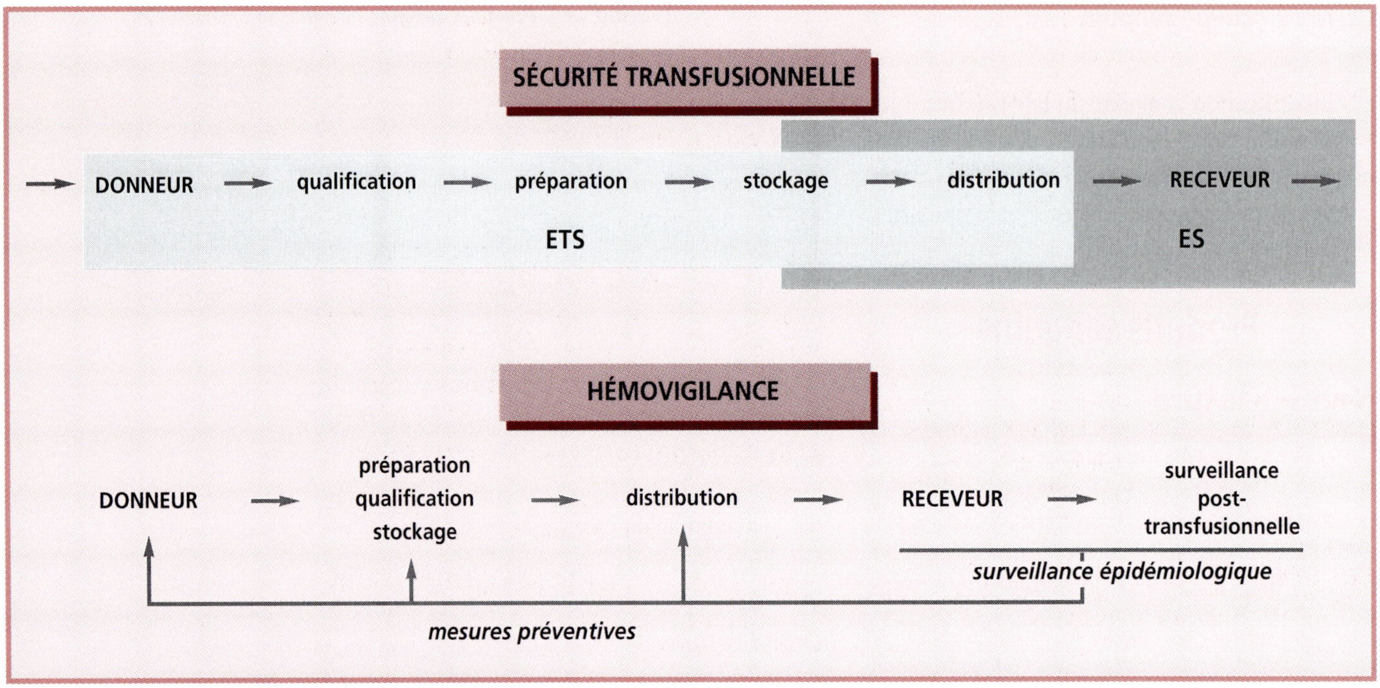

Fig. 13.1. Sécurité transfusionnelle et hémovigilance.

– la qualification biologique des dons;

– la préparation des produits sanguins labiles;

– la distribution des produits sanguins labiles;

– les activité annexes liées à la transfusion sanguine.

La transfusion sanguine française est organisée en fonction de deux principes, la ***sécurité transfusionnelle*** et l'***hémovigilance*** qui en est un des éléments. Le but de la sécurité transfusionnelle est d'assurer au malade un approvisionnement en produits sanguins aussi sûrs que possible même si le risque zéro en matière transfusionnelle n'existe pas. L'hémovigilance est une surveillance épidémiologique destinée à recueillir les informations sur les incidents et accidents post-transfusionnels afin de mettre en œuvre des mesures préventives.

Sauf cas particuliers (voir figure 13.1) il s'agit de produits homologues : don d'un donneur à un receveur.

Don de sang

Loi 93-5 du 4 janvier 1993. Arrêté du 22 septembre 1993 relatif aux bonnes pratiques de prélèvement.

La collecte de sang humain ou de ses composants ne peut être faite que par les établissements de transfusion sanguine (ETS) agréés.

Le don du sang est bénévole et anonyme : le donneur ne peut connaître l'identité du receveur ni le receveur celle du donneur.

Les collectes sont proscrites dans les lieux à forte prévalence pour les maladies transmissibles par transfusion.

La sélection des donneurs a pour objet la recherche de contre-indications médicales au don du sang dans le double souci de protection du donneur et du receveur. Elle inclut un examen médical comportant un entretien et un examen clinique. L'entretien permet d'écarter du don les personnes exposées ou ayant des comportements à risque lorsque les tests de dépistage sont inopérants (« fenêtre silencieuse ») ou inexistants.

Le prélèvement ne peut être fait qu'après consentement du donneur par un médecin ou sous sa direction et sa responsabilité.

Préparation des produits sanguins

Loi 93-5 du 4 janvier 1993. Arrêté du 7 février 1994 relatif aux bonnes pratiques de préparation des PSL, arrêté du 4 janvier 1995 relatif au bonnes pratiques de qualification biologique du don.

Les ETS assurent, outre la collecte, la préparation des produits sanguins labiles (PSL) (voir figure 13.1).

La qualification des dons en immuno-hématologie désigne l'ensemble des analyses biologiques permettant d'établir les caractéristiques immuno-hématologiques du don (tableau 13.8).

Tableau 13.8. Analyses des dons.

Analyse systématique	Groupage ABO Groupage Rh (D) Détection des anticorps immuns anti-A et B Recherche des anticorps anti-érythrocytaires (RAE)
Analyse complémentaire non systématique	Phénotypage Rh-K
Analyse supplémentaire au phénotypage Rh-K	Phénotypage étendu

La qualification biologique des dons en matière de dépistage désigne l'ensemble des analyses biologiques pratiquées au laboratoire qui permettent d'évaluer la sécurité des dons vis-à-vis des maladies transmissibles par le sang dont le dépistage est obligatoire (tableau 13.9).

Distribution des produits sanguins

Arrêté du 4 août 1994 relatif aux bonnes pratiques de distribution. Arrêté du 8 décembre 1994 fixant les clauses obligatoires de convention entre ETS et ES pour l'établissement d'un dépôt de sang.

Les bonnes pratiques de distribution sont un des éléments les plus importants de la sécurité transfusionnelle. L'application de ces règles aboutit à la maîtrise des circuits de distribution des PSL. Une collaboration étroite entre ETS et établissement de soins (ES) est indispensable.

Au niveau de l'ETS

L'activité de distribution est sous la responsabilité d'un médecin ou d'un pharmacien qualifiés en transfusion. Le conseil transfusionnel relève de la compétence d'un médecin.

Les zones de stockage doivent être maintenues à des températures adaptées aux produits à conserver (tableau 13.10).

Transport de l'ETS à l'ES

Le transport doit se faire dans des conteneurs spécifiquement destinés aux produits sanguins, dans le respect des conditions de température et de rapidité. Lors de l'utilisation d'accumulateurs de froid, ceux-ci ne doivent pas entrer en contact direct avec le produit. À l'arrivée, il est indispensable de vérifier que les PSL ont été acheminés dans des conditions conformes (contrôle de l'intégrité des chaînes de température), qu'il s'agisse d'attribution ou d'approvisionnement.

Au niveau de l'ES

Chaque ES doit choisir un ETS unique pour assurer son approvisionnement.

Tableau 13.9. Maladies transmissibles dont le dépistage est obligatoire.

Sérologie de la syphilis Dépistage de l'antigène HBs des anticorps anti-VIH 1 et 2 anti-VHC anti-HBc anti-HTLV I et II	**Résultats obligatoirement négatifs**
Dosage des ALAT Dépistage des anticorps anti-CMV antipaludéens	**Dons qualifiés selon la qualification du PSL**

Tableau 13.10. Températures adaptées aux produits à conserver.

PSL	Température de conservation	Durée de conservation
Concentré de globules rouges	+ 2 à + 8 °C	21 jours à 42 jours selon la solution anticoagulante et l'addition d'une solution de conservation (SAG Mannitol)
Concentré de plaquettes	+ 20 à + 24 °C (sous agitation lente et continue)	6 heures à 5 jours selon la préparation
Plasma frais congelé	< – 25 °C	1 an
Concentré de granulocytes	+ 20 à + 24 °C	12 heures
Concentré de cellules mononucléées	+ 4 à + 24 °C	12 heures

▶ **Les PSL peuvent être distribués selon deux modalités :**

- **Attribution** : délivrance au patient par l'ETS sur prescription médicale. Les produits sanguins sont fournis avec un bordereau de distribution solidaire de l'emballage faisant apparaître le nom du service destinataire, celui du patient, la date et heure de délivrance, le type (numéro d'identification) et la quantité de PSL.
- **Approvisionnement** d'un dépôt. Au sein d'un ES, est appelé dépôt tout stockage de produits sanguins labiles prêts à l'usage thérapeutique. Le stockage et l'attribution se font dans les mêmes conditions que dans les ETS.

Cas particuliers de la transfusion sanguine

▶ **L'autotransfusion** est le début d'un acte thérapeutique. Elle consiste à prélever du sang chez un malade, à le conserver et à réserver son utilisation au patient lui-même. C'est une transfusion autologue. Elle se réalise avec une méthodologie analogue à celle des PSL homologues. Le prélèvement est de la responsabilité des ETS. Les dons reçoivent les mêmes qualifications biologiques et immunologiques et sont rejetés dans les mêmes conditions. La seule différence tient à l'étiquetage qui précise : « *transfusion autologue* » poche strictement réservée à : nom, prénom, date de naissance.

▶ **L'hémodilution normovolémique** est une transfusion autologue de sang total intégrée dans un acte chirurgical. Le sang du malade est prélevé en début d'intervention. Il est conservé *dans* le bloc opératoire. Il est utilisé durant l'intervention. Il échappe aux examens de qualifications biologique et immunologique.

Sécurité transfusionnelle dans l'établissement de soins

Prescription

La prescription d'un produit sanguin est un acte médical qui engage la responsabilité du médecin prescripteur, lequel peut être ou non celui qui pose la perfusion. Le bénéfice de la transfusion doit être apprécié eu égard aux risques iatrogènes.

▶ **La distribution est nominative.** L'ordonnance comportera :

- le nom du service demandeur ;
- le nom du médecin prescripteur et sa signature ;
- l'état civil complet du patient ;
- la date de la prescription et la date prévue de transfusion ;
- la nature et la quantité des PSL prescrits.

La prescription doit être accompagnée d'un document de groupage sanguin valide (deux déterminations) ou des prélèvements permettant de l'effectuer (voir page 238).

Attribution

Concentrés érythrocytaires

La recherche des anticorps anti-érythrocytaires (RAE) est indispensable. Elle s'accompagne d'une épreuve directe de compatibilité entre le sérum du receveur et les hématies du donneur obligatoirement effectuée pour tout patient dont les RAE sont positives.

Le délai maximum entre une RAE et une transfusion est de trois jours.

Le délai maximum de validité d'une épreuve directe de compatibilité est de trois jours.

Au-delà, le test doit être répété.

▶ **Lors de la prescription,** trois situations sont possibles :

- **un résultat valide de RAE** est transmis ;
- **l'ETS a connaissance par le fichier receveur d'un résultat valide de RAE ;**
- **la prescription est accompagnée d'un prélèvement** (tube dépourvu d'anticoagulant) pour effectuer la RAE. Cet échantillon est prélevé dans les mêmes conditions que pour le groupage sanguin (voir *Démarche infirmière*).

Les résultats des examens pris par téléphone ne peuvent pas être pris en compte.

▶ **Lors de l'attribution,** il est indispensable de rappeler le caractère systématique et obligatoire du contrôle ultime au lit du malade. L'ETS ou le dépôt de sang peuvent délivrer des cartes prétransfusionnelles validées.

L'utilisation du PSL doit être la plus immédiate après la délivrance.

Concentrés plaquettaires

L'ordonnance est rédigée conformément au paragraphe Prescription. Elle précise le poids du patient, les résultats d'une numération plaquettaire datée et la posologie souhaitée. Elle est accompagnée du document de groupage sanguin.

Plasma frais congelé

L'ordonnance est rédigée conformément au paragraphe Prescription. Elle est accompagnée du document de groupage sanguin.

En règle générale, ce produit doit être décongelé à l'ETS ou au dépôt dans un bain-marie à 37 °C en moins de 30 minutes (pour les produits de volume inférieur à 400 mL).

Le produit doit être utilisé immédiatement et au plus tard 6 heures après la décongélation.

La conservation des PSL dans les services ne disposant pas des matériels spécifiques de stockage de PSL est à proscrire.

Modalités pratiques de la transfusion

(Voir *Protocole de soins*, page 244).

▶ **La responsabilité du personnel infirmier** est très importante, notamment lors des prélèvements des échantillons de sang destinés au groupage et à la recherche des RAE (voir *Démarche infirmière*, page 245).

▶ **Le contrôle ultime au lit du malade,** même réalisé par le personnel infirmier, reste sous la responsabilité directe du prescripteur (voir *Démarche infirmière*, page 245).

Le contrôle prétransfusionnel ultime au lit du malade est un élément essentiel de la sécurité transfusionnelle.

▶ **En cas d'urgence vitale,** le service de distribution met en place des protocoles transfusionnels et des procédures adaptées, en accord avec les médecins prescripteurs et après consultation du CSTH. Le mode de distribution redeviendra classique dès que possible.

▶ **L'administration d'un PSL donne lieu à l'ouverture d'un dossier transfusionnel** (fiche transfusionnelle) destinée au dossier médical du patient et à son médecin traitant. La fiche doit comprendre les informations relatives aux examens effectués et la liste complète des *PSL effectivement reçus*.

▶ **Le patient auquel a été administré un PSL est informé** par écrit de ce qu'un ou plusieurs PSL lui ont été administrés et de leur nature (article R 710-2-7-1 du décret 94-28 du 24 janvier 1994 relatif aux règles d'hémovigilance). À cette occasion il est recommandé au patient d'informer son médecin traitant pour que celui-ci puisse participer au suivi transfusionnel.

Risques de la transfusion et hémovigilance

Définition et but de l'hémovigilance

« L'hémovigilance est l'ensemble des procédures de surveillance organisées depuis la collecte du sang et de ses composants jusqu'au suivi des receveurs, en vue de recueillir et d'évaluer les informations sur les effets inattendus ou indésirables résultant de l'utilisation thérapeutique des produits sanguins labiles et d'en prévenir l'apparition. » (décret 94-68 du 24 janvier 1994 relatif aux règles d'hémovigilance).

Elle a pour but d'améliorer la connaissance épidémiologique de la collecte, de l'utilisation du sang, et des risques transfusionnels, afin de contribuer à l'amélioration de la sécurité transfusionnelle.

▶ **Pour la réalisation de ces objectifs** trois moyens sont utilisés :

- **Traçabilité :** recueil et conservation (pendant 40 ans) d'informations sur toutes les étapes du circuit transfusionnel du prélèvement du don à l'administration au malade. Ceci permet de suivre un produit sanguin et d'effectuer une enquête ascendante (du patient au donneur) si un incident transfusionnel est observé, une enquête descendante (du donneur

PROTOCOLE DE SOINS

MODALITÉS PRATIQUES DE LA TRANSFUSION

Objectif

Respecter les règles de sécurité transfusionnelle.

Matériel

• ***Injection :***

– aiguilles de 1,10 mm de diamètre (18 ou 19 G) pour l'adulte et de 0,63 mm de diamètre (23 G ou 4 F) pour usage pédiatrique ou chez l'adulte aux veines peu accessibles;

– aiguilles épicrâniennes courtes de diamètre usuels de 0,8 mm à 1,6 mm (21 à 16 G ou 3 à 5 F) pour l'adulte; chez l'enfant, calibre de 0,4 à 1,1 mm (27 à 19 G);

– cathéters de diamètre de 1,5 mm à 2 mm.

• ***Tubulure*** dénommée « appareil à transfusion ».

• ***Filtres*** placés sur le trajet de la tubulure plastique-poche-veine.

– filtres classiques qui retiennent les éléments de diamètre supérieur à 170 µm (fibrine, agrégats leuco-plaquettaires);

– filtres spéciaux disposés en plus (ou à la place) du filtre classique. Leur diamètre de 20 à 40 µm retiennent les microagrégats formés pendant la conservation du PSL.

• ***Pompes à galets ou manchon à pression*** nécessaires pour obtenir un débit rapide.

• ***Réchauffeur de sang*** (système agissant sur la tubulure ou sur la poche), nécessaire quand la transfusion est massive.

Technique

– Informer le malade conscient de la thérapeutique qui va lui être administrée.

– Vérification visuelle du PSL.

Concentré de GR	*Concentré plaquettaire*	*Plasma frais décongelé*	*Concentré de granulocytes*
• altération de la couleur • aspect coagulé	• altération de la couleur • aspect coagulé • absence d'aspect moiré lors de l'agitation douce	• altération de la couleur • floculation • fuite	• aspect coagulé

– Contrôler la concordance entre l'identité du malade et les données portées sur la fiche de distribution nominative du PSL.

– Réaliser le ***contrôle ultime au lit du malade*** pour les concentrés érythrocytaires et les contrôles de concordance des règles immunologiques pour les autres PSL [ABO, Rh (D) au minimum].

– Poser un abord veineux dans les conditions d'asepsie chirurgicale (veines superficielles pour une transfusion médicale; veines profondes pour une transfusion massive; veine ombilicale pour l'exsanguino-transfusion du nouveau-né).

– Purger la tubulure et brancher.

– Régler le débit :

 - transfusion médicale chez un adulte : 5 mL/min pendant les 10 à 30 premières minutes (30 à 50 gouttes/min); puis, en l'absence d'effets indésirables, accélérer le débit en fonction de la durée de perfusion prescrite.
 - compensation du choc hypovolémique : 100 mL/min ou plus; ne pas dépasser une pression de 300 mmHg au niveau des accélérateurs de débit;
 - transfusion pédiatrique : 1 goutte/kg/min.

– Arrêt immédiat de la transfusion si une réaction suspecte est observée.

– Durée indicative de transfusion :

 - concentré érythrocytaire : 1 à 1 h 30 (≈ 60 gouttes/min);
 - concentré de granulocytes : 3 h (très lente);

– Ouverture ou mise à jour du dossier transfusionnel.

Surveillance clinique étroite au début de la transfusion, observation clinique du malade de règle au moins dans l'heure qui suit la transfusion.

Aucun médicament ne doit être ajouté aux PSL avant et pendant la transfusion.

DÉMARCHE INFIRMIÈRE

CONTRÔLE PRÉTRANSFUSIONNEL ULTIME AU LIT DU MALADE

Principe

Identification des antigènes érythrocytaires à l'aide de sérums-tests anti-A et anti-B (épreuve de Beth-Vincent).

Objectif

Authentifier une incompatibilité entre le donneur et le receveur dans le système ABO et éviter une hémolyse aiguë.

Matériel

Carte prétransfusionnelle validée par un établissement de transfusion sanguine.

Technique

(La technique développée ici n'est donnée qu'à titre indicatif. Il existe de nombreux modèles de cartes.)

Contrôler l'identité du malade (par interrogatoire si possible).

Contrôler la concordance avec les données portées sur la fiche de distribution nominative du concentré globulaire.

Contrôler la validité de la carte prétranfusionnelle (péremption, aspect général).

Prélever deux gouttes du receveur de sang au doigt ou à partir d'une voie veineuse. Les déposer sur le cercle « receveur ».

Prélever deux gouttes du concentré globulaire au niveau d'un segment de la tubulure de prélèvement isolé par soudure (ne jamais prélever dans la poche elle-même) et les déposer sur le cercle « donneur ».

Déposer une à deux gouttes de ***sérum physiologique*** sur chacune des plages 1, 2, 3 et 4.

Avec un agitateur ou le fond d'un tube à prélèvement, transporter ***très peu*** de sang du cercle receveur sur la plage 1 et mélanger par rotation pendant 30 secondes.

Essuyer l'agitateur avec soin et faire de même sur la plage 2.

Renouveler l'opération sur les plages 3 et 4 avec le sang du cercle donneur.

Observer la présence ou l'absence d'agglutination sur les plages 1, 2, 3 et 4.

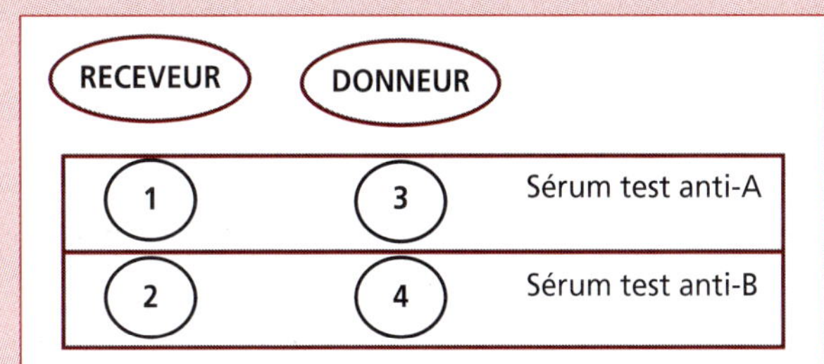

Résultats

Les réactions doivent être identiques entre receveur et donneur pour un même sérum test (entre 1 et 3 d'une part et 2 et 4 d'autre part).

L'interprétation de cette épreuve doit être raisonnée (sous la responsabilité du médecin prescripteur) lorsque la transfusion se fait en sang compatible mais non identique.

Les résultats sont inscrits sur le dossier transfusionnel du malade.

La carte doit être conservée 48 heures dans des conditions de sécurité biologique (emballage plastifié) car il s'agit d'un produit biologique potentiellement contaminant

au patient) si une anomalie est détectée chez le donneur. Pour cela, les ETS et les ES doivent mettre en œuvre des systèmes d'enregistrement. Les ETS recueillent les informations depuis l'identification du donneur jusqu'à l'identification du prescripteur. Les ES sont tenus de conserver l'identification des PSL par l'intermédiaire du numéro de don (codification nationale), de l'ETS distributeur, le nom du prescripteur et du malade auquel le produit a été *effectivement* administré.

- **Fiche d'incident transfusionnel (FIT)** : les ES ont obligation de signaler tout incident ou accident transfusionnel, pratique à rapprocher de la pharmacovigilance.
- **La conduite d'enquêtes épidémiologiques.**

Acteurs de l'hémovigilance

▶ AU NIVEAU NATIONAL :

- L'**Agence française de sécurité sanitaire des produits de santé (AFSSAPS)** a en charge l'ensemble des produits de santé. Elle est en charge de la coordination de l'ensemble des vigilances dont l'hémovigilance antérieurement animé par l'agence française du sang.
- L'**Institut national de la transfusion sanguine** a en charge l'ensemble des fonctions concernant l'hémovigilance (figure 13.2).

▶ AU NIVEAU LOCAL trois catégories d'intervenants sont concernés :

- **Coordonnateur régional d'hémovigilance** placé auprès du directeur régional des affaires sanitaires et sociales (DDASS).
- **Correspondant d'hémovigilance** (CHV) dans chaque ETS et ES public ou privé. En règle générale, c'est un médecin désigné par le chef d'établissement. Il est notamment chargé :

– d'assurer la traçabilité ;

– des investigations après incident ou accident transfusionnel et de la transmission de la FIT ;

– de la mise en œuvre des programmes de formation.

- **Comités de sécurité transfusionnelle et d'hémovigilance** (CSTH) dans tous les ES publics. Le comité réunit les directeurs de l'ES et de l'ETS distributeur, les correspondants d'hémovigilance et des représentants des personnels médicaux, soignants, médico-techniques et administratifs de l'ES. Ses attributions sont :

– la mise en œuvre des règles d'hémovigilance ;

– la coordination des actions d'hémovigilance dans l'ES et la collaboration avec l'ETS ;

– la formation des personnels en matière de transfusion ;

– la surveillance du fonctionnement du dépôt de sang quand il existe.

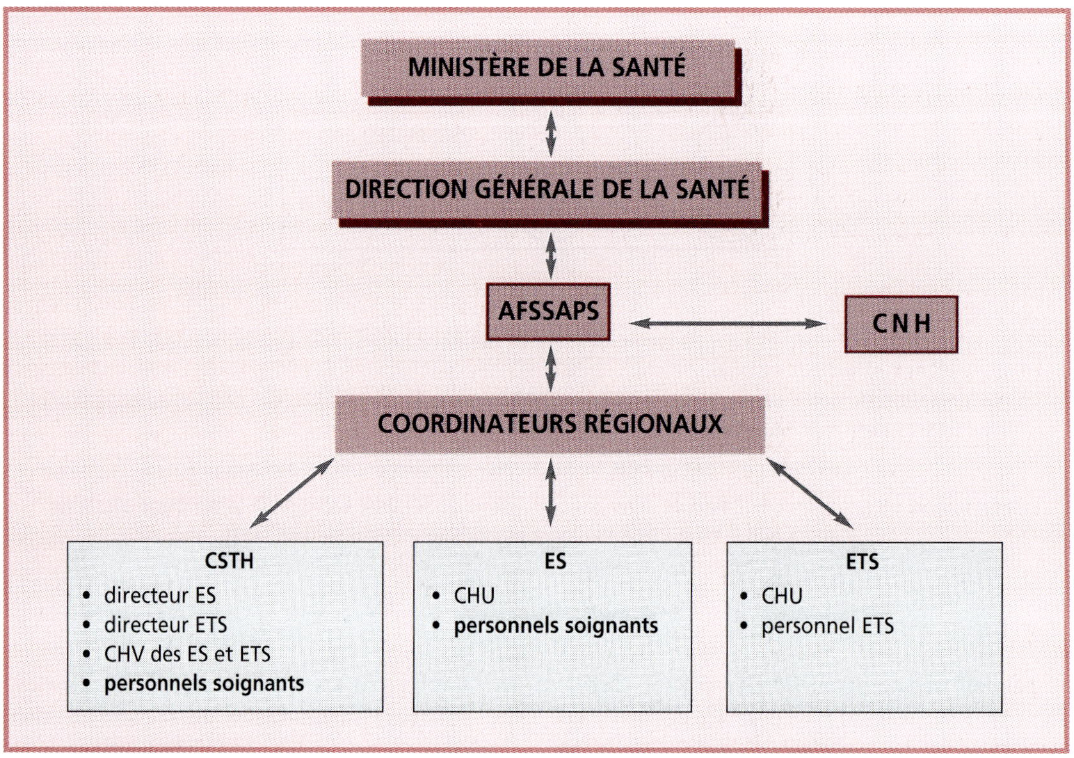

Fig. 13.2. Les acteurs de l'hémovigilance.

Effets indésirables de la transfusion

Sont considérés comme incident ou accident tout effet cliniquement ou biologiquement détectable susceptible d'être lié à l'acte transfusionnel. Les effets indésirables de la transfusion surviennent au cours ou au décours d'une transfusion sanguine dans des délais très variables. Ils sont de nature immunologique, infectieuse ou métabolique. Les estimations montrent que ce risque reste non négligeable en France (tableau 13.11).

« Tout médecin, pharmacien, chirurgien dentiste, sage-femme, infirmière ou infirmier qui a connaissance de l'administration d'un produit sanguin labile à un de ces patients et qui constate un effet inattendu ou indésirable dû ou susceptible d'être dû à ce produit doit le signaler sans délai au correspondant d'hémovigilance de l'établissement dans lequel a été administré ce produit. » (décret 94-68 du 24 janvier 1994 relative aux règles d'hémovigilance.)

▶ **Ils sont classés en cinq grades** selon leurs conséquences individuelles et collectives :

- **grade 1** : pas de menace vitale immédiate ou à long terme ;
- **grade 2** : morbidité à long terme ;
- **grade 3** : menace vitale immédiate ;
- **grade 4** : décès de la personne ;
- **X** : incident impliquant ou susceptible d'impliquer la sécurité d'au moins un receveur ou susceptible d'être lié au matériel transfusionnel.

Effets indésirables immédiats

Ils surviennent classiquement dans les huit jours suivant la transfusion mais, le plus souvent, ils sont contemporains de l'acte thérapeutique. À côté de tableaux cliniques évocateurs d'un accident aigu, un certain nombre de formes peuvent être asymptomatiques. La surveillance est donc aussi biologique (tableau 13.12).

Tous les effets indésirables immédiats sont à prendre en compte sur le plan thérapeutique et à *déclarer dans les 8 heures au correspondant d'hémovigilance* de l'ES (voir *Protocole de soins*). Celui-ci conduit une enquête et rédige, en collaboration avec le correspondant de l'ETS, une FIT qui est transmise dans les 48 heures aux destinataires prévu par les processus d'alerte (voir figure 13.3, page 248).

Tableau 13.11. Estimation du risque résiduel transfusionnel en France (source : Société française de transfusion sanguine et Centre national d'hémovigilance, novembre 1998).

RISQUE INFECTIEUX		
Risque résiduel viral	**Fréquence par million de dons**	**Nombre de malades potentiellement infectés sur 3 ans**
VIH	0,74	7
HTLV	0,01	1
VHB	4,57	40
VHC	2,68	35
Risque bactérien	**Estimation du nombre de cas**	**Nombre de décès imputables**
	60	12
Risque parasitaire	**Estimation du nombre de cas**	**Nombre de décès imputables**
	5	0
RISQUE IMMUNOLOGIQUE		
	Fréquence par million de transfusions	**Estimation du nombre de décès par an**
	100	50

Tableau 13.12. Effets indésirables immédiats.

Effets immunologiques	Effets non immunologiques
• *Hémolyse I.V. (ABO...)* – choc – syndrome hémorragique – oligo-anurie	• *Contamination bactérienne* – choc infectieux – septicémie
• *Frissons-hyperthermie*	• *Œdème aigu du poumon*
• *Réactions allergiques* – urticaire – dyspnée – angoisse, douleur thoracique – nausée vomissements	• *Accidents métaboliques*
• *Hémolyse intratissulaire* – ictère – transfusion inefficace	• *Accidents techniques*

PROTOCOLE DE SOINS

CONDUITE À TENIR DEVANT UN EFFET INDÉSIRABLE TRANSFUSIONNEL IMMÉDIAT

Objectifs

Prise en charge thérapeutique du malade.
Entamer les investigations cliniques et biologiques dans le cadre de l'hémovigilance.

Matériel

Tube sans anticoagulant (sec).
Tube avec anticoagulant (EDTA ou équivalent).
Soluté pour perfusion (sérum physiologique ou glucosé).

Technique

- Arrêt immédiat de la transfusion (le PSL est conservé).
- Recours médical.
- Conservation de la voie veineuse.
- Prélèvement d'un tube sans anticoagulant et d'un tube avec anticoagulant.
- Surveillance de la pression artérielle.
- Surveillance des urines (volume, débit, couleur).
- Retour du PSL incriminé à l'établissement de transfusion sanguine (ou au dépôt de sang de l'établissement de soins) avec un rapport clinique succinct et les échantillons de sang du malade.

L'effet indésirable est inscrit sur le dossier transfusionnel du malade.

La personne qui constate l'incident ou l'accident dispose d'un délai de 8 heures pour en informer le correspondant d'hémovigilance de l'établissement.

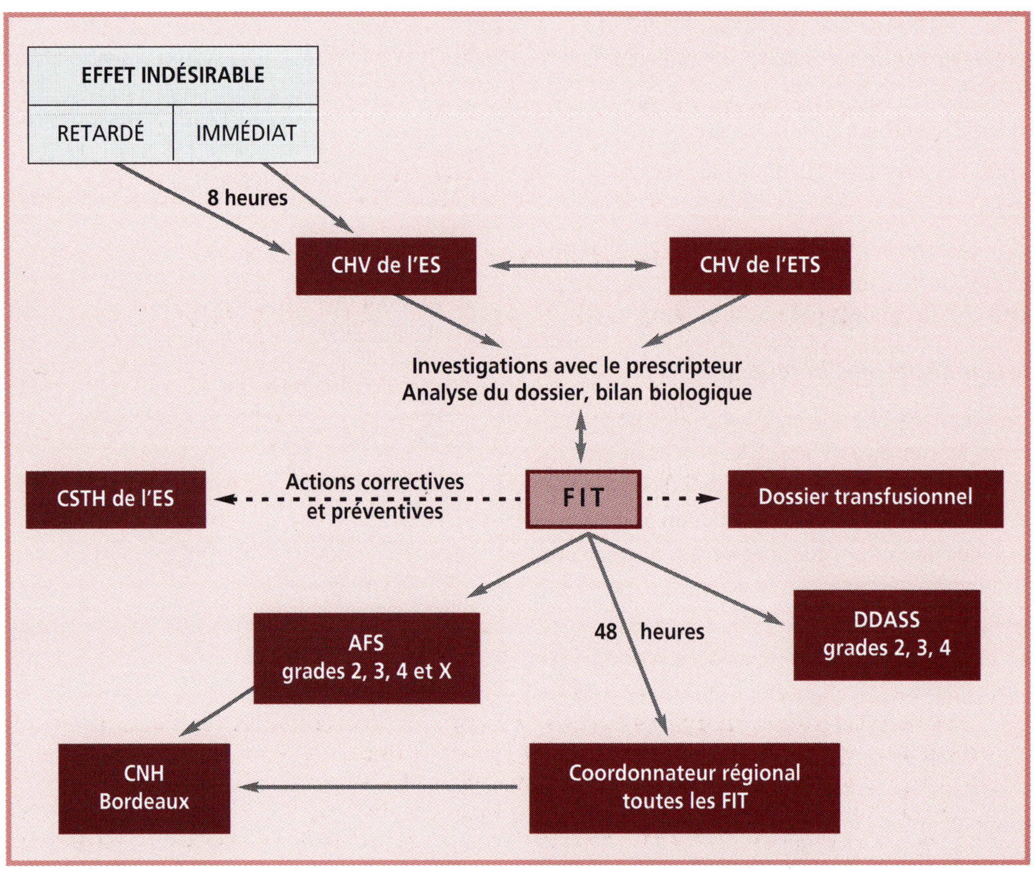

CHV : correspondant d'hémovigilance;

CSTH : comités de sécurité transfusionnelle et d'hémovigilance;

ETS : établissements de transfusion sanguine;

AFS : Agence française du sang;

CNH : Centre national d'hémovigilance;

FIT : fiche d'incident transfusionnel.

Fig. 13.3. Procédure d'alerte en cas d'effet indésirable transfusionnel.

Effets indésirables retardés

Ils sont constatés durant l'hospitalisation ou à son décours par le médecin traitant. Celui-ci est tenu de déclarer l'incident auprès du correspondant d'hémovigilance de l'ES. La FIT sera adressée par les mêmes voies aux mêmes destinataires.

Les effets indésirables retardés les plus fréquemment observés sont les allo-immunisations et les infections. Les maladies transmissibles par les composants du sang sont nombreuses et dominées par les étiologies virales (tableaux 13.13 et 13.14).

Si les effets indésirables retardés peuvent se traduire par des manifestations cliniques (ictère, hémorragies, urticaire...) ils sont dans la majorité des cas asymptomatiques. D'où l'intérêt des bilans biologiques proposés au receveur par le médecin prescripteur ou son médecin traitant quatre mois après la transfusion (*suivi transfusionnel*). Les résultats seront transmis au correspondant d'hémovigilance de l'ES chargé de la traçabilité pour inscription dans le dossier transfusionnel. Si les résultats sont pathologiques, ils donneront lieu à l'établissement d'une FIT.

Tableau 13.13. Effets indésirables retardés.

Effets immunologiques	*Effets infectieux*	*Effets de surcharge*
• Allo-immunisation – anti-HLA – anti-érythrocytaire	• Virus : – hépatite B, C – VIH, CMV....	• Hémosidérose
• Purpura post-transfusionnel	• Bactéries – brucellose – syphilis – rickettsioses	
• Réaction du greffon contre l'hôte (RGCH)	• Parasites – paludisme – toxoplasmose	

Tableau 13.14. Produits sanguins labiles : où se trouvent les virus ?

VIRUS	*Plasma*	*GB*	*GR*	*Plaquettes*
VIH	oui	oui	?	oui
VHB	oui	oui	?	?
VHC	oui	?	?	?
CMV	non	oui	non	non
Parvovirus B19	oui	?	?	?

POINTS CLÉS

1. ▶ La transfusion sanguine est un acte thérapeutique essentiel. Deux points sont particulièrement importants en pratique courante : les règles du prélèvement sanguin pour groupe sanguin souvent réalisé en urgence, les modalités pratiques de la transfusion avec le contrôle ultime au lit du patient.

2. ▶ La nécessité d'un suivi allant de la collecte du sang jusqu'au suivi des receveurs, en vue de recueillir et d'évaluer les informations sur les effets inattendus ou indésirables résultants de l'utilisation des produits sanguins labiles a conduit à la mise en place du décret 94-68 du 24 janvier 1994 relatif aux règles d'hémovigilance.

Glossaire

15. — Numéro de téléphone national pour les urgences médicales, homologue du 17 Urgence police, et du 18 Urgence pompiers.

acidose. — Tendance à l'abaissement du pH sanguin par augmentation du CO_2 dissous dans le plasma (acidose respiratoire) ou par diminution du taux des bicarbonates (acidose métabolique).

aide médicale urgente. — Ensemble des moyens permettant d'assurer aux malades blessés et aux parturientes, les soins d'urgence justifiés par leur état.

alcalose. — Tendance à l'augmentation du pH sanguin par augmentation des bicarbonates (A. métabolique) ou diminution du CO_2 dissous (A. respiratoire).

anabolisme. — Utilisation par l'organisme des éléments énergétiques pour les processus de synthèse et de réparation.

ANACOR. — Dans le cadre de la réorganisation des services d'urgence, ces unités sont les services d'urgence de « porte » d'hôpitaux généraux : antennes d'accueil et d'orientation. Ce terme devrait être modifié.

analgésie contrôlée par le patient (ACP). — Cette technique évite l'intervention de l'infirmièr(e) pour l'administration de l'analgésique. Le patient s'administre lui-même l'analgésique en fonction de sa douleur en agissant sur un bouton poussoir qui transmet l'information à un pousse-seringue électronique et informatisé.

anaphylactique. — En rapport avec une sensibilité spécifique provoquée par l'injection préalable d'un antigène.

anoxie. — Arrêt de l'apport d'oxygène aux tissus.

asystolie. — Arrêt cardiaque avec ECG plat.

Bioforce. — Créée en 1983, elle est destinée à apporter un soutien biologique aux états qui en feraient la demande à l'État français.

bradypnée. — Ralentissement du cycle respiratoire.

catabolisme. — Phase de métabolisme comprenant l'ensemble des réactions de dégradation des protéines tissulaires.

Centre 15 ou **CRRA.** — Caractérisent un SAMU doté du numéro 15, et d'une régulation médicale gérant les urgences lourdes et celles de la médecine libérale.

CESU. — Centre d'enseignement des soins d'urgence, rattaché à certains SAMU et consacré à la formation à l'urgence. Il prépare également au métier d'ambulancier.

chaîne médicale. — Elle est composée de plusieurs maillons, correspondant aux différentes étapes de la prise en charge des victimes, allant de son relevage jusqu'à son arrivée dans une structure hospitalière de l'infrastructure (relevage, noria de ramassage, PMA, petite noria d'évacuation, CME, grande noria d'évacuation Hôpitaux).

choc. — Syndrome avec insuffisance circulatoire aiguë donnant naissance à une anoxie tissulaire.

classification des urgences. —
- EU : extrême urgence ;
- U1 : urgence grave ;
- U2 : urgence dont le traitement peut être différé ;
- U3 : blessure superficielle.

CME. — Centre médical d'évacuation. Il a pour mission d'assurer des soins médicaux plus sophistiqués que ceux du PMA, voire des soins chirurgicaux simples et, à partir d'un PRE d'organiser les évacuations sur les hôpitaux.

CODIS. — Centre opérationnel départemental des services d'incendie et de secours.

cœlioscopie. — Exploration endoscopique dans une cavité péritonéale.

collapsus. — Effondrement rapide de la pression artérielle.

coma. — Altération plus ou moins profonde de la conscience.

cyanose. — Coloration bleutée cutanée en rapport avec une désaturation du sang en oxygène.

DDASS. — Direction départementale des affaires sanitaires et sociales, représentant dans chaque département (préfecture) le ministère de la Santé et des Affaires sociales.

dysautonomie. — Troubles liés au dysfonctionnement du système neurovégétatif.

EMMIR. — Élément médical militaire d'intervention rapide, créé en 1964, dont l'objectif est l'intervention médicale rapide, quels que soient la distance et le terrain.

emphysème. — Infiltration d'un gaz dans les tissus.

FAHMIR. — Force d'aide humanitaire militaire d'intervention rapide qui est composée de l'EMMIR et de la Bioforce.

fiche médicale d'évacuation. — Quelle que soit sa forme, cette fiche doit être remplie par le premier médecin qui prend en charge une victime. Elle doit comporter au mieux les antécédents, le diagnostic, la catégorisation de l'urgence, l'état clinique initial, l'évolution et le traitement appliqué tout au long de l'évacuation.

hématémèse. — Vomissement de sang.

hématose. — Totalité des échanges gazeux alvéolo-capillaires.

hémobilie. — Hémorragie des voies biliaires.

hémolyse. — Destruction des globules rouges.

hémostase. — Phénomène permettant de stopper une hémorragie.

hypercapnie. — Augmentation de la quantité de gaz carbonique dans le sang artériel.

hypothermie. — Diminution de la température centrale en dessous de la normale.

hypoxémie. — Diminution de la quantité d'oxygène dans le sang artériel.

hypoxie. — Diminution de l'apport d'oxygène aux tissus.

IADE. — Infirmier(e) anesthésiste diplômé(e) d'État.

ischémie. — Arrêt de la circulation artérielle dans un territoire entraînant la souffrance d'un organe.

loi. — Loi 86-11 du 6 janvier 1986 relative à l'aide médicale urgente et aux transports sanitaires : elle crée des SAMU et le n° 15. Le décret 87-1005 relatif aux missions et à l'organisation des unités participant au service de l'aide médicale urgente, appelé SAMU : principal texte définissant l'organisation des SAMU et la participation de la médecine libérale à l'organisation des urgences.

noria. — Elle désigne une chaîne sans fin entre le relevage et le PMA (noria de ramassage), le PMA et le CME (petite noria d'évacuation), ou entre le CME et l'hôpital d'infrastructure (grande noria d'évacuation).

oligurie. — Diminution de la quantité d'urines sur 24 heures. On parle d'oligurie lorsque la diurèse des 24 heures est inférieure à 500 mL et d'anurie si elle tombe en dessous de 100 mL.

ONG. — Organisation non gouvernementale. Les plus connues sont : le Comité international de la Croix-Rouge (CICR), Médecins sans frontières (MSF), Médecins du Monde (MDM), Aide médicale internationale (AMI), Action internationale contre la faim (AICF), Équilibre, etc.

overdose. — Surdosage en héroïne. Elle représente la principale cause de mortalité chez les toxicomanes.

permanence des soins. — Ensemble des prestations assurées par les médecins généralistes au domicile des patients (visites, soins…) permettant d'assurer leur prise en charge et leur suivi.

PIC. — Pression intracrânienne. Elle peut être mesurée par des capteurs extraduraux, intraparenchymateux ou intraventriculaire.

plan ORSEC. — ORganisation des SECours. Créé par la loi 87-565 du 22 juillet 1987, il a pour but la préparation des mesures de sauvegarde et la mise en œuvre des moyens nécessaires pour faire face aux risques majeurs et aux catastrophes.

PMA. — Poste médical avancé, centre de tri et des soins créé lors de catastrophe : médecins, infirmier(e)s, secouristes, assurent l'examen initial, les premiers soins indispensables puis l'organisation des transferts.

pneumopathie d'inhalation. — Affection pulmonaire secondaire au passage (inhalation) au niveau de la trachée, des voies aériennes et des poumons, de liquide gastrique après régurgitation ou vomissement. Elle survient chez des patients dont les réflexes de déglutition et de protection des voies aériennes (toux, fermeture de la glotte) sont altérés.

pneumothorax. — Épanchement gazeux au niveau de la plèvre.

polypnée. — Augmentation de la fréquence respiratoire.

polytraumatisé. — Blessé grave atteint d'une ou plusieurs lésions mettant en jeu le pronostic vital à court terme, soit par elle-même, soit de par leur association.

PPC. — Pression de perfusion cérébrale. Elle résulte de la différence entre la PAM (pression artérielle moyenne) et la PIC.

PRE. — Point de répartition des évacuations.

pression expiratoire positive (PEP). — Elle consiste à maintenir une pression positive dans les voies respiratoires (supérieure à la pression atmosphérique) durant toute la phase expiratoire. En pratique, elle est utilisée en ventilation contrôlée, c'est le PEEP *(Positive End Expiratory Pressure)* des anglosaxons, ou en ventilation spontanée, c'est le CPAP *(Continous Positive Airway Pressure)*.

primaire (intervention). — Intervention sur les lieux d'une détresse, domicile, voie publique… suivie, si nécessaire, de son transfert sur un service d'urgence.

PSM. — Poste de secours mobile, réserve de matériel et de médicaments qui peuvent être acheminés sur les lieux d'une catastrophe.

régulateur. — Médecin du SAMU assurant la régulation.

régulation. — Ensemble des opérations permettant d'analyser la gravité d'un appel (téléphonique le plus souvent), de conseiller l'appelant, d'envoyer le moyen de secours le plus adapté à la situation, de préparer éventuellement l'accueil hospitalier, et de suivre l'ensemble des opérations.

relève ou relevage. — Manœuvre destinée à installer une victime sur un support qui permettra son déplacement (brancard, civière, matelas à dépression, etc.), ou à assurer une aide au déplacement de la victime.

rhabdomyolyse. — Destruction aiguë des muscles squelettiques caractérisée par la présence d'urines foncées (myoglobine) et par une augmentation de la fraction MM de la créatine phosphokinase (CPK-MM).

SAMU. — Service d'aide médicale urgente, central téléphonique médicalisé 24/24 h, un SAMU par département (à l'exclusion de 3 départements dotés de 2 SAMU). Le SAMU est donc une structure fixe, mais l'habitude donne un caractère extensif à ce terme, et on dit ou écrit souvent que le SAMU s'est déplacé sur une urgence : c'est en réalité le SMUR du SAMU qui intervient.

SAU. — Dans le cadre de la réforme des urgences, Service d'accueil des urgences implanté dans un établissement important, hôpital ou clinique.

secondaire (intervention). — Terme désignant le transfert d'un patient dans un état grave déjà hospitalisé, sur un autre établissement, en pratique réservé aux interventions des SMUR. Autre terminologie : transfert interhospitalier ou TIH.

SMUR. — Service mobile d'urgence et de réanimation, unité rattachée à un SAMU ou à un service d'urgence, doté de moyens mobiles pour intervenir sur les urgences, à domicile, sur la voie publique ou dans un lieu public… ; composé d'une ou plusieurs UMH. Un SAMU par département, mais plusieurs SMUR.

surfactant. — Revêtement endo-alvéolaire élaboré par les pneumocytes II.

tachycardie. — Accélération de la fréquence cardiaque.

tachypnée. — Accélération du cycle respiratoire.

tirage. — Dépression respiratoire des parties molles du thorax traduisant une obstruction bronchique.

triage. — Acte médico-chirurgical adapté à la situation d'afflux successifs qui conduit à une catégorisation des victimes selon le degré de l'urgence qu'impose l'état de la victime.

trismus. — Contracture souvent douloureuse des masséters, uni- ou bilatérale qui est pathognomonique du tétanos jusqu'à preuve du contraire.

UISC. — Unité d'intervention de la sécurité civile.

UMH. — Équipe médicale, composée d'un médecin, éventuellement aidé d'un collaborateur (infirmier(e)s, secouristes, étudiants) se déplaçant sur les lieux d'une urgence, le plus souvent dans une ambulance ou dans une voiture légère, quelquefois en hélicoptère. Cette équipe dispose toujours de moyens de réanimation élaborés.

vasoplégie. — Vasodilatation des parois vasculaires.

VRM. — Véhicule radio médicalisé, voiture légère qui peut être utilisé par l'UMH pour se rendre sur les lieux d'une détresse.

VSAB. — Véhicule de secours aux asphyxiés et blessés, fourgon utilisé par les pompiers, armé de 4 secouristes, pouvant servir aux transports des blessés.

CAHIER D'ENTRAÎNEMENT

SUJETS CORRIGÉS • SUJETS CORRIGÉS • SUJETS CORRIGÉS

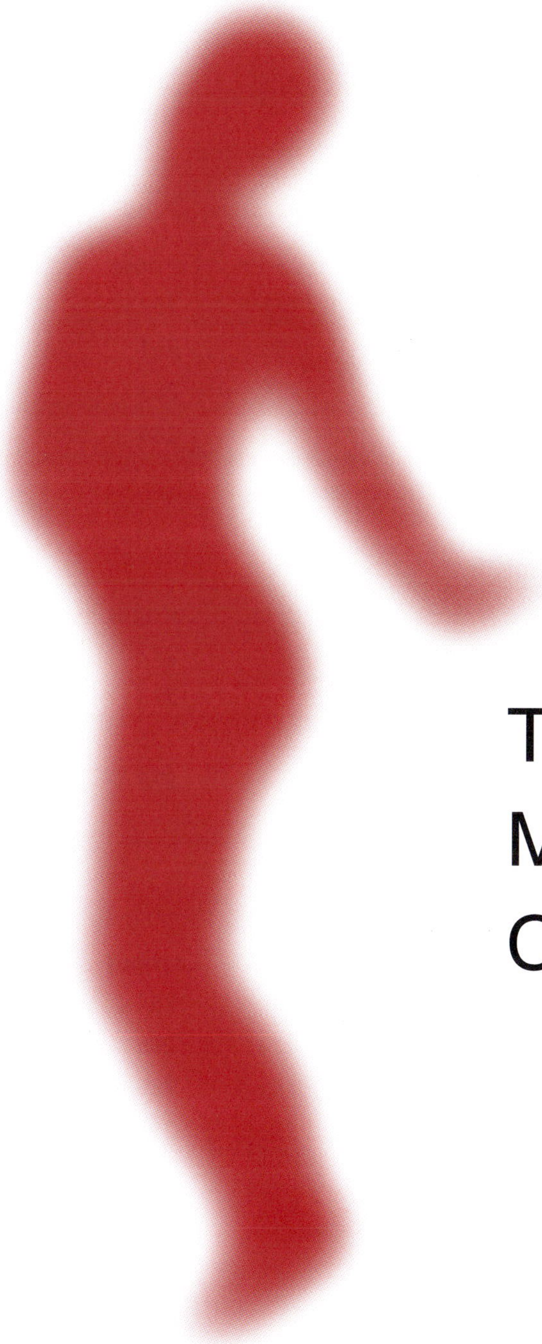

Tests de connaissances
Mini-cas concrets
Cas concrets types

21.

Table des matières du cahier d'entraînement

TESTS DE CONNAISSANCES

MINI-CAS CONCRETS

CAS CONCRETS TYPES

Tests de connaissances

Sujets

Physiologie

1. Quelle est la répartition des différents secteurs hydriques de l'organisme ?

2. Quelles sont les entrées et les sorties d'eau moyennes quotidiennes ?

3. Quelles sont les valeurs habituelles des électrolytes contenus dans le plasma ?

4. Quels sont les différents récepteurs opiacés situés dans la moelle et dans le cerveau ?

5. Compléter le tableau suivant permettant de définir les groupes sanguins.

	Antigène présent	*Anticorps régulier présent*
Groupe A		
Groupe B		
Groupe O		
Groupe AB		

6. En vous aidant de votre expérience et de tous les documents à votre disposition, quelles sont les valeurs habituelles d'une gazométrie artérielle ?

7. En vous aidant de votre expérience et de tous les documents à votre disposition, quelles sont les variations du pH, des HCO_3^- et de la $PaCO_2$ au cours des acidoses et alcaloses, respiratoires et métaboliques ?

	PH	*HCO_3^-*	*$PaCO_2$*
Acidose respiratoire			
Alcalose respiratoire			
Acidose métabolique			
Alcalose métabolique			

8. En vous aidant de votre expérience et de tous les documents à votre disposition, quelles sont les valeurs habituelles d'une numération sanguine de l'adulte ?

9. En vous aidant de votre expérience et de tous les documents à votre disposition, quelles sont les valeurs habituelles des constituants du liquide céphalo-rachidien ?

10. En vous aidant de votre expérience et de tous les documents à votre disposition, remplir le tableau suivant.

1 g NaCl	... mmol Na^+
1 g $NaCO_3H$	... mmol Na^+
1 g lactate Na	... mmol Na^+
1 g KCl	... mmol K^+
1 g gluconate K	... mmol K^+
1 g Cl_2Ca	... mmol Ca^{++}
1 g gluconate Ca	... mmol Ca^{++}

11. En vous aidant de votre expérience et de tous les documents à votre disposition, quelle est la formule qui permet de calculer la clairance de la créatinine ?

12. À quoi correspondent le débit cardiaque et l'index cardiaque ?

13. Quels sont les volumes pulmonaires obtenus au cours d'une épreuve fonctionnelle respiratoire et leur valeur habituelle ?

14. Définir les termes suivants : *capacité inspiratoire* (CI), *capacité résiduelle fonctionnelle* (CRF), *capacité vitale* (CV) et *capacité pulmonaire totale* (CPT).

CORRIGÉS p. 259-261

Physiopathologie clinique

1. Comment est appréciée la profondeur d'un trouble de la conscience par le score de Glasgow ?
2. Comment faut-il interpréter le résultat du score de Glasgow ?
3. Quels sont les trois grands mécanismes à l'origine d'un état de choc ?
4. Sur quels signes reconnaît-on un état de choc ?
5. Compléter les schémas concernant l'évaluation de l'étendue des brûlures chez l'adulte et l'enfant.

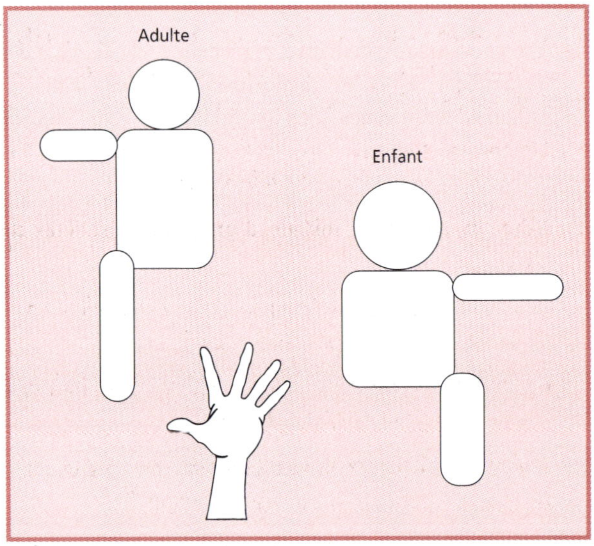

6. Compléter le tableau suivant concernant les règles transfusionnelles dans le système ABO.

Donneur	*Receveur*
O	
A	
B	
AB	

7. Quels sont les principaux accidents ou effets indésirables immédiats de la transfusion sanguine ?
8. Quels sont les principaux accidents ou effets indésirables retardés de la transfusion sanguine ?
9. Compléter le tableau suivant concernant le profil fonctionnel des insuffisances respiratoires chroniques.

	Insuffisance respiratoire chronique obstructive	*Insuffisance respiratoire chronique restrictive*
VEMS		
CV		
VEMS/CV		

10. Chez l'enfant, quel est le score qui permet d'évaluer la gravité d'un traumatisme ?
11. Chez l'enfant, quels sont les signes qui orientent vers un diagnostic de laryngite ou d'épiglottite ?
12. Quels signes de gravité doit-on rechercher au cours d'une crise d'asthme chez l'enfant ?
13. Quelles sont les principales étiologies des états d'agitation ?
14. Quelles sont les principales causes de déshydratation extracellulaire ?
15. Quels sont les signes en faveur d'une hyperkaliémie menaçante ?
16. Quelles sont les principales causes d'hyperkaliémie ?
17. Quelles sont les principales complications de l'alimentation entérale ?
18. Quelles sont les principales complications de l'alimentation parentérale ?

CORRIGÉS p. 261-263

Pharmacologie

1. La naloxone (*Narcan*) est un médicament de la liste I. Quels sont ses propriétés pharmacologiques et ses modes d'utilisation ?
2. La morphine est un médicament stupéfiant. Quels sont ses propriétés pharmacologiques et ses modes d'utilisation ?
3. Quels sont les indications des antidotes suivants ?

Antidotes	*Indications*
Atropine	
Flumazénil	
Naloxone	
Lactate de sodium molaire	

Suite du tableau

Antidotes	Indications
Glucagon, catécholamines	
Hydroxocobalamine	
Dantrolène	
Oxygène	

4. Quels effets sur les récepteurs alpha et bêta possèdent les amines vasoactives suivantes ?

	Effet alpha	Effet bêta
Adrénaline		
Noradrénaline		
Dopamine		
Dobutamine		

5. Le flumazénil (*Anexate*) est un médicament de la liste I. Quels sont ses effets pharmacologiques et ses modes d'utilisation ?

CORRIGÉS p. 263-264

Soins infirmiers

1. L'intubation trachéale : quels matériels doit-on vérifier et comment doit-on préparer le patient avant l'intubation ?
2. L'intubation trachéale : que doit-on faire pendant et après l'intubation ?
3. La ventilation artificielle : quelle est la surveillance de base pour un patient ventilé ?
4. La ventilation artificielle : comment interpréter une augmentation des pressions d'insufflation, une baisse des pressions d'insufflation ou des volumes insufflés, une augmentation de la ventilation minute et/ou de la fréquence respiratoire ?
5. La ventilation artificielle : quels sont les soins spécifiques pour un patient sous ventilation artificielle ?
6. Mesure de l'alcoolémie : objectif, matériel et conduite à tenir.
7. Prélèvement sanguin pour le dosage de la kaliémie : objectif, matériel et technique de prélèvement.
8. Bilan quotidien des entrées et des sorties : quelles sont les entrées et les sorties qu'il faut quantifier et quel est le meilleur reflet de ce bilan ?
9. Prélèvement pour gazométrie artérielle : objectif, matériel et technique de prélèvement.
10. Mise en condition initiale d'un patient en état de choc.
11. Quel est le matériel nécessaire pour la mise en place d'une pression artérielle sanglante ?
12. Quel est le matériel nécessaire pour la mise en place d'une sonde de type Swan-Ganz ?
13. Quels sont les principaux incidents ou accidents à craindre au cours d'un lavage gastrique ?
14. Quels sont les objectifs de la réanimation d'un neurotraumatisé ?

CORRIGÉS p. 264-268

Corrigés

Physiologie

1. **Quelle est la répartition des différents secteurs hydriques de l'organisme ?**
   a. Le secteur intracellulaire qui représente 55 % de l'eau totale et 30 % du poids du corps.
   b. Le secteur extracellulaire qui représente 20 % du poids du corps. Ce secteur est composé du secteur plasmatique ou vasculaire (5 % du poids du corps, riche en sodium et en protéines) et du secteur interstitiel (15 % du poids du corps, composition identique à celle du plasma sans les protéines) ;
   c. Le secteur transcellulaire qui représente 1,5 % du poids du corps.
2. **Quelles sont les entrées et les sorties d'eau moyennes quotidiennes ?**
   a. Les entrées : l'eau endogène (200 à 300 mL/j) et l'eau des aliments et des boissons variables en fonction de la soif et des habitudes (1 000 mL/j) ;

b. Les sorties : les pertes extrarénales c'est-à-dire cutanées, pulmonaires et digestives (1 000 à 2 000 mL/j) et les pertes rénales ajustables en fonction des besoins de l'organisme. Les pertes cutanées et pulmonaires non mesurables sont appelées pertes insensibles et sont évaluées à 10 mL/kg/j).

3. **Quelles sont les valeurs habituelles des électrolytes contenus dans le plasma ?**

Na^+ = 140 mmol/L ; K^+ = 4 mmol/L ; Cl^- = 100 mmol/L ; HCO_3^- = 26 mmol/L ; Ca^{++} = 2,4 mmol/L ; HPO_4^- = 1 mmol/L ; Mg^{++} = 0,8 mmol/L.

4. **Quels sont les différents récepteurs opiacés situés dans la moelle et dans le cerveau ?**

Les récepteurs μ (analgésie, euphorie, dépendance, dépression ventilatoire) et κ (analgésie, sédation).

5. **Compléter le tableau suivant permettant de définir les groupes sanguins.**

	Antigène présent	*Anticorps régulier présent*
Groupe A	A	anti-B
Groupe B	B	anti-A
Groupe O	néant	anti-AB
Groupe AB	AB	néant

6. **En vous aidant de votre expérience et de tous les documents à votre disposition, quelles sont les valeurs habituelles d'une gazométrie artérielle ?**

pH : 7,38-7,42 ; $PaCO_2$: 38-42 mmHg ou 5,1-5,7 Kpa ; PaO_2 : 75-95 mmHg ou 10-12,7 Kpa ; HCO_3^- : 22-26 mmol/L ; CO_2 total : 25-27 mmol/L ; SaO_2 : 92-96 %.

7. **En vous aidant de votre expérience et de tous les documents à votre disposition, quelles sont les variations du pH, des HCO_3^- et de la $PaCO_2$ au cours des acidoses et alcaloses, respiratoires et métaboliques ?**

	pH	*HCO_3^-*	*$PaCO_2$*
Acidose respiratoire	abaissé	augmenté	augmenté
Alcalose respiratoire	augmenté	abaissé	abaissé
Acidose métabolique	abaissé	abaissé	abaissé
Alcalose métabolique	augmenté	augmenté	augmenté

8. **En vous aidant de votre expérience et de tous les documents à votre disposition, quelles sont les valeurs habituelles d'une numération sanguine de l'adulte ?**

Hématies : 5,5 ± 1 × 10^{12}/L (homme), 4,8 ± 1 × 10^{12}/L (femme) ; hémoglobine : 15 ± 2 g/dL (homme), 14 ± 2 g/dL (femme) ; hématocrite : 0,47 ± 0,07/L (homme), 0,42 ± 0,05/L (femme) ; leucocytes : 7,0 ± 3,0 × 10^9/L ; plaquettes : 150-500 × 10^9/L ; réticulocytes : 50 ± 30 × 10^9/L.

9. **En vous aidant de votre expérience et de tous les documents à votre disposition, quelles sont les valeurs habituelles des constituants du liquide céphalo-rachidien ?**

Protéines : 0,15-0,30 g/L ; chlorures : 120-130 mmol/L ; glucose : 2,8-4,5 mmol/L ou la moitié de la glycémie ; cellules : < 2 éléments/mm^3 ; lactates : 1,5-2 mmol/L ; pH : 7,30-7,35.

10. **En vous aidant de votre expérience et de tous les documents à votre disposition, remplir le tableau suivant.**

1 g NaCl	17 mmol Na^+
1 g $NaCO_3H$	12 mmol Na^+
1 g lactate Na	9 mmol Na^+
1 g KCl	13 mmol K^+
1 g gluconate K	4,3 mmol K^+
1 g Cl_2Ca	4,5 mmol Ca^{++}
1 g gluconate Ca	2,2 mmol Ca^{++}

11. **En vous aidant de votre expérience et de tous les documents à votre disposition, quelle est la formule qui permet de calculer la clairance de la créatinine ?**

Clairance de la créatinine : (UV)/P, exprimée en mL/min. U = concentration urinaire de la créatinine en mmol/L sur les urines des 24 heures, recueillies par sondage ou miction spontanée ; V = volume urinaire des 24 heures en mL ; P = concentration plasmatique de la créatinine en μmol/L.

Pour calculer la clairance de la créatinine, il ne faut pas oublier de convertir les mmol/L de la concentration urinaire en μmol/L (× 1 000) et de ramener le résultat à la minute (diviser par 1 440 puisqu'il y a 1 440 minutes en 24 heures).

12. À quoi correspondent le débit cardiaque et l'index cardiaque ?

Débit Cardiaque (DC) = volume éjection systolique (VES) × fréquence cardiaque (Fc). Il est exprimé en L/min et sa valeur normale est de 4 à 6 L/min.

Index Cardiaque (IC) = DC/surface corporelle (SC) en m^2. Il est exprimé en L/min/m^2 et sa valeur normale est de 3 ± 0,5 L/min/m^2.

13. Quels sont les volumes pulmonaires obtenus au cours d'une épreuve fonctionnelle respiratoire et leur valeur habituelle ?

Volume courant (VT) : 5-10 mL/kg ; volume de réserve inspiratoire (VRI) : 3 000 mL ; capacité inspiratoire (CI) : 3 600 mL ; volume de réserve expiratoire (VRE) : 1 200 mL ; capacité vitale (CV) : 4 800 mL ou 30-70 mL/kg ; volume résiduel (VR) : 1 200 mL ; capacité résiduelle fonctionnelle (CRF) : 2 400 mL ; capacité pulmonaire totale (CPT) : 6 000 mL.

14. Définir les termes suivants : *capacité inspiratoire (CI), capacité résiduelle fonctionnelle (CRF), capacité vitale (CV)* et *capacité pulmonaire totale (CPT)*.

- CI = VT + VRI ;
- CRF = VRE + VR ;
- CV = VRI + VT + VRE ;
- CPT = CV + VR.

Physiopathologie clinique

1. Comment est appréciée la profondeur d'un trouble de la conscience par le score de Glasgow ?

La profondeur du trouble de la conscience est appréciée sur trois paramètres : **l'ouverture des yeux** (E), **la réponse verbale** (V) et **la réponse motrice** (M). On retient la meilleure réponse pour chacun des trois paramètres et la somme des cotations définit le score (voir tableau 5.5, page 128).

2. Comment faut-il interpréter le résultat du score de Glasgow ?

Le score de Glasgow varie de 3 (coma le plus profond) à 15 (conscience normale). Le chiffre 7 est un score charnière. Si le score est inférieur ou égal à 7, c'est un coma grave.

3. Quels sont les trois grands mécanismes à l'origine d'un état de choc ?

a. Choc **cardiogénique** (infarctus du myocarde, cardiopathie terminale, embolie pulmonaire, tamponnade cardiaque, dissection aortique) ;

b. Choc **vasoplégique** (choc septique, choc anaphylactique, choc neurogénique) ;

c. Choc **hypovolémique** (hémorragie, plasmarragie, déshydratation).

4. Sur quels signes reconnaît-on un état de choc ?

Un état de choc se reconnaît sur l'association : polypnée, chute tensionnelle (PA systolique < 80 mmHg), tachycardie, pouls filant, vasoconstriction périphérique avec marbrures (face interne des genoux), trouble de la conscience, oligurie (diurèse horaire < 20 mL).

5. Compléter les schémas concernant l'évaluation de l'étendue des brûlures chez l'adulte et l'enfant.

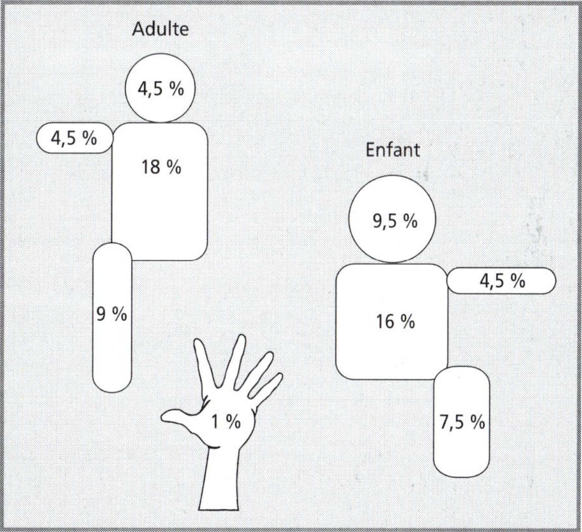

6. Compléter le tableau suivant concernant les règles transfusionnelles dans le système ABO.

Donneur	Receveur
O	O, A, B, AB
A	A, AB
B	B, AB
AB	AB

7. **Quels sont les principaux accidents ou effets indésirables immédiats de la transfusion sanguine ?**
   a. Les effets immunologiques : hémolyse intravasculaire, frissons, hyperthermie, réactions allergiques, ictère, transfusion inefficace…
   b. Les effets non immunologiques : contamination bactérienne, œdème aigu du poumon, accidents métaboliques, accidents techniques…

8. **Quels sont les principaux accidents ou effets indésirables retardés de la transfusion sanguine ?**
   a. Les effets immunologiques : allo-immunisation, purpura post-transfusionnel, réaction du greffon contre l'hôte…
   b. Les effets infectieux : hépatite B et C, VIH, CMV, affections bactériennes et parasitaires…
   c. Les effets de surcharge : hémosidérose…

9. **Compléter le tableau suivant concernant le profil fonctionnel des insuffisances respiratoires chroniques.**

	Insuffisance respiratoire chronique obstructive	*Insuffisance respiratoire chronique restrictive*
VEMS	effondré	effondré
CV	diminué	effondré
VEMS/CV	diminué	stable

10. **Chez l'enfant, quel est le score qui permet d'évaluer la gravité d'un traumatisme ?**
   Le score utilisé chez l'enfant pour évaluer la gravité d'un traumatisme est le *Pediatric Trauma Score*. Un score inférieur ou égal à 8 indique que le traumatisme est potentiellement important.

Items	*+ 2*	*+ 1*	*- 1*
Poids (kg)	> 20	10-20	< 10
Liberté des voies aériennes	normale	maintenue	non maintenue
Pa systolique (mmHg)	> 90	50-90	< 50
État neurologique	réveillé	obnubilé	comateux
Plaie ouverte	aucune	minime	majeure
Fracture	aucune	fermée	ouverte

11. **Chez l'enfant, quels sont les signes qui orientent vers un diagnostic de laryngite ou d'épiglottite ?**

	Laryngite	*Épiglottite*
Âge	6-24 mois	3-6 ans
Étiologie	virale	*Haemophilus Influenzae*
Début	progressif	brutal
Délai	24-72 heures	6-12 heures
Rhino-pharyngite	oui	non
Dyspnée	oui	impressionnante
Température	38 °C	39-40 °C
Toux	rauque	normale
Voix	rauque	étouffée
Dysphagie	non	oui
Hypersialorrhée	non	oui
Syndrome toxique	non	oui
Position spontanée	allongée	assise

12. **Quels signes de gravité doit-on rechercher au cours d'une crise d'asthme chez l'enfant ?**
   Tachycardie > 120-140 battements/min, Fr (fréquence respiratoire) > 30 cycles respiratoires/min, mise en jeu des muscles respiratoires accessoires, cyanose des extrémités (SpO_2 < 85 %), silence respiratoire à l'auscultation, angoisse, sueurs (signe d'hypercapnie), pouls paradoxal > 18 mmHg chez l'adolescent et > 10 mmHg chez l'enfant, débit expiratoire de pointe au *Peak Flow* effondré.

13. **Quelles sont les principales étiologies des états d'agitation ?**
   Traumatique (hématome sous- ou extradural), toxique (médicamenteuse, toxicomaniaque, alcoolique), infectieuse (méningo-encéphalite), vasculaire (HTA, accident vasculaire cérébral), tumorale (frontale) et métabolique (hypoglycémie, hyperuricémie).

14. **Quelles sont les principales causes de déshydratation extracellulaire ?**
   Les principales causes de déshydratation extracellulaire sont **rénales** avec natriurèse élevée (néphro-

pathies, insuffisance surrénalienne, traitement diurétique, polyurie osmotique) et **extrarénales** avec natriurèse basse (vomissements, aspirations digestives, diarrhées, fistules, brûlures, coups de chaleur).

15. **Quels sont les signes en faveur d'une hyperkaliémie menaçante ?**

    L'hyperkaliémie associe des paresthésies (fourmillements des extrémités et de la face), une abolition des réflexes ostéo-tendineux et surtout sur l'ECG de grandes ondes T amples, pointues et symétriques, un élargissement de QRS, un allongement de l'espace PR qui précède l'arrêt cardiaque par fibrillation ventriculaire.

16. **Quelles sont les principales causes d'hyperkaliémie ?**

    Les principales causes d'hyperkaliémie sont de trois types :
    - par **défaut d'élimination** (insuffisance rénale, insuffisance surrénalienne, abus de diurétiques épargnant le K^+ [antialdostérone]) ;
    - par **excès d'apport** (perfusion trop rapide de solutés trop concentrés en K^+, lyse cellulaire massive au cours d'un syndrome d'écrasement [ou *Crush Syndrome*], d'un syndrome de revascularisation ou d'une chimiothérapie) ;
    - par **transfert cellulaire** (acidose, paralysie périodique familiale).

17. **Quelles sont les principales complications de l'alimentation entérale ?**

    Les principales complications sont **digestives** (vomissements, régurgitations, troubles du transit, œsophagite) et **mécaniques** (escarre nasale, otalgies, dyspnée par œdème pharyngo-laryngé, micro-inhalations, rétentions gastriques, rejet de sonde au cours d'un effort de vomissement).

18. **Quelles sont les principales complications de l'alimentation parentérale ?**

    Les principales complications sont **liées au cathéter** (inflammation, thrombophlébite, infection, pneumothorax, mauvaise position, embolie gazeuse, rupture et migration du cathéter) ou **liées au produit administré** (surcharge volémique, bactériémie, déséquilibre glycémique avec les solutés glucidiques concentrés, lactescence du sérum avec les solutions lipidiques). Il ne faut pas oublier les cholécystites alithiasiques fréquentes et les encéphalites métaboliques beaucoup plus rares.

Pharmacologie

1. **La naloxone (*Narcan*) est un médicament de la liste I. Quels sont ses propriétés pharmacologiques et ses modes d'utilisation ?**

   La naloxone est un **antagoniste des morphiniques** sans effet agoniste. Injectée à un patient ayant reçu des morphino-mimétiques comme la morphine, elle antagonise l'effet dépresseur respiratoire, le myosis ainsi que l'analgésie.

   La naloxone s'utilise en **injection intraveineuse directe** (1 amp. de 1 mL contenant 0,4 mg, diluée dans 4 mL de sérum glucosé 5 % ou physiologique 0,9 %, soit 0,1 mg par mL) ou au **pousse-seringue électrique** (5 amp. soit 2 mg dilués dans 50 mL de sérum glucosé 5 % ou physiologique 0,9 %).

2. **La morphine est un médicament stupéfiant. Quels sont ses propriétés pharmacologiques et ses modes d'utilisation ?**

   La morphine est un analgésique central agoniste. Elle agit sur la **corne dorsale de la moelle** (récepteurs μ et κ) et sur le **tronc cérébral** (récepteurs μ). Elle possède une action **analgésique** intense et constante, dose-dépendante jusqu'à un niveau d'activité maximale, un effet **psychodysleptique** (alternance d'excitation, d'euphorie et de sédation) et un effet **dysphorique** (état d'agitation, logorrhée). En dehors de ses effets sur le système nerveux central, la morphine a un effet **dépresseur respiratoire** dose-dépendant, une action émétisante et entraîne un myosis.

   La morphine s'utilise :
   - par **voie entérale,** solution de chlorhydrate de morphine (1 mg/kg/j), *Moscontin*, *Skenan LP* et *Kapanol LP* (1 comp. ou gélule toutes les 8 à 12 heures) ;
   - par **voie parentérale** en bolus, à débit continu et en mode autocontrôlé par le patient (PCA) (ampoule de 1 mL contenant 10 mg de chlorhydrate de morphine) ;
   - par **voie péridurale ou rachidienne.**

3. **Quelles sont les indications des antidotes suivants ?**

Antidotes	Indications
Atropine	anticholinestérasiques
Flumazénil	benzodiazépines
Naloxone	opiacés, morphiniques

Suite du tableau

Antidotes	Indications
Lactate de sodium molaire	antidépresseurs tri- et tétracycliques
Glucagon, catécholamines	bêta-bloquants
Hydroxocobalamine	intoxication cyanhydrique
Dantrolène	syndrome malin des neuroleptiques
Oxygène	monoxyde de carbone

4. **Quels effets sur les récepteurs alpha et bêta possèdent les amines vasoactives suivantes ?**

	Effet alpha	Effet bêta
Adrénaline	++	++
Noradrénaline	+++	++
Dopamine	++	++
Dobutamine	+	+++

5. **Le flumazénil (*Anexate*) est un médicament de la liste I. Quels sont ses effets pharmacologiques et ses modes d'utilisation ?**

   Le flumazénil est un **antagoniste compétitif des benzodiazépines.** Injecté à un patient ayant reçu des benzodiazépines, il antagonise la sédation, l'amnésie, l'abolition du réflexe cornéen, la dépression respiratoire et le relâchement musculaire dus aux benzodiazépines.

   Le flumazénil s'utilise : en **injection intraveineuse directe lente** (1 amp. de 5 mL contenant 0,5 mg, ou 1 amp. de 10 mL contenant 1 mg soit 0,1 mg par mL) ; **au pousse-seringue électrique** (5 amp. de 1 mg soit 5 mg dans 50 mL, c'est-à-dire 0,1 mg par mL).

Soins infirmiers

1. **L'intubation trachéale : quels matériels doit-on vérifier et comment doit-on préparer le patient avant l'intubation ?**

   Vérifier le matériel

   Chariot d'urgence à proximité.

   Matériel d'aspiration prêt et vérifié :
   - bocal de recueil relié à une source de vide ;
   - tuyau et valve d'aspiration ;
   - un jeu de sonde de différents calibres.

   Plateau d'intubation contenant :
   - laryngoscope manche (piles de rechange), lames adultes (3 tailles) et enfants (lame droite...) ;
   - une pince de Magill ;
   - un mandrin souple ;
   - une seringue de 20 mL ;
   - sondes d'intubation de différents diamètres : 7 à 9 (adulte), 5,5 à 7 (adolescent), 2,5 à 5 (sans ballonnet, petit enfant) ;
   - un jeu de canules oro-pharyngées ;
   - un lacet de fixation.

   Matériel d'assistance ventilatoire :
   - un jeu de masques ;
   - un insufflateur manuel relié à une source d'oxygène.

   Préparer le patient
   - Information sur le geste qui va être réalisé.
   - Installation en décubitus dorsal, tête en hyperextension (en l'absence de contre-indication).
   - Vérification de la liberté des voies aériennes supérieures (retrait des prothèses dentaires).
   - Mise en place du monitorage de surveillance (cardioscope, oxymètre de pouls, tensiomètre).
   - Mise en place ou vérification de la voie veineuse, et préremplissage vasculaire pour limiter le collapsus de reventilation.
   - Préparation et injection des divers médicaments prescrits (anesthésiques, atropine, vasopresseur...).

2. **L'intubation trachéale : que doit-on faire pendant et après l'intubation ?**

   Pendant l'intubation

   Assistance au médecin

   Il s'agira de lui tendre les différents matériels dont il aura besoin (sonde d'intubation, sonde d'aspiration, pince de Magill). Sur sa demande, réaliser la manœuvre de Sellick, gonfler le ballonnet. Les gestes doivent être précis, immédiats, les moins traumatiques possibles.

   Surveillance du patient

   Elle porte essentiellement sur l'évolution de la saturation en oxygène pendant les différentes manœuvres, mais aussi sur les variations hémodynamiques. Toute modification de la fréquence cardiaque sera signalée. Le collapsus de reventilation, plus ou moins sévère, lié à l'amélioration de la capnie et à la modification brutale du régime des pressions (passage d'une ventilation spontanée en pression négative à une ventilation assistée en pression positive) cède souvent au simple remplissage vasculaire, si nécessaire associé à l'injection en bolus d'un vasopresseur.

Après l'intubation

Le patient est réinstallé et le geste est consigné dans le dossier de soins.

3. La ventilation artificielle : quelle est la surveillance de base pour un patient ventilé ?

Vérification du respirateur dans son fonctionnement et ses alarmes

Les réglages minimaux de sécurité que permettent la majorité des respirateurs sont :

- l'alarme de volume inspiratoire minimal signalant un débranchement ou une fuite sur le circuit ;
- l'alarme de surpression signalant un obstacle à l'écoulement des gaz ; le flux gazeux est évacué vers l'extérieur par la valve de surpression ;
- l'alarme de défaut de gaz (O_2) : en cas de défaut d'alimentation en O_2, le respirateur délivrera le volume programmé en prélevant de l'air ambiant par la valve d'air additionnelle ;
- l'alarme de défaut électrique : nécessité d'avoir à proximité un insufflateur manuel pour suppléer à toute panne.

Contrôles réguliers des paramètres ventilatoires

Des spirométries comparatives entre valeurs inspiratoires programmées et valeurs expiratoires affichées seront réalisées périodiquement ainsi qu'après chaque mobilisation du patient. Elles permettront de vérifier les valeurs de volume, pression, fréquence, FiO_2 (pression partielle en oxygène), rapport I/E (inspiration sur expiration), PEP (pression expiratoire positive), mode ventilatoire.

La surveillance des modifications de l'hématose sera souvent facilitée par le monitorage de la SpO_2 et de la $FeCO_2$.

Surveillance clinique

La surveillance portera sur l'adaptation correcte du patient au respirateur (ampliation thoracique régulière et symétrique, absence de tirage, de balancement thoraco-abdominal) et la recherche des signes d'hypoxie (cyanose des extrémités) et d'hypercapnie (sueurs, HTA).

Toute modification notée au cours de la surveillance sera signalée au médecin qui, souvent, demandera une radiographie thoracique de contrôle et une analyse des gaz du sang artériel avant un réajustement thérapeutique.

4. La ventilation artificielle : comment interpréter une augmentation des pressions d'insufflation, une baisse des pressions d'insufflation ou des volumes insufflés, une augmentation de la ventilation minute et/ou de la fréquence respiratoire ?

Toute haute pression fera rechercher :

- un obstacle sur le circuit : morsure de la sonde (intubation oro-trachéale [IOT]), obstruction par sécrétions, coudure d'un tuyau…
- un déplacement de la sonde d'intubation avec ventilation sélective à droite ;
- un pneumothorax iatrogène.

Toute basse pression ou bas volume sera le signe :

- de débranchement du patient ;
- d'une fuite sur le circuit : piège à eau mal connecté, ballonnet insuffisamment gonflé.

Tout haut volume ou haute fréquence sera souvent le témoin d'un malade désadapté du respirateur :

- sédation insuffisante ;
- problème métabolique ;
- besoins ventilatoires non satisfaits.

5. La ventilation artificielle : quels sont les soins spécifiques pour un patient sous ventilation artificielle ?

Soins spécifiques

La cavité bucco-pharyngée sera aspirée et désinfectée régulièrement. La position et la fixation de la sonde seront contrôlées, en particulier après chaque mobilisation du patient (auscultation, distance arcade dentaire - extrémité de la sonde).

Le filtre antibactérien sera changé tous les jours ou selon son degré de saturation.

Le ballonnet de la sonde sera légèrement dégonflé de façon périodique après aspiration buccale et en dehors des épisodes d'alimentation entérale (risque de régurgitation et d'inhalation bronchique).

Les aspirations des sécrétions endotrachéales doivent être douces, aseptiques et atraumatiques : l'aspiration s'effectue en remontant. La fréquence des aspirations, ainsi que l'aspect des sécrétions seront notés.

6. **Mesure de l'alcoolémie : objectif, matériel et conduite à tenir.**

Objectif

On vérifie le taux d'alcoolémie sanguin lorsque anamnèse et examen clinique ne coïncident pas et montrent une évolution symptomatique inhabituelle.

Le taux d'alcool dans le sang peut être demandé dans un contexte de diagnostic et de surveillance médicale ou sur réquisition.

Matériel

Bien s'organiser et préparer son matériel, le prélèvement devant s'effectuer rapidement.

- Plateau désinfecté.
- Garrot.
- Compresses imbibées de désinfectant.

Attention : pas d'alcool car son utilisation risquerait de modifier le résultat de l'examen.

- Aiguille stérile et matériel de prélèvement (seringue ou vacutainer).
- Tubes de prélèvements pour l'alcoolémie.

Conduite à tenir

Allonger le patient si possible (prévenir les risques de chute).

Rassurer le patient, le calmer si nécessaire.

Prélever le sang à l'aide du vacutainer.

Faire un petit pansement compressif au point de ponction.

Envoyer le plus rapidement possible le tube au laboratoire, car l'alcool étant volatil, le résultat risquerait d'être modifié.

Noter par écrit l'heure du prélèvement.

7. **Prélèvement sanguin pour le dosage de la kaliémie : objectif, matériel et technique de prélèvement.**

Objectif

Doser le potassium en éliminant une fausse hyperkaliémie causée par la pose puis la levée brutale du garrot.

Matériel nécessaire

- désinfectant cutané ;
- nécessaire à prélèvement sanguin ;
- tube à ionogramme.

Technique de prélèvement

On peut utiliser un brassard à tension pneumatique que l'on gonfle jusqu'à percevoir les pulsations diastoliques de l'artère. On dégonfle alors le brassard et après une désinfection cutanée on pratique le prélèvement.

8. **Bilan quotidien des entrées et des sorties : quelles sont les entrées et les sorties qu'il faut quantifier et quel est le meilleur reflet de ce bilan ?**

Entrées

• *Perfusions*

- prévues pour la réanimation des 24 heures ;
- à titre de compensation des pertes enregistrées (SNG, drains, stomies) ;
- les ampoules d'électrolytes ;
- les pousse-seringues électriques ;
  - noter précisément les quantités de liquides employées pour les dilutions des produits ;
- les flacons d'antibiotiques prêts à l'emploi.

• *Alimentation et boissons*

- orale ;
- entérale par sonde d'alimentation ;
  - sont notées exactement sur des feuilles spécifiques d'alimentation quotidienne.

Sorties

- les pertes insensibles ;
- les urines ;
- les selles ;
- l'aspiration naso-gastrique ;
- les drains et lames ;
- les stomies et drainages divers.

Pour tous ces paramètres, il est essentiel :

- de noter les quantités ;
- d'étudier leur composition chimique (notamment Na, K, CO_3H^-, protides) ;
- de demander une analyse bactériologique.

Poids

La pesée quotidienne est le reflet *immédiat et fiable* du contrôle des entrées et sorties par rapport au *poids de référence*.

9. **Prélèvement pour gazométrie artérielle : objectif, matériel et technique de prélèvement.**

Objectif

Prélever une faible quantité de sang artériel pour évaluer les gaz du sang et l'équilibre acido-basique.

Matériel nécessaire

- calot ;
- masque ;

- gants;
- désinfectant cutané;
- champ troué stérile;
- compresses stériles;
- seringue de 2 mL héparinée;
- aiguille 25 G, 0,5 × 16;
- sachet plastique + glace pilée.

Technique du prélèvement

- lavage médical des mains;
- large désinfection cutanée du site de prélèvement;
- *l'artère radiale* est la plus facilement accessible. La ponction se fera après pratique du *test d'Allen* destiné à vérifier la perméabilité de l'artère cubitale devant assurer la suppléance en cas de thrombose radiale;
- repérer du bout de l'index et du majeur les battements de l'artère radiale;
- piquer perpendiculairement à l'axe de l'artère entre ces deux doigts;
- laisser remonter le sang dans la seringue héparinée (environ 2 mL) sans aspirer;
- retirer l'aiguille + seringue;
- comprimer avec un tampon de compresses le point de ponction pendant au moins 5 minutes, plus longtemps si nécessaire;
- fermer hermétiquement la seringue contenant le prélèvement;
- la mettre dans le sachet plastique contenant la glace pilée;
- la faire parvenir *le plus rapidement possible* au laboratoire accompagnée d'un bon dûment rempli;
  - identité du malade;
  - constantes ventilatoires :
    - mode de ventilation;
    - FiO_2 ou débit d'O_2.

10. Mise en condition initiale d'un patient en état de choc.

Rechercher les signes et l'étiologie de l'état de choc

- observation clinique (rechercher les signes de l'état de choc);
- observer les pansements, les redons, les drains;
- rechercher une hémorragie extériorisée.

Participer à la thérapeutique

- appeler le médecin;
- chariot d'urgence à portée de main;
- mettre le patient en position déclive (tête en bas), les jambes surélevées.

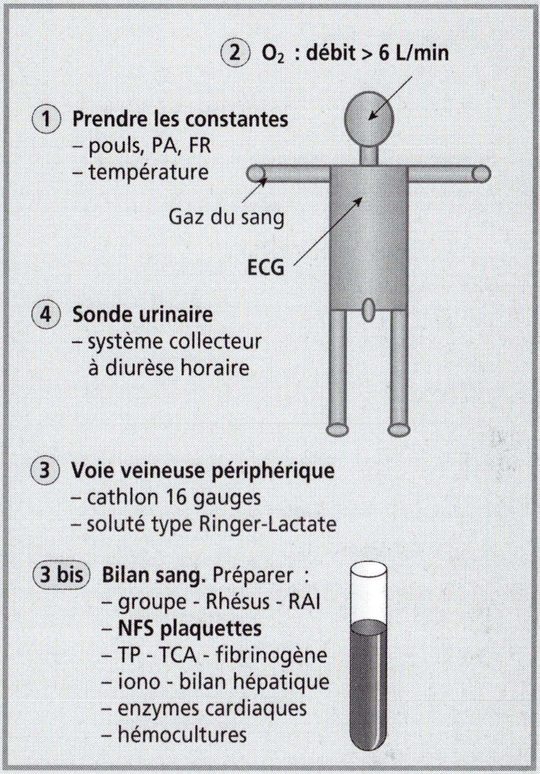

Si le choc persiste, la conduite sera adaptée en fonction des résultats d'exploration invasive. La PVC sera installée stérilement sur un cathéter central. Si nécessaire, mise en place d'un cathéter de Swan-Ganz.

11. Quel est le matériel nécessaire pour la mise en place d'une pression artérielle sanglante ?

Préparation du matériel pour pose d'un cathéter central

- un plateau sous emballage stérile;
- des compresses stériles;
- bétadine;
- éther;
- un rasoir;
- du sparadrap;
- un adaptable pour poser le matériel;
- un calot et un masque;
- une casaque et des gants stériles;
- un champ carré et troué stérile;

– un porte-tête de pression ;
– une règle de niveau ;
– 1 fil à peau aiguille droite 2/0 ;
– un bistouri et un opsite (sparadrap transparent).

Pour la pression artérielle sanglante

– un manchon de compression muni d'un manomètre ;
– une poche de 500 mL de sérum physiologique 0,9 % (héparinisation de la poche uniquement sur prescription) ;
– une tubulure adaptée au système ;
– un prolongateur avec un robinet 3 voies ;
– une tête de pression ;
– un câble de pression reliant la tête au module du scope ;
– une seringue de 10 mL ;
– un cathéter artériel type *Seldicath* 10 ou autre.

12. Quel est le matériel nécessaire pour la mise en place d'une sonde de type Swan-Ganz ?

Pour la sonde de Swan-Ganz

Identique au matériel pour la question 11 avec en plus :

– 3 robinets à 3 voies (à la place du prolongateur) ;
– 3 seringues de 10 mL (et non une seule) ;
– une sonde de Swan-Ganz à SvO_2 ;
– un appareil à SvO_2 (vérifier le papier pour l'imprimante) ;
– un désilet intro 8F avec valve ;
– une « chaussette » pour protéger la sonde ;
– un câble de thermistance ;
– SG 5 % : 250 mL à la température de la pièce ;
– SG 5 % : 250 mL au frigo.

13. Quels sont les principaux incidents ou accidents à craindre au cours d'un lavage gastrique ?

1. Malaise vagal lors de l'introduction du tube de Faucher. **2.** Mauvaise récupération du liquide de lavage. **3.** Inhalation du liquide de lavage gastrique. **4.** Hématémèse.

14. Quels sont les objectifs de la réanimation d'un neurotraumatisé ?

Les objectifs sont :

– Normoxie.
– Normocapnie.
– Normoglycémie.
– Natrémie ≥ à 140 mmoles/L.
– Pression artérielle moyenne ≥ à 90 mmHg.
– Pression intracrânienne < à 15 mmHg.
– Pression de perfusion cérébrale ≥ à 80 mmHg.
– Pression veineuse centrale > à 5 cm d'eau.
– Diurèse horaire voisine de 1 mL/kg.
– Hémoglobine > à 8 g/100 mL.
– Normothermie.
– Absence d'agitation et de convulsion.
– Adaptation au respirateur.
– Pupilles égales et réactives.

Mini-cas concrets

Sujets

Mini-cas concret 1

M. B., 20 ans, 1,75 m, 70 kg, motocycliste, a dérapé dans un virage et a percuté un mur à environ 40 km/h. Les secours sont rapidement alertés. À l'arrivée de l'équipe du SMUR (Service médical d'urgence et de réanimation), 15 minutes après l'accident, le blessé est allongé au sol, agité et a vomi. Le score de Glasgow est évalué à 7, sans signe de localisation apparent. Il est pâle, la fréquence cardiaque (Fc) est à 130 b/min, le pouls est filant et la pression artérielle (PA) est à 80/60 mmHg. L'examen révèle des ecchymoses et une douleur à la palpation de la base du thorax à gauche, sans emphysème sous-cutané. L'abdomen est tendu et douloureux. L'interrogatoire des témoins et le reste de l'examen ne permettent pas de retrouver de notion de traumatisme cranio-cérébral (port du casque) et les pupilles sont réactives et symétriques. Il n'y a pas de déformation ni de douleur à la palpation au niveau des membres et du bassin.

Le contrôle des voies aériennes est assuré par une intubation oro-trachéale (sonde n° 8). Remplissage par 1 000 mL d'hydroxyéthylamidon type *Hesteril* après mise en place d'un cathéter court (Gauge 16) au niveau de l'avant-bras gauche. Le blessé est installé dans un matelas à dépression pour le transport et la sédation est entretenue par une benzodiazépine d'action courte, le midazolam (*Hypnovel*) 3 mg/h, et un morphinique, le fentanyl, 150 μg/h au pousse-seringue électrique.

À l'arrivée dans le service de réanimation, où il est attendu, la PA est à 70/50 mmHg et le pouls est difficilement perceptible. Raccordé à un ventilateur de réanimation avec une fraction inspiratoire en oxygène (FiO_2) à 50 %, la saturation en oxygène de l'hémoglobine (SpO_2) ne dépasse pas 93 %.

La radiographie du thorax de face réalisée sur le brancard d'urgence montre une opacité basithoracique gauche, des fractures des 6e, 7e, 8e et 9e côtes à gauche, sans épanchement gazeux apparent. L'échographie abdominale pratiquée en urgence confirme l'existence d'un épanchement liquidien intra-abdominal important évalué à 1 000 mL évoquant une rupture de la rate. Le chirurgien, en accord avec le réanimateur, décide d'opérer ce blessé sans attendre pour une splénectomie d'hémostase.

Prescription

Le médecin réanimateur prescrit :

– la poursuite de la sédation ;

– un bilan initial : groupe sanguin rhésus, recherche d'agglutinines irrégulières (RAI), gazométrie artérielle, numération formule sanguine (NFS), taux de prothrombine (TP), temps de céphaline activée (TCA), urée, créatinine, ionogramme sanguin, calcémie, glycémie, enzymes hépatiques, amylase, créatine phosphokinase (CPK), fraction MB de la créatine phosphokinase (CPKMB), myoglobinémie, myoglobinurie, lactates, alcoolémie et un tube sec à garder après centrifugation ;

– une commande en urgence de 4 concentrés de globules rouges (CGR) ;

– une voie veineuse centrale type Désilet par voie fémorale, la mise en place d'une sonde vésicale de type Foley et d'une sonde gastrique.

En plus le réanimateur demande de prévenir le bloc opératoire et en particulier le médecin anesthésiste qui va prendre en charge ce blessé et de préparer le matériel d'autotransfusion.

Questions

1. En vous basant sur les éléments contenus dans cette observation et sur vos connaissances, dégager les problèmes posés par M. B.
2. Ce blessé a été pris en charge par une équipe du SMUR et « régulé ». Il est attendu dans le service de réanimation : que doit-on faire et préparer pour l'accueillir dans des conditions adaptées à son état clinique ?
3. Que doit-on faire et vérifier dès l'arrivée du blessé en réanimation ? À partir de la prescription du médecin réanimateur, dégager et justifier les priorités pour ne pas retarder son transfert au bloc opératoire.
4. Quels sont le matériel à prévoir et les consignes de sécurité à respecter pour le transport vers le bloc opératoire de ce blessé instable sur le plan hémodynamique ?

CORRIGÉS p. 272-273

Mini-cas concret 2

M. C., employé de bureau, 47 ans, 1,70 m, 80 kg, est en congé maladie pour syndrome dépressif. À la suite d'une dispute conjugale, il a avalé 20 comp. (200 mg) de *Detensiel* (bêta-bloquant cardio-sélectif) et 50 comp. de *Xanax* (anxiolytique de la famille des benzodiazépines). Sa femme le retrouve 30 minutes plus tard dans sa chambre avec des emballages posés sur la table de nuit. Elle appelle le 15 qui envoie rapidement une équipe de SMUR (Service médical d'urgence et de réanimation). La conscience étant normale et l'état hémodynamique stable, il est transporté sous contrôle électrocardioscopique et après mise en place d'une voie veineuse périphérique (Gauge 18) au niveau de l'avant-bras gauche (hydroxyéthylamidon type *Hesteril* 500 mL).

À son arrivée dans le SATU (Service d'accueil et de traitement des urgences), la fréquence cardiaque (Fc) est lente à 30 b/min et régulière, la pression artérielle (PA) à 90/40 mmHg. L'électrocardiogramme (ECG) réalisé en urgence montre un tracé régulier de type sinusal.

Prescription

Le médecin urgentiste prescrit :

- un monitorage électrocardioscopique, de la fréquence respiratoire (Fr), de la saturation en oxygène de l'hémoglobine (SpO_2) ;
- une surveillance régulière de la conscience ;
- un bilan biologique : ionogramme sanguin, urée, créatinine, glycémie ;
- un dosage de toxiques dans le sang, les urines et le liquide de lavage et de l'alcoolémie ;
- l'administration IV de 1 mg d'un parasympatholytique, l'atropine, puis de 1 mg de l'antidote de l'action des bêta-bloquants, le glucagon (*Glucagen*) ;
- un lavage gastrique ;
- une radiographie du thorax de face au lit ;
- la préparation d'une amine vasoactive, la dobutamine (*Dobutrex*) pour une administration éventuelle débutant à 2,5 µg/kg/min ;
- la préparation d'un antagoniste de l'action des benzodiazépines, le flumazénil (*Anexate*) qui pourrait être nécessaire si l'état de conscience et/ou ventilatoire s'altéraient.

Questions

1. En vous basant sur les éléments contenus dans cette observation et sur vos connaissances, dégager les problèmes posés par M. C.
2. À partir de la prescription du médecin urgentiste, dégager et justifier les priorités. Comment organiser la prise en charge de ce patient intoxiqué ?
3. Sur quels points va se porter la surveillance infirmière et sur quels critères doit-on alerter le médecin ?
4. À J + 2, l'état clinique de M. C. est tout à fait satisfaisant. Comment doit-on envisager sa prise en charge ultérieure ?

CORRIGÉS p. 273-275

Mini-cas concret 3

M. R., 27 ans, 1,75 m, 65 kg, ouvrier dans une imprimerie, est admis dans le service de soins intensifs après thoracotomie gauche pour exérèse de bulles d'emphysème du lobe supérieur gauche découvertes à l'occasion d'une radiographie du thorax faite dans le cadre de la médecine du travail. Son état général est parfait et il n'a aucun autre antécédent. C'est un tabagique (deux paquets par jour depuis l'âge de 18 ans).

À son arrivée dans le service, après avoir passé 3 heures en salle de surveillance post-interventionnelle (SSPI), il est extubé et respire seul sous oxygène au masque à 6 L/min. Il est porteur d'une voie veineuse périphérique (Gauge 16) sur l'avant-bras droit, de deux drains thoraciques à gauche raccordés à un dispositif d'aspiration thoracique avec colonne de type Jeanneret intégré, avec une dépression de – 20 cmH_2O. Une analgésie intraveineuse contrôlée par le patient (PCA) avec de la morphine a débuté en SSPI. La dose de charge par titration a été de 3 mg, les bolus programmés sont de 1 mg, la période d'interdiction de 15 minutes et la dose maximale 4 heures de 16 mg. À la sortie de la SSPI, l'échelle visuelle analogique (EVA) était < 4, la kinésithérapie respiratoire a pu commencer, l'échelle respiratoire (R) = 1, la Fr > 12 c/min, l'échelle de sédation (S) = 1, l'échelle de comportement douloureux (CD) = 1.

Prescription

Le médecin anesthésiste qui a pris en charge ce patient a prescrit :

- une radiographie du thorax de face ;
- une gazométrie artérielle ;
- un contrôle de la numération sanguine et de l'hémostase ;
- une surveillance des drains thoraciques (dépression prescrite par le chirurgien – 20 cmH_20) ;
- une surveillance de la fréquence cardiaque (Fc), de la pression artérielle (PA), de la fréquence respiratoire (Fr), de la saturation en oxygène de l'hémoglobine (SpO_2), de l'état de conscience et une quantification de la douleur par une EVA (échelle visuelle analogique) toutes les heures pendant les 8 premières heures puis toutes les 2 heures pendant les 16 heures suivantes, avec comme consigne de prévenir le réanimateur de garde en cas de modification de la conscience, des paramètres hémodynamiques et respiratoires et si l'EVA est > 7 ;

– une kinésithérapie incitative avec un volume demandé de 1 000 mL;

– un apport hydroélectrolytique de 2 000 mL de sérum glucosé à 5 % avec 6 g de NaCl et 4 g de KCl par litre pour 24 heures.

Questions

1. En vous basant sur les éléments contenus dans cette observation et sur vos connaissances, dégager les problèmes posés par M. R.
2. Comment organiser la prise en charge de M. R. ?
3. À J + 1, apparaît un bullage anormal au niveau de l'aspiration thoracique, que doit-on faire en priorité ?

CORRIGÉS p. 275-278

Mini-cas concret 4

Mme S., 68 ans, 1,65 m, 75 kg, a été admise dans le service de réanimation il y a 4 jours en postopératoire d'une chirurgie hépatique (exérèse d'une tuméfaction du lobe droit). L'évolution a été favorable mais ce matin le bilan confirme une anémie (hémoglobine = 7 g/dL) d'installation progressive, dont l'origine est sans aucun doute la persistance d'un saignement au niveau du drain situé dans la loge hépatique (300 mL de liquide hématique par 24 heures) et la répétition des bilans sanguins dans les premiers jours.

Dans ses antécédents, on retrouve une transfusion il y a 10 ans pour un motif gynécologique et une transfusion de 4 concentrés de globules rouges au cours de l'intervention. Son groupe sanguin est A positif.

Prescription

Le médecin réanimateur prescrit :

– une transfusion de 3 concentrés de globules rouges (CGR);

– un apport nutritionnel de 2 000 mL de *Trivé* 1 000 (mélange contenant des lipides, des glucides et des acides aminés, destiné à l'alimentation parentérale) avec 1 flacon de *Cernévit* (mélange polyvitaminé pour assurer une supplémentation chez les patients sous alimentation parentérale), 1 flacon de *Nonan* (oligo-éléments pour assurer un apport équilibré chez les patients sous alimentation parentérale), 6 g de NaCl et 4 g de KCl par litre pour 24 heures;

– la poursuite du monitorage : électrocardioscope, pression artérielle non invasive (PNI), saturation en oxygène de l'hémoglobine (SpO_2);

– une surveillance de la lame (aspects qualitatif et quantitatif), du pansement abdominal et de la sonde gastrique en siphonnage (aspects qualitatif et quantitatif);

– du propacétamol (*Pro-Dafalgan*), antalgique, antipyrétique, 2 g IV toutes les 8 heures.

Questions

1. En vous basant sur les éléments contenus dans cette observation et sur vos connaissances, dégager les problèmes posés par Mme S.
2. Dans quel cadre juridique s'inscrit la pratique de la transfusion sanguine pour les infirmiers ?
3. Que doit-on vérifier avant de mettre en route la transfusion ?
4. Quelles sont les modalités pratiques du geste transfusionnel ?
5. Trente minutes après le début de la transfusion de la deuxième poche, Mme S. se plaint d'un frisson. Vous lui prenez la température. Celle-ci est à 38,5 °C alors que 2 heures auparavant Mme S. était apyrétique. Quelle est l'attitude à adopter ?

CORRIGÉS p. 278-279

Corrigés

Mini-cas concret 1

1. **En vous basant sur les éléments contenus dans cette observation et sur vos connaissances, dégager les problèmes posés par M. B.**
   - **1er problème :** il existe un collapsus. La PA est à 80/60 mmHg, la Fc est accélérée à 130 b/min et le pouls est filant.
   - **2e problème :** ce collapsus est d'origine hémorragique sans doute abdominal. M. B. est pâle. L'abdomen est tendu et douloureux. L'examen clinique initial a découvert des ecchymoses et une douleur à la palpation de la base du thorax gauche, ce qui oriente vers une rupture de la rate. La radiographie du thorax faite à son arrivée montre des fractures de côtes à gauche et une opacité basithoracique du même côté devant faire évoquer soit un épanchement sanguin à ce niveau, soit une contusion pulmonaire, témoin d'un traumatisme important. L'existence d'un épanchement intra-abdominal évalué à 1 000 mL est confirmée par l'échographie faite en urgence au lit du patient.
   - **3e problème :** il existe un trouble de la conscience. Le score de Glasgow est évalué à 7 lors de la prise en charge. M. B. est agité et il a vomi. Mais il n'existe pas de traumatisme crânien, il n'y a pas de signes de localisation et les pupilles sont réactives et symétriques. Ce trouble de la conscience est sans doute secondaire au collapsus. Le risque est celui d'une inhalation à l'occasion d'un vomissement mais les voies aériennes supérieures sont protégées (intubation).
   - **4e problème :** il existe une atteinte de l'hématose. Le patient est intubé et ventilé avec une FiO_2 à 50 % ; la SpO_2 ne dépasse pas 93 % alors qu'elle aurait dû être voisine de 100 %. Plusieurs causes peuvent être évoquées : un épanchement sanguin thoracique, une contusion pulmonaire et/ou une inhalation avant le contrôle des voies aériennes.
   - **5e problème :** c'est un polytraumatisé. M. B. est un blessé grave atteint d'au moins une lésion mettant en jeu son pronostic vital à court terme. Il faut être rapide, efficace, établir une hiérarchisation des gestes et définir une stratégie de prise en charge.
   - **6e problème :** c'est une urgence vitale chirurgicale. Tout doit être fait pour ne pas retarder le transfert de M. B. au bloc opératoire. La splénectomie d'hémostase est le meilleur geste de réanimation que l'on puisse lui proposer. Vouloir obtenir une PA « suffisante » > 100 mmHg avant de le déplacer est le meilleur moyen de ne plus avoir à le transférer au bloc opératoire.
   - **7e problème :** une splénectomie expose au risque d'infection grave à pneumocoque. La prévention repose sur la vaccination antipneumococcique qui doit être pratiquée les premiers jours qui suivent l'intervention.

2. **Ce blessé a été pris en charge par une équipe du SMUR et « régulé ». Il est attendu dans le service de réanimation : que doit-on faire et préparer pour l'accueillir dans des conditions adaptées à son état clinique ?**

   C'est un polytraumatisé en état de collapsus grave d'origine hémorragique. Il faut donc non seulement préparer la salle d'accueil et les matériels nécessaires, mais aussi prévenir les différents intervenants de cette prise en charge. Ce travail ne peut évidemment pas être réalisé par une seule personne. Il faut demander de l'aide d'un(e) autre infirmier(e) qui peut se libérer ou d'un(e) aide-soignant(e). Le médecin réanimateur doit participer à cette phase en se chargeant de prévenir les chirurgiens, le radiologue par exemple.

3. **Que doit-on faire et vérifier dès l'arrivée du blessé en réanimation ? À partir de la prescription du médecin réanimateur, dégager et justifier les priorités pour ne pas retarder son transfert au bloc opératoire.**

   Dès l'arrivée du blessé dans le service de réanimation, il faut en priorité :
   - assurer une assistance ventilatoire manuelle au ballon ;
   - transférer le patient du brancard de transport de l'équipe du SMUR avec comme impératifs de ne pas mobiliser la sonde d'intubation, de synchroniser les mouvements, de préserver la voie veineuse périphérique et la continuité du remplissage vasculaire et de la sédation (pousse-seringue électrique) ;
   - vérifier la bonne position de la sonde d'intubation (auscultation), l'étanchéité du ballonnet et l'efficacité de sa fixation ;

- raccorder le blessé au ventilateur préalablement vérifié et préréglé par le médecin réanimateur ;
- vérifier l'efficacité de la voie veineuse périphérique (retour veineux parfois, absence de gonflement cutané) ;
- mettre en place le monitorage habituel (pression artérielle non invasive, électrocardioscope, SpO_2) et assurer une surveillance clinique (pupilles, coloration cutanée, adaptation au ventilateur) ;
- aider au déshabillage du blessé (découpage). Les vêtements et effets personnels doivent être gardés pour faire secondairement un inventaire et être restitués à la famille ou au patient lui-même à sa sortie ;
- prévenir ou faire prévenir le bloc opératoire de l'arrivée du blessé dans le service de réanimation, le médecin anesthésiste qui va prendre en charge le blessé et l'infirmier anesthésiste concerné pour qu'il mette en route le dispositif d'autotransfusion ;
- prélever le bilan sanguin prescrit et tout particulièrement la détermination du groupe sanguin ABO et Rh, la recherche d'agglutinines irrégulières ;
- effectuer la commande des 4 concentrés de globules rouges en spécifiant le caractère urgent de cette commande et en demandant d'orienter les poches vers le bloc opératoire.

Ces premières dispositions étant prises, en attendant le transfert du patient au bloc opératoire, il est possible d'envisager le reste de la prise en charge à condition de ne pas retarder le geste opératoire. Cette mise en condition peut être poursuivie au bloc opératoire durant l'intervention qui ne doit pas attendre.

- Assister le médecin réanimateur pour mettre en place la voie veineuse centrale fémorale ;
- mettre en place une sonde gastrique en siphonnage après aspiration initiale, puis la sonde vésicale (surveillance de la diurèse horaire) ;
- poursuivre le remplissage vasculaire par *Hesteril* en comptabilisant les entrées depuis le début de la prise en charge (ne pas dépasser 33 mL/kg pendant les 24 premières heures) ;
- entretenir la sédation : midazolam, 1 amp. de 50 mg/10mL, ramenée à 50 mL soit 1 mg/mL, vitesse 3 mL/h ; fentanyl, 2 amp. de 500 µg/10 mL, soit 50 µg/mL, vitesse 3 mL/h.

4. Quels sont le matériel à prévoir et les consignes de sécurité à respecter pour le transport vers le bloc opératoire de ce blessé instable sur le plan hémodynamique ?

Des recommandations concernant les transports médicalisés intrahospitaliers ont été édictées en 1994 par la Société française d'anesthésie et de réanimation (SFAR). Afin de permettre une continuité des soins et de la prise en charge des patients atteints d'une détresse vitale patente ou latente, ou dont le pronostic fonctionnel est gravement menacé, il faut disposer : du matériel permettant la prise en charge d'une détresse circulatoire, respiratoire ou neurologique ; du matériel permettant de poursuivre l'assistance ventilatoire, la perfusion de solutés et l'administration de médicaments ; des médicaments spécifiques d'urgence.

Le matériel recommandé pour le transport d'un patient instable est le suivant :

- un lit ou un brancard adapté au transport du patient (vérifier son fonctionnement, position de Trendelenbourg possible) ;
- une quantité d'oxygène en bouteille suffisante (vérifier manomètre de pression et multiplier cette pression par le volume de la bouteille pour obtenir le volume d'oxygène disponible en litre) ;
- un insufflateur manuel avec masque (vérifier le bon fonctionnement, masque adapté au patient) ;
- un ventilateur de transport muni d'une alarme de débranchement (fonctionnement testé, préréglé avant de raccorder le patient) ;
- un oxymètre de pouls ;
- un électrocardioscope de transport ;
- un tensiomètre manuel ou automatique ;
- une couverture de survie.

L'équipe de transport comprend obligatoirement un médecin anesthésiste et/ou réanimateur, au moins un infirmier diplômé d'État (IDE) et un ou deux membre(s) du personnel faisant fonction de brancardier pour faciliter le déplacement (transport de matériel, tenir les portes, appel de l'ascenseur, etc.). Au moment du départ, l'équipe d'accueil du bloc opératoire doit être prévenue.

Mini-cas concret 2

1. En vous basant sur les éléments contenus dans cette observation et sur vos connaissances, dégager les problèmes posés par M. C.

- **1er problème :** il existe une bradycardie extrême. La Fc est lente à 30 b/min. Elle est régulière et l'ECG réalisé en urgence montre un tracé sinusal. La PA est basse à 90/40 mmHg, sans doute en rapport avec la bradycardie (débit cardiaque = volume d'éjection systolique x Fc) mais il existe aussi une part de vasodilatation et d'hypovolémie car la diastolique est basse.

- 2e **problème :** c'est une intoxication médicamenteuse. Des emballages de médicaments ont été retrouvés au chevet de M. C. : *Detensiel* comp. de 200 mg, un bêta-bloquant cardio-sélectif, et *Xanax*, un anxiolytique de la famille des benzodiazépines. Ces médicaments font partie du traitement habituel de M. C. qui est en congé maladie pour syndrome dépressif.
- 3e **problème :** c'est une intoxication médicamenteuse volontaire. C'est une dispute conjugale qui a été à l'origine de cet acte.

2. À partir de la prescription du médecin urgentiste, dégager et justifier les priorités. Comment organiser la prise en charge de ce patient intoxiqué ?

Les priorités de la prise en charge de M. C. sont les suivantes :

– mise en place du monitorage électrocardioscopique (suivre l'évolution de la Fc sous traitement) ;

– mise en place de la surveillance de la ventilation (Fr, SpO_2) et de l'état de conscience. Une diminution du débit cardiaque peut être à l'origine d'un trouble de la conscience, mais l'association à une benzodiazépine peut précipiter l'altération de la conscience de ce patient et aussi entraîner une dépression respiratoire (Fr ralentie < 10 c/min) ;

– vérifier l'efficacité de la voie veineuse périphérique (retour veineux parfois, absence de gonflement cutané) ;

– poursuivre le remplissage vasculaire par *Hesteril* en comptabilisant les entrées depuis le début de la prise en charge (ne pas dépasser 33 mL/kg pendant les 24 premières heures) ;

– préparer rapidement et administrer 1 mg d'atropine (attention, vérifier si les ampoules d'atropine sont dosées à 0,25 ou à 1 mg) ;

– dissoudre le glucagon (1 mg) avec le solvant (1 mL) et administrer le mélange par voie IV lente sous contrôle médical ;

– le bilan biologique sanguin est prélevé ainsi qu'un tube pour la toxicologie et l'alcoolémie ;

– le lavage gastrique étant un acte relativement long et qui expose à différents risques (malaise vagal, inhalation), il est préférable de préparer : la dobutamine (*Dobutrex*), 80 (kg) x 3 = 240 mg[1], à compléter avec du sérum physiologique QSP 48 mL et afficher la vitesse à 2,5 mL/h pour obtenir 2,5 µg/kg/min ; le flumazénil (*Anexate*), 1 amp. de 10 mL contenant 1 mg soit 0,1 mg/mL ;

– après avoir préparé le matériel nécessaire et expliqué à M. C. les modalités de la réalisation de ce geste qui demande sa collaboration, le lavage gastrique est débuté en présence du médecin urgentiste et après contrôle de la présence du matériel d'intubation (voir *Démarche infirmière*, page 60). On n'oubliera pas de prélever des échantillons du liquide de lavage au début, pendant et à la fin pour une recherche toxicologique ;

– réalisation du sondage vésical (sondage vésical clos). Les premières urines sont récupérées pour un dosage toxicologique. Cette sonde vésicale sera gardée le moins longtemps possible mais elle permettra dans les premières heures de surveiller la diurèse horaire ;

– le cliché radiographique du thorax au lit est demandé à la recherche d'images en faveur d'une inhalation au cours de vomissements ou au cours du lavage gastrique.

3. Sur quels points va se porter la surveillance infirmière et sur quels critères doit-on alerter le médecin ?

La surveillance va se porter essentiellement sur :

– la Fc sur l'électrocardioscope, le but étant de maintenir une Fc > 50 b/min ;

– l'aspect des complexes QRS sur l'électrocardioscope et surtout sur les ECG qui doivent être réalisés au moins deux fois par jour (changement d'aspect, élargissement) ;

– la PA qui est le reflet indirect du débit cardiaque ;

– la Fr qui normalement est comprise entre 12 et 15 c/min mais peut diminuer s'il existe un surdosage en benzodiazépines ou augmenter avec une ampliation thoracique diminuée s'il existe une gêne ventilatoire (chute du maxillaire inférieur) ou un encombrement (vomissement avec inhalation de liquide gastrique). La mesure en continu

1. Le calcul en multipliant par 3 est utilisé dans beaucoup de services.

de la SpO_2 est un bon reflet de l'efficacité de la ventilation. Elle ne doit pas descendre en dessous de 95 % ;

- l'état de conscience. Cette évaluation peut se faire en essayant de communiquer avec le patient et en lui demandant de répondre à des ordres simples. Le score de Glasgow est un bon moyen pour quantifier une altération de l'état de conscience. Un score ≤ 8 doit être considéré comme un état de coma et donc inciter à contrôler les voies aériennes pour prévenir le risque d'inhalation par manque de vigilance.

4. **À J + 2, l'état clinique de M. C. est tout à fait satisfaisant. Comment doit-on envisager sa prise en charge ultérieure ?**

L'état clinique de M. C. étant normalisé, il est impossible d'envisager sa sortie du SATU sans une consultation spécialisée psychiatrique. Dans ce contexte, seul le psychiatre est habilité à prendre une décision concernant la conduite à tenir. Avec le patient et aussi, dans certains cas, son entourage, le psychiatre sera amené à prendre :

- soit une décision de sortie simple, avec une lettre ou un contact préalable avec son médecin traitant et/ou son psychiatre (syndrome dépressif connu) ;
- soit une décision de sortie avec une prise en charge au niveau de l'établissement si le patient le souhaite ;
- soit une hospitalisation dans le service de psychiatrie en accord avec le patient, ou d'office[1] sur la demande d'un tiers ou du psychiatre.

Mini-cas concret 3

1. **En vous basant sur les éléments contenus dans cette observation et sur vos connaissances, dégager les problèmes posés par M. R.**

- **1er problème :** M. R. est porteur d'une pathologie pulmonaire sous la forme de bulles d'emphysème du lobe supérieur gauche, sans traduction clinique puisqu'elle a été découverte de façon fortuite à l'occasion d'une radiographie systématique faite dans le cadre de la médecine du travail. Cette anomalie est sans doute en rapport avec un tabagisme important. Si par elles-mêmes ces bulles ne sont pas graves, elles ont tendance à augmenter de volume et à venir comprimer le parenchyme pulmonaire sain (syndrome restrictif). Un autre risque est celui de rupture et de pneumothorax, d'où l'intérêt de pratiquer l'exérèse de ces bulles.
- **2e problème :** M. R. vient de bénéficier d'une intervention chirurgicale d'exérèse par thoracotomie gauche, classiquement au niveau du 4e espace intercostal en position postérolatérale. C'est une intervention qui dure environ une heure, qui est douloureuse en peropératoire et en postopératoire, et qui nécessite la mise en place de deux drains thoraciques pour favoriser le retour du poumon à la paroi. L'un des drains est mis par le chirurgien en position antérieure et vers le sommet, il est dit « aérique » ; l'autre est positionné en postérieur et vers la base du poumon, il est dit « hydrique ». Les deux drains sont en aspiration à – 20 cmH_2O pour drainer le sang ou le liquide séro-hématique de la cavité pleurale et favoriser le retour du poumon à la paroi.
- **3e problème :** une analgésie autocontrôlée par le patient (PCA) est en place depuis la SSPI. Cette technique de PCA nécessite une évaluation fréquente de son efficacité et une surveillance spécifique du fait de l'utilisation d'un morphinique.
- **4e problème :** M. R. fume deux paquets de cigarettes par jour depuis l'âge de 18 ans. Ce tabagisme est à l'origine d'un emphysème qui a pour conséquence l'apparition d'un handicap respiratoire de type syndrome obstructif. L'évolution à moyen ou long terme est celle d'une insuffisance respiratoire chronique.

2. **Comment organiser la prise en charge de M. R. ?**

C'est un patient qui vient directement de la salle de surveillance postinterventionnelle, il est donc annoncé. Il faut préparer une chambre pour l'accueillir et vérifier tout le matériel pour faire face à toute éventualité.

Dès l'arrivée du patient en chambre, il faut :

- transférer le patient du chariot-brancard de transfert sur son lit. Une attention toute particulière doit être portée sur le drainage thoracique. Le dispositif d'aspiration thoracique avec colonne de type Jeanneret intégrée doit rester en permanence en position verticale et en dessous du

1. Lire également dans les Nouveaux Cahiers de l'Infirmière, le NCI n° 13 : *Soins infirmiers aux adolescents et aux adultes atteints de troubles psychiatriques*, de Quentin Debray. Masson, 3e édition, Paris, 2002, p. 138.

Mini-cas concrets

niveau du patient pour être fonctionnel. Un clampage des deux drains avant les manœuvres de transfert est nécessaire pour limiter les conséquences d'un débranchement accidentel (pneumothorax);

- l'installer en position demi-assise;
- vérifier le dispositif d'aspiration thoracique : son étanchéité, sa dépression (– 20 cmH_2O). Noter la quantité de liquide et son aspect;
- mettre en place le monitorage cardiaque (Fc, PA) et respiratoire (Fr, SpO_2);
- appeler le manipulateur de garde pour la radiographie du thorax et en attendant, prélever la numération sanguine, le bilan de l'hémostase et la gazométrie par voie artérielle;
- contrôler le pansement thoracique (occlusif, absence de saignement), vérifier la fixation des drains thoraciques;
- poursuivre les apports hydroélectrolytiques après contrôle du bon fonctionnement de la voie veineuse : 2 000 mL de sérum glucosé à 5 % avec 6 g de NaCl et 4 g de KCl par litre pour 24 heures;
- poursuivre la PCA avec le même dispositif;
- mise en route de la surveillance spécifique : Fc, PA, Fr, SpO2, état de conscience (score de sédation coté 0, 1 et 2) et EVA toutes les heures pendant les 8 premières heures puis toutes les 2 heures. Le réanimateur sera prévenu en cas de modification de la conscience, des paramètres hémodynamiques et respiratoires et si l'EVA est > 7;

Surveillance PCA en salle										
NOM		***Chirurgie***		***Date***						
Horaires	Surveillance horaire sur 4 h, puis toutes les 3-4 h en salle									
EVA ou échelle numérique	Réglette horizontale (0 à 10)									
Échelle respiratoire R	1. ventilation libre régulière 2. ventilation altérée, irrégulière, pause 3. encombrement, inefficacité, pause									
Échelle de sédation S	1. réveillé 2. somnolent, réveillable 3. non réveillable									
Échelle des comportements douloureux CD	1. calme, sans demande 2. demande de complément 3. crispé, cris, pleurs									
Quantité consommée	lecture directe des volumes indiqués									
Voie veineuse	aperméabilité									
Fréquence respiratoire (SaO_2 en SSPI[1])	surveiller toutes les heures si < 12 Appel si < 8									
Pouls										
Pression artérielle TA										
Antalgiques associés **Identification** **Effets secondaires**										
Rappel : *aucun sédatif ni antalgique supplémentaire sans prescription écrite du médecin.*										

1. SSPI : salle de surveillance post-interventionnelle.

Surveillance PCA en salle. Schéma décisionnel

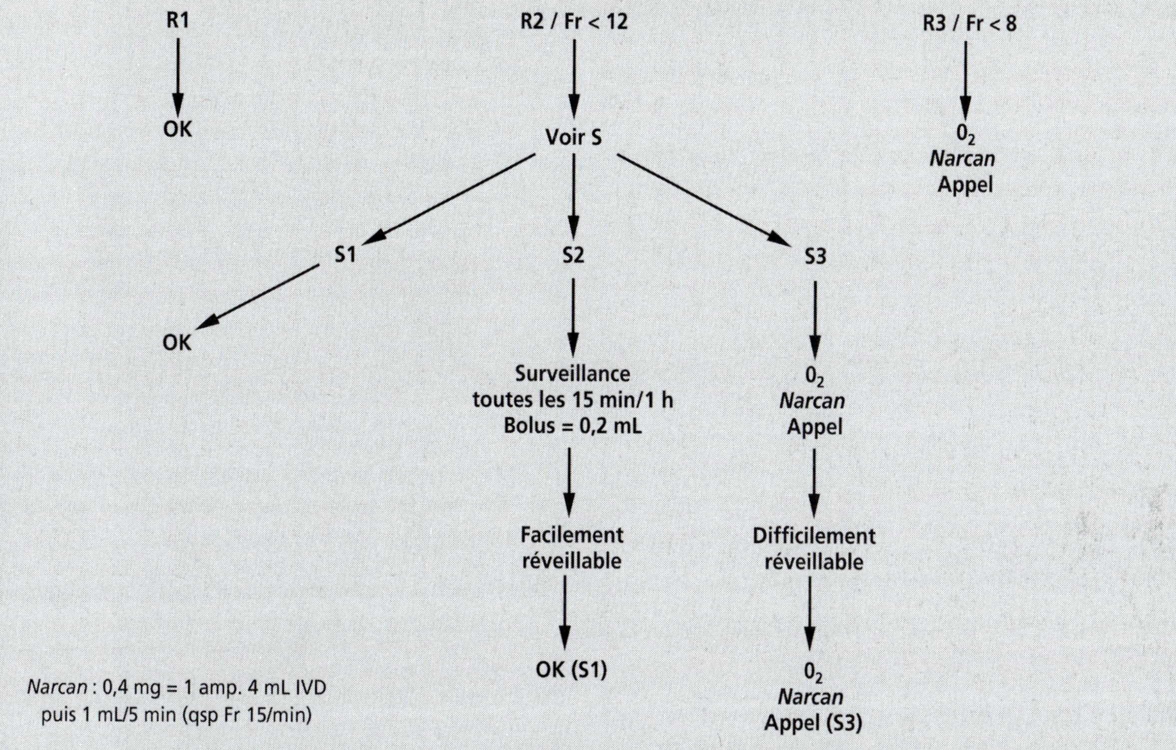

Surveillance PCA en salle.

Schéma décisionnel

PARAMÈTRES VITAUX

- Échelle respiratoire R :

R1 = tout va bien : rien à changer

R2 et/ou **Fr < 12** = état intermédiaire : voir échelle S

R3 et/ou **Fr ≤ 8** = risque vital certain : faire OXYGÈNE, *NARCAN* puis appeler le responsable

- Échelle sédation S

S1 = tout va bien

S2 = état intermédiaire ou sommeil nocturne normal : diminuer la dose bolus de 0,1 mL + surveillance accrue : toutes les 15 minutes pendant 1 heure :

- si facilement réveillable : S1
- si difficilement réveillable : S3

S3 = risque vital possible : oxygène, *Narcan* et appeler le médecin responsable

- Hémodynamique :

TA < 10 et/ou **pouls > 120** : risque de collapsus : appeler le médecin responsable pour en déterminer la cause

PARAMÈTRES D'EFFICACITÉ

- Échelle des comportements douloureux CD :

CD1 = tout va bien

CD2 = zone de douleur insuffisamment contrôlée : augmenter la dose bolus de 0,1 mL en absence de contre-indications respiratoires (R ≥ 2) ou somnolence (S ≥ 2) puis réévaluer à 30 min

CD3 = zone de douleur non contrôlée : faire *Profénid* : 10 mg dilués dans 10 mL de **sérum physiologique** à injecter en intraveineux lent (sauf si gastralgies ou allergie connue aux anti-inflammatoires) puis augmenter la dose bolus de 0,1 mL et réévaluer à 30 min

Appel si la douleur persiste non contrôlée (CD3 et/ou EVA > 6)

RÈGLES

CD > 1 = rechercher une cause à la douleur (globe, diffusion de la perfusion)

Ne pas réveiller si R1

Adaptation des bolus par 0,1 mL/30 min

Pas d'augmentation de bolus si Fr ≤ 8 ou S2/S3 ou R2/R3.

OXYGÈNE au masque 6 L/min

Narcan : 1 ampoule (0,4 mL) dans 10 mL ;

injecter 3 mL, puis 1 mL/min qsp Fr > 12/min et/ou réveil

Appel médecin : jour = bip 71 ; nuit = bip 61

- appliquer le protocole concernant la surveillance d'une PCA et l'arbre décisionnel du service (voir page précédente);
- demander au kinésithérapeute de venir prendre en charge le patient.

3. **À J + 1, apparaît un bullage anormal au niveau de l'aspiration thoracique : que doit-on faire en priorité ?**
   - vérifier les constantes vitales à la recherche d'une détresse (état de conscience, Fr, pouls, etc.);
   - vérifier l'étanchéité du système d'aspiration thoracique : contrôler tous les raccords, faire des clampages étagés sur toute la longueur du circuit pour localiser une fuite éventuelle;
   - prévenir le médecin du service;
   - appeler le manipulateur pour une radiographie du thorax de face au lit en urgence pour rechercher un pneumothorax témoin d'une fuite au niveau du circuit ou des sutures;
   - prévenir le chirurgien thoracique rapidement.

Mini-cas concret 4

1. **En vous basant sur les éléments contenus dans cette observation et sur vos connaissances, dégager les problèmes posés par Mme S.**
   - **1er problème :** Mme S. vient d'être opérée d'une tuméfaction du lobe droit du foie. Cette tuméfaction est-elle bénigne ou maligne ? C'est l'anatomopathologie qui va permettre le diagnostic. L'exérèse de cette tuméfaction peut-elle avoir un retentissement sur les fonctions hépatiques et notamment sur l'hémostase ? L'exérèse du parenchyme hépatique s'est limitée à la tuméfaction, le parenchyme restant est suffisant pour assurer les fonctions hépatiques. En revanche, l'hémostase au cours de ce type de chirurgie est toujours difficile et peut expliquer la persistance de ce saignement au niveau du drain.
   - **2e problème :** Mme S. a une anémie (hémoglobine = 7 g/dL) d'apparition progressive dont l'origine est *a priori* mixte : persistance d'un saignement au niveau du drain et répétition des bilans sanguins au cours des 4 derniers jours. En postopératoire le consensus actuel recommande pour cette femme de 68 ans un taux d'hémoglobine aux alentours de 9-10 g/dL. Elle doit donc être transfusée.
   - **3e problème :** Mme S. a déjà été transfusée, la première fois il y a 10 ans pour un motif gynécologique et il y a 4 jours au cours de l'intervention chirurgicale. À la suite de la première transfusion elle n'a pas développé d'agglutinines irrégulières. Sa dernière transfusion remonte à 4 jours, il faut rechercher de façon systématique des agglutinines irrégulières qui ont pu avoir le temps de se développer. Il vous faut prélever un tube avec anticoagulant EDTA (éthylènediamine tétra-acétate) pour le groupe sanguin et un tube sec pour la recherche d'agglutinines irrégulières (RAI) et les tests de compatibilité. Avant de quitter la chambre, il ne faut pas oublier de contrôler l'identité du patient (concordance avec les éléments d'identification disponibles s'il est inconscient), étiqueter les tubes, compléter et signer les bons d'examens.
   - **4e problème :** son groupe sanguin est A positif. C'est un groupe courant qui ne pose pas de problème d'approvisionnement.

2. **Dans quel cadre juridique s'inscrit la pratique de la transfusion sanguine pour les infirmiers ?**

   La pratique de la transfusion sanguine pour un infirmier s'inscrit dans le cadre de l'article 5 du décret n° 93-345 du 15 mars 1993 relatif aux actes professionnels et à l'exercice de la profession d'infirmier qui dit que : « L'infirmier(e) est habilité(e) à accomplir sur prescription médicale écrite, qualitative et quantitative, datée et signée, les actes ou soins infirmiers suivants, à condition qu'un médecin puisse intervenir à tout moment : injections et perfusions de produits d'origine humaine nécessitant, préalablement à leur réalisation, un contrôle de compatibilité obligatoire effectué par l'infirmier… »

3. **Que doit-on vérifier avant de mettre en route la transfusion ?**

   Dès que les concentrés de globules rouges arrivent dans le service, il faut tout d'abord vérifier les conditions de transport (chaîne du froid, intégrité de la poche, limite de péremption), la concordance entre la prescription (ordonnance) et les produits reçus ainsi que l'aspect macroscopique des produits. Pour les CGR il faut rechercher une altération de la couleur et/ou un aspect coagulé. Avant de mettre en route la transfusion, il faut impérativement « au lit du patient » vérifier son identité, la concordance des informations (patient-prescription-CGR), pour chaque CGR, la compatibilité ABO à l'aide d'un dispositif de contrôle ultime.

   Pour plus de précisions, voir *Démarche infirmière*, p. 245.

4. Quelles sont les modalités pratiques du geste transfusionnel ?

La transfusion sauve des vies, mais peut aussi tuer. Une négligence peut être lourde de conséquences. Les modalités de l'administration de CGR peuvent se résumer en 6 points :

- Informer son patient sur la pratique de la transfusion et sur les risques de celle-ci (une fiche d'information doit exister). Un accord de principe du patient est nécessaire avant la transfusion de produits sanguins labiles. Un accord est également nécessaire pour la pratique, avant la première d'une série de transfusions, des examens sérologiques suivants : recherche des marqueurs des hépatites B et C, du VIH et détermination du taux des transaminases (ALAT). En cas d'urgence vitale, il est possible de passer outre cette recommandation. En revanche, si le patient est inconscient (coma, sédation), un accord de son représentant légal est souhaitable.
- Prendre la Fc, la PA et la température, vérifier l'état de conscience et noter ces informations sur le dossier du patient.
- Ne jamais oublier la vérification ultime au lit du patient.
- Poser la transfusion après avoir purgé la tubulure. Il est strictement interdit de contrôler l'abord veineux en baissant la poche en dessous du plan du lit. Le débit de la transfusion chez un adulte est de 5 mL/min pendant les 10 à 30 premières minutes (30 à 40 gouttes/min), puis, en l'absence d'effet indésirable, il est possible d'accélérer le débit en fonction de la durée de la transfusion prescrite (en moyenne 1 heure à 1 heure 30 pour un CGR). La transfusion doit toujours être posée isolément (aucun soluté ou médicament ne doit être administré par la même voie). Pour Mme S., une voie veineuse spécifique doit être posée. Sur la voie existante, la réanimation prescrite est poursuivie : 2 000 mL de *Trive* 1 000 avec 1 flacon de *Cernévit*, 1 flacon de *Nonan*, 6 g de NaCl et 4 g de KCl par litre pour 24 heures et propacétamol (*Pro-Dafalgan*), 2 g IV toutes les 8 heures.
- Surveiller le patient transfusé en continu les 10 premières minutes, puis régulièrement de façon adaptée à l'état clinique du patient, afin de dépister tout signe d'intolérance à cette transfusion (voir tableau 13.12 p. 247). Cette surveillance clinique sera complétée pour Mme S. par la mise en place avant le début de la transfusion du monitorage prescrit par le médecin réanimateur : électrocardioscope, pression artérielle non invasive (PNI), saturation en oxygène de l'hémoglobine (SpO_2). La surveillance de la lame (aspects qualitatif et quantitatif), du pansement abdominal et de la sonde gastrique en siphonnage (aspects qualitatif et quantitatif) pourra être réalisée au cours de la transfusion.
- Après la transfusion, la surveillance doit être poursuivie pendant 1 heure, les poches de CGR doivent retourner à la banque de sang avec la fiche de surveillance, le dossier transfusionnel doit être complété. À la sortie de l'établissement, une lettre d'information lui permettra de savoir combien et quel type de produit sanguin labile elle a reçu. Un contrôle biologique lui sera recommandé dans un délai de 4 mois comportant : une recherche des anticorps anti-VIH, VHC et HBc, de l'antigène HBs et une recherche des anticorps irréguliers antiérythrocytaires.

5. Trente minutes après le début de la transfusion de la deuxième poche, Mme S. se plaint d'un frisson. Vous lui prenez la température. Celle-ci est à 38,5 °C alors que 2 heures auparavant, Mme S. était apyrétique. Quelle est l'attitude à adopter ?

Lorsqu'un incident transfusionnel survient, il faut :

- arrêter la transfusion en cours ;
- conserver la voie veineuse en branchant un soluté de sérum salé à 0,9 % avec une nouvelle tubulure ;
- appeler le médecin prescripteur ou le médecin réanimateur de garde ;
- récupérer la poche de CGR avec sa tubulure dans un contenant adapté ainsi que la carte de contrôle pour les retourner à la banque de sang ;
- interdire l'utilisation de tous les CGR destinés au patient et détenus dans le service. Ils seront retournés pour enquête à la banque de sang. Si l'état du malade impose une transfusion immédiate, il faut faire une nouvelle commande. D'autres CGR seront compatibilisés et distribués ;
- prélever un tube sec, un tube citraté et un tube sur EDTA pour entamer l'enquête d'hémovigilance et réaliser une hémoculture ;
- prévenir la banque de sang sans délai. Le technicien donne à l'infirmier(e) les directives permettant de débuter l'enquête d'hémovigilance. Il se chargera de prévenir le correspondant d'hémovigilance de l'établissement.

Cas concrets types

Sujets

Cas concret 1

M. A., 60 ans, 1,75 m, 60 kg, hospitalisé depuis 48 heures dans le service de pneumologie, est admis en réanimation pour une aggravation de son état respiratoire.

Dans ses antécédents, on retrouve une plaie thoracique par balle durant la guerre d'Indochine ayant entraîné la perte du lobe supérieur droit et une tuberculose pulmonaire traitée par collapsothérapie gauche. Gros fumeur depuis 40 ans, il est emphysémateux. Handicapé sur le plan respiratoire, il est sous 2 L/min d'oxygène à domicile 18 heures par jour.

L'histoire de la maladie actuelle remonte à 3 jours. Il est fébrile (T° > 38,5 °C), a des difficultés pour respirer et présente une toux grasse persistante mais peu productive (difficulté d'expectoration).

À l'entrée dans le service de réanimation, M. A., suant, a un masque facial à haute concentration avec un débit de 15 L/min d'oxygène. La fréquence respiratoire (Fr) est à 30 cycles/min, superficielle avec un balancement thoraco-abdominal. La fréquence cardiaque (Fc) est à 120 battements/min et la pression artérielle (PA) à 170/100 mmHg. À l'auscultation, il existe des râles bronchiques prédominants à droite. Sur la radiographie du thorax réalisée au lit en position demi-assise, il existe une opacité basale droite et des séquelles de la collapsothérapie à gauche. Les résultats de la gazométrie artérielle sous 15 L/min d'oxygène et de la numération sanguine sont les suivants : pH = 7,21 ; PaO_2 = 185 mmHg ; $PaCO_2$ = 85 mmHg ; HCO_3^- = 35 mmol/L ; SaO_2 = 99 % ; GR = 4 500 000/mm^3 ; GB = 15 000/mm^3 ; Hb = 14,5 g/dL ; Ht = 45 %.

Prescription

Le médecin réanimateur prescrit :

- une diminution du débit d'oxygène à 10 L/min ;
- un contrôle rapide des voies aériennes et la mise sous ventilation artificielle avec au départ les constantes suivantes : volume courant (VT) = 600 mL, Fr = 12 c/min, rapport temps inspiratoire/temps expiratoire (I/E) = 1/3, pression maximale d'insufflation = 50 mmHg, fraction inspiratoire en oxygène (FiO_2) = 50 % ;
- une antibiothérapie associant : amoxicilline + acide clavulanique (*Augmentin*) = 1 g IV toutes les 8 heures et ciprofloxacine (*Ciflox*) = 200 mg IV toutes les 12 heures ;
- la mise en place d'une voie veineuse centrale par voie jugulaire interne gauche et d'un cathéter pour la mesure de la pression artérielle sanglante et les prélèvements pour gazométrie au niveau de l'artère radiale droite.

Questions

1. En vous basant sur les éléments contenus dans cette observation et sur vos connaissances, énoncer un diagnostic infirmier et dégager les problèmes actuels posés par M. A.
2. À partir des problèmes dégagés dans la question 1, sans attendre l'indication du médecin réanimateur, que doit-on prévoir au chevet du patient pour faire face à une détresse vitale imminente ?
3. Après 48 heures d'intubation oro-trachéale, une trachéotomie au lit du patient est programmée. Elle sera réalisée par le chirurgien ORL. Que doit-on prévoir et préparer pour cet acte chirurgical ? Expliquer les différentes étapes de ce geste, en particulier celles qu'il incombe à l'infirmier(e) de réaliser en synchronisation avec le geste opératoire.
4. Comment envisager les problèmes liés au sevrage de la ventilation artificielle chez ce patient handicapé sur le plan respiratoire qui vient de faire une décompensation aiguë sans doute d'origine infectieuse ?

CORRIGÉS p. 284-285

Cas concret 2

Mme D., 85 ans, 1,65 m, 70 kg, est admise en réanimation après intervention chirurgicale en urgence pour occlusion sur volvulus du sigmoïde.

Ses antécédents sont marqués par une coronaropathie avec mise en place de Stents, il y a 2 ans et traitement antiagrégant plaquettaire par aspirine (*Kardégic*) 160 mg/j et par une démence sénile évolutive depuis 6 ans traitée par un neuroleptique antipsychotique l'halopéridol (*Haldol*) 2 comp. de 5 mg/j, un antidépresseur la fluvoxamine (*Floxyfral*) 100 mg le soir et un sédatif l'alimémazine (*Théralène*) 20 gouttes le soir.

L'histoire de la maladie a débuté il y a 72 heures par des douleurs abdominales d'apparition brutale avec arrêt des matières et des gaz puis vomissements depuis 24 heures. À l'admission au SATU (Service d'accueil et de traitement des urgences), l'abdomen est tendu et douloureux. Le toucher rectal (TR) ramène un peu de sang. L'abdomen sans préparation (ASP) de face en position demi-assise avec des rayons horizontaux montre une volumineuse anse dilatée barrant l'abdomen avec un niveau hydroaérique. Le chirurgien diagnostique un volvulus du sigmoïde et pose l'indication d'un geste chirurgical en urgence.

L'intervention sous anesthésie générale a duré 2 heures et s'est déroulée sans problème. Une résection du sigmoïde a été nécessaire (zones de nécrose) et l'extrémité colique a été fixée à la peau.

Le bloc opératoire, après avoir prévenu le service, transfère Mme D. dans le service de réanimation pour une prise en charge pendant les 24 heures postopératoires. Elle est intubée et ventilée avec une voie veineuse périphérique (Gauge 16) sur l'avant-bras gauche, une sonde nasogastrique en siphonnage, une sonde vésicale de type Foley, une lame sortant au niveau de la fosse iliaque, une poche de colostomie collée au niveau du flanc gauche et un pansement sur la voie d'abord chirurgicale médiane sus- et sous-ombilicale. Sa température corporelle n'est encore qu'à 35,5 °C.

Prescription

Le médecin anesthésiste-réanimateur a prescrit :

– un monitorage électrocardioscopique et de la fréquence respiratoire (Fr) ;

– une surveillance de la ventilation (constantes du respirateur, spirométrie) et de la saturation en oxygène de l'hémoglobine (SpO_2) ;

– un bilan biologique avec ionogramme sanguin, urée et créatinine, une numération formule sanguine (NFS) et un bilan d'hémostase avec taux de prothrombine (TP) et temps de céphaline activée (TCA) ;

– une diurèse horaire ;

– une mise en aspiration de la sonde nasogastrique (– 15 cmH_2O) ;

– une surveillance de la lame (aspects qualitatif et quantitatif) et du pansement abdominal ;

– un apport hydroélectrolytique de 2 000 mL de sérum glucosé à 10 % avec 6 g de NaCl et 4 g de KCl par litre pour 24 heures ;

– un bilan des entrées et des sorties ;

– une surveillance de la glycémie par microméthode toutes les 4 heures ;

– la poursuite de l'antibioprophylaxie instituée au bloc opératoire pour 24 heures : céfoxitine (*Méfoxin*) 1 g toutes les 8 heures ;

– la mise en route d'une sédation avec un narcotique, le propofol (*Diprivan*) 300 mg/h IV et un morphinique, le fentanyl 100 µg/h IV au pousse-seringue électrique ;

– l'arrêt de son traitement habituel.

Questions

1. En vous basant sur les éléments contenus dans cette observation et sur vos connaissances, dégager les problèmes posés par Mme D. et énoncer un diagnostic infirmier s'appliquant à cette patiente.
2. Le bloc opératoire ayant prévenu de la venue de Mme D. en postopératoire, que doit-on faire et préparer pour accueillir cette patiente dans les meilleures conditions ?
3. Quels sont les soins à envisager dès son arrivée dans le service ?
4. À J + 1, le médecin réanimateur décide d'extuber Mme D. Quels matériels doit-on préparer ? Quelles sont les précautions à prendre avant et après la réalisation de ce geste ?

CORRIGÉS p. 286-288

Cas concret 3

Vous travaillez en service de réanimation polyvalente, et ce jour est admis dans le service M. T., 86 ans, adressé pour anémie aiguë à 7 g d'hémoglobine avec extériorisation d'un méléna depuis 12 heures.

À l'arrivée le patient présente un collapsus avec une tension à 80/40 mmHg et un pouls à 120 battements/minute.

Lors de la prise en charge, il est prescrit la pose de 2 voies veineuses périphériques afin d'effectuer un remplissage par macromolécules.

Le médecin prévient le gastro-entérologue pour effectuer une coloscopie.

Survient alors une hématémèse, puis un état de choc. Le patient a un pouls filant, une tension artérielle imprenable.

Le patient est intubé et mis sous adrénaline. Le patient est transfusé avec 3 concentrés érythrocytaires. L'équipement thérapeutique du patient comprend la pose d'un cathéter central sous-clavier droit, une artère radiale droite afin d'obtenir une surveillance optimale de la tension artérielle sanglante.

Après transfusion, la fibroscopie montre une lésion gastrique suite à un ulcère. Le patient reste sous adrénaline au pousse-seringue pendant 48 heures, et est mis en place un traitement par inhibiteur de la pompe à protons, *Mopral* 80 mg par jour en intraveineux. À J 6 le patient est transféré en gastro-entérologie pour surveillance et prise en charge.

Lors de la prise en charge il est prescrit dans un premier temps un appareillage thérapeutique comportant la pose de 2 voies veineuses périphériques afin de pouvoir pallier le ***déficit liquidien*** en administrant au patient des ***macromolécules***. L'état du patient s'aggrave puisqu'il présente une ***hématémèse*** brutale, avec un ***état de choc***, nécessitant la mise en place de ***catécholamines*** afin de maintenir un ***débit de perfusion satisfaisant***, ainsi qu'une ***transfusion sanguine*** avec trois ***concentrés érythrocytaires***. L'appareillage thérapeutique du patient devient plus complexe présentant une intubation orotrachéale et ventilation mécanique, pose d'un cathéter central par le médecin, ainsi qu'un cathéter artériel.

Questions

Lors de l'analyse de situation, l'étudiant en soins infirmiers établira dans un premier temps une présentation sociale, familiale, psychologique, en mettant en avant ses connaissances quant à la prise en charge sociale du patient.

Les problèmes physiopathologiques doivent être énoncés en terme de problèmes réels et/ou potentiels. Toutes les pathologies, les examens, les prescriptions doivent être définies, en donnant les éléments de surveillance infirmière en regard de chacun. Dans le cas concret présent, seule l'analyse explicative, et les diagnostics infirmiers sont établis.

Les mots en italique doivent être définis.

CORRIGÉS p. 288

Cas concret 4

M. X, âgé de 70 ans, est adressé dans le service de réanimation polyvalente pour surveillance post-opératoire suite à une péritonite. Ce patient pèse 90 Kg pour une taille de 1,70 mètre.

Ses antécédents sont :

- hypertension traitée par *Amlor* 1 cp par jour, depuis 10 ans;
- une obésité;
- probable insuffisance respiratoire : 50 paquets/années de tabac.

Histoire de la maladie : M. X est entré pour une chirurgie réglée. Il est opéré d'une sigmoïdite avec anastomose colo-rectale.

Au retour de bloc, le patient est porteur d'un pansement abdominal, avec lames. Il est perfusé avec 2 voies veineuses périphériques, porte une sonde urinaire montée en système clos posée en per-opératoire, et une sonde naso-gastrique.

À J 2 : ablation de la sonde naso-gastrique.

À J 3 : le patient présente une douleur thoracique avec modification électrique à l'ECG : négativation des ondes T en V4, V5, V6. Au bilan biologique on note une augmentation de la troponine à 0,5.

Il est prescrit du *Lénitral* (dérivé nitré) au pousse seringue à raison de 1 à 2 mg/heure en continue selon la pression artérielle du patient.

La surveillance est : scope en continu, ECG toutes les 8 heures et bilan sanguin.

Dans la nuit du 4e au 5e jour la patient présente une agitation, avec delirium tremens.

Au 5e jour, persistance de l'agitation et apparition de liquide fécaloïde par la lame abdominale.

Le patient est repris au bloc opératoire pour péritonite par lâchage de sutures. La chirurgie consiste à la réalisation d'un Hartmman (colostomie de décharge) et surveillance post-opératoire en réanimation. Au retour du bloc opératoire, le patient porte un cathéter central sous-clavier droit, un cathéter artériel radial droit pour une mesure continue de la pression artérielle, une sonde d'intubation orotrachéale, une sonde naso-gastrique en aspiration douce à – 30 mmHg, et une sonde urinaire posée en per-opératoire en système clos.

Le patient est extubé à J 1 post-opératoire du 2e retour de bloc, sans anomalie cardiologique.

Le traitement, lors du séjour en réanimation comprend :

- antibiothérapie par *Tazocilline* 4 g 3 fois par jour, et gentamycine 280 mg par jour en une injection au pousse seringue en 1 heure;
- anticoagulation par *Fragmine* 5 000 UI à 18 heures
- sérum glucosé à 5 % 2 000 mL par 24 heures avec 4 g de NaCl par litre, 3 gr de KCl par litre, une ampoule de phocytan et une ampoule de magnésium par 24 heures; Ainsi qu'1 ampoule de *Nonan* et une ampoule de *Cernévit* et 500 mg de B_1 et 500 mg de B_6.
- L'alimentation parentérale est la suivante : *Kabimix* 2 000 calories/jour à passer par le cathéter central pendant les 48 premières heures.
- À J 3 post-opératoire, le patient présente ses premiers gaz, et l'on introduit le *Nutrison* à raison de 500 mL le premier jour.
- À J 4, ablation du cathéter central et relais par voie veineuse périphérique pour la réhydratation. Il est alors prescrit du *Kabiven* 1 200 calories, et du *Nutrison* 1 000 millilitres.
- À J 6, le *Nutrison* est augmenté à 2 000 millilitres, avec un transit normal.
- À J 7, reprise de l'alimentation *per os.*
- À J 8, reprise des apports *per os* à raison de 2 500 calories par jour.

Questions

Lors de la réalisation de l'analyse de situation, l'étudiant en soins infirmiers établira dans un premier temps une présentation sociale, familiale, psychologique, en mettant en avant ses connaissances quant à la prise en charge sociale du patient.

Les problèmes physiopathologiques doivent être énoncés en terme de problèmes réels et/ou potentiels. Toutes les pathologies, les prescriptions doivent être définies, en donnant les éléments de surveillance infirmière en regard de chaque élément.

Dans le cas concret présent, seule l'analyse explicative, et les diagnostics infirmiers sont établis.

CORRIGÉS p. 288

Corrigés

Cas concret 1

1. En vous basant sur les éléments contenus dans cette observation et sur vos connaissances, énoncer un diagnostic infirmier et dégager les problèmes actuels posés par M. A.

Diagnostic infirmier : mode de respiration inefficace.

Il se manifeste par : une dyspnée, une fréquence respiratoire accélérée (Fr = 30 c/min), un balancement thoraco-abdominal, une anomalie des valeurs des gaz du sang artériel, une toux (grasse, peu productive), une altération musculo-squelettique.

Ces manifestations sont liées aux problèmes suivants :

- **1er problème :** M. A. est un insuffisant respiratoire chronique. Il a des séquelles d'une plaie par balle thoracique droite au cours de la guerre d'Indochine et d'une collapsothérapie gauche pour tuberculose. Ces séquelles sont à l'origine d'un syndrome restrictif. De plus c'est un gros fumeur et il est emphysémateux d'où un syndrome obstructif surajouté. Ce handicap respiratoire l'oblige à une oxygénothérapie à 2 L/min 18 heures par jour.
- **2e problème :** M. A. est en détresse respiratoire. En effet il est demi-assis, suant, la Fr est à 30 c/min et la respiration est superficielle avec un balancement thoraco-abdominal. Le résultat de la gazométrie artérielle sous 15 L d'oxygène au masque à haute concentration montre une hypercapnie ($PaCO_2$ à 85 mmHg) avec une acidose respiratoire (pH = 7,21) non compensée (HCO_3^- = 35 mmol/L). L'oxygénation est correcte (PaO_2 = 185 mmHg). Cependant chez cet insuffisant respiratoire chronique habituellement sous oxygénothérapie à 2 L/min, cette PaO_2 est « trop bonne » et elle peut favoriser la persistance ou l'aggravation de l'hypercapnie, d'où la diminution du débit d'oxygène prescrite par le réanimateur.
- **3e problème :** il présente un état infectieux. La température est > 38,5 °C et le nombre des globules blancs est élevé (15 000/mm^3).

Les objectifs et les actions à entreprendre sont les suivants :

À court terme, l'**objectif** est d'améliorer son mode respiratoire et, à long terme, de maintenir un mode de respiration efficace.

Les **actions infirmières** à entreprendre sont :

- **1er temps :** sous oxygénothérapie, surveillance de l'état respiratoire et stimulation de la toux.
- **2e temps :** après contrôle des voies aériennes et mise sous ventilation artificielle, surveillance de cette ventilation, des signes vitaux et démarrage des soins spécifiques oro-pharyngés.

2. À partir des problèmes dégagés dans la question 1, sans attendre l'indication du médecin réanimateur, que doit-on prévoir au chevet du patient pour faire face à une détresse vitale imminente ?

Ce patient initialement hospitalisé dans le service de pneumologie de l'établissement est admis en réanimation, il est donc annoncé. Il faut préparer une chambre pour l'accueillir et vérifier tout le matériel pour faire face à toute éventualité.

À titre d'exemple, le protocole d'accueil d'un patient annoncé en chambre du département d'anesthésie-réanimation-urgences de l'hôpital d'instruction des armées A. Laveran à Marseille vous est proposé. Les parties grisées sont réalisées lorsqu'un patient est annoncé. Les autres parties sont réalisées tous les jours de façon systématique (voir annexe, pages 98-99).

Dès l'arrivée du patient en chambre, il faut :

- le transférer sur son lit et l'installer en position demi-assise sans arrêter le débit d'oxygène et sans lui ôter le masque à haute concentration ;
- une fois installé, mettre en place le monitorage habituel, cardiaque (Fc, PA, électrocardioscope) et respiratoire (Fr, SpO_2), diminuer le débit d'oxygène de 15 à 10 L/min.

Ce patient étant en détresse respiratoire actuellement contrôlée, il peut, en raison de ses antécédents chargés, faire une décompensation aiguë avec risque d'inefficacité respiratoire, d'arrêt cardio-circulatoire ou de trouble de la conscience d'installation progressive du fait d'une hypercapnie excessive. La préparation de la chambre doit donc particulièrement permettre de faire face à l'une de ces éventualités dans les plus brefs délais.

- Mettre en place une voie veineuse périphérique.

- Préparer le matériel d'intubation et vérifier qu'il est en état de marche.
- Préparer le matériel d'oxygénation et principalement l'insufflateur manuel, la valve unidirectionnelle, le filtre antibactérien et le masque facial adapté à la morphologie du patient et vérifier que l'ensemble est en état de marche.
- Faire venir le chariot d'urgence avec le défibrillateur dont le fonctionnement doit être vérifié et préparer les produits d'urgence : atropine, adrénaline, bronchodilatateur spray et un narcotique pour faciliter les manœuvres d'intubation.
- Ensuite le ventilateur sera préréglé avec les constantes prescrites par le réanimateur : volume courant (Vt) = 600 mL, Fr = 12 c/min, rapport temps inspiratoire/temps expiratoire (I/E) = 1/3, pression maximale d'insufflation = 50 mmHg, fraction inspiratoire en oxygène (FiO_2) = 50 %. Ce préréglage fait, le ventilateur sera mis en route avec un ballon test et son bon fonctionnement sera impérativement contrôlé par le médecin réanimateur.

Puis faire la première injection d'antibiotiques par la voie veineuse périphérique (1 g d'*Augmentin* et 200 mg de *Ciflox*) et préparer les packs de voie veineuse centrale et de mesure de la PA par voie sanglante.

3. Après 48 heures d'intubation oro-trachéale, une trachéotomie au lit du patient est programmée. Elle sera réalisée par le chirurgien ORL. Que doit-on prévoir et préparer pour cet acte chirurgical ? Expliquer les différentes étapes de ce geste, en particulier celles qu'il incombe à l'infirmier(e) de réaliser en synchronisation avec le geste opératoire.

Pour ce geste, il faut prévoir une boîte chirurgicale pour trachéotomie, un bistouri électrique, des champs chirurgicaux, des compresses stériles, un antiseptique, une seringue de 10 mL et des canules de trachéotomie de différents diamètres. Ces canules sont livrées avec une sonde guide et un système de fixation.

Les différentes étapes de la réalisation d'une trachéotomie sont :

- installer le patient avec un billot sous les épaules et mettre une FiO_2 à 100 % ;
- asepsie chirurgicale large du menton au sternum ;
- mise en place des champs par l'opérateur (la tête du patient est sous les champs ainsi que la sonde d'intubation et les différents raccords) ;
- s'assurer avec le médecin réanimateur que la sédation et l'analgésie sont adaptées au geste chirurgical ;
- l'opérateur doit prévenir lorsqu'il est sur la trachée ;
- à ce moment, il faut sous les champs aspirer les sécrétions de la bouche et de l'oropharynx, couper le système de fixation de la sonde d'intubation puis mettre une sonde d'aspiration dans la sonde d'intubation ;
- seulement à ce moment l'opérateur peut inciser la trachée (perforation du ballonnet de la sonde d'intubation inévitable) ;
- des fils sont habituellement mis en place (fils tracteurs) pour faciliter les premières recanulations ;
- retirer progressivement la sonde d'intubation en suivant les indications de l'opérateur qui cherche à mettre en place la canule ;
- à ce moment le raccord du ventilateur doit être transféré de la sonde d'intubation à la canule de trachéotomie ;
- celle-ci en place, le ballonnet est gonflé, l'incision fermée, la canule fixée et la FiO_2 ramenée à sa valeur initiale dès que l'état du patient le permet.

4. Comment envisager les problèmes liés au sevrage de la ventilation artificielle chez ce patient handicapé sur le plan respiratoire qui vient de faire une décompensation aiguë sans doute d'origine infectieuse ?

Pour M. A., le sevrage de la ventilation artificielle ne peut s'envisager que si l'infection pulmonaire est jugulée (absence de fièvre, absence d'hyperleucocytose, image radiologique nettoyée). Le principe est de le faire progresser d'une ventilation complètement assistée par le ventilateur vers des modes de ventilation plus autonomes pour arriver à une ventilation spontanée au travers du ventilateur ou sur tube. Vu le handicap respiratoire de M. A., il est difficile de prévoir l'évolution du sevrage. Pourra-t-il être sevré du ventilateur ? Si non, pourra-t-on envisager un retour à domicile avec un respirateur ? Pourra-t-il repartir chez lui en ventilation spontanée avec une oxygénothérapie à 2 L/min 18 heures par jour ? Si non, faut-il envisager un placement dans une structure spécialisée ?

Cas concret 2

1. En vous basant sur les éléments contenus dans cette observation et sur vos connaissances, dégager les problèmes posés par Mme D. et énoncer un diagnostic infirmier s'appliquant à cette patiente.

- **1er problème :** Mme D. vient d'être opérée d'un volvulus du sigmoïde qui a nécessité une résection du sigmoïde sans rétablissement de la continuité puisque l'extrémité colique a été fixée à la peau. Elle a donc un anus artificiel qui est actuellement appareillé par une poche de colostomie collée au niveau du flanc gauche.
- **2e problème :** les antécédents de Mme D. sont chargés. Une démence sénile traitée par neuroleptique, antidépresseur et sédatif et une coronaropathie connue depuis 2 ans, pour laquelle elle est sous antiagrégant plaquettaire. Le traitement en rapport avec la démence sénile peut être interrompu quelques jours sans conséquence, en revanche le traitement antiagrégant plaquettaire pose deux problèmes. Il n'est pas souhaitable de l'arrêter parce qu'il existe un risque de thrombose coronaire. À l'opposé, ce traitement, qui n'a pu être arrêté 10 jours avant l'intervention (urgence), expose à un risque hémorragique per- et postopératoire. Enfin la coronaropathie de Mme D. doit inciter à tout mettre en œuvre pour éviter une décompensation. L'agression due à l'occlusion, l'acte opératoire et l'anesthésie peuvent déséquilibrer la balance énergétique de cette patiente. La période de réveil est souvent une épreuve d'effort d'autant qu'une hypothermie persiste. L'élimination des produits anesthésiques va permettre une reprise de la thermorégulation d'où l'apparition de frissons. Il faut donc réchauffer Mme D., attendre l'élimination de l'effet des produits anesthésiques avant de vouloir la sevrer du ventilateur et l'extuber.

Diagnostic infirmier : hypothermie

Elle se manifeste par une baisse de la température corporelle en dessous de la normale (35,5 °C) avec frissons, peau froide, pâleur, tachycardie, temps de recoloration unguéal allongé.

Ces signes sont liés au ralentissement du métabolisme (anesthésie générale, vieillesse), une incapacité à grelotter (sédation et analgésie en cours) et à l'exposition à un milieu frais (salle d'opération climatisée, patiente déshabillée pour l'intervention, exposition des viscères abdominaux au cours de l'intervention).

Les objectifs et les actions infirmières à entreprendre sont les suivants :

À court terme, l'**objectif** est d'augmenter la température jusqu'à 37 °C et, à long terme, de la maintenir dans les limites de la normale.

Les **Démarches infirmières** à entreprendre consistent, dans un premier temps, à installer un dispositif de réchauffement sur l'ensemble du corps en évitant de découvrir la patiente, puis à mesurer régulièrement la température corporelle de Mme D., soit par sonde rectale, à condition qu'elle ne soit enfoncée que de quelques centimètres (suture digestive sur le moignon rectal restant), soit, au mieux, par un dispositif tympanique (mesures itératives) ou vésical (mesure continue).

- **3e problème :** ce volvulus du sigmoïde évoluant depuis 72 heures a entraîné un syndrome occlusif qui est à l'origine de la création d'un 3e secteur par séquestration liquidienne au niveau intestinal. L'hypovolémie secondaire, même si elle a été prise en charge avant l'intervention chirurgicale, persiste. De plus une intervention chirurgicale à ventre ouvert occasionne une perte liquidienne non négligeable estimée à 10 mL/kg/h. La correction de ce déficit hydrique doit être poursuivie durant les 24 prochaines heures. Le remplissage vasculaire doit être prudent et sous surveillance hémodynamique chez cette femme coronarienne.
- **4e problème :** Mme D. est âgée de 85 ans. Déjà démente, cette « transplantation » dans une structure hospitalière et ce contexte d'urgence l'exposent tout particulièrement au « syndrome de glissement ». Dans la mesure du possible son séjour doit être le plus court possible.

2. Le bloc opératoire ayant prévenu de la venue de Mme D. en postopératoire, que doit-on faire et préparer pour accueillir cette patiente dans les meilleures conditions ?

C'est une patiente qui vient directement du bloc opératoire sans passer par la salle de surveillance postinterventionnelle, elle est donc annoncée. Il faut préparer une chambre pour l'accueillir et vérifier tout le matériel pour faire face à toute éventualité.

À titre d'exemple, le protocole d'accueil d'un patient annoncé en chambre du département d'anesthésie-réanimation-urgences de l'hôpital d'instruction des

Cas concrets types

armées A. Laveran à Marseille vous est proposé. Les parties grisées sont réalisées lorsqu'un patient est annoncé. Les autres parties sont réalisées tous les jours de façon systématique (voir annexe, pages 98-99).

Cette patiente étant ventilée, un préréglage du ventilateur sera fait en fonction des paramètres ventilatoires qui vous seront fournis par l'IADE ou le médecin anesthésiste qui a pris en charge cette patiente au bloc opératoire. Ce préréglage fait, le ventilateur sera mis en route avec un ballon-test et son bon fonctionnement sera impérativement contrôlé par le médecin réanimateur.

3. Quels sont les soins à envisager dès son arrivée dans le service ?

Dès l'arrivée de la patiente en chambre, il faut :

- transférer la patiente du chariot-brancard sur son lit. Une attention toute particulière doit être portée sur la sonde d'intubation pour éviter toute extubation accidentelle au cours de ces manœuvres ;
- raccorder la patiente au ventilateur puis vérifier si l'auscultation des 2 champs pulmonaires est symétrique ;
- mettre en place le monitorage électrocardioscopique, de la Fc et la surveillance de la ventilation (constantes du respirateur, spirométrie) et de la saturation en oxygène de l'hémoglobine (SpO_2) ;
- pour éviter que la patiente ne se réveille, débuter rapidement la sédation avec un pousse-seringue électrique de *Diprivan* (300 mg/h) et un pousse-seringue électrique de fentanyl (100 µg/h) après avoir vérifié la fiabilité de la voie veineuse ;
- appeler le manipulateur de garde pour une radiographie du thorax (contrôle de la bonne position de la sonde d'intubation) et, en attendant, prélever le bilan biologique prescrit : ionogramme sanguin, urée et créatinine, numération formule sanguine (NFS), hémostase avec taux de prothrombine (TP) et temps de céphaline activée (TCA) ;
- débuter la réanimation : 2 000 mL de sérum glucosé à 10 % avec 6 g de NaCl et 4 g de KCl par litre pour 24 heures ;
- instituer un bilan des entrées et des sorties après avoir mis la sonde nasogastrique en aspiration à – 15 cmH_2O et installé un dispositif de mesure de la diurèse horaire ;
- faire le premier contrôle de la glycémie par micro-méthode ;
- prévoir l'heure de l'injection de 1 g de *Méfoxin* en fonction de l'heure de l'injection faite au bloc opératoire (consulter la feuille d'anesthésie ou se renseigner auprès de l'IADE ou du médecin anesthésiste qui a pris en charge cette patiente au bloc opératoire) ;
- vérifier le pansement abdominal et la lame (aspects qualitatif et quantitatif) ;
- contrôler l'étanchéité de la poche de colostomie dont la fixation est toujours difficile entre les différents pansements de la voie d'abord et des drainages.

4. À J + 1, le médecin réanimateur décide d'extuber Mme D. Quels matériels doit-on préparer ? Quelles sont les précautions à prendre avant et après la réalisation de ce geste ?

Avant de réaliser une extubation, il est impératif de se renseigner sur les conditions de l'intubation. Si cette intubation a été difficile, l'extubation doit être considérée à risque. En effet, cette extubation doit être dans ces conditions réalisée à coup sûr : une réintubation en catastrophe risque d'être impossible.

Les matériels à préparer sont :

- un dispositif d'aspiration efficace et fonctionnel avec des sondes de différents calibres ;
- un plateau d'intubation complet ;
- un matériel d'assistance ventilatoire (insufflateur manuel, valve unidirectionnelle, masque facial adapté à la morphologie de la patiente) ;
- un moyen d'oxygénation (source d'oxygène, masque simple ou à haute concentration) ;
- un dispositif permettant l'humidification ou la réalisation d'un aérosol ;
- des corticoïdes, si le réanimateur le souhaite.

Avant la réalisation de ce geste, il faut :

- informer la patiente du geste qui va être réalisé ;
- la mettre en position demi-assise ;
- aspirer soigneusement les sécrétions de la cavité buccale et du cavum ;
- enlever la canule de Guedel et la fixation de la sonde ;
- contrôler la SpO_2 pour la comparer aux données de postextubation ;
- aspirer dans la sonde d'intubation, puis dégonfler le ballonnet de la sonde et retirer celle-ci progressivement tout en poursuivant l'aspiration.

Après l'extubation, il faut :
- apporter de l'oxygène au masque simple ou à haute concentration ;
- rester auprès de la patiente et surveiller attentivement la Fr, la SpO_2, la Fc et la TA ;
- appeler le manipulateur de garde pour une radiographie du thorax ;
- faire un soin de bouche ;
- tenir informé le réanimateur de l'efficacité de la ventilation spontanée (balancement thoraco-abdominal, tirage, encombrement, sudation, épuisement, etc.).

Cas concret 3

Nous sommes en présence de monsieur T., âgé de 86 ans, à J 1 d'hospitalisation dans le service de réanimation pour *anémie* et *méléna*. À l'arrivée le patient présente un tableau de *choc hypovolémique*. Ce *collapsus* semble être d'origine hémorragique puisque le patient présente une anémie et des méléna depuis 12 heures.

▶ LES DIAGNOSTICS INFIRMIERS À J 1 SONT LES SUIVANTS :
- Diminution du débit cardiaque lié à l'hémorragie digestive se manifestant par une tension imprenable et un pouls filant.
- Déficit de volume liquidien lié à une hémorragie digestive haute se manifestant par une tension imprenable et un pouls filant.
- Altération de la communication verbale liée à la sonde d'intubation se manifestant par une incapacité à communiquer.
- Risque d'atteinte à l'intégrité cutanée liée à une modification des facteurs circulatoires se manifestant par un état de choc et par un environnement technique important.
- Risque élevé d'infection lié à l'appareillage thérapeutique présent en réanimation.
- Risque d'isolement lié au manque de visite lors de son séjour en réanimation.
- Risque de perturbation de l'image corporelle liée à la colostomie de décharge.
- Risque de déficit de volume liquidien lié au pertes digestives.

Les définitions des mots en italique seront retrouvées dans les chapitres 2 et 4.

Cas concret 4

Nous sommes en présence de monsieur X, âgé de 70 ans, obèse hospitalisé pour une chirurgie réglée à J 6 de sa première chirurgie et à J 1 post-opératoire de sa reprise chirurgicale pour péritonite. Le patient ne peut communiquer et se trouve dans un environnement nouveau, appareillé avec un cathéter central sous-clavier droit, un cathéter artériel radial droit, une sonde d'intubation orotrachéale, une sonde naso-gastrique fixée à la narine par un point de suture et en aspiration douce, ainsi qu'une sonde urinaire montée en système clos. Le patient est porteur d'un pansement abdominal, ainsi qu'une poche de colostomie.

▶ LES DIAGNOSTICS INFIRMIERS À J 1 SONT LES SUIVANTS :
- Altération de la communication verbale liée à la sonde d'intubation se manifestant par une incapacité à communiquer verbalement.
- Incapacité totale de s'alimenter lié à la chirurgie se manifestant par la présence d'une sonde naso-gastrique en aspiration douce.
- Risque d'atteinte à l'intégrité cutanée liée à un alitement strict et à une modification des facteurs nutritionnels se manifestant par un environnement technique important et une alimentation parentérale stricte.
- Risque d'isolement lié au manque de visite lors de son séjour en réanimation.
- Risque de perturbation de l'image corporelle liée à la colostomie de décharge.
- Risque élevé d'infection liée à l'appareillage thérapeutique présent en réanimation
- Risque de déficit de volume liquidien lié au pertes digestives.

Index

400863-(I)-(11,4)-CSB-G90°-TYP

Préparation, mise en pages
et illustrations numériques :
TyPAO Sarl
75011 Paris

JOUVE
11, bd de Sébastopol
75001 Paris
N° 312683D

MASSON Éditeur
120, bd St-Germain
75280 Paris cedex 06
Dépôt légal : septembre 2002

Imprimé en France